中国古医籍整理丛书

医 钞 类 编

（三）

清·翁藻 编撰

崔 为　王姝琛　苏　颖　史双文

陈　曦　李　萍　刘迎辉　陈稳根　校注

何珮珩　马宜敏　刘婧瑶　朱柱泉

中国中医药出版社

·北 京·

图书在版编目（CIP）数据

医钞类编：全 4 册/（清）翁藻编撰；崔为等校注．—北京：中国中医药出版社，2015.12

（中国古医籍整理丛书）

ISBN 978 - 7 - 5132 - 2967 - 8

Ⅰ.①医…　Ⅱ.①翁…　②崔…　Ⅲ.①中国医药学—古籍—汇编—中国—清代　Ⅳ.①R2 - 52

中国版本图书馆 CIP 数据核字（2015）第 289899 号

中 国 中 医 药 出 版 社 出 版

北京市朝阳区北三环东路 28 号易亨大厦 16 层

邮政编码　100013

传真　010 64405750

保定市中画美凯印刷有限公司印刷

各地新华书店经销

*

开本 710 × 1000　1/16　印张 159.5　字数 1405 千字

2015 年 12 月第 1 版　2015 年 12 月第 1 次印刷

书　号　ISBN 978 - 7 - 5132 - 2967 - 8

*

定价　398.00 元

网址　www.cptcm.com

社长热线　010 64405720

购书热线　010 64065415　010 64065413

微信服务号　zgzyycbs

书店网址　csln. net/qksd/

官方微博　http://e. weibo. com/cptcm

淘宝天猫网址　http://zgzyycbs. tmall. com

卷十五

目 录

瘟疫诸论

刘松峰曰：论者何？析其理也。析其理，自不得与证、与治相间去声而叙，次之矣。吴又可先生集内，如杂气论之后，即继以蛔厥之证；呃逆证之后，又继以似表非表、似里非里之论，参错庞杂，不一而足。兹特择出谈理之文汇为一卷，俾好学深思者，以便寻味焉。

正名论

《伤寒论》曰：发热而渴，不恶寒者为温病。后人省"氵"加"疒"音温，疫也为瘟，即温也。如病证之证后人省文为证，嗣后省"言"，以正加"疒"。又如滞下痢疾别名，古人为下利脓血，盖以泻为下利，后人加"疒"为痢。要之，古无瘟、痢、症三字，皆后人之自为变易耳。不可因易其文，以温、瘟为两病，各指受病之原。乃指冬之伏寒，至春夏发为温热，又以非节之暖为瘟疫。枝节愈繁，而意愈乱，学者未免有多歧之惑矣。夫温者热之始，热者温之终，温热首尾一体，热病即温病也。又名疫者，以其延门阖户，如徭役之役，众人均等之谓也。今省文加"疒"为疫，又为时疫、时气者，因其感时行戾气所发也。因其恶厉，又谓之厉疫，终有得汗而解，故燕冀名为汗病伤寒、瘟疫，俗皆称汗病。此外，又有风温、湿温，即瘟病夹外感之兼证，名各不同，究其病则一，第近世称疫者，众仍用温字者，弗遗其言也。后举伤寒例及诸家所言，凡有关于瘟疫，其中有误者，恐致惑于来学，略采以正焉。然亦可以见其大概矣。

瘟疫病情总论

病瘟之由，昔以为非其时有其气。春应温而反大寒，夏应热而反大凉，秋应凉而反大热，冬应寒而反大温，得非时之气，长幼之病相似，以为疫，余论则不然。〔批〕驳之极是。夫寒热温凉乃四时之气，因风雨阴晴，稍为变易。假令秋热必多晴，春寒因多雨，亦天地之常事，未必成疫也。瘟疫乃感天地之厉气，老少强弱，触之即病。邪自口鼻而入，则其所客寄也，邪之所寄托，内不在脏腑，外不在经络，舍于伏脊之内，去表不远，附近于胃，乃表里之分界，是为半表半里，即《鍼即针字，刺也经》所谓横连膜原是也膜，音莫。〔批〕洞窥真谛，发人所未发。胃为十二经之海，十二经皆都会于胃，故胃气能敷布于十二经中，而荣养百骸，毫发之间，弥所不贯。凡邪在经为表，在胃为里。今在膜原，正当经、胃交关之所，故为半表半里。其热淫之气浮越于某经，即显某经之证。如浮越于太阳，则头项痛，身热脊强，腰痛如折，发热恶寒，身体痛，脉浮紧；如浮越于阳明，则身热目痛，眉棱骨痛，鼻干不眠，脉洪长；如浮越于少阳，则胁痛，耳聋，寒热，呕而口苦，咽干目眩，脉洪数。大概邪越太阳居多，阳明次之，少阳又其次也。邪之所着，有天行、有传染，所感虽殊，其病则一。凡人口鼻之气通乎天地之气，本气充满，邪不易入，本气适逢亏欠，呼吸之间，外邪因而乘之。其感之深者，中而即发。浅者，邪不胜正，未能顿发，或遇饥饱、劳录忧思、气怒，正气被伤，邪气始得张溢，荣卫运行之机乃为之阻，吾身之阳气因而屈曲屈对伸言，曲对直言，故为病热始也。格阳于内，不及于表，故先凛凛恶寒，甚则四肢厥逆，阳气渐积，郁极而通，则厥回而中外皆热。至是但热而不恶寒者，因阳气之週〔批〕週，疑作通也週，音周，回也。此际应有汗，或反无汗者，存乎邪结之轻重也。即使有汗，乃肌表之汗。若外感在经之邪，一汗而解。今邪在半表半里，表虽有汗，徒损真气，邪气深伏，何能得解。必俟其伏邪渐溃，表气潜行于内，乃作大战。邪气自内，由膜中以达表，振战止而复热。此时表里相通，故大汗淋漓，衣被湿透，邪从汗解，此名战汗。当即脉静身凉，神清气爽，此由汗而解者，即不药，亦自愈也。若伏邪未清，所有之汗不过卫气渐通，热亦暂减，逾时复热矣。其午后潮热者，至是郁甚，阳气与时消息长也也。自后加热而不恶寒者，阳气之积也。其恶寒或微或甚，因其人之阳气盛衰也本身原有之阳气。其发热或久或暂，或昼夜纯热，或黎明稍减，因邪之轻重也。瘟与疟仿佛，但疟不传胃，惟瘟乃传胃，始则皆先凛凛恶寒，既而发热，又非若伤寒发热，而兼恶寒也。至于伏邪动作，方有变证，其变或从外解，或从内陷。从外解者顺，从内陷者逆，更有表里先后之不同解俱见下十传治法内。从外解者，有发斑，战汗，狂汗，自汗，盗汗等证；从内陷者，有胸膈痞闷，心下胀满，腹痛，燥结便秘，热结旁流，协热下利，呕吐恶心，谵语，唇黄，舌黑苔刺等证。因证而知变，因变而知治，此言其大略也，详见后诸条。

杂气论

日月星辰，天之有象可睹；水火土石，地之有形可求；昆虫草木，动植之物可见；寒热温凉，四时之气往来可觉。至于山岚瘴气，岭南毒雾，咸得地之浊气，犹或可察。而唯天地之杂气，种种不一，亦犹天之有日月星辰，地之有水火土石，气交之中，有昆虫、草木之不一也。草木有野葛、巴豆，星辰有罗计、荧惑，昆虫有毒蛇、猛兽，土石有雄、硫、砒、信，万物各有善恶不等，是知杂气之毒，亦有优劣也。然气无所可求，无象可见，其来无时，其着无方，众人触之，各随其气而为诸病焉。或时众人发颐音夷，项肿，或时众人头面浮肿，俗名大头瘟是也。或时众人目赤肿痛，或时众人呕血暴下，俗名为瓜瓤音羊，瓜内肉瘟、探头瘟是也。或时众人咽痛，或时音哑，俗名为虾蟆瘟是也。或时众人瘰疬音皆，俗名为疙瘩瘟是也。或时众人疟痢，或为痹气，或为痘疮，或为斑疹，或为疮疥疔瘇音种，足肿，〔批〕"或为"二字妙。其病种种，难以枚举，大约偏于一方，延门阖户，众人相同者，即杂气为病也。盖当时适有某气专入某脏腑、某经络，或为之证也。此病不可以年岁四时拘，盖非五运六气所即定者，是知气之所至无时也。或发于城市，或发于村落，他处安然无有，是知气之所着无方也。瘟气者，亦杂气中之一耳，但有甚于他气，故为病颇重，亦名之为厉气。虽有多寡不同，然无岁不有，至于瓜瓤瘟、疙瘩瘟，缓者朝发夕死，急者顷刻而亡，此在诸瘟中之最重者，几百年来罕有之证，不以常瘟并论也。至于发颐咽痛、目赤斑疹之类，其时偶有一二人，所患者虽不与众人等，然考其证，与某年某处众人所患之病，纤悉相同，治法无异。此即当年之杂气，但目今所钟不厚，所患者少耳。此又不可以众人无有，断为非杂气也。况杂气为病最多，而举世皆误认为六气，即如误认为风者，如大麻风、鹤膝风、痛风、历节风、中风、肠风、厉风、痫音闲，俗名羊羔风风之类，概用风药，未尝一效，实非风也，皆杂气为病耳。至又误认为火者，如疔疮发背，痈疽毒①，气毒流注，流火丹毒，与夫发班、痘疹之类，以为痛痒疮疡音羊，肿毒，皆属心火，投芩、连、栀、柏，未尝一效，实非火也，亦杂气之所为耳。至于误认为暑者，如霍乱吐泻、疟痢暴注、腹痛绞肠痧之类，因作暑证治之，未尝一效，与暑何与焉。至于一切杂证，无因而生者，并皆杂气所成也。第杂气来而不知、感而不觉，仅向风、寒、暑、湿之气求之，既错认病原，未免误投他药耳。刘河间作《原病式》，盖祖五运六气，谓百病皆原于风、寒、暑、湿、燥，实不知杂气为病，更多于六气为病者百倍。盖六气有限，现在可测；杂气无穷，茫然不可测也。专务六气，不言杂气，其能包括天下之病情欤。

松峰曰：论杂证，透辟之至，至于言风、火等杂气为病，投本证药，未尝一效，不知当用何药始得耶，令我闷甚。岂引而不发，使能者从之欤。传曰：能与人规矩，不能使人巧。兹并规矩不与焉，何耶？其所指误认者，共有二十七证，愚意欲治此等疾，先当于司天、在泉、主气、客气、间气、六十年天时民病，以及刚柔失守、三年化疫等说中求之，而更参观天时之旱涝，岁序之丰凶，人身之虚实，仍不离本病之方，而更参以因时制宜之药，其庶几乎。语云：瘟疫不可先定方，瘟疫之来无方也。杂气为病之，不列治法，又可其有见于此而然欤。

伤寒与瘟疫不同论

或曰：子言伤寒与瘟疫，有霄壤之隔。今用三承气及桃仁承

---

① 痈疽毒：《温疫论·杂气论》作"痈疽肿毒"。

气、抵当、茵陈诸汤，皆伤寒方也。既用其方，必同其证，子何言之异也？曰：夫伤寒必有感冒之因，或单衣风露，或强力入水，或临风脱衣，或当筵出浴，随觉肌肉粟起，既而四肢拘急，恶风恶寒，然后头痛身痛，发热恶寒，脉浮而数。脉紧无汗为伤寒，脉缓有汗为伤风。至于瘟疫初起，原无感冒之因，忽觉凛凛，以后但热而不恶寒。然亦有有所触因而发者，或饥饱劳碌，或焦思气郁，皆能触动其邪。但不因所触，无故自发者居多，促而发者，十中之一二耳。且伤寒之邪，自毛窍入；瘟疫之邪，自口鼻入。伤寒感而即发，瘟疫多感久而后发。伤寒感邪在经，以经传经；瘟疫感邪在内，内溢于经，经不自传。伤寒感发甚暴；瘟疫多淹缠二三日，或渐加重，或淹缠五六日，忽然加重。伤寒初起，以发表为先；瘟疫初起，以疏利为主。伤寒投剂，得汗而解；瘟疫发散，虽汗不解。伤寒投剂，可使立汗；瘟疫汗解，俟其内溃音会，旁决四出，汗出自然不可以期无有定期。伤寒解以发汗，瘟疫解以战汗。伤寒汗解在前，瘟疫汗解在后。伤寒发斑则病笃，瘟疫发斑则病衰〔批〕瘟疫发斑，竟有病不衰者。伤寒不传染，瘟疫传染，二者各自不同。其所同者，伤寒、瘟疫皆能传胃，至是同归于一，故皆用承气辈导邪而出。要之，伤寒、瘟疫始异而终同也。但伤寒之邪，自肌表一迳传里，如浮云之过太虚，原无根蒂，唯其传法，始终有进而无退，故下后皆能脱然而愈。瘟疫之邪，始则匿于膜原，根深蒂固，发时与荣卫交并，客邪经由之处，荣卫未有不被其伤者，因其伤，故名曰溃。然不溃，则不能传，不传则邪不能出，邪不出则疾不瘳，故瘟疫下后，多有不能顿解者。盖瘟邪每有表里分传者，一半向外传，则邪留于肌肉；一半向内传，则邪留于胃家。邪留于胃，故里气结滞，里气结表，气因而不通，于是肌肉之邪不能即达于肌表，下后里气一通，表气亦顺，向者郁于肌肉之邪，方能尽发于肌表。或斑、或汗，然后脱然而愈，伤寒下后，无有此法。虽曰终同，及细较之，而终又有不同者矣。

　　或曰：伤寒感天地之正气，瘟疫感天地之戾气，气既不同，俱用承气，又何药之相同也。曰：风寒、瘟邪二者，与吾身之真气势不两立。一有所着，则气壅火积。气也、火也、邪也，三者混一，与之俱化，失其本然之面目，则均为之邪矣。但以驱逐为功，何论邪之同异也。譬如初得，伤寒为阴邪，闭藏而无汗，伤风为阳邪，开发而多汗，始有桂枝、麻黄之分，原其感而未化也。传至少阳并用柴胡；传至胃家，并用承气。至是亦无复有风寒之分矣。推而广之，瘟邪传胃治法。〔批〕此以伤寒、伤风陪说。

松峰曰：伤寒者，为寒所伤；瘟疫者，为瘟所役。味其名义，原自不同，诸医讲究，总混乱不清。得此论，可谓瘟疫门中金绳宝筏矣。

瘟疫岁岁不断但有盛衰多寡轻重之殊论

瘟气盛行之年，所患皆重，最能传染人，皆知其为瘟，至于微瘟，反觉无有，盖毒气所钟不厚也。

瘟气衰少之年，闾里所患者不过几人，且不能传染，时师皆以伤寒为名，不知者固不言瘟，即知者亦不便言瘟，然则何以知其为瘟。盖脉证与盛行之年，纤悉相同，至于用药取效，毫无差别，以是知瘟疫四时皆有，常年不断，但有多寡轻重耳。

瘟气不行之年，亦有微瘟，众人皆以感冒为名 瘟疫更轻，故认为感冒，实不知为瘟也。设用发散之剂，虽不合病，然亦无大害，抑知瘟之愈，实非药也，即不药亦自愈。至有稍重者，误投发散，其害尚浅；若误用补剂及寒凉，反成痼疾，不可不辨。

瘟疫百端受邪则一论

邪之着人，如饮酒然，凡人醉则脉必洪数，气高身热，面目俱赤，乃其常也。及言其变，各有不同。有醉后妄言妄动，醒后全然不知者；有虽沉醉，而神思终不乱者；有醉后应面赤而反刮白、反黄者，应委弱而反刚强者，应壮热而反恶寒战栗者；有易醉而易醒者，有难醉而难醒者；有发呼欠及嚏喷者，有头眩眼花及头痛者，态度百出。总因其气血虚实之不同，脏腑禀赋之各异，更兼过饮、少饮情状不同，至论醉，则一也。但解其酒，诸态如失。至人受邪气，始则昼夜发热，日晡夕也益甚，头疼身痛，舌上白苔，渐加烦渴，乃众人之常也。及言其变，各自不同。或纯纯发热，或发热而兼凛凛，或先凛凛而后发热，或先恶寒而后发热，或先一日恶寒而后发热，以后即纯纯发热；或先恶寒而后发热，以后渐渐寒少而热多，以至纯热者；或昼夜发热者；或但潮热，余时热稍缓者。又或呕或吐，或咽喉干燥，或痰涎涌盛者，有从外解者，或战汗，或狂汗、自汗、盗汗，或发斑；有从内传者，或胸膈痞闷，或心腹胀满，或心痛腹痛，或胸胁痛，或大便不通，或前后癃闭癃，膀胱不利闭，或胁热下利，或热结旁流解结杂证。有呕逆者，有呕吐哕者、喘嗽者，有蛔厥者，有浮肿者，有善怒者，有黄苔、黑苔者，有口燥舌裂者，有舌生芒刺、舌色紫赤者，有鼻孔如烟煤者，有发黄、发疹及蓄血、吐血、衄血、大小便血、汗血、嗽血、齿衄血者，有发颐脖项外肿、疙瘩疮者，有首尾能食者顺证；有绝谷一两月者逆证。有潜消者，有无故最善反复者，有愈后渐加饮食如旧者，有愈后饮食胜常二三倍者，有愈后退爪脱发者。至论恶证，口噤不能张，昏迷不识人，足屈不能伸，唇口不住掀动，手足不住振战，昏迷时眼皮自动，抽扯如中风状，直视、上视，圆睁，目瞑，挤眼，口张不语，声哑，舌强舌短，狂走狂语，呼号骂詈，殴打笑唒，遗尿遗粪，项强发痉角弓反张，脉厥体厥解见下，手足俱痉厥逆，筋惕肉瞤音纯，惕瞤皆动也，循衣摸床，撮空理线等证。种种不同，因其气血虚实之殊，脏腑禀赋之异，更兼感重感轻之别，考其证候，各自不同，至论受邪则一也。第逐其邪，诸证如失，所谓知其一，万事毕，此之谓也。

以上止举一气，因人而变，至于岁气，又有不同。有其年皆从自汗而解者，有其年众人皆从战汗而解者，有其年众人皆从斑疹而解者，此又因气而变。余证大同小异，皆瘟疫气也。更又有杂气为病，一气自成一病，每病各又因人而变，推而言之，其变不可胜言矣。医者能通其变，方为尽善。

传变不常论

瘟邪为病，有从战汗、自汗、盗汗、狂汗而解者；有自汗淋漓自汗非真汗，热渴反甚热身，热渴，口渴，终得战汗方解者；有表以汗解此汗无济，里有余邪，不因他故，越三五日，前证复发者里有邪，故复发；有无汗竟传于胃者；有胃气壅郁，必因下，乃得战汗而解者；有发黄，因下而愈者；有发黄，因下而斑出者；有竟从发斑而愈者；有先有汗，旋继以疹子，疹愈后，旋又大汗而解者；有身痛头痛，微恶食恶寒，而即发斑，斑愈后而证益加重，却始终不热者；有里证急，虽有斑，非下不愈者。〔批〕十二句作一气读。又或男适逢淫欲，或向来下元空虚，邪热乘虚陷于下焦，气道不通，以致小便闭塞，少腹胀满，每至夜即发热，以导赤散、五苓、五皮之类，分毫不效，得大承气一服，小便如注而愈者，或原有他病一隅之亏，邪乘宿昔所损而传者，大抵邪行如水，唯洼者受之，传变不常，皆因人而使。凡因瘟疫而发旧病者，治法无论某经某病，但治其瘟而旧病自愈。〔批〕大抵四句总承上文。

阴证世间罕有论

伤寒阴阳二证，方书皆对峙言之。凡论阳证，即继阴证。读者随以为阴阳二证，世间均有之病，所以临诊之际，先将阴阳二证在于胸，次往来踌躇，误揣甚。有不辨脉证，但窥其人多蓄少艾，或适在妓家，或房事后得病，或病适至行房，医问及此，便疑为阴证，殊不知瘟病之将至，虽僧尼、寡妇、室女、童男、旷夫、阉宦，势不得免，与房欲何与焉？〔批〕可知冬不藏精，春必瘟病之说，不尽然矣。即使当欲后感瘟，不过身体虚怯，较壮者为难治耳。到底终是阳证，与阴证何与焉？况又不知，阴证乃世间罕有之病，而阳证似阴者，无①日无之？不论伤寒、瘟疫传入胃家，阳气内郁，不能外布，即便四逆，所谓阳厥是也。经曰：厥微热亦微，厥深热入②深。其厥深者，甚至冷过肘膝，脉沉而微，剧则通身冰冷，脉为欲绝，此皆阳气内郁，不能外布之象。须知

---

① 无：《温疫论·论阴证世间罕有》作"何"。
② 入：《温疫论·论阴证世间罕有》作"亦"。

内里一团结热也。虽有轻重之分，总之为阳厥，苟不得其要领，误认良多。况且瘟疫每类伤寒，不得要领，最易混淆。夫瘟疫热病也，从无感寒之说，阴自何来。治瘟疫数百人，才遇一二正伤寒，治正伤寒数百人，才遇二三真阴证，苟非历治多人，焉能一见阴证，此岂世间常有之病耶？即令伤寒科盛行之医，历数年间，或者得遇一真阴证者有之，又何必才见伤寒，便疑阴证。况多系瘟疫，又非伤寒者乎，而世间岂有阴证之瘟疫乎。

松峰曰：世原有一种寒疫，发于冬月，亦能出诊，此余之所经历者。然其病绝少且轻，不能伤人。至于瘟疫，俱系热证，疫分寒温，则可若言瘟疫有阴证，是犹之于伤热中求阴证矣，有是理乎。唯瘟疫在表时过服凉药，变成阴证者有之，则宜温滋，亦不过造作添设之阴证耳，岂瘟疫之本来面目乎。

阳证似阴论

凡阳厥，手足厥冷，或冷过肘膝，甚至手足指甲皆青黑，剧则遍身冰冷如石，血凝青紫成片，或六脉无力，或脉微欲绝，以上脉证悉见纯阴，犹以为阳证，何也？及审内证，气喷如火，龈_{音银}，齿根肉烂口臭，烦渴谵语，舌干口燥，舌苔黄黑，或生芒刺，心腹痞满，小腹疼痛，小便赤色，涓_{音蠲}，小口滴也滴作痛，非大便燥结，即大肠胶闭，非协热下利，即热结旁流，以上悉见阳证，所以为阳厥也。粗工不察内多下证，但见表证脉象纯阴，误投温剂，祸不旋踵。

凡阳证似阴者，瘟疫与正伤寒通有之。至阴证似阳者，此系正伤寒家事，瘟疫无此证，故不附载。

瘟疫阳证似阴者，始由膜原，以渐传里，先几日发热，以后四逆。伤寒阳证似阴者，始必由阳经发热，脉浮而数，邪气自外渐次传里，里气壅闭，脉体方沉，乃至四肢厥逆，盖非一日矣。〔批〕此以瘟疫、伤寒对举而细辨之。其真阴证者，病即恶寒而不发热，其脉沉细，当即四逆，应即投附子，回阳二三日，失治即死。〔批〕此言真阴证乃连类及之。

捷要辨法：凡阳证似阴，外寒而内必热，故小便血赤；凡阴证似阳者，格阳之证也，上热下寒，故小便清白。但以小便赤白为据，以此推之，万不失一。

松峰曰：小便赤白定阴阳，第语其常耳。余子秉锦患伤寒，汗后已愈，尚有微热未清，伊时正值初冬，思食凉物，觅一西瓜，尝之而甘，恣意食尽，旋觉抄复。阅三日后，小便遂作金黄色，臧表弟讳毓驹者来看视，据小便定其为湿热，欲投凉剂，余察其现证，时时拳卧，引衣自盖，睡欲向墙壁，不喜见明，随断其为阴证，用四逆理中加减出入，与服而愈。是阴证亦有小便黄赤者，第知常而不知变，岂足以言医乎。

似表非表似里非里论

瘟疫初起，邪气盘踞于中，表里阻隔。里气滞而为闷，表气滞而为身痛、头痛，医见此，往往误认为伤寒表证，因用散剂强发其汗，妄耗津液，经气先虚，邪气不损，依然发热。更有邪气传里，表气之能通于内，必壅于外，每至午后潮热，热甚则头胀痛，热退即愈。此非表实者，乃似表之证，误投升散之剂，经气愈实，火气上升，头疼转甚，须下之，里气一通，经气降而头疼立止。若感冒头疼，无时不痛，为可辨也。且有别证相参，不可一途而取。若汗、若下后，脉静身凉，浑身肢节反加痛甚，一如被杖，此经气虚，荣卫行涩也。三四日内经气渐回，其痛渐止，虽不药，必自愈。设妄引经，论以为风湿相搏，遂投疏风胜湿之剂，身痛反剧，以此误人甚众。此节论似表非表者。伤寒〔批〕以伤寒作陪传胃，即便潮热谵语，下之无辞。今瘟疫初起，便作潮热，热甚亦能谵语。〔批〕遇此证当细体认。若误认里证，妄用承气，是为诛伐无辜，不知伏邪附近于胃，邪未入府，亦能潮热。午后热甚，亦能谵语，不待胃实而然也。即如常疟热甚，亦能谵语，痎疟不恶寒，但作潮热，此岂胃实者耶？此乃似里之证。误投承气，里气先虚，及邪陷胃，转见胸腹胀满，烦渴益甚，病家见势危笃，以致更医，医见下药病甚，乃指大黄为砒毒，或投泻心，或投柴胡、枳、桔，留邪在胃，变证日增，神脱气尽而死。此节论似里非里者。向则不应下而反下之，后则应下而反失下，总因表里不明，用药先后失叙之误。〔批〕总结上二条。

松峰曰：余子秉淦每感风寒，必善作谵语，若不习知者遇此，认为里证，妄施攻下，宁有不殆者耶。

气所伤不同论

所谓杂气者，虽曰天地之气，实由方土之气也。盖其气从地而起，有是气则有是病。譬如所言，天地生万物，然亦由方土之产也。但值①物借雨露而滋生，动物借饮食而颐养，必先有是气，然后有是物。推而广之，有无限之气，因有无限之物也。但二五之精，未免生克制化，是万物各有所宜所忌，宜者益而忌者损，损者制也。故万物各有所制，如猫制鼠、如鼠制象之类，既知以物制物，则知以气制物矣。以气制物者，蟹得露则死、枣得雾则枯之类，此有形之气、动植之物，皆为所制也。至于无形之气偏中于动物者，如牛瘟、羊瘟、鸡瘟、鸭瘟，岂但人瘟而已哉。然牛病而羊不病，鸡病而鸭不病，人病而禽兽不病，究其所伤不同，因其气各异也。知其气各异，故谓之杂气。夫物者，气之化也；气者，物之变也。气即是物，物即是气，知气可以制物，则知物之可以制气矣。夫物之可以制气者，药物也。如蚰蜒解蜈蚣之毒，猫肉治鼠瘘之溃瘘，音漏，头肿也，此受物气之为病，是以物之气制物之气，犹或可测，至于受无形杂气为病，莫知何物之能制，故勉用汗、吐、下三法以决之，嗟乎！即三法且不能尽善，况乃知物乎！能知以物制气，一病只有一药之到病已，不烦君、臣、佐、使品味加减之劳矣。

松峰曰：乍看似亦有议论，阅至篇末，淡而无味，殊欠精警透辟，是诸论中最皮厚不亮之作。

---

① 值：《温疫论·论气所伤不同》作"植"，义胜。

治邪不治热论

诸窍乃人身之户牖也，邪自窍而入，由窍而出。经曰：未入于府者，可汗而已止也；已入于府者，可下而已。麻徵君复增汗、吐、下三法，总是导引其邪从门户出，可为治法之大纲，舍此皆治标云尔。今瘟疫首尾多定为热，独不言清热者，盖因邪而发热，但能治其邪不治其热，而热自已。治邪者，达原饮、三消承气之类。夫邪之与热，犹形影相依，形亡而影未有独存者，若以黄连解毒、泻心等汤，纯乎类聚寒凉，专务清热，既无汗、吐、下之能焉。能使邪从窍而出，是忘其本，徒治其标，何异于小儿捕影。

［松峰按］篇内百余言，止"治邪不治热"，五字尽之，故以之标题，时师往往泥于清热，得此论治瘟疫，始有主脑，第治邪用大黄，亦当有层次、有分寸也。

脉证不应论

表证脉应浮不浮，亦有可汗而解者，以邪气微不能牵引正气，故脉不应。平声，言脉应当如此而不然也，里证脉应沉不沉，亦有可下而解者，以邪气微不能抑郁正气，故脉不应。阳证见阴脉，亦有可生者，神色不败，言动自如，乃禀赋脉也。再问前日如无此脉，乃脉厥也。下后脉实，亦有病愈者，但得证减，复有实脉，乃天年脉也。夫脉不可一途而取，须以神气、形色、病证相参，以决安危为善。

先后虚实论

病有先虚后实者，宜先补而后泻；先实后虚者，宜先泻而后补。所谓先虚后实者，或因他病先亏，或因年高血弱，或因先有劳倦之极，或因新产下血过多，或旧有吐血、崩漏等证，瘟疫将发，即触动旧疾，或吐血，或崩漏，以致亡血过多，然后瘟气渐渐加重。以上并宜先补而后泻泻谓疏导之剂，并承气下药，概而言之。若万不得已，而投补剂一二贴后，虚证稍退，便宜治瘟。〔批〕最宜细玩。若连进补剂，必助瘟邪，祸害随至，所谓先实而后虚者，瘟邪应下失下，血液为热搏尽，原邪尚在，宜急下之。此虚乃因失下，血液搏尽之虚，非同平日盛怯之虚。邪退六七，宜急补之，虚回五六，慎勿再补，多补则前邪复起矣，下后必俟加添。虚证者，方可补之。若以意揣度其虚，不见虚证，误用补剂，贻害不浅。

病之既虚且实者当补泻间去声用论

病有纯虚纯实，非补即泻。设遇既虚且实者，补泻间用。当详孰先孰后，从少从多，可缓可急，随证调之。

客邪胶固于血脉结为痼疾论

凡人向有他病，尪音汪，瘠病羸或久疟，或内伤瘀血，或吐血、便血、咳血，男子遗精白浊，精气枯涸；女人崩漏带下，血枯经闭之类，以致肌肉销铄，邪火独存，故脉近于数。虚损之脉，多数不止于邪火也，邪火特其一耳。张景岳全书论数脉，有疟疾、癖积、肿鼓、寒证，以及诸虚百损数条，而独不言热证，独有真见。此际稍感瘟疫，医家、病家见其谷食暴绝，更加胸膈痞闷，身痛发热，彻夜不寐，指为原病加重，误以绝谷为脾虚，身痛为血虚，不寐为神虚，遂投参、术、归、地、茯神、枣仁之类，愈进愈危。知者稍以瘟疫法治之，发热减半，不时得醒，谷食稍进，但脉数不去，肢体时痛，胸胁锤痛，过期不愈。医以杂药频试补之，则邪火愈炽，泻之则损脾坏胃，滋之则胶邪愈固，散之则经络益虚，疏之则精气愈耗，守之则日渐近死。盖但知其伏邪已溃，表里分传，里证虽除，不知正气衰微，不能托出，表邪留而不去，因与血脉合而为一，结为痼疾也。肢体时痛者，邪与药气搏击也也。脉数身热不去者，邪火并郁也。胁下锤痛者，火邪结于膜膈也。过期不愈者，凡瘟疫交卸，近在一七，远在二七，甚至三七，过此不愈者，因非其治，不为坏证，即为痼疾也。夫痼疾者，所谓客邪交固于血脉，主客交浑〔批〕原题主、客、交三字，未妥，论中言主客交浑，交浑二字，连读方明，若截去浑字，不通，最难得解，且愈久益。固治法当乘其大肉未消，真元未败，急用三甲散见后，多有得生者，更附加减法，随其素而调之素，指平素，言如下文。言素，有老疟之素是也。

行邪伏邪论

凡邪所客有行邪、有伏邪，故治法有难易，取效有迟速。所谓行邪者，如正伤寒，始自太阳，或传阳明，或传少阳，或自三阳入胃，如行人经由某地，本无定处。若果在经，一汗而解；若果在胃，一下而愈。所谓伏邪者，瘟疫之邪伏于膜原，如鸟棲巢，如兽藏穴，荣卫所不关，药石所不及。至其发也，邪毒渐张，内浸于府，外淫于经，荣卫受伤，诸证渐显，然后可得而治之。方其浸淫之际，邪毒尚在膜原，此时但可疏利，使邪气易出，邪毒既离膜原，乃观其变，或出表，或入里，然后可导邪使去，邪尽方愈。初发时，毒势渐张，莫之能御，不惟不能即瘳，且反加重。病家见证反增，即欲更医，医家不解，亦自惊疑，竟不知先时感受邪甚则病甚，邪微则病微，病之轻重，非关于医也。谚有云伤寒莫治头，劳怯莫治尾。若果正伤寒，初受于肌表，不过在经之浮邪，一汗即解，何难治之？有不知谚，盖指瘟疫而言也瘟疫初发不能即愈，故云莫治头。所以瘟邪方张之际，势不可遏，但使邪速离膜原便是，治法全在后段工夫，识得表里虚实，更详轻重缓急，投剂不差，可以万举万全。即使感之最重者，按法治之，必无殒命之理。若夫久病枯极，酒色耗竭，耆耄风烛，此等已是天真几绝，更加瘟疫，自是难支，又不可同日而语矣。

老少异治论

凡年高之人，最忌剥削。设投承气，以一当十；设用参、术，十不抵一。盖荣卫枯涩，几微之元气，易耗而难复也。不比少年气血生机甚捷，但得邪气一除，正气遂复。所以老年慎泻，少年慎补，何况误用耶。或有年高禀厚，年少赋薄者，又当别论。

四损不可正治论

凡人大劳、大欲及大病、久病，气血两虚，阴阳并竭，名为四损四字不过撮其要而言之。此际忽又加瘟疫，邪气虽轻，并为难治，以正气先亏，邪气日陷，猝难得解。故谚有云：伤寒偏死下虚人，正此谓也。

正气不胜者，气不足以息状其气之细微，言不足以听状其言之怯弱，或欲言而不能，感邪虽重，反无胀满痞塞之证。

真血不足者，面色委黄，唇口刮白，或因吐血、崩漏，或因产后亡血过多，或因肠风脏毒所致，感邪虽重，面目反无阳色。

真阳不足者，或四肢厥逆四气不能达于四末，或下利清谷，肌体恶寒阳虚生外寒，恒多泄泻，至夜益甚阴盛阳衰，或口鼻冷气，感邪虽重，反无发热、燥渴、苔刺等证。

真阴不足者，五液干枯，肌肤甲错干涩而硬，感邪虽重，应汗不汗，应厥不厥此句再参。凡遇此等〔批〕"等"字妙，四者之外尚多也，不可以瘟疫常法正治，误用承气攻下必死，当从其损而调之，调之不愈者〔批〕"从其损"三字妙，其中包罗无限治法。调字更妙，有如许斟酌，方许稍以常法治之〔批〕"梢"① 字又妙，治之不及者，损之至也。是故一损二损，轻者或可挽回，重者治之无益；三损四损，虽卢、扁亦无所施矣。更以老少参之，少年遇损，或可调治，老年损多，治之不及，以枯魄独存，化源已绝，不复滋生也。

松峰曰：丙午夏瘟疫大行，素虚弱者感之反轻，且易愈；少壮者感之反重，且多死；老人多有不感者，纵感亦轻，此又岂可以常理论耶。求其故不得，岂壮年火盛，感瘟疫之热毒，以火遇火，遂致燎原而不可扑灭耶。老人无火，故反是。至于虚怯者感之轻且易愈，则又不可解矣。

轻瘟误治每成痼疾论

凡客邪皆有轻重之分，惟瘟邪感受轻者，人所不识，往往误治而成痼疾。彼瘟疫之重者，身热如火，头痛身疼，胸腹胀满，

---

① 梢：据文义应作"稍"。

苔刺斑黄，狂燥谵语，人皆知其为瘟也。其感之轻者，头身微痛，午后稍有潮热，饮食不甚减，但食后或觉胀满恶心，脉微数，如是之瘟，最易误认，且感瘟之际，来而不觉，既感不知，最无凭据。又因所感之气薄，今发时，故现证不甚，虽头痛身疼，而饮食不绝，力可徒步，病人无处追求。每妄诉病原，医家不善审察，因随情错认，有如病前适遇小劳，病人不过以此道其根由，医家不辨是非，便引东垣劳倦伤脾、元气下陷之说，乃执甘温除大热之句，用补中益气汤壅补其邪，转壅转热，转热转瘦，转瘦转补，多致危殆。或有妇人产后患此，医家便认为阴虚发热，血虚发痛，遂投四物及地黄丸，泥滞其邪，迁延日久，病邪日固，遍邀女科，无出滋阴养血，屡投不效，复更凉血通瘀，不知原邪仍在积热，自是不除，日渐尪羸，终成废痿。凡人未免七情劳顿，医者不知为瘟，乃以丹溪五火相扇平声之说，或谓心火上炎，或谓肝火冲击，惟类聚寒凉直折，反凝泣结聚其邪，徒伤胃气，瘟邪不去，瘀热何清，延至骨，立而毙。或尚有宿病淹缠，适逢微瘟，未免身病发热，医家、病家同认为原病加重，仍用前药加减，有防于瘟，病益加重，至死不觉者。如是种种，难以尽述，聊举一二，推而广之，可以知所审慎矣。

补泻兼施与先泻后补合论

证本应下耽搁失治，或为缓药羁迟，火邪壅闭，耗气搏音博，击也血，精神迨尽，邪火独存，以致寻衣摸床，撮空里线，筋惕挑动肉瞤音纯，动也，肢体振战，目中不了了，皆缘应下失下，邪热不除，元神将脱。补之则邪毒愈甚，攻之则几微之气不胜其攻，攻补不可，补泻不及，两无生理，不得已勉用陶氏黄龙汤见后。此证下与不下皆死，用此或可回生，尚胜坐以待毙。

［按］此方有熟地，无甘草；陶氏方有甘草，无熟地。

［原按］云：大虚不补虚，何由回？大实不泻邪，何由去？勉用参、地以回虚，承气以逐实，此补泻兼施之法。

先泻后补之法，则纯用承气，下证稍减，神思稍甦音苏，死更生也，续得肢体振战，怔忡惊悸，心内如人将捕之状，四肢反厥，眩晕郁冒，项背强直，并前循衣摸床，撮空等证，此皆大虚之证，将危之候也。急用人参养荣汤见后，虚证少退，速宜屏去。盖瘟疫系客邪火热燥证，人参固为益元气神品，但偏于益阳，有助火固邪之弊，此时又非良品，不得已而用之。瘟疫非下后大虚而妄投人参，为害非浅。

纯用破气药论

瘟疫心下胀满，邪在里也。若纯用青皮、枳实、槟榔诸香燥破气之品，冀宽其胀，此大谬也。不知内壅气闭，原有正客之分正者自身之气，客者客邪之气，假令〔批〕假令二十句陪说根于七情郁怒，肝气上升，饮食过度，胃气填实，本无外来邪毒客气相干，不过自身之气壅滞，投以香、砂、枳、蔻之类，上升者即降，气闭者即通，无不见效。今瘟毒传于胸胃，以致升降之气不利，因而胀满，实为客邪瘟也累及本气。但得客气一除，本气自然升降，胀满立消。若专用破气之剂，但能破正气，邪毒何自而泻？胀满何由而消？治法非用小承气不愈。既而肠胃燥结，下气不通，中气郁滞，上焦之气不能下降，因而充积，即膜原或有未尽之邪，亦无前进之路，于是表里、上、中、下三焦皆阻，成痞、满、燥、实之证，得大承气一行，则一窍通而诸窍皆通，向所郁于肠胃之邪，由此而下，肠胃既舒，在膜原设有所传不尽之余邪，方能到胃，承势而下也。譬若河道阻塞，前舟既行，余舟运尾而下矣。至是邪结并去，胀满顿除，皆借大黄之力。大黄本非破气药，以其润而降，皆能逐邪拔毒，破结导滞，加以枳、朴者，不无佐、使云尔言枳、朴，破气之药，第用为佐、使。若纯用破气之品，津液愈耗，热结愈固，滞气无门而出，瘟毒无路而泄，乃望其宽胸利膈，惑之甚矣。

妄投寒剂论

瘟邪结于膜原，与本气并固，昼夜发热，五更稍减，日晡益甚，此与疟疾相类。但疟疾热短，过则如失，明日至期复热。今瘟疫热长，十二时中首尾相接，寅卯之间，乃其热之首尾〔批〕"热之首尾"存参也。其始也，邪结膜原，气并为热，胃本无病，误用寒凉，妄伐生气，此其误者一也。及邪传胃，烦渴口燥，舌苔干刺，气喷如火，心腹痞满，午后潮热，此应下之证。若用大剂芩、连、栀、柏，专务清热，殊不知热不能自成，皆由邪在胃家，阻碍正气，郁而不通，火亦留止，积火成热也，此其误者二也。智者必投承气，逐去其邪，气行火泄，而热自已。若概用寒凉，何异扬汤止沸乎！每见今医概用黄连解毒、泻心等汤，盖本《素问》热淫所胜，治以寒凉之说，既遇热甚，反指大黄能泄而损元气，黄连清热且不伤元气，更无下泄之患，由是凡遇热证，大剂与之，二三钱不已增至四五钱，热又不已，昼夜连进，其病转剧。又见有等日久，腹皮贴背，乃调胃承气证也。因无痞满，益不敢议承气，唯类聚寒凉，专务清热，又思寒凉之最者，莫如黄连，因而再倍之，日近危笃，有邪不除，耽误至死，犹言服黄连至几两，热不能清，非药之不到，或言不治之证，或言病者之数也。他日凡遇此证，每每如是。虽父母、妻子感瘟，不过以此法毒之，不知黄连苦而性滞，寒而气燥，与大黄虽均为寒药，但大黄走而不守，黄连守而不走，一燥一润，一通一塞，相去甚远，且瘟疫首尾以通行为治疏通其邪，若用黄连，反招闭塞之害，邪毒何由泄，而病根何由拔耶？〔批〕痛切言之。

问曰：间去声有进黄连而得效者，何也？〔批〕适逢其会者，更频细审。曰：其人正气素盛，又因所受之邪本微，此不药自愈之证。医者误投温补，转补转郁，转郁转热，此以三分客邪之热，转加七分误补添造之热也。续加烦渴不眠、谵语等证，故投黄连，其证顿去。要之黄连只可清去添造之客热，但因热减而正气回，所存邪热，气行即已，岂以黄连而得效乎？医者不解，遂归功于黄连，他日借此概治客热，则无效矣。

问曰：间有未经温补之，误进黄连而疾愈者，何也？曰：凡元气胜病为易治，病胜元气为难治。其人元气素胜，所感之邪本微，是正气有余，足以胜病也。虽与黄连，不能抑郁正气，此为小逆，以正气犹胜而疾幸愈也。医者不解，窃自邀功，他日设遇邪气胜者，非导邪不能瘳，误投黄连，反招闭塞之害，未有不危者。

[松峰按] 论中前言，邪在膜原，用凉药为害。如彼又言，邪传胃家，用凉药为害，如此则寒剂之不可妄投也，明矣。且世不乏凉药，而兹谆谆独以黄连为言，则黄连之尤不可妄投也，益明矣。黄连虽有性燥厚肠胃之说，而张景岳驳之甚力，只著其过而鲜论其功，则此药似大非佳品，然余尚不深信，但每治瘟疫，不惯用此药，亦总能愈疾，始恍然于景岳之言为不诬也。瘟毒而心火燔灼者，亦暂时可用，妄投则断乎不可。至于杂证用之，更当审慎。

妄投补剂论

有邪不除，淹缠日久，必至尪羸。庸医望之，辄用补剂，殊不知邪去而正气得通，而患虚之不复也。今投补剂，邪气日固，正气日郁，转郁转热，转热转瘦，转瘦转补，循环不已，乃至骨立而毙，犹言服参几许，补之不及，天数也。病家止误一人，医家终身不悟，势必杀人无算。

孙凤亭曰：二论专重妄、投二字，若用之得宜，亦自无妨。

服寒剂反热论

阳气通行，温养百骸；阳气壅闭，郁而为热。人身之火，无处不有，无时不在，但喜通达耳。不论脏腑、经络、表里、上下、血分、气分，一有所阻，便即发热。是知百病发热，多由壅郁，然火郁而又根于气。气常灵而火不灵，火不能自运，赖气为之运，所以气升火亦升，气降火亦降，气行火亦行。气若阻滞，而火屈曲，热斯发矣。是气为火之舟楫也。瘟邪透出于膜原，气为之阻，时欲到胃，是求伸而未能遽达也。设投寒剂，抑遏胃气，气益不伸，火更屈曲，所以发热也。往往服芩、连、知、柏之类，病人自觉返热，亦不知其何故。医家终以寒凉清热，热不能清，竟置弗疑，服之反热，全然不悟，虽至白首，终不究心，悲夫！

松峰曰：论火与气处，独窥其微，不第瘟疫为然，所包者甚广。

舍病治药论

尝遇微瘟，医者误进白虎数剂，续得四肢厥逆，脉势转剧，更医谬指为阴证，投附子汤而病愈，实治药也。以附子汤之热，解白虎汤之寒，故厥回而愈，非以附子汤治瘟疫也。盖向因连进白虎，寒凉慓悍慓，音飘，又上声，急也，疾也；悍，音汗，勇急，又上声，抑遏胃气，以致四肢厥逆，瘟邪强伏，故病增剧，忽投热剂，胃气行，微邪流散，故愈。若果直中，无阳之阴证，设投白虎，一剂立毙，尚须数剂耶。

松峰曰：舍病治药之法，凡投剂有误者，皆可以此救之。如寒药治热药之误；热药治寒药之误；补药治泻药之误；泻药治补药之误，推而广之，可应无穷之变。

舍病治弊论

一人感瘟，发热烦渴，思饮冰水，医者以为凡病须忌生冷，禁止甚严。病者苦索弗予，遂至两目火迸音饼，走逸，咽喉焦燥，不时烟焰上腾，昼夜不寐，目中见鬼无数，病剧苦甚，乘隙匍匐，窃取井水一盆，置之枕傍。饮一杯自顿清凉，二杯鬼物潜消，三杯咽喉声出，四杯筋骨舒畅，饮至六杯，不知盏落枕傍，竟尔熟睡，俄而大汗如雨，衣被湿透，脱然而愈。盖因其人瘦而多火，素禀阳脏，始则加之以热，经络枯燥，既而邪气传表，不能作正汗而解，此时若误投升散，则病转剧。今得冷饮，表里和润，所谓除弊，便是兴利，自然汗解宜矣。更有因食、因痰、因寒剂而致不愈者，皆当舍病求弊，以此类推，可以应变于无穷矣。

松峰曰：余有舍病治因一论，在《松峰说疫》中，历指因食、因饮等，以致邪陷不愈者，当与此参看。

急证急攻论

瘟疫发热一二日，舌上白苔如积粉，早服达原饮见后一剂，午前舌变黄色，随现胸隔满痛，大渴烦躁，此伏邪溃，邪毒传胃〔批〕着眼"传胃"二字，不传胃，敢下乎也。前方加大黄下之，烦渴少减，热去六七，午后复加，烦躁发热，满舌变黑生刺，鼻如烟煤，此邪毒最重，复瘀到胃。急投大承气，傍晚大下，至夜半热退，次早鼻黑苔刺如失。此一日之间，而有三变。数日之法，一日行之，因其毒甚，而传变亦速，用药不得不紧。设此证不服药，或投缓剂羁迟，二三日必死，即不死，服药亦无及矣。尝见瘟疫二三日即毙者，皆此类也。〔批〕反托更透。

松峰曰：此篇当着眼急证二字。若无急证而用此法，则又鲜不败事矣。所当细细体认，粗心人不可不知。

注意逐邪勿拘结粪论

瘟疫可下者，约三十余证，不必悉具。但见舌黄，心腹痞满，便于达原饮中加大黄下之。设邪在膜原者，已有行动之机，欲离未离之际，得大黄促之而下，实为开门祛贼之法，即使未愈，邪亦不能久羁。二三日后，余邪入胃，仍用小承气彻其余毒。大凡客邪，贵乎早治，乘人气血未乱，肌肉未消，津液未耗，病人不至危殆，投剂不至掣肘，愈后亦易平复，欲为万全之策者，不过知邪之所在，早拔去病根为要耳。但要量人之虚实，度邪之轻重，察病之缓急，揣邪气离膜原之多寡，然后药不空投，投药无太过不及之弊。是以仲景自大柴胡以下立三承气，多与少与，自有轻重之殊，勿拘，拘于下不厌迟之说。盖承气本为逐邪而设，非专为结粪而设也。必俟其粪结，血液为热所搏，变证叠起，是犹养虎遗患，医之咎也。况多有溏粪失下，但蒸作极臭如败酱，临死不结者，但得秽恶一去，邪毒从此而消，脉证从此而退，岂徒孜孜于结粪而后行哉。试观经枯血燥之人，或老人血液衰少，多生燥结，或病后血气未复，亦多燥结在经，所谓不更衣，十日无所苦者似此，有何妨害，以是知燥结不致损人，邪毒之为殒命也。要知因邪热致燥结，非燥结而致邪热也。〔批〕透彻之至又有病久失下，燥结为之壅闭，瘀邪郁热，益难得泄，结粪〔批〕此以结粪应下者倍说，如此种甚多一行，气通而邪热乃泄者，此又是一说也。然要之邪为本，热为标，结粪又其标也。能早去其邪，安患燥结耶？譬如滞下本无结粪，初起质实，频数窘急者，宜芍药汤加大黄下之，此岂亦因结粪而然耶。乃为逐邪而设也。〔批〕谁能如此分析？或曰：得毋为积滞而设与。余曰：非也。邪气客于下焦，气血壅滞，泣而为积。若徒执去积以为治，则已成之积方去，而未成之积复生。须用大黄逐去其邪，是乃断其生积之源，荣卫流通，其积不治而自愈矣。〔批〕此以痢疾宜下者，以为注意逐邪之喻。更有虚痢，又非此论。或问脉证相同，其粪有结、有不结者，何也？曰：如其人觉病，大便当即不行，续得蕴热，益难得出，故蒸而为结。如其人平素大便不实，虽胃家热甚，但蒸作极臭，状如粘胶，至死不结，应下之证。设引经论初硬后必溏不可攻之句，诚为千古之弊。

因证数下大下更宜临时斟酌论

瘟疫下后二三日或一二日，舌复生苔刺，邪未尽也。再下之下药二次，苔刺虽未去，而锋芒已软。然热渴未除，更下之下三次。热渴减，苔刺脱，日后复热，又生苔刺，更宜下之下四次。余里周因之者，患瘟月余，苔刺凡三换，计服大黄二十两，始得热不复作，其余脉证方退也。所以凡下不以数计，有是证则投是药，医家见理不透，经历未到，中道生疑，往往遇此证，反致担搁。但其中有间去声日一下者，有应连下三四日者，有应下二日间一日者。其中缓急之施，有应用柴胡清燥汤者，有应用犀角地黄汤者，至投承气，某日应多与与服也，某日应少与，其间不能得法，亦足以误事。此非可以言传，当临时斟酌投承气有多与、少与之分，以承气猛烈之故，他方则无此服法矣。〔批〕心细如发，斟酌尽善。朱海畴者，年四十五岁，患瘟得下证，四肢不举，身卧如塑，目闭口张，舌苔刺，问所苦，不能答。因问其子，近日所服何药？云：进承气三剂，每剂投大黄两许，不效，更无他策，惟待日而已。但不忍坐视，更祈一诊。余诊得脉尚有神，下证悉具，药浅病深也。先投大黄一两五钱，目有时而少动，再投，舌刺无芒，口渐开能言，三剂舌苔稍去，神思稍爽，四日服柴胡清燥汤见后，所谓宽缓之间，有柴胡清燥渴者，五日复生芒刺，烦热，又加再下之。七日，又投承气养荣汤见后，热稍退。八日仍用大承气，肢体少动。计半月，共服大黄十二两而愈。又数日，始进糜粥调理，两月平复。〔批〕南人肚腹柔弱，尚服大黄如许；北人不知，更当何如也。凡治千人，遇此仅三四人而已，始存案以备参酌。

病之重者，泻药尚须如此之多。遇虚怯证，而补药往往用一钱、用几分，无怪乎不能奏效也。

解后宜养阴忌投参术论

夫瘟疫乃热病也。邪气内郁，阳气不得宣布，积阳为火，阴血每为热搏，暴解后余焰尚在，阴血未复，大忌参、芪、白术，得之反助其壅郁，余邪留伏，不唯目下淹缠，日后必变生他证。或周身痛痹，或四肢挛急，或流火结痰，或遍身疮疡音扬，肿毒，或两腿攒痛，或劳嗽涌痰，或气毒流注，或痰核穿漏，皆骤补之为害也。解后阴枯血燥，宜清燥养荣汤见后。若素多痰，及少年或肥盛者，投之恐有腻膈之弊，亦宜斟酌。大抵瘟疫愈后，调理之剂投之不当，不与节饮食、静养为上。

用参宜酌表里更有暂利旋害之不同论

凡服参所忌者，里证耳。若邪在表及半表半里者，投之不妨。表有客邪者，古方如参苏饮、小柴胡汤、败毒散是也。半表半里者，如久疟挟虚，用补中益气，不但无碍，而且得效。即如暴疟邪盛，投之不当，亦不甚害，为无里证也。夫里证者，不指伤寒、瘟疫传胃，至如杂证气、血、火、湿、痰、食诸郁，皆为里证，投之即胀者，盖以实填实也。今瘟疫下后，适觉暂通，即投参不胀，乃恣意投之，不知参乃行血里之补药，下后虽通，余邪尚在，再四服之，则助邪填实，前证复起，祸害随至矣。间有失下以致气血虚耗者，有因邪盛数下及大下而挟虚者，遂投人参，但觉精神爽慧，医者、病者皆以为得意，明后日再三投之，即加变证。

盖下后始则胃家乍虚，沾其补益而快，殊弗思余邪未尽，恣意投之，则渐加壅闭，邪火复炽，愈投而变证愈增矣。下后邪缓虚急，是以补性之效速，而助邪之害缓，故暂利旋害之不同，有如此者。

松峰曰：人参非唯价甚昂贵，而僻陋下邑真者绝少，瘟疫用参，总属可有可无之事，非得之则生，弗得则死者，看来总以不用为是。

损复论

邪之伤人，始而伤气，继而伤血，继而伤肉，继而伤筋，继而伤骨。邪毒既退，始而复气，继而复血，继而复肉，既而复筋，既而复骨。以柔脆者易损，亦易复也。

天倾西北，地陷东南，故男先伤右，女先伤左。及其复也，男先复左，女先复右。以素亏者易损，素实者易复也。

瘟疫统治

松峰曰：论者赅论其理，理明而治疗之方不可不讲也。原本"九传治法"在下卷之末，已经倒置，且列于调理法后、正名论前，岂有先调理而后施治者乎？又岂有先施治而后方正其名者乎？其编次之不伦甚矣。今将其"九传治法"移于"瘟疫初起"之后，合二篇成一卷，为治瘟疫之大纲焉。第其中止有治三阳经法，而三阴经竟乃阙如，岂作者原未及此耶？抑有之而偶然遗落耶？此其间有甚，不可解者焉。

瘟疫初起治法

瘟疫初起，先憎寒而后发热，日后但热而无憎寒也。初得之二三日，其脉不浮、不沉而数，昼夜发热，日晡日西益甚，头疼身痛，其时邪在伏脊之前、肠胃之后，虽有头痛、身痛，此邪热浮越于经，不可认为伤寒表证。辄用麻、桂之类强发其汗，此邪不在经，汗之徒伤表气既云浮越于经，何又言邪不在经，盖邪之本根在膜原，其浮越于外者，犹树之有枝耳，热亦不减，又不可下，此邪不在里里，脏腑也，下之徒伤胃气，其渴愈甚，宜达原饮见后。

瘟疫十传治法

原题总论瘟疫有九传治法，传本有十而题止言九，是遗却一条矣。今特改作十传，以与下条列者有照应耳。

瘟疫之传有十病，人各得其一，非谓一病而有十传也。然总不出乎表里之间而已。盖瘟疫之来，自口鼻入，感于膜原，伏而未发者，不知不觉已发，之后渐加发热，脉洪而数，此众人相同，宜达原饮疏之。此仍从上篇说来，原原本本，自然贯串，与上相承，当日此篇在四本之末，与上篇渺不相属，非第庞杂错乱，令阅者亦难理会。既而邪气一离膜原，察其传变，众人不同者，以其表里各异耳。医者昧十传治法，不知邪之所在，当汗不汗，当下不下，颠倒误用，但治其证见头治头，见脚治脚，不治其邪邪去而诸证皆平，同归于误也。〔批〕治邪如初起，用达原饮加减，稍悉之当下，则用诸承气是也，余可类推。

有表而不里者，其证头痛身痛，发热而复凛凛，内无胸满胀腹等证，谷食不绝，不烦不渴，此邪气外传，由肌表而出。或自斑消者，则有斑疹、桃花斑、紫云斑之异。或从汗解者，有自汗、盗汗、狂汗、战汗之殊，此病气之使然，不必较论，但求得斑、得汗则愈。凡自外传者为顺，勿药亦能自痊。间有汗出不彻而热不退者，宜白虎汤见后；斑出不透而热不退者，宜举斑汤；有斑、汗并行而愈者，若斑出不透、汗出不透而热不退者，宜白虎合举斑汤见后。〔批〕合此三层治法始备。

有表而再表者，邪发未尽，膜原尚有隐伏之邪。或二三日、四五日后，仍前发热，脉洪而数，乃其解也。斑者仍斑、汗者仍汗而愈，未愈仍用前法治之。然亦希有，至于三表者，更希有也。

有里而不表者，外无头痛、身痛，而后亦无三斑、四汗，唯胸膈痞闷，欲吐不吐，虽得少吐而不快，此邪传里之上者上部，宜瓜蒂散见后，吐之邪从吐减，邪尽病已。邪传里之中下者，心腹胀满，不呕不吐以上传中，或燥结便闭，或热结旁流，或协热下利，或大肠胶闭上四句传下，并宜承气辈导去其邪，邪减病减，邪尽病已。上中下皆病者，不可吐，吐之为逆，但宜承气导之，则在上之邪顺流而下，呕吐立止，胀满渐除。

有里而再里者，愈后二三日，或四五日，前证复发。在上者仍吐之，在下者仍下之。再里者常有，三里者希有也。虽有上、中、下之分，皆为里证。

有表里分传者，始则邪气伏于膜原，膜原即半表半里也。邪气平分半入于里，则现里证；半出于表，则现表证，此瘟家之常事。然表里俱病，内外壅闭，既不得汗，复不得下，不可汗而强求其汗，必不可汗，宜承气先通其里，里邪既去，则里气通，向者郁于膜内之邪乘势尽发于肌表，或斑或汗，宜随其性而升泄之，诸证悉去。既无表里证，而热不退者，膜原尚有已发之邪未尽也，宜三消饮见后调之。瘟疫舌上白苔者，邪在膜原也。渐黄至中央，乃邪渐入胃，设现三阳经证太阳头痛云云，用达原饮加法。

有表里分传，而再分传者，照前表里俱病，宜三消饮复汗复下，如前而愈，此亦常事。至三发者，亦希有也。

有表胜于里者，膜原伏邪，发时传表之邪多，传里之邪少，是表证多而里证少也，当治其表，里证兼之。

有里胜于表者，里证多而表证少也。但治其里，表证自愈。上节言里证兼之者，是尚治其里，而以治表为重。此节但治其里，表证自愈，此是绝不用解表矣。二节当如此看。

有先表而后里者，始则但有表证而无里证，宜达原饮。有现三阳经证者，当用三阳加法。经证不显，但发热者，不用加法。既而脉洪大而数，自汗而渴，邪离膜原，未能出表，宜白虎汤，辛凉解散，邪从汗解，脉静身凉而愈，愈后二三日，或四五日，依前发热，宜达原饮。以后反加胸满腹胀，不思食，烦渴，舌上苔刺等证，加大黄微利之。久而不去，在上者，宜瓜蒂散见后吐之；在中下者，宜承气导之即前但里不表治法。

有先里而后表者，始则发热，渐加里证，下之里证除，二三日内复发热，反加头疼身痛、脉浮者，宜白虎汤。若下后热不甚减，三四日后精神不慧，脉浮者，宜白虎汤汗之。此二证宜小柴胡加羌、防，始为对证。服后不得汗者，因精液枯竭也。加人参，覆卧则汗解此近表里分传之证。若大汗、大下后，表里证悉去，既而一身尽痛，身如被杖，甚则不可反侧，周身骨寒而痛，非表证也，不必解表。勿药静候，则身痛自愈。以上十传已完，下节推广言之，以尽其致。凡瘟邪再表、再里，或表里分传者，医家不解，反责病家不善调理，以致反复。病家不解，每责医家用药有误，致病复起。彼此归咎，胥失之矣，殊不知病势之所当然，非医家、病家之过也。但得病者精神完固，虽再三反复，随治随愈。倘延挨失治，或治之不得其法，日久不除，精神耗竭。嗣后更医投药，虽当现在之邪拔去，膜原尚有伏邪，一二日内，前证复起，反加循衣摸床，神思昏愦，目中不了了等证，且脉气渐委，大凶之兆也。病家不咎于前医耽误时日，反咎于后医，可乎？当此之际，攻之则元气几微，补之则邪火益炽，守之则正不胜邪，必无生理矣。此所以必当早治，而治之务得其法也欤。

臧卢溪曰：先里而后表，节云下之，里证除，二三日内又发热云云。此时如脉洪数而兼长大，现阳明证，方可用白虎。如所云反加头痛、身痛、脉浮者，乃太阳证也，白虎大非所宜。且是证下后气血虚者，亦有之，不若用小柴胡加减出入之为稳也。

瘟疫杂证

松峰曰：伤寒之杂证，门例有成书，兹瘟疫杂证，皆散见于各集中，参错杂出，绝不分门，即以下后之证言之，共计十条，理应叙于一处，而原本则分三次，位置之中间乃杂以他说，此何为者耶。今将诸杂证汇成一卷，稍分层次，斑汗黄血在前，下后诸复居末。庶几俾习者获同条之贯，而读者省翻阅之劳矣。

发斑战汗合说

凡瘟邪留于气分，解以战汗；留于血分，解以发斑。气属阳而轻清，血属阴而重浊。是以邪在气分，则易疏透；邪在血分，恒多胶滞。阳主速而阴主迟也。所以从战汗者，可使顿解；从发斑者，当图渐愈。

松峰曰：战汗亦有未能顿解者，发斑亦有不待渐愈而便脱然者，未可概论。

发　斑

邪留血分，里气壅闭，则伏邪不得外透而为斑。若下之，内壅一通，则卫气亦从而疏畅；或出表为斑，则毒邪亦从而外解矣。若下后斑渐出，不可更大下。设有下证，少与承气，缓缓下之。若复大下，致中气不振，斑毒内陷则危，宜托里举斑汤见后。

松峰曰：发斑总因邪毒不解，留于血分所致。有当汗不汗而表邪不解者，有当下不下而里邪不解者，有当清不清而热极不解者，有疫气钟厚而蓄毒不解者，有误用温补而阳亢不解者，有过服寒凉而阴凝不解者，有当补不补而无力不解者或大下后，或虚毛辈，此外无用补法。致病非一途，故疗之亦多术。篇内治斑，止有一承气，奚足以尽其变哉？至于举斑汤，亦第补救大下受伤之剂，并非治斑正方，举一废百，何其疏略乎！

战　汗

瘟疫先传表后传里，忽得战汗，邪气输泄，当即脉静身凉，烦渴顿除。若至三五日后，阳气渐积，不待饮食劳碌而复者，盖表邪已解，里邪未去也。才觉发热，下之即解。

其表里分传者，里气壅闭，非汗下不可，汗下之未尽，日后复热，当复汗、复下。下后烦渴解、腹满去，或思食而知味，里气和也。倘身热未除，脉近浮，此邪气拂郁于经，表未解也，当得汗解。如未得汗，以柴胡清燥汤见后和之。复不得汗者，从渐解也，勿强发其汗上二段与战汗无关。应下失下，气消血耗，既下欲作战汗，但战而不汗者危，以中气亏微亏损微弱，但能内陷，不能升发也。次日当期复战，厥回汗出者生，厥不回汗不出者死，以正气脱，不胜邪也。

战而厥回无汗者，表气枯涸，真阳尚在也，可使渐愈。战而不复，忽痉身如尸，齿紧，目上视者死。凡战不可动扰，但可温覆，动则战而中止，次日当期复战。战汗后、复下后，越二三日腹痛不止者，欲作滞下也。无论已见积、未见积，宜芍药汤见后解后。亦有因余热未清而腹痛者，不可尽作滞下论，当合脉证，细参之。

自 汗

自汗者，不因发散，自然汗出也。伏邪中溃，气通得汗，邪欲去也。若脉长洪而数，身热大渴，宜白虎汤，得战汗方解。

里证下后，续得自汗，二三日不止，甚则四五日不止，身微热，热甚汗亦甚，热微汗亦微，此属实，表有留邪也。邪尽则汗止，汗不止者，宜小柴胡以佐之，表解则汗止。

设有三阳经证，当用三阳随经加减药，与协热下利，投承气同义，表里虽殊，其理则一。

有里证时，当盛暑多作自汗，宜下之，白虎证自汗，详见前。若面无神色，唇口刮白，表里无阳证，喜热饮，稍冷则畏，脉微欲绝，忽得自汗，淡而无味者，为虚脱，夜发昼死，昼发夜亡。急当峻补，补不及者死。

大病愈后表邪尽去，每饮食惊动即汗，此表里虚怯，宜人参养荣汤倍黄芪，勿药亦自愈。

若瘟邪未尽去净，误认为表虚自汗，辄用黄芪实表，及止汗之剂固住其邪，则大害。此段原在三阳经节，《内经》移于篇末，另作一节，专言误补之为害甚巨也。

松峰曰：凡瘟疫多有自汗者，则自汗乃瘟疫中之轻证，逐其邪而汗自已。

盗 汗

里证下后，续得盗汗者，表有微邪也。若邪盛竟作自汗，伏邪中溃，则作战汗矣。此四句推开说，非本题正面。凡人目张，则卫气行于阳；目瞑，则卫气行于阴。行阳谓升发于表，行阴谓敛降于内。今内有伏热，而又遇卫气两阳相搏，热蒸于外，则腠理开而盗汗出矣。上十一句推盗汗之由。若内伏之邪一尽，则盗汗自止。二句遥接篇首里证下后来。设不止者承上"表有微邪"句，宜柴胡汤以佐之。瘟疫愈后，脉静身凉，数日愈重看此句，若乍愈得盗汗，尚未可定其为虚，反得盗汗及自汗者并带自汗，此属表虚，宜黄芪汤见后。

松峰曰：此篇专指下后之盗汗，言亦疏略。

狂　汗

狂汗者，伏邪中溃，欲作汗解。因其人禀赋充盛，阳气冲击，不能顿开，故忽然坐卧不安，且狂且躁，少顷大汗淋漓，狂躁顿止，脉静身凉，霍然而愈。

松峰曰：战汗已属欲愈之候，然尚有战而不得汗者，狂汗则不然。看来狂汗未有不愈者，故不须服药，所以无方，此竟系轻证。

内壅不汗

瘟疫表里分传者，医见有表证，复有里证，乃引经论先解其表，次攻其里，连进大剂麻黄，绝无汗，转见烦躁者，何耶？盖发汗之理，自内达表，今里气结滞，阳气不能敷布于外，即四肢尚未免厥逆，又安能气泄，蒸蒸以达表耶？凡见表里分传之证，务宜用承气先通其里，里气一通，不待发散，多有自能汗解者。当与十传中表里分传节参看。

蓄　血

蓄血总因失下，邪热久羁不泄，血为热搏，留于经络。败为紫血，溢于肠胃；腐为黑血，便色如漆。大便反易者，虽结粪得瘀而润下，结粪虽行，真元已败，多至危殆。其有喜忘如狂者，此胃热波及于血分，血乃心之属，血中留火蔓延心家，故有是证，仍从胃治。

发黄一证，胃实失下，表里壅闭，郁而为黄，热更不泄，搏血为瘀。〔批〕此篇以蓄血命题，反突说发黄，殊属不伦。凡热经气不郁，不致发黄；热不干血分，不致蓄血四句开笔。同受其邪，故发黄而兼蓄血，非蓄血而致发黄也。但蓄血一行，热随血泄，黄亦随减。尝见发黄者，原无瘀血，有瘀血者原不发黄。所以发黄当咎在经瘀热，若治瘀血，误也。胃移热于下焦气分，小便不利，热结膀胱也三句陪说。〔批〕三段分析却好。胃移热于下焦血分，小便自利，膀胱蓄血也三句题之正面。小腹硬满，宜小便不利。今小便自利者，故责之蓄血也四句伸明上文。小便不利，亦有逐血者此另是一证，非小便自利，便为蓄血也蓄血因胃移热下焦血分之故，二句承上起下，故即接"胃实失下"等句。胃实失下，至夜发热者，热留血分，更加失下，必致瘀血。初则昼夜发热，日晡益甚，既投承气，昼日热减，至夜独热者，瘀血尚未行也，宜桃仁承气汤投承气无济，又宜此汤服后热除为愈。或热时前后短缩，再服再短，蓄血尽而热亦尽，大势已尽。亡血过多，余焰尚存者，宜犀角地黄汤调之。若至夜发热，更有疟疾与热入血室二证，皆非蓄血，并未可下，宜审。

发　黄

瘟邪传里，移热下焦，小便不利，邪无输泻，经气郁滞，其传为疸此是瘟疫黄疸，与杂证黄疸异。身目如金者，宜茵陈汤见黄疸。

松峰曰：瘟疫之黄，止湿热、蓄血两条。瘀热发黄，脉浮滑坚数，其证则头汗，际颈而还，腹微满，小便不利而渴者是也。瘀血发黄，脉微而沉或结，其人如狂，小腹急结硬满，小便自利，大便黑者是也。至于发黄而体如熏，直视①摇头，鼻出冷气，环口黧黑，皆不治。

呃　逆

胃气逆，则为呃。吴中称为冷呃，以冷为名，昧者遂指为胃寒，不知寒热皆能令呃逆。若不以本证相参，专执俗语为寒，便投丁、茱、姜、桂，误人不少，当从其本证而消息之。如见白虎

---

①　视：原作"是"，据《松峰说疫·论治·瘟症杂症治略》改。

证，则投白虎；见承气证，则投承气此二证瘟疫中恒有；膈间邪闭，则宜导痰此条杂证，瘟疫皆有。如果胃寒，丁香柿蒂散宜之，然不若四逆汤，功效殊绝胃寒呃逆，瘟疫所无，不过连类及之。要之但治本病，呃自止，其他可以类推。

松峰曰：瘟疫呃逆，大是凶候。然治之得法，亦自无妨。余在长安治贺水部莲友患瘟，发黄而兼呃逆，用承气辈加茵陈与服，大便行而黄渐退，唯呃不止，更兼喘而痰壅，众皆谓不治。适得鲜花粉数枚，大如臂，捣烂，少加水，滤自然汁听用，外用前胡、枳壳、花粉、橘红、香圆、柿蒂煎出，对花粉汁，频服一昼夜，服尽呃逆稍止，瞬息复作。又令其将药再煎一剂，对花粉汁听用。又用平素饮水止呃之法服药，其法用箸一双，十字架于碗上，将药倾入，令病者自持碗于箸之四空去声处，每空吸药一口，团转挨次，一连吸去，不要换手，未完者，换手再挨次四空吸四口。服后觉渐轻，然时作止，又迟二三日始愈。若诿之不治，不几误人性命乎！

体 厥

阳证阴脉，身冷如冰一身皆冷，火逼在内为体厥。

卖卜施幼声行年四旬，禀赋肥盛，六月患瘟疫，口燥舌干，苔刺如锋，不时太息，咽喉肿痛，心腹胀满，按之痛甚，渴思冰水，日晡日夕益甚，小便赤涩，得涓滴则痛甚，此下证悉备。但通身如冰，指甲青黑血凝，六脉如丝，寻之则有，按之则无。〔批〕此即上所谓阳证也，当细细着眼，遇此证，则心中有底矣。医者不究里证热极，但引《全生集》以为阳证但手足厥逆。若冷过肘膝，便是阴证，今已通身冰冷，比之冷过肘膝更甚，且陶氏以脉分阴、阳二证，全在有力、无力，今已脉微欲绝，比之无力更甚，此阴证而得阴脉之极，又何说焉。其诸阳证，竟置不问，欲投附子理中汤，未服，延于至，以脉相参，表里互较，此阳证之最者，下证悉具，但嫌下之晚耳。盖因内热之极，气道壅闭，乃至脉微欲绝，此脉厥也。阳郁则四肢厥逆，况素禀肥盛，尤易壅闭。今亢阳已极，以至通身冰冷，**此体厥也**〔批〕体厥比脉厥更甚，未有体厥而脉不厥也。六脉如无者，君龙无首之象证，亦危矣。嘱其急投大承气，缓缓下之急投者速服，缓下者少与，庶脉至厥回，便得生矣。其妻疑而不服，叠请三医，皆言阴证。妻乃惶惑，病者自言：何不卜之神明，遂卜，得从阴则吉，从阳则凶。更惑于医之议阴证者居多，乃进附子汤，下咽如火，烦躁顿加，乃叹曰：吾已矣，药之所误也。言未已，不逾时而卒，嗟乎！向以卜谋生，终以卜致死，误人还自误，可为医巫之鉴。

脉厥

瘟疫得里证，神色不败，言动自如，别无怪证。忽然六脉如丝，微细而软软，尤易误认为虚，甚至于无，或两手俱无，或一手先伏。察其人不应有是脉，今有此脉者，皆缘应下失下，内结壅闭，荣气逆于内，不能达于四末，此脉厥也。亦多有过用黄连、石膏诸寒剂强遏其热，致邪愈结、脉愈不行者，医见脉微欲绝，以为阳证得阴脉，为不治，诿而弃之，以此误人甚众。若更用人参生脉散辈，祸不旋踵，宜承气缓缓下之，六脉自复。

蛔厥

瘟邪传里，胃热如沸，蛔动不安，下既不通，必反于上，蛔因呕出。但治其胃，蛔厥自愈。每见医家妄引经论，以为脏寒，蛔上入膈，其人当吐蛔。又以胃中冷，必吐蛔之句，便用乌梅丸，或理中安蛔汤，方中乃细辛、附子、干姜、桂枝、川椒，皆辛热之品，投之如火上添油。殊不知瘟证，表里上下皆热，始终从无寒证者。不思现在事理，徒记纸上文辞，以为依经旁注，坦然用之无疑，因此误人甚众。

马印麟曰：蛔厥者，手足冷而吐蛔也。有热渴者，黄连解毒汤；有下证者，承气汤。

松峰曰：蛔厥原有属寒者，惟瘟证吐蛔属热，一证而寒热之不同，有如此者。

邪在胸膈

瘟疫，胸膈满闷，心烦喜呕，欲吐不吐，虽吐而不得大吐，欲饮食不能，此瘟邪留于胸膈，宜瓜蒂散见后吐之。

邪热散漫

瘟疫，脉长洪而数大，渴复大汗俗所谓热汗，通身发热虽汗不解，宜白虎汤。

［按］白虎，辛凉发散之剂，清肃肌表，气分药也疗阳明之郁热，凡烦渴、齿燥、舌刺，非此不除。盖毒邪已溃，中结渐开，邪气分离膜原，尚未出表，然内外之气已通，故多汗，脉长洪而数。白虎，辛凉解散，服之或战汗、或自汗而解。若瘟疫初起，脉虽数，未至洪大，其时邪气盘踞膜原，宜达原饮。误用白虎，既无破结之能，但求清热，是犹扬汤止沸也。若邪已入胃舌苔黄燥，腹满谵语，或不大便，非承气不愈。误用白虎，既无逐邪之能，徒以刚悍而伐胃气，反抑邪毒，致脉不行，因而细小，又认阳证得阴脉，妄言不治。医见脉微欲绝，益不敢议下，日惟杂进寒凉，以为稳当，致死无悔。当急投承气缓缓下之，六脉自复。

松峰曰：按中两路夹来题无剩意，白虎当用于服达原饮后，邪未入胃之前，此间分际审度，亦良不易也。

肢体浮肿

瘟疫，潮热而渴，舌黄身痛，心下满闷，腹时痛，脉数，此应下之证也。外有通身，及面目浮肿，喘急不已，小便不利，此瘟兼水肿。因三焦壅闭，水道不行，但治在瘟，水肿自已，宜小承气汤见后。向有单腹胀而后瘟疫者，治在瘟。若先年曾患水肿已愈，兹因而发者，治在瘟，水肿自已。

病人通身浮肿，下体益甚，脐凸豚入声阴囊，及阴茎肿大色白，小便不利，此水肿也。既又身大热，午后益甚，烦渴，心下满闷，喘急，大便不调，此又加瘟疫也。因下之，下后胀不除，反加腹满，宜承气加甘遂二分，弱人量减，此水肿兼瘟，大水在表，微瘟在里也，故并治之。

瘟疫愈后数日，先自足浮肿，小便不利，肿渐至心腹而喘，此水气也绝无瘟证，宜治在水。

瘟疫，身体羸弱，言不足以听声微，气不足以息气弱，得下证，少与承气，下证稍减，更与，眩晕欲死，盖不胜其攻也。绝谷期月，稍补则心腹满闷，攻不可补，不可守之，则元气不鼓，余邪沉匿膜原，日唯饮水，以后心腹忽加肿满、烦冤者，向来沉匿之邪，方悉分传于表里也，宜承气养荣汤见后，一服病已。设肿未消，微汗之自愈瘟疫不宜发汗，而此云汗之，苏、麻固不能发瘟疫之汗，则羌、防、芷、葛止宜用为臣使，唯有浮萍，司发瘟疫之汗，且与肿胀更觉相宜也。

瘟疫得里证失下，以致面目浮肿非自肿，瘟所致，及肢体微肿，小便自利，此表里滞气气滞因失下而然，故不用里气之药，而用承气，非兼水肿也，宜承气下之。里气一疏，表气亦顺，浮肿顿除。或见绝谷期月，指为脾虚发肿，误补必剧此节无绝谷字样，此三句疑在上节中，错简在此。妊娠更多此证此字又指本节，治法同前，则子母俱安，但当少与，慎毋过剂。

瘟疫愈后数日，先自足肿，小便如常，虽至通身浮肿而不喘，更别无所苦，此气复也。盖血乃气之依归，气先血而生，无所依归，故暂浮肿，但静养节饮食，不药自愈此节原在中间，便失先后之序，今移在此。

虚烦似狂

瘟疫坐卧不安，手足不定，卧未稳则起坐，才着坐，即乱走，才抽身，又欲卧，无有宁刻，或循衣摸床，撮空捻指捻，音辇，手摄物。师至方诊脉，将手缩去，六脉不甚显，尺脉不至。此平时斫丧[①]，根原亏损，因不胜其邪，元气不能主持，本非狂证，其危更甚于狂也。法当大补，又有急下者，或下后厥回，尺脉至，烦躁

---

① 斫（zhuó 啄）丧：摧残，伤害。

少定，此因邪气少退，正气暂复，微阳少伸也。须臾邪气复聚，前证复起，勿以前下得效。今再下之，下之速死，急宜峻补，补不及者死。此证表里无大热，下证不备者，庶几可生。

神虚谵语

应下稽迟，血竭气耗，内热烦渴，谵语此属实，是未下以前谵语，诸下证具而数下之数下不宜，渴热并减，下证悉去。五六日后，谵语不止者，不可以为实，此邪既去，元气未复，宜清燥养荣汤加辰砂一钱，郑声谵语，态度无二，但有虚实之分实则谵语，虚则郑声，不应两立名色。

松峰曰声乃声音，而语乃言语，焉得云无二云有虚实之分？极是。至云不应两立名色，则又误矣。

数下亡阴

瘟邪未尽，不得已而数下之，间去声有两目加涩，舌反枯干不应枯干而枯干，故曰反，津不到咽，唇口燥裂，缘其人所禀，阳脏素多火而阴亏。今重亡津液，宜清燥养荣汤。设渴热未除，里证仍在重看此句，宜承气养荣汤俱见后。

下后脉浮

里证下后，脉浮而微数，身微热，神思或不爽，此邪热浮于肌表，里无壅滞也以脉浮知邪浮肌表。虽无汗，宜白虎汤，使邪从汗解。若大下后，或数下后，脉浮空而数，按之豁然如无，宜白虎加人参，覆杯则汗出已现虚脉，故宜补益。下后脉浮而数此仍承篇首"里证"二句来，乃遥接法，非紧顶上句，原当汗解，迁延五六日，脉证不改，仍不得汗者，以其人或自利经久，或素有他病先亏，或本病日久不痊，或反复数下，以致周身血液枯涸，故不得汗。白虎辛凉，除肌表散漫之邪热，加人参以助周身之血液，于是经络润泽，元气鼓舞，腠理开发，故得汗。

松峰曰：此时石膏不宜多用，因下后也，恐其寒胃，况有他病先亏等虚证乎。

下后脉复沉

里证脉沉而数，下后脉浮者，邪气达表，当得汗解。今不得汗后二三日，脉复沉者，膜原余邪复瘀到胃也，宜更下之。更下后，脉再浮者，乃当汗解，宜白虎汤。

下后邪复聚

里证下后，脉不浮，烦渴减，身热退。越四五日，倘无饮食劳复而复发热者，乃膜原尚有余邪隐匿，因而复发，宜再下之即愈。但当少与，慎毋过剂，以邪气微也。

下后身反热

应下之证，下后当脉静身凉，今反发热者，此内结开、正气通、郁阳暴伸也。如炉中伏火，拨开虽焰，不久自息，此与下后脉反数义同不必服药。又有瘟疫初发，本当日渐加热，此时胃尚无邪，误用承气，更加发热，实非承气使然即不承承气，亦发热，乃邪气方张，分内之热也。但嫌下早，徒伤胃气耳。然非比伤寒有结胸痞气之变，日后传胃，仍再当下之。又有药烦者，与此悬绝，详载本条。

松峰曰：篇内又有"瘟疫初发"一节，与前言"下后身反热"不同，其热不关下与否，乃本来未除之热。

下后脉反数

应下失下，口燥舌干而渴，身反热减，四肢时厥，欲得近火拥被，此阳气伏也。既下厥回手足温，去炉减被，脉大而加数，舌上生津，不思饮水，此里邪去，郁阳暴伸也，宜柴胡清燥汤见后，去花粉、知母以减燥渴故，加葛根，随其性而升泄之其字指病言性，宜解作势字，升清气，泄余焰。此证近白虎，但热渴既除，又非白虎所宜也。

下后热不除 此与下后身反热不同，彼可无服药，此应再下。

下后或数下，膜原尚有余邪，未尽传胃，邪热与卫气相并，故热不能顿除。当宽缓两日，俟余邪聚胃，再下之，下后宜柴胡清燥汤见后，缓剂调理。

下后反痞

邪留心胸，令人痞满，下之痞应去，今反痞者，虚也。以其或因他病先亏，或新产后气血虚，或禀赋娇怯，心下益虚，失其健，邪气留止止，看上下文，是专指虚而无邪者言，忽插此句，何也故痞。若更用行气、破气之药，转成坏证，宜参附养荣汤见后。

下后反呕

邪留心胸，胃口热甚，皆令呕不止，仍兼心下胀满，口渴发热等证，此应下之证以上以未下之呕陪说，下之诸证减去六七，呕亦减半此尚之热，热呕。下之胀除、热退、渴止。向则数日不眠，今则少寐，呕独转甚此是寒呕，此瘟毒去，胃气虚寒也。少进粥饮，便欲吞酸又添一证，宜半夏藿香汤见后一服，呕立止，谷食渐进。

下后夺液无汗

瘟疫下后脉沉，下证未除，再下之，下后脉浮者，法当汗解二句开笔。三五日不得汗者，其人预亡津液也。

一人瘟疫得下证，日久失下，日遂下利纯臭水，昼夜十数行，乃致口燥、唇干、舌裂，按仲景协热下利法，投葛根黄连黄芩汤转剧，邀余诊视，乃热结旁流粪为热结而不下，止旁流臭水，急与大承气一服，去宿粪甚多，色如败酱，粘胶臭恶，是晚顿止。次日服清燥汤见后一剂，脉尚沉，再下之，脉始浮，下证减去，肌表仅存微热，此应汗解，尚不得汗。然里邪既尽，中气和平，饮食渐进，半月后忽作战汗，盖缘下利日久，表里枯燥之极，饮食半月，津液渐回，方可得汗。可见脉浮身热，非汗不解；血燥津枯，非液不汗。昔人以夺血无汗，今以夺液无汗，血液虽殊，枯燥则一也。

下后夺气不语

瘟疫下后，气血俱虚，神思不清，惟向里睡类阴证而实非，似寐非寐，似寤非寤，呼之不应，此正气夺。与其服药不当，莫若静守虚回，而神思自清，语言渐朗。若攻之，脉必反数，四肢渐厥，此虚虚之祸。凡见此证，表里无大热者，宜人参养荣汤见后补之。能食者自然虚回，而前证自除。设不能食，正气愈夺，虚证转加，法当峻补。

松峰曰：瘟疫失于汗下，原有不语一证，此恶候也。唯多服竹沥，可以奏效，此之不语。当着眼"下后夺气"四字与失汗、失下之不语，迥不侔矣。

病愈结存

瘟疫下后，脉证俱平，腹中有块，按之则疼，自觉有所阻而膨闷，或时有升降之气，往来不利，常作蛙声，此邪气已尽，宿结尚未除也。此不可攻，攻之徒损元气，气虚益不能传送，终无补于治法，须饮食渐进，胃气稍复，津液流通，自能润下也。尝遇病愈后，食粥半月，结块方下，坚黑如石。

病愈下格

瘟疫愈后，脉证俱平，大便二三旬不行，时时作呕，饮食不进，虽少与汤水，呕吐愈加，此为下格。盖下既不通，必反于上。设误认翻胃，乃与牛黄、狗宝；及误作寒气，投藿香、丁香、二陈之类，误也。宜调胃承气，热饮热取行速，顿下宿结及溏粪胶粘恶物，则呕吐立止。所谓欲求南风，须开北牖也。呕止慎毋骤补。若少与参、芪，则下焦复闭，呕吐仍作，此与病愈结存仿佛，但彼妙在往来蛙声一证气尚通故，故不呕而能食。可见毫厘之差，随有千里之异。二者大便俱闭，脉静身凉，而一安一危者，在气通、气塞之间而已结存通气故安，下格气塞故危。

病愈气复

严正甫室，瘟疫后脉证俱平，饮食渐进。忽然肢体浮肿，别无所苦着眼，此气复也。盖大病后，血未盛，气暴复，血乃气之依归，气无所依，故为浮肿。嗣后饮食渐加，浮肿渐消。若误投行气利水之药，则谬矣。

张德甫，患噤口痢，无度，骨立后痢减，仍毫不能食，以人参一钱煎饮，瞬息身肿如气球，自后饮食渐进，肿渐消，肿间已有肌肉矣。

病愈水气

若大病后不专指瘟疫三焦受伤，不能通调水道，下输膀胱，肢体浮肿，此水气也，与气复悬绝，宜金匮肾气丸见消渴及肾气煎方虽未见，可以意会。若误用行气利水药，必剧。凡足冷，肢体常重，为水气；足不冷，肢体常轻，为气复。

病愈类痿

余桂玉室，瘟疫后四肢脱力，如瘫痪，数日后，右手始能动。又三日，左手方动。又俞桂岗子妇，所患皆然。

劳 复

瘟邪退，脉证俱平，但元气未复。或因梳洗沐浴，多言妄动，甚或车骑劳顿，遂至发热，前证复起。唯脉不沉实为辨，此为劳复。盖气为火之舟楫，今正气方长上声，劳而复折，真气既亏，火亦不前。如人欲济，舟楫已坏，岂可渡乎？是火也。某经气陷，则火随陷于某经，陷于经络则为表热，陷于脏腑则为里热，虚甚热甚，虚微热微。治法轻则静养可复，重则大补气血，候真气一回，血脉融和，表里通畅，所陷之火随气输泄，自然退而前证除矣。若误用承气及寒凉剥削之剂，则变证蜂起，卒至殒命，宜安神养血汤见后。

食 复

瘥后饮食所伤，或吞酸作噫，或心腹满闷胀痛，恶食而加热者热兼肌热、发热而言，为食复。轻者损谷自愈，重则消导方痊。

自 复

若无故自复者，以伏邪未尽，此名自复。当问前得某证，所发亦某证，并前服何药而愈。稍与前药，以撤其余邪自愈。

瘟疟

凡疟寒热，如期而发，余时脉静身凉，常也，以疟法治之。设传胃者必现里证，名为瘟疟，以疟法治者死，当以瘟疫法治之。下后里证除，寒热独存者，是瘟减疟在，疟邪未去者，宜疏清脾饮见疟门。邪去而疟势在者，宜截不二饮方虽未见，可以意会。势在而挟虚者，宜补四君子汤。

感冒触瘟

瘟邪伏而未发，因感冒风寒触动其邪，相继而发，既有感冒之因由当细忆想，复有风寒之脉证当细体认。先投发散药，一汗而感冒解，一二日续得头痛身痛，潮热烦渴，不恶寒感冒所无，此感冒去、瘟邪发也，以瘟疫法治之。

松峰曰：如何知其为瘟证之发，当于潮热下三证，参之方得，然此种兼证亦殊少。

先疟后瘟

疟疾二三发或七八发后，忽然昼夜发热，烦渴，不恶寒，舌生苔刺，心腹痞满，饮食不进，下证渐具。此原先瘟疫，被疟疾掩也。今既显瘟证，当以治瘟法治之。

先瘟后疟

瘟疫，昼夜纯热，心腹痞满，饮食不进，下后脉静身凉，苔刺如失，或间日、或每日，时恶寒而后发热如期者，此瘟疫解、疟邪未尽也，以疟法治之。

松峰曰：此二证亦最难看，当细心辨之寒热，总在如期上辨其为疟。

瘟疫兼痢

凡下痢脓血，更兼发热而渴，心腹痞满，呕而不食，此瘟痢兼证，最为危急。夫瘟疫者，胃家事也。瘟邪传胃，必从下解，其邪之出，必借大肠之气传送而下，方愈。若痢者，大肠内事也。大肠既病病痢，失其传送之职，故正粪不行，纯乎下痢脓血，向来谷食停积在胃，直须大肠邪气将退，胃气通行，正粪自此而下，始能复其传送之职。今大肠失职，正粪尚自不行，又何能与代也胃载毒而出，毒既不出，羁留在胃，最能坏败真气。在胃一日，有一日之害；在胃一时，有一时之害。势必耗气搏血，神脱气尽而死。凡遇是证，在痢尤为吃紧治好痢，大肠复其职，以便传送瘟毒，故吃紧。瘟痢俱急者，宜槟芍顺气汤见后，一举两得。

瘟疫撮要

松峰曰：前分诸论、治法、杂证为三门，此外又有不能以类相从者，则位置于此卷中。虽瓣香寸玉，莫不兼收。而妇人、小儿之瘟疫，尤有不可亟讲者。原拟补遗二字提纲，故凡介在可遗者，皆无关紧要事，卷内诸条皆瘟疫中所最不可阙者也。

论　饮

烦渴思饮，酌量与之。若引饮过多，自觉水停心下，名停饮，宜四苓汤见后。如大渴思饮冰水及冷饮，无论四时，皆可量与〔批〕若还不与，非其治，过饮须妨别病生，此之谓也。盖内热之极，得冷饮相救，甚宜能饮一升，止与半升，宁可少顷再饮。至于梨汁、藕汁、蔗浆、西瓜，皆可备不时之需，如不欲饮冷，当易白滚汤与之，必至不思饮，则知胃和矣。

论　食

瘟疫有首尾能食者能食，所感必轻病，亦易愈，此邪不传胃。邪传胃则不能食，以邪热不杀谷也。切不可绝其饮食，但不宜过食耳。有愈后数日微泻、发热、肌热、不思食者，此微邪在胃，正气衰弱。强与之，即为食复。有下后一日便思食，食之有味，当与之。先与米饮一小杯，加至茶瓯，渐进稀粥，不可尽意，饥则再与。如忽加吞酸，反觉无味，乃胃伤也，当停谷一日，胃气复，复思食，仍如渐进法。有愈后十数日，脉静身凉，表里俱和，但不思食者，此中气不苏，当与粥饮迎之，得谷后即思食觉饥。如久而不思食者，以人参一钱，煎饮与之，少换胃气，但觉思食，即毋服。

大 便

热结旁流，协热下痢，大便闭结，大肠胶闭，四者总之邪在里，其证不同者在乎通塞之间耳。

热结旁流者热邪将粪结住不能下，粪旁止能流下臭水并所进汤药。此句当如是讲，以胃家实，内热壅闭，先大便闭结，续得下痢纯臭水，全然无粪，日三四度，或十数度，宜大承气汤，得结粪而痢自止。倘服之不得结粪，仍下痢并臭水及所进汤药，因大肠邪盛，失其传送之职，知邪仍在也，病也不减，宜更下之。

协热下痢者，其人大便素不调，邪气忽乘于胃，便作烦渴，其泄泻一如平时，稀粪而色不败，其败色但焦黄而已，此伏邪传里，不能稽留于胃，至午后潮热，便作泄泻。子后热退，泄泻亦减。次日不作潮热，痢亦止，为病愈。倘潮热未除，痢不止者，宜小承气汤，以撤其余邪而痢自止。痢止二三日后，午后忽加烦渴潮热下泄，仍如前证，此伏邪未尽，复传到胃也，治法同前。伤寒协热下利，与此不同。

松峰曰：凡遇瘟疫下痢之证，当先问其平日大便调否，以便施治。

大便闭结者，瘟邪传里，内热壅郁，宿粪不行，蒸而为结，渐至更硬。下之，结粪一行，瘀热自除，诸证悉去。

松峰曰：如遇不任攻击者，用蜜胆二导法。

大肠胶闭者，其人平素大便不实，设遇瘟邪传里但蒸作极臭，状如胶粘，至死不结，但愈蒸愈闭，以致胃气不能下行，瘟毒无路而出，不下即死。下之，但得粘胶一去，下证自除，霍然而愈。

瘟疫愈后三五日，或数日，或腹痛里急者，非前病复也。此下焦别有伏邪所发，欲作滞下也。发于气分，则为白积；发于血分，则为红积。气血俱病，红白相兼，邪尽痢止。未止者，宜芍药汤见后。

愈后大便数日不行，别无他证，此足三阴不足，以致大肠虚燥，此不可攻，饮食渐加，津液流通，自能润下也。觉谷道夯墼，上声，大用力闷，宜蜜导或胆导，甚则六成汤见后。愈后脉迟细而弱，每至黎明，或夜半后，便作泄泻，此命门真阳不足，宜七成汤见后。或亦有杂证，属实者，宜大黄丸下之，立愈。此绝绝少，不可不审慎！

小 便

热到膀胱，小便赤色；邪到膀胱，干于气分，小便胶浊；干于血分，溺血蓄血；留邪欲去，小便数急；膀胱不约，小便自遗此证虚实寒热皆有，不独瘟疫；膀胱热结，小便闭塞此证总无虚寒，杂证亦有之，不独瘟疫。

热到膀胱者，其邪在胃，胃热灼熏蒸于下焦，在膀胱但在热而无邪，唯令小便赤色而已。其治在胃，或清或下。

邪在膀胱者，乃瘟邪分布下焦，膀胱实有之邪，不止于热也。从胃家来，治在胃攻下，兼治膀胱分利。若纯治膀胱，胃气兼热邪言乘势拥入膀胱，非其治也。若肠胃无邪，独小便急数，或下白膏如马溺，此邪干气分，其治在膀胱，宜猪苓汤见后。

应下诸证

头胀痛。胃家实，气不下降，下之痛立止。若瘟疫初起，头痛，而别无下证者，万不可下，邪在经也。

目赤、咽干。内热极，宜下。

鼻孔如烟煤。瘟毒在胃，宜下。

唇燥裂，唇焦色，唇口皮起，口臭。胃热多有此等证，固宜下，但唇口皮起，仍当用别证互较。

口燥渴。更兼有下证者，宜下之。下后邪去胃和，渴自减。若服花粉、门冬、知母，冀生津止渴，殊谬。若大汗脉长洪而渴者，未可下，宜白虎汤，汗更出，身凉渴止。

舌白苔渐变黄苔。邪在膜原，苔白；邪在胃家，苔黄；苔老变为沉香色。白苔未可下，黄苔宜下。

白砂苔。白苔干硬如砂皮，一名水晶苔。乃自有白苔时，津液干燥，今邪虽入胃，不能变黄也，宜急下之。白苔润泽者，邪在膜原也。邪微，苔亦微；邪气盛，苔如积粉，满布其舌，未可下，久而苔色不变，别有下证，服三消饮，次早舌即变黄。

舌黑苔。邪毒在胃，熏腾于上，而生黑苔。有黄苔老而变焦色者，有津液润泽作软黑苔者，有舌上干燥作硬黑苔者，下后二三日，黑皮自脱。又有一种舌俱黑而无苔，此经气，非下证也，妊娠多见此，阴证亦有此，并非下证。下后里证去，舌尚黑者，脱皮未脱也，不可再下，必有下证方可下。舌上无苔，且无下证，误下，舌反见离离黑色者，危急当补之。

舌芒刺。热伤津液，此瘟毒之最重者，急当下。老人微瘟无下证，舌上干燥易生苔刺，用生脉散，生津润燥，芒刺自去。

舌裂。日久舌下血液枯极，多有此证。又热结旁流，日久不治，在下部，则津液消亡；在上部，则邪火毒炽亦有此证，急下之，裂自满。

舌短，舌硬，舌卷。皆邪气盛，真气亏，急下之，邪毒去，真气回，舌自舒。

心下满，心下高起如块，心下痛，心下胀而且痛，腹胀满，腹痛，按之愈痛。皆胃家邪实，内结气闭，宜下之，气通即已。

大便闭，转屎气。亦作转矢气，即放屁也。

极臭。更有下证，下之无辞，有血液枯竭者，无表里证，为虚燥，宜蜜胆导法。

大肠胶闭，协热下利，热结旁流。讲俱见前。

小便闭。以大便不通，气结不舒也。大便行，小便立解，误服行气利水药无益。

小便赤黑，涓滴作痛，小便极臭。皆内热之极，宜下。

扬手掷足。内热极，宜下。

四逆，脉厥，体厥。并属气闭，阳气内郁，不能四布于外，胃家实也，宜下。下后反见此证者，为虚脱，宜补。

脉沉而数，气喷如火。俱内热极，宜下。

善太息。胃家实，呼吸不利，胸膈痞闭，每欲引气下行故尔。

发狂。胃家实，阳气盛，下有虚烦似狂，又有因欲汗作狂，并详见本条。

潮热。热因时发，邪在胃。有此证，宜下，然又有不可下者，详载似里非里、热入血室、神虚谵语三条内。

松峰曰：古人所谓长太息者，乃叹息之声长舒气也。因气不舒畅，每一舒气，始觉宽松，兹解以呼吸不利，引气下行，尚不甚切。

应补诸证

向谓伤寒无补法者，以伤寒、瘟疫均是客邪。有邪误补，祸不旋踵。彼伤于寒者，乃天地之正气，尚嫌其填实而不可补。今感瘟疫，乃天地之毒气，补之则壅裹其毒，邪火愈炽，故误补为害，尤甚于伤寒，此言其常也。及言其变，则又有应补者。或日久失下，形神几脱；或久病先亏；或先受大劳；或老人枯竭，皆当补泻兼施。设独行而增虚证者，宜急峻补虚证散见诸篇，补之虚证稍退，切忌再补详见前虚后实。补后虚证不退，及加变证者危。下后虚证不见，乃臆度其虚，辄用补剂法所大忌。凡用补，本日不见佳处，即非应补。盖人参为益元极品，开胃神丹，下咽立效。若服后元气不回，胃气不转者，勿谓人参之功不捷，投之不当尔，急宜另作主张。若恣意妄投，必加变证。〔批〕用补验效于本日，第指瘟证用补而然。若虚怯证，又当别论。

药 烦

应下失下，真气亏损也微弱也，及投承气，下咽少顷，额上汗出，发根燥痒，邪火上炎，手足厥冷，甚则振战心烦，坐卧不安，如狂之状。此中气素亏，不能胜药，名为药烦。凡遇此，急投姜汤即已，或再用药中加生姜汁煎服，则无此。更宜匀两三次服，以妨①呕吐不纳，或再另饮生姜汁更妙。

---

① 妨：疑作"防"。

停　药

服承气，腹中不行，或次日方行，或半日仍吐原药，此因病久失下，中气大亏，不能运药，名为停药。乃天元几绝，大凶之兆也。宜生姜以和药性，或加人参以助胃气。更有邪实病重而用剂轻者，亦令药不行，此则不必加姜，与参剂重则行矣，二者须当细辨。

松峰曰：停药，外治用葱熨法，亦颇着效详见后。

调理法

凡人胃气强盛，可饥，可饱，若久病后胃气薄弱，最难调理，盖胃体如灶，胃气如火，谷食如薪，合水谷之精微，升散为血脉者如焰，其糟粕音膊，米渣下转为粪者如烬。是以灶大则薪多火盛，薪断而余焰犹存，再续以薪，不费力而燃矣。若些小铛锅铛，音撑，釜有耳足者，止受薪数茎，稍多则灭，稍断火绝，死灰而求复燃，不亦难乎？若夫大病之后，客邪新去，胃口方开，几微之气，所以多与、早与、迟与，皆不可也。宜先与米汤，次糊饮，次糜粥，要饮食尤当循序渐进，毋先后其时，当设炉火，昼夜勿令断绝，以备不时之用。思谷即与，稍缓则胃饥如剡疑作灼，再缓则胃气伤，反不思食矣。既不思食，再食亦不化，不化则伤而又伤。若幸不食复者，吃粥当如初进法。若再多食，乃食粘腻之物，胃气壅甚，必胀满难支。若气绝谷存，乃致反复颠倒，形神俱脱而死矣。

妇人瘟疫

妇人伤寒瘟疫，与男子无二。唯经水适断适来，及崩漏产后，与男子稍有不同。夫经水之来，乃诸经血满归注于血室，下泄为月水。血室一名血海，即冲任脉，为诸经之总任。经水适来，瘟邪不入于胃，乘势入于血室，故夜发热谵语。盖胃气昼行于阳，不与阴争，故昼则明了，夜行于阴，与邪相搏，故夜则发热谵语。又有至夜发热而不谵语者，亦为热入血室，因有轻重之分，不必拘于谵语也。经曰：无犯胃气，及上二焦，必自愈。盖言胸膈并胃无邪，勿以谵语为胃实而妄攻之，但热随血下，故自愈。若有如结胸状者，血因邪结也，当刺期门_{乳两旁偏左右稍下}，以通其结。治之以小柴胡汤，然不如刺者功捷。

经水适断，血室空虚，其邪乘虚传入，邪盛正亏，经气不振，不能鼓散其邪，为难治。且经水已断，其邪不能从血以泄，邪气何由即解。与适来之时_{热入血室之时，有血虚经水适断之后、血实经水适来之时之分}，宜柴胡养荣汤_{见后}。新产后亡血过多，冲任二脉空虚，与夫素善崩漏，经气久虚，皆能受邪，与经水适断同法治之。

马印麟曰：经水适断，瘟邪内搏，血结不散，邪无出路，昼则热轻，夜则热重，谵语发渴，此热结瘀血也，用小柴胡去半夏加花粉、桃仁_{去皮尖，研，双仁有毒}、红花_{酒洗}、丹皮_{酒洗}、香附、生地_{酒炒}、犀角_末等味，以破血逐邪。如腹满而痛，不大便者，前方中酌加熟大黄微利之。

松峰曰：马印麟治法，与吴又可稍异，附录之，以俟临证者酌其人之虚实，病之微甚，寒热而变通焉。愚见方中总尚，宜加当归为主。

妊娠瘟疫

孕妇瘟疫，设应用三承气汤，须随证施治，切不可过虑，慎毋惑于参术安胎之说。病家见用承气，先自惊疑，或更左右嘈杂，必致医家掣肘，则子母均害之。若应下之证，反用补剂，邪火壅郁，热毒愈炽，胎愈不安，转气传血，胞胎何赖？是以古人有悬钟之喻，梁腐而钟未有不落者，惟用承气，逐去其邪，火毒消散，炎熇_{音鸦}，热气顿转为清凉，气回而胎自固。当此证候，反见大黄为安胎之圣药，历治历当，子母俱安。若待腹痛如锥，腰痛如折，此时未堕欲堕之候，服药亦无及矣。虽投承气，但可愈疾而全母，是胎原安不住，非因投承气之故，无咎于医也。

或曰：孕妇而投承气，设邪未逐，先损其胎，当如之何？余曰：结粪瘀热，肠胃间事也。胎附于脊肠胃之外，子宫内事也。药先到胃，瘀热才通，胎气便得舒畅，而得所养，是以与利除害于返掌之间，何虑之有？但毒药治病，衰去七八，余邪渐散，慎毋过剂。

凡孕娠瘟疫，万一有四损者，不可正治寻常攻下之法，当从其损而补之暂用补法，产后同法，非真损而误补必死。

马印麟曰：芒硝乃软坚之物，用之能使胎化为水。

[松峰按]孕妇而投承气，定当减去芒硝，不得已用之，只可损胎存母，不如止用大黄为妥。盖此一味，已足以荡涤其邪秽矣。此之用大黄，不过专为孕妇而得里证应下者言之，若邪尚在表者，当速逐其表邪，毋使内陷为上。

又产后而感瘟，当于治瘟药中带补药，如熟地、当归之类，所不可阙，即参、芪亦间或用之，但当审慎。

小儿瘟疫

凡小儿感风寒疟痢等证，人所易知，一染瘟疫，人所难窥，故担误良多。盖由幼科专于痘疹、吐泻、惊疳并诸杂证，在伤寒瘟疫甚略之，一也。古称幼科为哑科，盖不能尽馨所苦以告师，师又安能悉乎问切之义，所以但知其身热，不知其身痛头痛也。但知其不思乳食，心胸膨胀，疑其内伤乳食，安知其瘟邪传胃耶？但见呕吐、恶心、口渴、下利青黄臭水，以小儿吐泻为常事，又安知其协热下利耶？凡此总不暇致思为瘟疫，二也。小儿神气娇怯，筋骨柔脆，一染瘟疫，延挨矮，平声失治，即便二目上吊，不时惊搐，肢体发痉，十指拘曲，甚则角弓反张，乃瘟邪游溢经络所致，及延幼科，正合其平日学习见闻之证，多误认为慢惊风，随投抱龙安神等丸，竭尽惊风之剂，转治转剧，因见不啼不语，又将神眉心乱，灸艾火虽微，内攻甚急，两阳相搏，如火加油，死者不可胜绝，深可痛悯。今凡遇瘟毒流行，大人可染，小人岂独不可染耶？所受之邪，则一但因其气血筋骨柔脆，故现证异耳。务宜逐邪清热，兼解瘟毒，故用药与大人仿佛，凡五六岁以上者，药当减半；二三岁者，四分之一可也。又肠胃柔脆，少有差误，为祸更速，临证尤宜审慎。

松峰云：凡值瘟疫盛行时，小儿现发热等证，或可断其为瘟疫。倘瘟疫不行之年，小儿偶感瘟疫，于何辨之？必有目赤或便赤，舌干，舌苔黄黑，或陡然身热，或身热烙手，或日晡潮热，斑黄麻疹等证，方可定其为瘟疫。若妄意杂证为瘟疫，则又失之矣。

因证数下治案 出《醒医六书》

余常治一内侄甫周龄，胎毒与热邪合结，余至即投下剂，病不退，服至四五日，舌黄反黑，急以大承气，令时时灌之，至六七日愈，生芒刺，体厥不省人事。余曰：此热厥也，热毒深结，愈下证愈现。急下之，连下十二日药，昼夜不行，口始渐苏，厥回，然小便犹涓滴如血，更服八正散 见淋病，始全愈。

朱海畴患疫，得下证，四肢不举，身卧如塑，目闭口张，舌上苔刺，问其所苦，不能答，其子云：已服承气三剂，每剂大黄两许，不效，已无他策。余诊，得脉尚有神，下证悉具，此药不胜病也。更投大黄一两五钱，目有时而少动；再投，舌刺无芒，口渐开，能言；三剂，舌苔稍失，神思稍爽；四日服柴胡清燥汤；五日复生芒刺，烦热又加，再下之；七日又投承气养荣汤，热少退；八日仍用大承气，肢体自能少动。计半月，共服大黄十二两而愈。又数日，始进糜粥调理，两月平复。

邪气填塞胸膈绝食一月治案 以下出补敬堂

甲午冬，余寓于某家，一老妇呻吟痛苦，彻夜不辍，晓问其故，云：自河间来，于途中忽得此证，喘嗽汗淋，昏昏无所知，便秘不行，已经月余，似无生理。余怜而诊之，其脉浮沉俱无，中按洪数，两寸将绝，为之苦思半夜，不能名为何证。次日复诊，亦如之。乃揣摩竟日，妄拟之曰：脉结于中，得毋有邪气填塞胸膈耶？不然何绝食一月而不死也。遂放胆以槟榔为君，洪数闭结非寒，可知佐以清凉之味。因老年辛苦之人，疮病缠身日久，加以生芪、山药、熟地、当归服之，至三更，二便通利，识人索食矣。越三月，始见此书，颇有千虑一得之喜。

瘟毒喉痹气弱须用人参助表治案

一少年素弱，屡患喉痹，几濒于危，今岁元夕，后疾又作，兼有外感状，余诊之，并验舌，审证曰：此瘟疫传表而未入里也。但脉不应指，宜达原饮加三阳经药，仍须人参一钱，助驱邪发表之力，服此并喉痹亦可随之而消矣。服后表证悉除，喉愈肿痛，察之则知去参不用也。次早易一方，其家又潜减人参五分，喉倍肿痛，屡刺之不溃。余细度之，表已解，无下证，脉亦和，便亦利，此明系疫毒结于喉间，气弱不足以驱之耳。力主用参一钱，迫令服之，顷刻喉肿自溃，脓血甚多，臭恶逼人。向非用参，不知延绵几何日矣。能如是之，神速耶。

瘟疫失下再下用熟地保护元阴治案

石门桥一庠生母，年七十九，得病已五十余日，势甚危急，求余过诊之，瘟疫失下也，幸脉尚有神，乃重用硝、黄，生有难色。晓之曰：令堂津液垂尽，服此可保回生，耽迟大有可虑，且方内用熟地二两，熬汁煎药，正以保护老人元阴，以助药力也。服后大泄二三次，诸恙顿除。

[按] 二证，一脉带阳虚，故用人参；一脉带阴虚，故用熟地。如论瘟疫本证，大忌温补，熟地误用犹可。若邪一传里，人参在所必禁，慎之审之。

实实虚虚误治二案

今秋一妇染疫，医以伤寒法治之后，张目闭口，不省人事，改用风药，而痰声随起，余往视之，棺殓悉备矣，闻药罐内尚煎人参、附子，余曰：此非必死之证，何苦以毒药杀之，然非重用大黄不能救。姑与八钱，恐多用而遇阻之者，反少活一命，俟其见效，再进无难也。乃翁欣然受方，而阻之者众，竟至不起。同时一妇染疫，医如前法治之，亦至张目不语，又给风药而未服，余曰：外证虽同，虚实迥异，非人参不可，众皆默默，而救人念切，姑与滋阴药一大贴，以润燥其家，进以少许，继闻其后日用芒硝，不辍遂殂。

[按] 前证欲用大黄者，感瘟不遇经期，且戴眼面赤，手足热，便久闭，身如泥塑，真实证也。后证欲用人参者，感瘟恰值经期之第三日，血室虚，邪乘而入，且眼珠转，便不结，面不赤，身能反侧，寻衣理线不休，真虚证也。人参大黄易地而施，则两命俱活矣。乃一死于实实，一死于虚虚，惜哉！

补泻兼施治案

一妇素虚，损于八月，初感疫，误服补剂，以致饮食俱绝，昼夜呕吐，已一月余。余察其内多积垢，以三消承气合酌与之，呕顿止，二便通，熟睡至晓，饮食并甘。余嘱其米饮以小酒钟进，渐次加添米粒，又以黄龙汤制丸授之，不意肥甘煎煿，恣意过啖，其病又复，延至十月，瘫痪不起，腹肿如吹，二便不通，昏迷不醒。余切脉审证，其应下者仍在，投承气一剂，便通少苏。十数日后，脉转洪长，但浮分不起，此里通而表不能达也，投白虎一剂，汗疹俱出。四日后，投举斑汤一贴。因骨瘦如柴，大肉已脱，三日内俱用熟地二三两，人参数钱，更察其经多邪热，照原方少为变化，三日后过诊，大半回生矣。又嘱其以熟地、人参为丸，频频进之，因仍渴，以小米、硬米清饮二钟，不时温而与之，但惜其危笃至此，食物终不节制，其保全与否，尚未可必耳。

瘟毒久泻仍用下法治案

一馆僮，水泻已二十余日，谵语，绝谷，狼狈不堪。余诊之，见其舌苔芒刺，知为染疫毒，竟用硝、黄下之，夜半大泄一次，泻亦顿除，二日余瘟尚见，于证更下之而痊。此虽久泻，有毒则仍攻下，倘一犹豫，则失之矣。

瘟疫门方

达原饮 治瘟疫初起。

槟榔二钱　厚朴一钱，姜汁炒　草果仁五分，研　知母一钱　白芍一钱　黄芩一钱　甘草五分

水煎。午后服。

〔按〕槟榔能消能磨，除伏邪，为疏利之药，又除岭南瘴气。厚朴破戾气所结。草果辛烈气雄，除伏邪盘踞。三味协力，直达其巢穴，使邪气溃败，速离膜原，是以为达原也。热伤津液，加知母以滋阴。热伤荣气，加白芍以和血。黄芩清燥热之余，甘草为和中之用。以后四味，不过为调和之剂，如渴与饮，非君主之药也。

凡瘟邪游溢诸经，当随经引用，以助升泄。如头痛身热，脊强腰背项痛，此邪热溢于太阳经也，本方加羌活一钱。如目痛，眉棱骨痛，眼眶痛，鼻干不眠，此邪热溢于阳明经也，本方加葛根一钱。如胁痛，耳聋，寒热呕而口苦，此邪热溢于少阳经也，本方加柴胡一钱。证有迟速重轻，药有多寡缓急，务在临时斟酌，所定分两大略而已，不可执滞凡立方皆宜如此。间有感之轻者，舌上白苔亦薄，热亦不甚，而无数脉，此不传里者，一二剂自解不汗亦愈，稍重者必从汗解。如不能汗，乃邪气盘踞于膜原，内外隔绝，表气不能通于内，里气不能达于外，不可强汗，更不可用汤火熨蒸，此时无游溢之邪在经，三阳加法不必用，宜照本方。感之重者，舌苔如积粉，满布无隙，服汤后服达原饮不从汗解，而从内陷，舌根先黄，渐至中央，邪渐入胃，此三消饮证。若脉长洪而数，大汗多渴，此邪气适离膜原，欲表未表，此白虎汤证。如舌上纯黄色，兼有里证，为邪已入胃，此又承气汤证也。〔批〕用达原饮外又有此三法，更详尽周蜜①，治法始无遗憾。有两三日即溃而离膜原者，有半月十数日不传者，有初得之四五日淹淹摄摄淹缠不快之状，至五六日后陡然陡，音斗，忽然也势张者。凡元气胜者，毒易传化传者邪气流行之势，化者，邪气变动之机；元气薄者，邪不易化，即不易传。设遇他病，久亏适又微瘟，能感不能化，安

① 蜜：当作"密"。

望其传，不传则邪不去，邪不去则病不瘳，延缠日久，愈沉愈伏，多致不起，时师误认为怯证，日进参、芪，愈壅愈固，不死不休也。

三消饮　*治证详前。*

槟榔　厚朴　草果仁研　知母　白芍　黄芩　生甘草　羌活粉葛根　大黄　柴胡

姜、枣煎。

白虎汤

石膏煅　知母盐酒炒　甘草　糯米炒

姜煎，或止用水。

松峰曰：达原饮，诚治瘟疫之仙方，和平稳当，如劳证之有地黄汤也。仲景之治伤寒，用麻、桂尚多避忌，而此独无之治瘟初起者，按证问因，加减出入，无往不利。如因食积而触动其邪者，本方加神曲、麦芽。因肉积者，加山楂之类。类而推之，可应变于无穷矣。唯方内用白芍，虽曰活血，而其性未免收敛，瘟疫虽不宜发汗，然始终赖汗以解，芍药乃敛汗之物，于温疫证中，似不相宜也。

大承气汤　*解见后，按并前，注意逐邪条。*

大黄五钱，生、熟酌用　厚朴一钱，姜汁炒　枳实一钱，麸炒　芒硝三钱

水姜煎服。弱人减半，邪微者各复减半下二方仿此。

小承气汤　*解后见。*

大黄五钱　厚朴一钱，姜汁炒　枳实一钱，麸炒

水姜煎服。

调胃承气汤　*方解见后。*

大黄五钱　芒硝二钱五分　甘草一钱

水姜煎服。

［按］三承气功用仿佛。热邪传里，但上焦痞满者，宜小承气。中有坚结者，加芒硝，软坚而润燥，病久失下，虽无结粪，然多粘腻极臭恶物，得芒硝助大黄，有荡涤之能，此大承气之所

由立也。设无痞满，惟存宿结而有郁热者，调胃承气宜之。三承气功效俱在大黄，余皆治标之品。不耐汤药，或畏服而呕者，为细末，蜜丸服。

瓜蒂散

甜瓜蒂一钱，如无，以淡豉二钱代之　赤小豆　栀仁各二钱

水二钟煎一钟，方入小豆，煎至八分。先服四分，时顷不吐，再服完。吐之不尽，烦满尚存者，再煎服。

托里举斑汤　治瘟疫发斑。

穿山甲二钱，炙黄，研碎　当归　白芍各一钱，俱酒洗　白芷　柴胡各七分　升麻五分

水姜煎服。下后斑渐出，复大下，斑毒复隐，反加循衣摸床，撮空理线，脉渐微者危，本方加人参一钱，补不及者死。若未下而先发斑者，设有下证，少与承气，须从缓下。"设有下证"句宜重看，有下证，方且少与，缓下之，若无下证，断不可与承气矣。

［松峰按］下后复大下，是指用他药言，非指此方。

［又按］此方系专为下后中气不振，斑毒内陷者设也，故用归、芍以托里，升柴、白芷以举斑，山甲以走窜经络，则卫气疏畅，而斑渐出矣。

景岳云：邪自外入者，仍自内出。凡脉数无汗，表证俱在者，必须仍从汗解，以犀角地黄汤为治斑要药。成氏谓发斑者戒发汗，指桂、麻、紫苏而言，非指犀角地黄汤也。

芍药汤　治瘟疫战汗复下后，越二三日，腹痛不止，欲作滞下。

白芍一钱，生炒酌用　当归一钱，酒洗　槟榔二钱　厚朴一钱，姜汁炒　甘草七分

姜煎。里急后重，加大黄。红积，倍芍药；白积，倍槟榔。

柴胡汤　治瘟疫素有微邪，盗汗不止。

柴胡三钱　黄芩一钱　陈皮一钱　生姜一钱　大枣二枚　甘草一钱

水煎服。

［按］古方有人参、半夏，今表里实，故不用人参，无呕吐，

故不加半夏。

[松峰按] 小柴胡乃伤寒少阳经和解之剂，故用参、半，瘟疫始终一于为热，与寒字相远万里，故减去参、半为最宜。且瘟疫即有呕吐，亦非半夏所能止也。

黄芪汤 治瘟疫愈后，表虚盗汗及自汗。

黄芪蜜炙　白术土炒，泔浸　当归酒洗　甘草　五味子炒，研

如汗未止，加麻黄根。未有不止者，然属实常多，属虚常少，邪气盛为实，正气夺为虚，虚实之分，在有热无热热字兼发热与肌肤热，有热为实，无热为虚，若颠倒误用，必有虚虚实实之误，临证当慎。

松峰曰：此方五味用至三钱，以之为君，而白术止用一钱，似乎未妥。故将全方分两皆不载，以待用者自酌可也。原方无炮制，今增之。

桃仁承气汤 治瘟疫，夜间发热，瘀血未行。

大黄生、熟酌用　芒硝　桃仁双仁莫用，泡，去皮尖，研　当归酒洗　白芍　丹皮酒洗

水煎。

犀角地黄汤 治证详蓄血发黄条内。

方见血病门此用犀角尖磨水，将上三味煎出，对服。

[按] 伤寒太阳不解，从经传府，热结膀胱，其人如狂，血自下者愈，血结不行者，宜抵当汤此层陪说。今瘟疫初无表证，而唯胃实，故肠胃蓄血多，膀胱蓄血少，然抵当行瘀逐蓄之最者，无分前后二便，并可取用。盖蓄血结甚者，在桃仁力所不及，宜抵当汤，非大毒猛厉之剂，不足以抵当之，故名然抵当，证绝少，此第备用。

[松峰按] 抵当汤终觉难用，故不录。代抵当丸与生地黄汤二方尚和平，并录于下，以备择用。

代抵当丸 治瘟疫蓄血结甚。

大黄　生地　桃仁去皮尖，双仁不用　归尾酒洗　山甲炒　元明粉　肉桂去皮

各等分，临时酌用，蜜丸。

生地黄汤 治瘟疫血结不行。

生地二三钱　干漆一钱，炒尽烟　生藕汁小杯，如无，以大小蓟一二钱代之　蓝叶钱半　大黄一二钱　桃仁一钱，泡，去皮尖，研　归尾二钱，酒洗　红花六分，酒洗

水与藕汁同煎。

茵陈汤 治瘟疫发黄。

方见黄疸，加姜煎。

[按] 茵陈为治疸退黄之专药，今以病证较之黄，因其小便不利，故用山栀除小肠屈曲之火，瘀热既除，小便自利，当以发黄为标，小便不利为本。若小便不利，病原不在膀胱，乃系胃家移热者，又当以小便不利为标，胃实为本，是又当以大黄为专功，山栀次之，茵陈又其次也。设去大黄而服栀、陈，是忘本治标，鲜有效矣，且邪热在胃，而徒用茵陈五苓，不惟不能退黄，小便间亦难利。

[松峰按] 一方君臣易位而用各不同，有如此者，心如滚盘珠，其见解方能至是。圣人不凝滞于物而能与世相推移，又可先生其殆瘟疫科之圣乎。

柴胡清燥汤 证治详前"下后热不除"条。

柴胡　黄芩　陈皮　甘草　花粉　知母盐水炒

姜、枣煎服。

清燥养荣汤 治阴枯血燥。

生地汁　知母　天花粉　归身酒洗　白芍　陈皮　甘草

加灯心煎。

松峰曰：归、地、芍药，皆养荣之品，而地黄用汁，大能清燥，知母寒滑，润肾燥而滋阴，花粉亦润燥而泻火，又恐其凝滞，加陈皮以利气，与甘草共臻太和也。

柴胡养荣汤 表有余热者宜此。

柴胡　黄芩　陈皮　白芍　当归　生地　知母　花粉　甘草

姜、枣煎服。

松峰曰：表有余热，尚宜散宜清，故加柴、芩。前方当归用身，因阴枯血燥，以此养之，此用全归，以养血足矣，不专清燥，故生地亦不须取汁。但白芍宜减，以表有热，应散不应敛也。原用姜、枣，亦宜减去。

承气养荣汤 治热渴不除，里证未尽。

大黄生熟酌用 厚朴姜汁炒 枳实麸炒 当归酒洗 白芍 生地 知母

生姜煎服。

松峰曰：枳、朴、大黄，小承气也。余药所以养荣，此解后尚有里证者，曰未尽，是已衰其半矣。故不敢专用承气，而以归、地、芍药佐之，此方又当用白芍矣。

蒌贝养荣汤 治痰壅咳嗽，胸膈不清。

蒌仁去净油 川贝母去心 当归 白芍 橘红 苏子研 知母 花粉

姜煎服。

松峰曰：蒌、贝所以化痰，陈、苏所以理气，气顺而痰自清也。知母、花粉亦清润之品，而花粉亦能清痰利膈。归、芍所以养荣。不用地黄者，因有痰涎，胸膈不清之证，恐腻滞也。

参附养荣汤 治下后虚痞。

生地 白芍 当归 人参 干姜 附子泡

水煎服。

果属虚证，一服痞如失。倘有下证，下后脉实，痞未除者，再下之用别药下。此痞证原有虚实之分，一者有下证，下后痞即减者，为实；一者表虽微热，脉不甚数，口不渴，下后痞反甚者，为虚。若潮热口渴，脉数而痞者，投之祸不旋踵。

松峰曰：生地、归、芍所以养荣，以生地为君，大能生血，而荣血之生也，必益其气，故用人参以补气，且益脾土而消痞也。姜、附亦非治虚痞之剂，得附子之走窜，胜于行气破血之药多矣。

人参养荣汤 治瘟疫下后虚危之证，详见"补泻兼施"条。

人参八分 麦冬去心，七分 五味子一钱，研 熟地五分 归身八

分　白芍一钱五分　知母七分，盐酒炒　陈皮六分　甘草五分

照常煎服。

[按] 此方应以生地为君，而白芍分两独多，甚不可解。五味亦用至一钱，岂二味皆取其收敛之功耶？其余别药，皆以分计，不过不用重剂之意。至于熟地，止用五分，亦未免太少矣。

陶氏**黄龙汤**　治心下硬痛，下痢纯清水，谵语，发渴身热，庸医不识，呼为漏底伤寒，而用热药，是抱薪救火矣，不知此因热邪传里，胃中燥屎结实，日饮汤药而痢，宜急下之，名曰热结痢证。

大黄　芒硝　枳实　厚朴　甘草　人参　当归

上等分，水二钟，姜三片，枣二枚煎，再加桔梗一沸，热服。热结痢证，年老气血虚者，去芒硝。

黄龙汤　此补泻兼施之法。

大黄生熟酌用　厚朴姜汁炒　枳实麸炒　芒硝　人参　熟地原写地黄　当归酒洗

姜、枣煎服。陶氏原方有甘草无地黄，与此稍异。

[按] 大虚不补，虚何由回？大实不泻，邪何由去？勉用参、地以回虚，承气以逐实，此补泻兼施法也。

半夏藿香汤　治瘟疫下后反呕。

半夏一钱半，制　藿香一钱　干姜一钱，炒　茯苓一钱　陈皮一钱　白术一钱，土炒　甘草五分

姜、枣煎服。

安神养血汤　治瘟疫劳复。

熟地原地黄改熟地　当归身，酒洗　白芍酒炒　茯神　远志去心，甘草水泡　枣仁炒透，研　桔梗　陈皮　甘草

加福圆肉，煎服。

[松峰按] 茯神、远志、枣仁、圆肉所以安神，而枣仁、圆肉亦能入心而生血，熟地、归、芍所以养血，陈皮利气，甘草和中，唯桔梗再酌。

若脉浮有外证者，或再加解表药，微汗之。

槟芍顺气汤　专治下痢频数，里急后重，兼舌苔黄，得瘟疫之

里证者。

　　槟榔　　白芍　　枳实麸炒　　厚朴姜汁炒　　大黄生、熟酌用

　　生姜煎服。

　　[松峰按]此汤，小承气加槟榔、白芍，系治瘟疫之里证而兼痢者。若有外证仍当解表，必如喻嘉言分三次治法，始足以尽其变。至于表里俱病者，又当表里分治，总宜活变，不可胶执。唯松花散治瘟毒热痢，奇效。至伤寒便脓血，有误发淋家汗而然者，用猪苓汤；有病在少阴者，治以桃花汤。诸说于瘟痢，总不宜用，盖瘟痢终始一于为热也。

　　四苓汤　治瘟疫水停心下，名停饮。

　　茯苓二钱　　泽泻一钱五，盐水炒　　猪①苓钱半　　陈皮一钱

　　长流水煎服。

　　古方有五苓散用桂枝者，以太阳中风，表证未罢，并入膀胱，用四苓以利小便，加桂枝以解表邪，为双解散，犹之少阳并于胃，以大柴胡通表里而治之之意。今人但见小便不利，便用桂枝，则误矣。彼胃本无邪者，故五苓用白术以健中，今不见白术者，瘟邪传胃而渴，白术性壅，恐以实填实也，加陈皮者，和中理气也。

　　六成汤　治瘟疫愈后，三阴不足，大肠虚燥，大便不行。

　　熟地五钱　　当归钱半，酒洗，尚宜重用　　白芍一钱，酒洗　　天冬一钱，去心　　麦冬一钱，去心　　肉苁蓉三钱，去净盐

　　水煎。日后更燥者，宜六味丸减泽泻。

　　[松峰按]此方乃润燥之剂，明白易解，至云用六味丸少减泽泻，不如尽行减去，即茯苓亦不当用，盖此二药大利小便，小便益利大便益结也，不可不知。

　　七成汤　治瘟疫愈后，真阳不足，黎明夜半泄泻。

　　补骨脂三钱，炒，研　　熟附子一钱，换肉果〔批〕肉果即肉叩亦可，加肉果亦宜　　茯苓一钱　　人参一钱　　甘草一钱　　五味子八分，炒，研

　　加枣煎服之。愈后更发者，倍附子。

---

　　①　猪：原作"茯"，据《温疫论·论饮·四苓汤》改。

猪苓汤 治小便急数，或下白膏，邪干气分者宜之。

猪苓 车前炒，研，各二钱 泽泻盐炒 木通各二钱 甘草八分 滑石末五分

灯心引。

桃仁汤 治证同前，邪干血分者宜之。

桃仁汤泡，去皮尖，研，勿用双仁，三钱 阿胶炒，二钱 丹皮酒洗 当归酒洗 滑石末，各一钱

水煎。如小便痛，按之硬痛，小便自调，有蓄血也，加大黄生熟酌用三钱，甚则代抵当药。药分三等，原方一也，加大黄二也，抵当三也。

三甲散 治客邪胶固于血脉，结为痼疾。

鳖甲 龟甲并用，酥炙或醋炙，各一钱，为末 穿山甲土炒黄，为末，五分 蝉蜕洗净，去足、翅，炙干，五分 牡蛎煅为末，五分，咽燥者斟酌用 䗪虫三个，干者掰碎，生者捣烂，和酒少许，取汁入汤药同服，其渣入诸药同煎 僵蚕白直者，泡，去涎，切，生用，五分 白芍酒炒，七分 当归五分 甘草三分

水二钟，煎八分。温服。若素有老疟或疸疟者，加牛膝、首乌各一钱。胃弱欲作泻者，九蒸九晒。素有郁痰者，加川贝母一钱。有老痰，加栝楼霜五分，善呕者勿用。咽干作痒者，加花粉、知母各五分。素燥嗽者，加杏仁去皮尖，研一钱。素有内伤瘀血，倍䗪虫，如无，代以干漆，炒尽烟为度，研末五分，或桃仁去皮尖，炒，研一钱代之，服后病减半，勿再服，当用调理法见后。

［松峰按］鳖甲色青入肝，益阴除热，治疟疾、疟母、血瘕。龟甲入肾，味厚纯阴，亦能滋阴，兼理久疟、血枯、遗精。以二味为君，治客邪胶固于血脉，更以山甲之走窜佐之，引二甲之功能，协力并入于脏腑经络，以成厥功，故取三甲名汤。蝉蜕取其善脱，僵蚕取其散结，䗪虫取其破血，当归取其活血养血，甘草取其败毒。盖客邪在身，血必受伤，更兼凝积，且邪毒蕴厚，用当归、生甘草，亦大有见解。惟牡蛎性涩，似不宜用，此时专用其涩精，亦见迂阔。白芍性敛，亦似不宜，又可先生好用白芍。

但瘟疫宜散，白芍似不必常用也，至于药味分两成分者，除山用①外，他药未免太轻，投之无济，用方者其变通之。

太极丸　治小儿瘟疫。

天竺黄五钱　大黄三钱　僵蚕浸，去涎，三钱　胆星五钱　麝香冰片各三分

天竺黄四味共细末，再加冰、麝同研，于端午日午时修合，糯米饭捣为丸，如芡实大，朱砂为衣。凡遇瘟证，姜汤化下一丸。

方内皆治小儿惊痫风痰之药，惟大黄尚属治瘟之品，此方与篇内议论不合。

松峰曰：天竺黄殊少真者，或以人中黄代之，共为细末，后以竹沥拌之，再将末晒干，加冰、麝，用糯米饭为丸，再晒极干，瓷瓶收贮，蜡封口，毋去气，听用。

大黄黄连泻心汤　仲景　治太阳伤寒，汗下后色微黄，心下痞，按之濡，其脉关上浮者，兼治舌下有卧蚕，形隐肿于穴处。

大黄二两　黄连一两

上二味，以微沸汤二升，渍之须臾，绞去渣，分温再服。

刘松峰瘟疫论治

瘟疫名义论

古人言：诸瘟病者，多作"温热"之"温"。夫言"温"而不言"瘟"，似为二证，第所言与瘟病相同，则温、瘟为一病也，明矣。后人加以"疒"字，变温为瘟，是就病之名目而言，岂可以温、瘟为两证乎？其曰春温、夏温、秋温、冬温，总属强立名色，其实皆因四时感瘟气而为病耳。其曰风温、湿温、温疟、温暑者，即瘟病而兼风、湿、暑、疟也。其曰瘟毒者，言瘟病之甚者也。曰热病者，就瘟病之发于夏者而言耳。至于晚发之说，更属不经。夫冬月寒厉之气，感之即病，那容藏于肌肤半年无恙，

---

① 用：疑作"甲"。

至来岁春夏而始发者乎？此必无之理也，而顾可习而不察欤？至于"疫"字，传以民皆疾解之，以其为病，延门阖户皆同，如徭役然。去"彳"而加"疒"，不过取其与疾字相关耳。是则瘟疫二字乃串讲之辞，若曰瘟病之为疠疫如是也，须知疫病所该甚广，"瘟"字原对"疫"字，不过瘟疫者，不过疫中之一证耳，始终感温热之疠气而发，故以瘟疫别之。此外尚有寒疫、杂疫之殊，而瘟疫书中却遗此二条，竟将瘟疫二字平看，故强分瘟病、疫病，又各立方施治，及细按之，其方论又漫无差别，殊少情理，断不可从也。吁！瘟疫二字，尚不明其义意，又奚以治瘟疫哉！

疫病有三种论

传曰：疫者，民皆疾也。又曰：疫，疠也，中去声人如磨疠伤物也。夫曰民皆疾而不言何疾，则疾之所赅也广矣。盖受天地之疠气，城市、乡井以及山陬海澨①，所患皆同，如徭役之役，故以疫名耳。其病千变万化，约言之则有三焉。一曰瘟疫，夫瘟者热之始，热者瘟之终，始终属热证，初得之即发热，自汗而渴，不恶寒，其表里分传也，在表则现三阳经证，入里则现三阴经证，入府则有应下之证，其愈也，总以汗解，而患者多在热者，其与伤寒不同者，初不因感寒而得，疠气自口鼻入，始终一于为热，热者温之终，故名之曰瘟疫耳。二曰寒疫，不论春夏秋冬，天气忽热，众人毛窍方开，倏而暴寒，被冷气所逼，即头痛、身热、脊强，感于风者有汗，感于寒者无汗，此病亦与太阳伤寒、伤风相似，但系天作之孽，众人所病皆同，且间有冬月而发疹者，故亦得以疫称焉。其治法，则有发散、解肌之殊。其轻者或喘嗽气壅，或鼻塞声重，虽不治亦自愈。又有病发于夏秋之间，其证亦与瘟疫相似，而不受凉药，未能一汗即解，缠绵多日而始愈者，此皆所谓寒疫也。三曰杂疫，其证则千奇百怪，其病则寒热皆有，除诸瘟、诸挣、诸痧瘴等暴怪之病外，如疟痢、泄泻、胀满、呕

---

① 山陬海澨：山隅和海边。泛指荒远的地方。

吐、喘嗽、厥痉、诸痛、诸见血、诸痈肿、淋浊、霍乱等疾，众人所患皆同者，皆有厉气以行乎其间，故往往有以平素治法治之不应，必洞悉三才之蕴，而深究脉证之微者，细心入理，一一体察，方能奏效，较之瘟疫，更难揣摩。盖治瘟疫尚有一定之法，而治杂疫竟无一定之方也。且其病有寒者，有热者，有上寒而下热者，有上热而下寒者，有表寒而里热者，有表热而里寒者，种种变态，不可枚举。世有瘟疫之名而未解其义，亦知寒疫之说而未得其情，至于杂疫，往往皆视为本病，而不知为疫者多矣，故特表而出之。

疫证繁多论

余于疫证，即分三种，曰瘟疫，曰寒疫，曰杂疫，三者具而疫证全矣，然犹未也。忆某年，一冬无雪，天气温和，至春不雨，入夏大旱，春杪即疫厉盛行，正瘟疫殊少，而杂疫颇多。有小儿发疹者，有大人发疹者，有小儿疹后而患痢、患泄泻者，有大人患痢、患泄泻者，有先泻而后痢者，有先痢而后泻者，有泻痢而兼腹胀痛者，有胀痛而不泻痢者，有泻痢既愈、迟之又久而复作者，有瘟证既愈、迟之又久而复作者，有复作而与前不同者，有腹胀而不痛者，有痛而不胀者，有不思饮食者，有单发热者，有先瘟证而后不语者，有肿头面者，有周身长疖者，有长疥者，有霍乱者，有身痒者，有患瘟证而兼泄泻者。城市乡井，延门阖户皆同，此岂达原饮一方所能疗欤？其治法亦与平常患泻痢、胀痛等疾亦异，此皆杂疫之类也。要之杂疫无病不有，唯无咽膈、梦遗之为疫病者耳。

舍病治因论

吴又可书中有舍病治药之论，此第知其一耳，而抑知瘟疫之有所因者，更非一说之所能尽也。盖有因食、因酒、因痰、因惊、因郁、因气、因思水不与、因饮水过多、因过服凉药、因误服温补、因服诸药错误、因信巫祝耽搁，种种因由，未可仆数，皆当暂舍其所患之瘟，而求其弊，以治其因也。食宜消之，酒宜解之，痰宜化之，惊宜镇之，郁宜开之，气宜顺之，水饮宜行之，寒宜温之，热宜凉之，再佐以治瘟疫之药，始得非全抛而舍之之谓也。更有兼食、兼饮、兼痰、兼水等证，而卒难得汗者，治法略同，但又当以治瘟疫为主，而兼治之药佐之矣。总之，务要寒热温凉之不差，脏腑经络之不惑，方可以起死人而肉白骨也。是亦在乎神而明之者。

刘松峰瘟疫统治八法

解 毒

凡自古饥馑之后，或兵氛师旅之余，及五运之害制，六气之乖违，两间厉气与人事交并，而瘟疫始成焉。人触之辄病，证候相同，而饥寒辛苦之辈感者居多，年高虚怯之人感之偏重，是皆有毒气以行乎其间，此毒又非方书所载阳毒、阴毒之谓。未病之先，已中毒气，第伏而不觉，既病之时，毒气勃发，故有变现诸恶候。汗下之后，余毒往往未尽，故有自复之患，是毒气与瘟疫相为终始者也。兹定金豆解毒煎以解其毒势，且能清热，并不用芩、连、栀、柏而热已杀杀，音晒矣，宜金豆解毒煎、绿豆饮俱见后。

针 刮

针法有二：用针直入肉中曰刺，将针尖斜入皮肤，向上一拨，随以手摄出恶血曰挑。刮法有四：有用蛤壳者，有用瓷杯者，有用麻菜即蒜字者唯刮臂用，有用铜钱者。凡刮，或蘸清水，或盐水，或香油。余见刮瘟疫者，则用小枣蘸烧酒刮之，出紫疙瘩如熟椹，随用针斜挑破，摄出血，再另刮出疙瘩，挑之，刮毕挑止。原其用枣蘸酒之意，取其以火攻火，固已不如易以萆麻油蘸刮，如无，用麻汁捣萆麻仁，稍加水，取浓汁更捷。余见刮挑者，往往待瘟邪入里，现谵狂等证方用之，初感即用此方，当更善也。至于瘟疫，或有咽喉诸证，则刺少商穴刺法穴道并见下虾蟆瘟，或体厥、脉厥等证，则刺少商穴并十指上薄肉靠指甲边一韭叶宽处当中，刺之血出，而血不出，可摄出之，皆效。

刮针穴道：颈项后当中刮一道，两旁左右大筋上各刮一道。左右两肩软肉处靠肩井各刮一道。两肩下脊背上软肉处各刮一道。脊骨两旁竖刮自脖下至腰各两道。背后肋间肋缝中软肉处，左右各刮数道。前夹傍软肉处斜刮各一道。前胁间筋缝中软肉处，左右各刮数道。每处如刮出紫疙瘩，随用针挑破摄血。

涌 吐

吐法近今多不讲，而抑知实有奇效也。吴又可止言邪在胸膈，欲吐不吐者，乃用此方，而抑知瘟疫不论日数，忽得大吐，甚是吉兆，将欲汗解也。吴太史德庵，宿病胃痛，痛极则吐，偶感瘟证十余日，正危急间，又犯宿疾，胃口大痛，移时继以呕吐，困顿不支，众皆惶遽莫措，求余诊视，余曰：无妨，可勿药有喜，不久当汗解矣。众以余言始定，至夜果大汗而愈。盖吐中即有发散之意，彼触动沉疴而吐者，尚能发瘟疫之汗，则涌吐之功，又安可没也耶！吐法三条俱见后。

罨 熨

《景岳全书》有罨法，止治伤寒结胸一证，而抑知此法不第治结胸为然。凡瘟疫用药后，弗即汗解，俟六七日，应汗不汗，觉心腹中稍有闷痛等证，用罨熨之法，往往大汗而愈，是亦一温疫取汗之良方也。盖内通而外未有不解者，且不特此也。举凡瘟疫伤寒，诸结胸痞气，支结藏结，其有中气虚弱，不任用药攻击者，以此法治之，则滞行邪散，其效如神。并治杂证，不论寒热，胸胁、心腹硬痛版闷，皆效。罨熨法见后。

助 汗

古有汗吐下三法，而汗居其首者，以邪之中人，非汗莫解也。吐虽有散意，尚待汗以成厥功，下之有急时，因难汗而始用此，是不论伤寒、瘟疫，而汗之之功为甚巨矣。瘟疫虽不宜强发其汗，但有时伏邪中溃，欲作汗解，或其人禀赋充盛，阳气冲激不能顿开者，得取汗之方以接济之，则汗易出而邪易散矣。兹谨择和平无碍数方以备用，倘瘟疫之轻者，初觉即取而试之，又安知不一汗而解乎。助汗法六条，俱见后。

除 秽

凡瘟疫之流行，皆有秽恶之气，以鼓铸其间，试观入瘟疫之乡，是处动有青蝇，千百为群，夫青蝇乃喜秽之物，且其鼻最灵，人所不闻而蝇先闻之，故人粪一抛，而青蝇顿集，以是知青蝇所聚之处，皆疫邪秽气之所钟也。更兼人之秽气，又有与之相济而行者，凡凶年饥岁，僵尸遍野，臭气腾空，人受其熏触，已莫能堪，又兼之扶持病疾，敛埋道殣，则其气之秽，又洋洋而莫可御矣。夫人而日与此二气相习，又焉得不病者乎！使不思所以除之，纵服药亦不灵，即灵矣，幸愈此一二人，而秽气之弥纶布濩①者，且方兴而未有艾也，可不大畏乎。兹定数方，开列于下，倘瘟疫之乡，果能焚烧佩带，则不觉秽气之潜消，而沉疴之顿起矣。除秽方，二方俱见后。

宜 忌

治瘟疫虽以用药为尚，而宜忌尤不可以不讲也。不知所宜，不能以速愈；不知所忌，更足以益疾。兹特取所宜、所忌者若干条，开列于下，俾病家医者，有所持循遵守，庶投剂有灵而养疴无弊矣。

房中不可烧诸香，只宜焚降香诸香燥烈，降香除邪。不宜见日光太阳真火，不宜见灯光总以火故。卧须就地南方，即在地塘版上布席卧衣就阴远热之意。衣被不可太暖，宁可稍薄，唯足宜常暖。不必带帽，风有应避不应避风能解热清凉，有涤疫之功，正疫家对证妙药，不必垂帘，密室病者，言不欲见风，避之可也。不可恼怒病时、病后俱宜戒。尤忌鱼肉病时、病后，忌房事病后，忌劳心力病后。涤舌散火蜜润刮之。愈后半月，不可食韭食即发。忌饮烧酒。

---

① 布濩（hù户）：遍布，散布。

陆路不可坐车震动之，病增剧不救，当宜静，不宜动。愈后浴冷水，损心包。

符 咒

盖闻河洛开灵符之源，诅祝寄神咒之意，载在经典，炳若日星，至于释氏仙翁，则更以符咒为宗要，神而明之，可以飞升，况以之却病乎！兹取试之有效者，敬录数则，以佐药饵所不及，皆出自佛经道藏，并非邪说之可同日而语也。

赤灵符

抱朴子曰：五日朱书赤灵符，着心前，祛瘟，去百病。正月元日佩。

赤灵符式

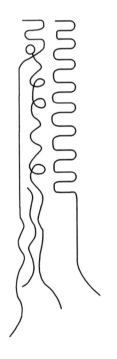

避瘟神咒

唵嘛呢吽音烘癹音畔叱。

遇疫疠盛行时，用朱书黄纸上，带在身边，再不时诵此神咒，可避邪疫。

患瘟疫者，汗后如见鬼神，妄言不寐，用朱书此咒，佩之神效。

善 后

瘟疫愈后调养之方，往往不讲，而抑知此乃后一段工夫，所关甚巨也。即如过饱者曰食复，恼怒者曰气复，疲于筋力者曰劳复，伤于色欲者曰女劳复，载在经书，世皆知之，尚有时而触犯。此外，人所最易忽者，犹有三焉，不在诸复之条者也，虽已愈多日，而气血苟不充足，犯之随有酿成终身之患焉。一曰淫欲，凡人房事，必撮周身之精华以泄，气血未充，七日未能来复，欲事频数，势必积损成劳，尪羸损寿。一曰劳顿，或远行或作苦，疲弊筋力，当时不觉，将来肢体解㑊，未老先衰，其苦有莫可名言者。一曰忍饥，愈后凡有觉饿，必得稍食，万毋强耐，过时反不欲食，强食亦不能化，是饥时既伤于前，强食又伤于后，中州败而肺金损，则劳嗽脾胃之病成矣。三者人多忽之，故不可不谨。

刘松峰瘟疫六经治法

太阳经头痛热渴

太阳以寒水主令，手太阳以丙火而化气于寒水，阴胜则壬水司气而化寒，阳胜则丙火违令而化热。故太阳以寒水之经而易于病热，冬不藏精，相火升泄，伤其寒水，闭蛰之气，火旺水亏已久，及春夏感病，卫闭荣郁，寒水愈亏，故受病即发热作渴，而不恶寒也。太阳在六经之表，是以感则先病，其经自头下项行身之背，故头项痛而腰脊强。肺主卫，肝主荣，而总统于太阳，太阳之经在皮毛之部，荣卫者皆皮毛之所统辖，瘟疫卫闭而荣郁，法当清荣热而泄卫闭，治宜凉金补水而开皮毛，元霜丹主之方见后。

身痛脉紧烦躁无汗

瘟疫在太阳，脉浮头痛，发热汗出，以风强而气不能闭也。若脉浮而紧，发热恶寒，身痛腰疼，烦躁无汗而喘促者，是寒束而邪不能泄也。盖温疫有汗，寒疫无汗，以风性疏泄，而寒性闭藏，卫阳过闭，邪不能泄，荣郁莫达，则烦躁促喘与伤寒同。治宜以浮萍黄芩汤见后，清散经络之热也。

烦热燥渴　烦热燥渴，与前发热作渴不同，故用白虎，而不用元霜矣。

病在太阳经，未入阳明之府，不至遽生烦渴。若阳明燥盛之人，经热外遏，燥气内应，则见烦渴。阳明从燥金化气，府燥发作，故有烦热、便难之证。今府燥未作，胸燥先动，是以烦渴生焉。其太阳表证未解，宜浮萍石膏汤，清金而解表，绝其燥热入府之源。表证已解，第以白虎加元麦汤见后，清燥生津。气虚者，加人参以益气见后，因表解而阳虚，恐燥去而阳亡也。

阳明经目痛鼻干

阳明以燥金主令，足阳明以戊土而化气于燥金，太阴胜则阳明化气而为湿，阳明胜则太阳化气而为燥，故阳明之经，易于病燥，冬水失藏，相火升，胃津槁，脾精亦亡。太阴之湿久，化阳明之燥，春夏感病，卫阳遏闭，荣热郁发，土焦金燔，燥气愈盛，其经挟鼻络目，行身之前，故目痛鼻干而身热不卧，阳莫胜于阳明，燥热在经，不得泄越，迟则胃腑积热，脏阴渐枯，便伏异日危机，于其府热未动之时，凉泄经络，以清其热，则后患绝矣，素雪丹主之_{见后}。

瘟疫方传阳明之经，府热未作，法宜清热而发表，热甚者必伤肺，当用人参白虎汤，清金泄热，益气生津，乃为妙善。

目痛鼻干呕吐泄利

三阳之经，阳明为盛，足阳明从燥金化气，太阳表邪不解，经热内传，火性就燥，必入阳明，阴盛于里而阳盛于表，府燥未作，经燥先动，胆木逆行而贼胃土，胃气壅遏，不能客受，故呕吐而泄利，缘经邪郁迫其府气故也。宜浮萍葛根汤、浮萍葛根芍药汤、浮萍葛根半夏汤_{俱见后}。

阳明腑证汗出潮热谵语腹满便秘

病传阳明经，不得汗解，府阳素旺之人，以经热郁蒸而腑热内作，开其皮毛，则见大汗淋漓，第汗愈泄而土愈焦，燥愈增而热愈盛。每申酉之交，应时发热，如潮汐不爽，是谓潮热。燥土销烁心液，故谵语；燥矢壅遏府气，故满痛。迟则脏阴耗亡，荣气郁陷，生死攸关，不可不急下也。泄以大小承气，而加养阴凉血之味，脏阴续复，荣郁外达矣。宜调胃承气、小承气、大承气加芍药地黄汤_{三方俱见后}。

少阳经胁痛耳聋

少阳经以相火主令，足少阳以甲木而化气于相火，顺则下蛰而温肾水，逆通上炎而刑肺金，故少阳经最易病火。瘟病寒水失藏，相火炎蒸，已旺于衰废之时，春夏感病，卫闭荣郁，热盛火发，势当得令之候，愈极重赫，彼少阳伤寒，二阳在表，三阴在里，阳盛则热，阴盛则寒，少阳居表里之半，是以往来寒热。至于瘟病，三阴经气从阳化热，故但热而无寒也。其经在头下项，络耳循胁，行身之侧，故胁胸痛而耳聋。火曰炎上，炎上作苦，故咽干而口苦。相火内郁，则刑肺金，甲木内郁，则克胃土，外无泄路，势必焦土流金而入阳明，当以清凉和解之法，散其炎烈，红雨丹主之见后。

目眩耳聋口苦咽干胸痛胁痞呕吐泄利

瘟疫阳明经热不解，则入少阳之经，少阳在二阳之里，三阴之表，阴盛则传太阴之脏，阳盛则传阳明之腑。少阳者，入腑入脏之门户，瘟疫荣郁热盛，火旺木枯，故但传胃腑，而鲜入脾脏，传胃则木邪逼土府，气郁遏而生吐利，是宜清散经邪，杜其入府之路也。宜小柴胡加花粉芍药汤、大柴胡加元参地黄汤俱见后。

三阳传胃

瘟病经热不解，外泄无路，断无但在经络不传胃腑之理，此自然之层次，则宜用攻泄。盖胃土燥热，必烁脏阴，其肺、脾、肝、肾精液，久为相火煎熬，益以燥热燔蒸，脏阴必至枯竭，是当滋其脏阴，泄其府热，勿令阳亢而阴亡也，白英丹主之见后。

三阳传胃发斑

瘟疫三阳经病，荣郁热盛，势必内传胃腑，胃阳素旺，燥热感发，经府同气，表里俱病，府热内逼而脏阴销烁，过经不解则危。瘟疫所最忌者，荣热不能外泄，盖以卫盛而荣衰，脾阴虚而胃阳旺也。若脾阴不衰，胃阳不旺，六经既遍，邪欲内传，而脏气扞格外御，经邪热无内陷之隙，则蒸泄皮毛，发为斑点而病轻矣。若一入胃腑，府阳日盛则脏阴日枯，不得不用泄法，缓则泄于经尽之后，急则泄于经尽之前，府热一清，则经热外达而红斑发矣。

太阴经腹满嗌干

太阴以湿土主令，手太阴以辛金而化气于湿土，阳明盛则太阴化气而为燥，太阴盛则阳明化气而为湿，故百病之在太阴，皆是湿，而唯瘟病之在太阴，则化湿为燥，以其冬水失藏，相火泄而脾阴烁，春夏感病，荣郁热旺，湿气自当愈耗。其经自足走胸，行身之前，布胃络嗌，故病传太阴，则腹满而嗌干。太阴之湿夺于阳明之燥，燥亢湿枯必死，是宜清散皮毛，泄阳明之燥而滋太阴之湿也，黄酥丹主之_{见后}。

少阴经干燥发渴

少阴以君火主令，足少阴以癸水而化气于君火，阳盛则丁火司权而化热，阴盛则癸水违令而生寒，故百病之在少阴，多是寒，而唯瘟病之在少阴，则化寒为热，以其冬不藏精，水亏火泄，春夏感病，更值火旺水虚之候。其经贯肾络肺而系舌本，故口燥舌干而渴。肾者主水，人身水火对列，水枯而火亢，则人亡矣。是宜消散皮毛，泄君火之亢，而益肾水之枯也，紫玉丹主之_{见后}。

厥阴经烦满囊缩

厥阴以风木主令，手厥阴以相火而化气于风木，治则木达而化，瘟病则火郁而生热，以厥阴乙木原胎丁火，故厥阴之经，最易病热，瘟病卫闭而遏荣血，荣郁是以发热，而荣藏于肝，方隆冬火泄，荣血已伤腾沸，春夏感病，卫闭荣遏，血热更剧。其经自足走胸，行身之侧，循阴器而络于肝，故烦满而囊缩。手厥阴之火，扇以足厥阴之风，风烈火炎，煎迫荣血，枯槁命殒。是宜清散皮毛，泄相火之炎，而滋风木之燥也，苍霖丹主之_{见后}。

厥阴发斑

瘟疫传至厥阴，邪热斯甚，若木荣血畅，经藏润泽，荣热不能内传，六经既遍，别无出路，则郁极外发，而见红斑。若荣虚不能透发，过时斑见而色带紫黑，荣血过伤，多至不救。是宜解表凉血，使其荣热发达，亦苍霖丹主之。

刘松峰瘟疫杂证治略_{摘录}

斑黄并发

凡伤寒瘟疫变现诸证，相兼者多，惟斑、黄二证少见同时而发者。从兄某病发黄，旋即发斑，余往诊视，甚觉骇异，以其素虚，随用托里举斑汤_{见前}、茵陈五苓散_{见黄疸}，二方中采择加减服之，斑黄并治，冀可奏效。服一剂，次早战汗，后斑黄并退，其病霍然，因名其方曰斑黄双解散_{见后}。扩而充之，或斑甚而黄轻者，则以治斑为重、治黄为轻；黄甚而斑轻者，则以治黄为重、治斑为轻。又或有先斑而后黄者，有先黄而后斑者，有发黄而兼发疹者，斑黄之证不一，巧妙之治各殊，在业医者，因时制宜耳。

狂

阳明多气多血，阳邪入胃，热结不解，因而发狂，如见妄起行，妄笑语，逾垣上屋，呼号骂詈，数日不食，皆因阳明邪热上乘心肺，故令神志昏乱，如此是为热邪已极，非峻逐火邪，不能自已。如有可攻等证，则宜以大承气_{见前}、六一顺气_{见后}、凉膈散_{见火门}，消息出入下之，再甚则为阳毒，斟酌施治。如无胀满实坚等证，而唯胃火致然，则但以白虎汤_{见前}、抽薪饮_{见后}等泄去火邪自愈。

循衣摸床

瘟疫而致循摸，势亦危矣，而治之得法，亦有生者。其一由阳明里热之极者，盖阳明胃也，肝有邪热而移于胃，故现此证。胃主四肢，而风木乃动摇之象，是循摸乃肝与胃腑邪热所致，脉清者生，涩者死，如有下证，宜用承气等汤。其一由火劫汗而然者，小便利者生，不利者死_{利则肺气犹降，膀胱犹能化气，而肾水未枯也}。余曾见一人患瘟疫，不时循摸，询之，曾用火将胃口乱灼，变现此证，遂用和解寒凉而愈。亦有不因火劫、不因吐下后而有是证者，总宜清凉和解。《伤寒论》中指循摸为虚极，而用微补、峻补者，瘟疫未曾经过。

盗 汗

睡有卫气行于里，内有伏热，其在表之阳气不密，故津液得泄，热蒸于①外，腠理开而盗汗出，醒则气行于表而盗汗止矣。杂

---

① 于：此后原衍"于"，据《温疫论·盗汗篇》删。

（左侧竖排）医钞类编

（左侧竖排）一五三六

病盗汗，责其阴虚，瘟疫盗汗，总之邪在三阳所致，三阳经俱有盗汗，而邪在半表半里者居多，故总以和解为治。观仲景论三阳合病之盗汗，而归重于但欲眠睡，热在胆经，可知小柴胡汤见呕吐主之。

自　汗

卫气卫护皮毛，禁固津液，不得妄泄，邪气干之，则不能固卫于外，由是津液妄泄而自汗出焉。瘟疫之自汗与他证异，多有感而即患自汗者，则自汗竟属瘟疫中常事，较之头汗、盗汗等反轻矣，当专治瘟邪，邪退而汗自止。但亦有表里虚实之异，有邪在经而汗在皮毛者，非真汗也；有汗后邪虽少减犹未尽痊者，又未可因汗而谓其必无表邪也，须因脉证而详察之。其在表者，当于达原饮中加三阳经表药，以疏利和解之；其在里者，下之、泻之、清之，汗下后虚极，表邪尽去而自汗者，方可用补。稍有表邪辄补，则大害。

囊　缩

囊缩为足厥阴肝经受病，因热极筋枯而燥缩也。若大小便结，发热引饮，急用大承气下之。若无下证而脉浮者，宜汗，缓者宜和。六七日脉微浮、微缓，是有胃气，胃不受邪，将作寒热，则大汗解矣。阴证囊缩，不在此例。

结　胸

吴又可《瘟疫论》中，止有胸胁腹满一证，而抑知结胸痞气，瘟疫中皆有之，且不因误下而成者，更多也。结胸一证，《伤寒论》中已悉。愚意：不论大小结胸以及痞气支结，皆属于郁，郁则未有不结者，总以开郁为主，而痞结自散矣。又当审其兼证，诊其脉理，气郁者顺之调之，血郁者行之破之，痰郁者化之吐之，表郁者散之和之，里郁者攻之下之，热郁者清之，寒郁者温之瘟疫无寒，或过服寒凉药，或汗下后，食郁者消之，水郁者利之，而治痞结之能事毕矣。景岳云：伤寒本病，有不因误下，寒邪传里，心下硬满，痛连少腹而不可近者，此大陷胸汤所宜也。至于太阳、少阳表邪未解，因下早而成结胸者，若再用大陷胸，是既因误下而复下之可乎？不若以痞门诸法，酌轻重而从双解，或用葱熨法见后，以散胸中实邪，余屡用而屡效者也。

〔愚按〕景岳此论，明白洞达，有至理存焉，真长沙之功臣，结胸之宝筏，最稳最捷之妙法也！

摇头

头为诸阳之会，阳脉有乘则头为之动摇，经曰：诸风掉眩，皆属肝木，多因风火上乘所致，风木动摇之象也。古人治此，有灸百会、风府等穴者，吾终不以为然。头之所以摇，以热极生风故耳，清其邪热，其摇自定，何必用火攻耶？又有心绝而头摇者，心绝则神去而阴竭，阳独无根，不能自主，所以摇头。

瘛疭

此证多属于风，风主动摇也，而致此之由不一。有瘟疫热极而生风者，有其人本虚，因汗下后血虚而然者，有因汗后冒风而然者，有汗下后因惊恼而得者，有风温被火而然者此证绝少，大抵此证，热极生风只一条，而虚者有数端，虚者投以寒剂，立见危殆。若未经汗下，只因风火相煽者，当平肝木降心火，佐以和血之药，盖心属火主脉，肝属木主筋，火为热木生风故耳。药用羌活、防风、全蝎、僵蚕、柴胡、天麻、生地、麦冬、白芍、丹皮、当归、川芎之类。如热甚，黄连、栀子、胆草、黄芩俱可酌用。有痰，加蒌仁、胆星、竹沥。若汗下后稍涉虚弱，或冒风，或因惊因气恼而得者，断不可用寒剂，养血祛风汤见后主之。

瘟疫兼暑

瘟疫兼暑，最难分晰。盖暑病之在表者，有头痛、烦躁、肌体大热、脉浮、气喘、口干、面垢、自汗、手足逆冷，名暑厥，搐搦名暑风，昏不知人为中暑，其证最易与瘟疫表证相混。暑病之在里者，有呕逆、泄泻、心腹痞闷，或兼胀痛，又最易与瘟疫里证相混。惟于少气倦怠，大混三证，辨其为暑，第瘟疫亦发渴，但瘟证在表，虽渴亦不甚，必至传里方甚，至暑证，不论表里皆渴，而在表时，其渴较瘟疫之在表者，更凶猛殊甚也，以此为辨，庶得其情。如果系瘟兼暑，即当用解瘟却暑之剂，亦不拘于日期，见表治表，见里治里，又当先治其瘟，瘟解而暑热亦从而退矣。仍当于达原饮中将祛暑之药加减出入之。

瘟疫兼湿

《金鉴》谓：瘟病复伤于湿，名曰湿瘟，其证两胫逆冷，妄言多汗，头痛身重，胸满，宜白虎加苍术、茯苓，瘟湿两治。若脉大有力，自汗烦渴者，人参白虎汤加白术主之见后；轻者，十味香茹饮、清暑益气汤见暑门增损用之。古人治法不过如此。但《金鉴》谓：瘟病复伤于湿，曰湿瘟，而《活人》则曰：伤湿而又中暑，曰湿瘟。味其意义，当从《金鉴》为是。盖伤湿而又伤暑，止可谓之伤暑湿，而不可谓之湿瘟也。夫曰湿瘟者，是湿而兼瘟也，或先瘟而中湿，而先湿而患瘟，与暑何涉焉？第瘟疫兼湿又最难辨，惟于一身尽痛，痛极不能转侧，恶饮汤水，目中视物皆红黄，身目色微黄，而无谵妄等证者，辨之始得。而湿证之中，虽有寒湿、热湿之分，治详湿门，但瘟疫发在热时，兼湿热者多，兼寒湿者少，术、附不可用。若服茯苓白术等汤不应，则用除湿达原饮见后，分治瘟与湿，诚一举而两得之也。盖瘟证始终不宜发汗，虽兼之中湿，尚有瘟疫作祟，是又当以瘟疫为重，而中湿为轻，自不宜发汗，当用和解疏利之法，先治其瘟，俟其自然汗出，则湿随其汗而与瘟并解矣。

瘟疫兼痢

吴又可用槟芍汤治瘟疫之里证而兼痢者，若有外证，仍当解表，必如喻嘉言分三次治法，始足以尽其变。至表里俱病者，又当表里分治。总宜活变，不可胶执，惟松花散见后治瘟毒热痢颇著，奇效，未可以易而忽之。盖痢由瘟而作者，始终为热也。

妊娠瘟疫

吴又可治孕妇瘟疫用三承气，兴利除害于反掌之间固已，但方中定当减去芒硝，芒硝乃软坚之物，用之能使胎化为水。倘痞、满、燥、实、坚皆具，数用生大黄而止，否则用熟者为妥，胎与肠胃绝不相关，大黄荡肠胃而破坚燥，未闻能下胞胎者，服之何害？至云大黄为安胎圣药，此专为里证应下者言之，若邪尚在表，当速散其表邪，毋使内陷，为上乘也。

小儿瘟疫

瘟疫盛行之时，小儿如有发热等证，或可断其为疫。倘瘟疫不行之年，而小儿忽感瘟疫，如何辨之？亦辨之于陡然身热而已，第伤寒瘟疫皆身热，又当细问乳母曾否脱衣洗浴入水，当风寒露寝等事，果无感冒，方可向瘟疫上找寻。又必验其有目赤便赤，舌干苔黄黑，日晡潮热，谵语斑黄，或大便秘结，或挟热下利赤胶等证，方可断其为瘟疫。若妄意杂证为瘟疫，则又失之矣。又可专言，俗医妄意小儿瘟疫为杂证者，是止见一边矣。总之辨小儿瘟疫，亦极难事。

寒　疫

世之言疫者，将瘟疫二字读滑，随曰疫止有瘟而无寒也，岂知疫有三，而瘟其一焉，尚有寒疫、杂疫二者，而人不知体认耳。兹专言寒疫，吴又可言：春夏秋三时，偶感暴寒，但可谓感冒，不当另立寒疫之名固已，但感训触，冒训犯，系人不慎风寒自取之。故至于当天气温热之时，忽而凄风苦雨骤至，毛窍正开，为寒气所束，众人同病，乃天实为之，亦得以疫名也。其证则头痛身痛，身热脊强，恶寒，拘急无汗感冒所有，或则往来寒热，气壅痰喘，咳嗽胸痛，鼻塞身重，涕唾稠粘，咽痛齿痛俗云寒逼注火，感冒所无，苏羌饮见后主之。

葡萄疫

小儿多患此证，缘受四时不正之气，郁于皮肤，结成大小青紫斑点，色若葡萄，发在遍体头面，乃为府证。邪毒传胃，牙根出血，久则必致亏损。初起宜羚羊角散，清热凉血；久则胃脾汤俱见后，滋益其内；又有牙根腐烂者，宜人中白散。

喉管伤寒

其证喉中作痒难过，吃茶酒汤水，便不可救。宜用薄荷二分、麝香一分为细末，吹喉，待气通，吐涎碗许，然后吃陈米汤半碗即愈。[按] 此虽名伤寒，实疫疬之类。夫曰喉痒，似病之轻者；曰难过，则痒不可当矣。虽然，何至吃茶水便不可救乎？观其"待气通"三字，则痒时其气已大不通矣。味其吐涎碗许，则气之所以不通，涎为之也。此证甚恶，亦世之所不轻见者，故笔及之。

马眼瘟马蹄瘟

蜀遭献忠乱后，瘟疫流行，有大头瘟，头发肿赤，大几如斗；又有马眼瘟，双眸黄大，森然挺露；又有马蹄瘟，自膝至胫，青肿如一，状似马蹄，三病患者皆不救。[按] 大头瘟，方书各有治法。至于马眼瘟，似肝脾湿热所致，盖肝开窍于目，而黄色属脾，为湿热所郁蒸也。马蹄瘟之青肿，似肝肾流毒所致。依此立方施治，或不甚差，再正高明。

符谶祛疫

江北有一舟子，奉关帝甚虔，夜梦帝谕云：明晚有五人过江，莫渡之，我今书三字于汝手心，若必欲渡，俟彼下船时，付之一览。舟子如其言，将手中三字捻紧，傍晚，果有五人趁船，舟子随将手放开一照，五人忽不见，遗竹箱一，启视之，盖往江南行疫册籍。舟子至吴下，传写其手中三字"䰡䰡䰡"，识者知是符谶，凡粘三字于门上，皆不染。

逐蝇祛疫

忆昔年，入夏瘟疫大行，有红头青蝇，千百为群，凡入人家，必有患瘟疫而亡者。后传一法，用铁盆，不拘大小，纳白矾四两，用滚水倾入盆内令满，将矾化开，次以口含火酒，连喷三口于盆内。又取桃核一枚，割两头，令通去仁，用纸包枪药少许，塞桃核空壳内，用红线绳一根，穿入核内，将红线为弦，取桃枝缚作一弓，安于铁盆中矾水内，弓背在下弓弦向上。再用桃木作箭三枝，插于盆外，青蝇自当远避，举家即免瘟疫病。其盆随便安于宅之僻处，经岁莫动，相传极效。

松峰瘟疫新方

金豆解毒煎　自定新方。

金银花二三钱　绿豆皮，二钱　生甘草一钱　蝉蜕去足＼翅，八分
陈皮一钱　井花水清晨首汲

煎。或再加僵蚕浸，去涎一钱。

银花能清热解毒，疗风止渴。绿豆甘寒，亦清热解毒之品，兼行十二经，祛逐疫毒，无微不入。甘草解一切毒，入凉剂则能清热，亦能通行十二经，以为银花、绿豆之佐。陈皮调中理气，使荣卫无所凝滞。蝉蜕取其性之善退，轻浮易透肌肤，可散风热，开肌滑窍，使毒气潜消也。此方于瘟疫十传中，皆可加减消息用之。

僵蚕能胜风，去瘟退热，散结瘟疫之风湿。若用苍、羌、防风等药，则烦躁愈甚，而热愈炽矣。兼若大头、发颐、咽喉诸证，更宜加僵蚕。

绿糖饮　自定新方。绿豆不拘多少，煮酽汤，取出加洋糖与饮，冷热随病者之便，以此代茶，渴即与饮，饥则拌糖并食其豆。绿豆功全在皮，母去之。

五谷可皆入药，如白虎汤之用粳米，白术散之用薏仁，牡蛎散之用浮小麦，疏凿饮之用赤豆，阿胶散之用糯米，以及麦芽、黄卷、饴醴等项，靡不各效其能，以见于世。甚至于面合曲，则称之曰神，黍酿酒，则推之曰圣。取精用宏，未可更仆数矣，独绿豆之功能，世鲜有知者，何绿豆之塞于遇乎？绿豆性虽清凉而不寒苦，且善于解毒退热，除烦止渴，利小水，独于治瘟疫为尤宜焉。张景岳有绿豆饮，载在新方寒证中，虽极赞其妙，但惜加

入食盐，以之治瘟，反益发渴，而绿豆之功能隐矣。今易以洋糖，则既能解毒，且兼凉散，瘟疫初终，俱可服食，乃平易中之最佳最捷方也。至于穷乡僻壤，农者家流，以及寒士征人，仓卒苦无医药，用此亦可渐次汗解。即服药者，兼服此饮，更能添助药力，以成厥功。经证未明者服之，亦总不犯禁忌，诚治瘟疫之良剂，幸毋以平浅而忽之也。

仙传吐法 _{治一切瘟疫，伤寒，伤风，伤酒，伤食。}

饮百沸汤半碗，以手揉肚，再饮再揉，直至腹无所容，用鸡翎探吐，吐后煎葱汤饮之，覆衣取汗甚捷，初得病，用之更宜。

萝卜子汤吐法 _{凡邪实上焦，或痰食气逆不通等证，皆可吐，可代瓜蒂三圣散。}

萝卜子捣碎，温汤和搅，徐饮之，少顷吐，或吐不尽，必从下行。

又法

食盐少许，炒红，入滚水，宁稍淡，忽过咸，取半碗，渐次加增饮，自然发吐，以去病为度。治食伤，痞闷，隔痛，手足逆冷，尺脉全无，兼治冷气，鬼气，虫毒。又法，烧盐对热童便，三饮而三吐之，治干霍乱。

又法 _{治积食胃闷，又宜汗下者。}

淡豉　食盐

水煎服，取吐。

罨熨法

生葱　生姜　生萝卜_{如无，以子代之}

［按］原方云：葱、姜各数两，萝卜倍之。愚意不如随证加减更妙。如有表邪或气滞者，生葱为君；寒多者，生姜为君；痰食滞者，萝卜为君，泛用各等分，或葱多些亦可。

上用各数两，共捣微烂，过烂则成水难包，入锅炒热住火，用布包出一半，熨患处，冷则将锅中热者再包出，熨之，轮流更换，觉透为度，无不开通，汗出而愈。

姜梨饮 _{治久汗不出。}

大梨一个　生姜一块

同捣汁，入童便一钟。重汤顿服。

取汗方

用新青布一块，冷水或黄连水浸过，略挤干，置胸上良久，布热即易之，须臾当汗出，或作战汗而解，夏月极热用此法，他时斟酌用之。凡瘟疫，热在上中焦，皆可用之，清热解毒，邪解而汗出，非能发汗也。

又取汗方

苍术　羌活　白矾

等分，生姜汁为丸，弹子大。每用一丸，男左女右，紧擦对前阴处，再吃葱汤取汗。

点眼取汗方

冰片一分　枯矾一钱　粉草一钱

共为细末。蘸无根水点眼角，先饮百沸水一二碗，点后两手紧搬两肩，屈膝片时即汗，二三次汗透自愈。

葱头粳米粥　治时瘟取汗。

白糯米一碗　葱头连须，二十根

加水煮粥，煮一滚，滚服取汗。曾出汗者不用。

洋糖百解饮　治瘟疫并伤寒。

白糖五钱

阴证，葱汤下。阳证，百沸汤下。暑证并中热中暍暍，暑热也，太阳中热为暍，其证汗出恶寒，身热而作渴，新汲水下。虚证，米汤下。实证，陈皮汤下。伤食，山楂汤下。结胸，淡盐汤下。蛔厥，乌梅花椒汤下。紧沙腹痛，新汲水下。血崩，锅脐煤汤下。

除秽靖瘟丹　自定新方。将药研末，装入绛囊，约二三钱，毋太少，阖家分带，时时闻嗅，已病易愈，未病不染。

苍术　降真香　川芎　大黄各二钱　虎头骨　细辛　斧头木系斧柄入斧头之木　鬼箭羽　桃枭小桃干在树者　白檀香　羊踯躅　羌活　甘草　草乌　藁本　白芷　荆芥　干葛　蝟皮　山甲　羚羊角　红枣　干姜　桂枝　附子　煅灶灰　川椒　三奈　甘松　排

草　桂皮各一钱，共为粗末　明雄二钱　朱砂二钱　乳香一钱　没药一钱，四味另研，共和

大承气加芍药地黄汤　治证同上。

大黄二钱　芒硝一钱　厚朴一钱半，炒　枳实一钱，麸炒　芍药二钱　生地六钱

流水煎一杯，去渣，入芒硝火化。温服，不下再服。

红雨丹　治少阳胸胁疼，耳聋，口苦咽干。

柴胡二钱　黄芩一钱　芍药一钱　甘草一钱　丹皮一钱　元参钱半　生姜二钱

流水煎大半杯。热服，覆衣取微汗。

小柴胡加花粉芍药汤　治少阳经目眩耳聋，口苦咽干，胸痛。

柴胡三钱　黄芩二钱　半夏一钱半，制　甘草一钱　生姜二钱　芍药二钱　天花粉二钱

流水煎大半杯。热服，覆衣取微汗。

大柴胡加元参地黄汤　治少阳经传阳明胃腑，呕吐泄利。

柴胡三钱　黄芩一钱　半夏二钱，制　芍药二钱　枳实一钱，面炒　大黄二钱　生姜二钱　大枣二枚，劈　元参一钱　生地一钱

流水煎大半杯。温服。

白英丹　治阳明腑病，谵语腹满，潮热作渴。

大黄三钱　芒硝一钱　炙草一钱　枳实一钱，炒　厚朴一钱半，姜汁炒　元参二钱　麦冬四钱，去心　丹皮二钱　芍药二钱　生地三钱

流水煎大半碗。热服。

黄酥丹　治太阴腹满嗌干，发热作渴。

浮萍三钱　生地四钱　炙草一钱　丹皮二钱，酒洗　芍药二钱　生姜三钱

流水煎大半杯。热服。一方去芍药加枣，名浮萍地黄汤，治同。

紫玉丹　治少阴口燥舌干，发热作渴。

浮萍三钱　生地四钱　知母二钱，酒洗　元参三钱　炙草一钱　天冬二钱，去心　生姜三钱

流水煎大半杯。热服，覆衣。一方加丹皮、花粉，去知母、甘草，名浮萍天冬汤，治同。

苍霖丹　治厥阴烦满囊缩，发热作渴。

浮萍二钱　生地四钱　芍药二钱　当归二钱，酒洗　丹皮二钱
甘草一钱五分　生姜二钱

流水煎大半杯。热服，覆衣取汗。

松峰云：吴又可用达原饮治瘟疫，善矣。但瘟之愈，终由汗解，往往有下后而仍自解以汗者，是瘟疫之病需汗也，恐急矣。因思能发瘟疫之汗者，莫过于浮萍，其性凉散入肺经，达皮肤，发汗甚于麻黄，《本草》载之详矣，间尝以之治瘟疫，辄效。后又质诸北海老医黄玉楸，颇与余意合，用之数年，历有成效，始敢笔之于书，并添三阴经治法，以补又可之所未及，第医者意也，兹不过规矩焉已耳。但有是方，未必有是病，神而明之，则又在存乎其人矣。

斑黄双解散　自定新方。治斑黄并发。

茵陈　猪苓　茯苓　泽泻盐水洗，焙　栀仁炒　生地　甘草
白芍　当归酒洗

水煎。

抽薪饮　治胃火致狂。

黄芩　石斛　木通　栀仁炒　黄柏　枳壳炒　泽泻盐水炒
甘草

水煎。冷服。

热在经络者，加连翘、花粉。在血分大小肠者，加槐花、黄连。在阳明头面，或烦躁便实者，加石膏。在下焦，加胆草、车前。在阴分、津液少者，加二冬、生地、白芍。便结，加芒硝。

苍降反魂香　自定。

苍术　降真香

各等分，共末，揉入艾叶内，绵纸卷筒烧之，除秽祛疫。

元霜丹　治太阳头项痛，腰脊强，发热作渴。

浮萍三钱　麦冬二钱，去心　元参二钱　丹皮二钱，酒洗　芍药一

钱　甘草一钱　生姜三钱，切　大枣二枚，劈

水煎。热服，覆衣，取少汗。

一方去元参、麦冬，治同。

浮萍黄芩煎　治太阳身痛，脉紧烦躁，无汗喘促。

浮萍三钱　黄芩一钱　杏仁二钱，泡，去皮尖　甘草二钱，炙　生姜三钱　大枣二枚，劈

流水煎大半杯。温服覆衣。

白虎加元麦汤　治太阳经，罢烦热烦渴。

石膏三钱，煅　知母一钱　甘草一钱　粳米一撮　元参二钱　麦冬三钱，去心

流水煎至米熟，取大半杯。热服。

人参白虎加元麦汤　治太阳经罢，气虚烦渴。

石膏三钱，煅　知母钱半，酒炒　炙草一钱　粳米一撮　人参一钱　元参二钱　麦冬三钱，去心

流水煎至米熟，取大半杯。热服。

素雪丹　治阳明身热目痛，鼻干不卧，胸烦口渴。

浮萍三钱　石膏三钱，研　麦冬二钱，去心　元参二钱　葛根二钱　丹皮二钱，酒洗　白芍一钱　生姜三钱　甘草一钱

流水三杯，粳米一撮，煎大半杯。去渣热服，覆衣取少汗。呕者，加制半夏二钱。

浮萍葛根汤　治阳明经证，目痛鼻干，烦渴不卧。

浮萍二钱　葛根二钱　石膏二钱，煅　元参二钱　甘草一钱　生姜三钱

流水煎大半杯。热服。

浮萍葛根芍药汤　治阳明经泄泻。

浮萍三钱　葛根三钱　石膏一钱，煅　元参二钱　甘草一钱　芍药二钱　生姜三钱

流水煎大半杯。热服。

浮萍葛根半夏汤　治阳明经呕吐。

浮萍三钱　葛根二钱　石膏二钱　元参一钱　芍药一钱　生姜三

钱　半夏二钱，制　甘草五分

流水煎大半杯。热服。

调胃承气加芍药地黄汤　治阳明府证，汗出潮热，谵语，腹满便秘。

大黄二钱　甘草一钱　芒硝一钱　芍药二钱　生地五钱

流水煎一杯，去渣，入芒硝火化。温服。

小承气加芍药地黄汤　治证同上。

大黄二钱　厚朴一钱半，炒　枳实一钱，炒　芍药二钱　生地六钱

流水煎一杯。温服。

养血祛风汤　自定新方。治瘟疫瘈疭。

熟地　当归酒洗　白芍酒炒　川芎酒洗　半夏　僵蚕泡，去涎，焙　天麻酒蒸

生姜、大枣为引。

若甚虚者，加人参。有风者，酌加羌活、白芷、柴胡、防风。

除湿达原饮　自定新方。治瘟疫兼湿。

槟榔二钱　草果仁五分，研　厚朴一钱，姜汁炒　白芍一钱　甘草一钱　栀子五分，研　黄柏五分，酒炒　茯苓三钱

如兼三阳经证，仍酌加柴胡、羌活。瘟而兼湿，故去知母而换黄柏，以燥湿且能救水而利膀胱；去黄芩换栀子，泻三焦火而下行利水；加茯苓，利小便而兼益脾胃。三者备，而湿热除矣。再加羌活等药，风药亦能胜湿，除湿散温，一举两得。此方分两不过大概，临证加减用之。

松花散　治瘟疫热疖。

松花二三钱

煎薄荷滚汤，入蜜调服，以愈为度，无不效者。取松花法，于四月初，看松梢所抽黄穗如麦穗者，趁硬摘取，摊在布被单上晒干，即有面落下如蒲黄，瓷器收贮，伏天必晒，否则穿发，取黄穗不可早，早则嫩而少黄面，又不可迟，迟则花蕊飞而穗成空壳矣。看其穗硬而带黄色，大如稻粒则取之，又松花和入米粉中，入白糖可蒸饼食，甚香美，呼为松花饼。

大黄酒　便脓血，里急后重，腹痛，尽夜烦不止。

大黄五钱，好酒一二钟，浸一宿，次日温饮。

丹蒿饮　治瘟疟不止。

黄丹五钱，炒　青蒿童便浸，晒干，二两，为末

每剂服二钱。寒多酒服，热多茶服。

鹤龄枣　治瘟疫邪疟。

取红枣一枚，咒曰华表柱，一气念七遍，望西北上取气一口，吹枣上，令病者吃之。

便蜜饮　治瘴厉诸疟，无问新久。

童便一钟　白蜜二匙

共搅去白沫，顿服，取吐碧绿痰出为妙，不然终不除。

罩胎散　治孕妇瘟疫，恐伤胎气。

嫩卷荷叶晒干，宜平时收贮，临时急用则烘干，五钱　蚌粉二钱五分

上共为末。每用新汲水，入蜜调服三钱，再作一剂涂腹上。

又方，井底泥涂足心，治妊娠时证令子不安。

又方，用灶底中对锅脐土，研细水调服，仍涂脐上，干再换。

桃叶浴法　治小儿瘟疫。

桃叶三四两

熬水日五六遍，浇淋之，再用雄鼠屎微烧，取二枚，研水和服。

二香散　天行壮热。

木香末，三分　檀香末，三分

清水和服，仍用温水调涂囟门。

加减羚羊角散　治小儿葡萄疫。

羚羊角　防风　麦冬去心　元参　知母酒炒　黄芩　牛子炒　甘草节　银花

淡竹叶十余片煎服。此方羌活、僵蚕、生地等，皆可酌入。

胃脾汤　治小儿葡萄疫，证久而亏损者。

白术土炒　茯神　陈皮　远志去心　麦冬去心　沙参　五味子甘草节

煎服。

虚弱自汗者，去沙参加参、芪，然必实有不足之证，可用初起，切勿轻投。

五瘟丹 松峰审定，一名凉水金丹，一名代天宣化丹。

甘草制，甲己年为君 黄芩乙庚年为君 黄柏丙辛年为君 栀子丁壬年为君 黄连戊癸年为君 香附去净毛 苏叶凤头者 苍术米泔浸 陈皮以上四味为臣 明雄另研细 朱砂另研细

此方专治时证瘟疫，发热头身腹痛，谵语无汗，日久不愈，或发黄，斑疹与痧，或二便五六日不行，并暑月一切热证，又解痘疹毒。

前甘草等五味，当以某年为君者，多臣数之半，如甘草等用二两，则香附等四味止用一两也，朱、雄又减臣数之半，止用五钱矣。于冬至日，将甘草等九味共为末，雄、朱另研，以大半入甘草等末中为丸，留一半为衣，外用飞金贴。大人服者，丸如梧子；小儿服者，丸如黍米，雪水生蜜为丸。初感瘟疫者，用白滚水送；大热时，冷水送；不大便时，方用大黄水送。面东服五十丸，病轻日浅者，一服即愈；病深日久者，三四服而痊。忌腥、辛、辣、油腻、煎炒一切厚味。

苏羌饮 治四时寒疫，历有奇效，屡试屡验，并治伤寒伤风，可代麻、桂、青龙、羌活、十神等汤，诚诸路之应兵也。

紫苏二钱 羌活二钱 防风一钱 陈皮一钱 淡豉二钱 葱白数段

生姜引水煎服，不应再服。初觉速服必愈，迟则生变，此足太阳药也。紫苏温中达表，解风寒。羌活直入本经，治太阳诸证。淡豉解肌发汗，兼治疫瘴。防风能防御外风，随所引而至。陈皮利气而寒郁易解。姜可驱邪，葱能发汗，辅佐诸药，以成厥功。四时风寒，皆能治疗，甚毋以药味平淡而忽之。

连翘解毒饮 治水郁为疫，乃脾肾受伤，以致斑黄面赤，体重烦渴，口燥面肿，咽喉不利，大小便涩滞。

青黛八分 元参一钱 泽泻一钱，酒炒 知母一钱 连翘一钱，

去隔

童便一大钟，水二钟，煎一钟。冷研五瘟丹见上服。

竹叶导赤散 *治君火郁为疫，乃心与小肠受病，以致斑淋，吐衄血，错语不眠，狂燥烦呕，一切火邪等证。*

生地二钱　木通一钱　连翘一钱　大黄一钱　栀子一钱　黄芩一钱　黄连八分　薄荷八分

水煎。研化五瘟丹服。其余泻黄、泻肝、凉膈、泻白等散，审其何郁，俱可酌用。

六一顺气汤 *治伤寒，热邪传里，大便结实，口燥咽干，恶热谵语，揭衣狂妄，扬手掷足，斑黄阳厥，潮热自汗，胸腹满硬，结脐疼痛等证，悉皆治之。*

大黄　枳实　黄芩　厚朴　甘草　柴胡　芒硝　芍药

上八味等分，先将水二钟，滚二沸后，入药煎至八分，临服入铁绣水三匙，立效，取铁性沉重之义，最能坠热开结有神。

《心悟》无黄芩、柴胡、芒硝、芍药加元明粉，名三乙承气汤。

人中白散 *治小儿走马牙疳，牙根下腐烂黑臭，及患葡萄疫者。*

人中白尿器中白垢，煅，一两　儿茶五钱　黄柏　薄荷　青黛各三钱　冰片二分五厘

共为细末，先用温汤漱净，吹药于疳上，日六七次。吹药涎从外流者吉，内收者凶。

各种瘟疫

总　论

喻嘉言曰：《周礼》傩以逐疫，方相氏掌之。古人元旦汲清泉以饮芳香之药，上巳采兰草，以袭芳香之气，重涤秽也。后汉张仲景著《伤寒论》，欲明冬寒、春温、夏秋暑热之证，自不能并入疫病以混常法，然至理已毕具于脉法中。叔和不为细绎究竟，所指之疫，仍为伤寒、伤湿、伤暑热之正病耳。夫四时不正之气，

感之者因而致病，初不名疫也。因病致死，病气尸气混合不正之气，斯为疫矣。以故鸡瘟死鸡，猪瘟死猪，牛马瘟死牛马，推之于人，何独不然？所以饥馑兵凶之岁，疫病盛行，大率春夏之交为甚。盖温暑湿热之气交结互蒸，人在其中，无隙可避，病者当之魄汗淋漓。一人病气，足充一室，况于连床并榻，沿门合境。共酿之气，益以出户，尸虫载道，腐殣燔柴掩席，委壑投崖，种种恶秽，上混苍天清净之气，下败水土物产之气。人受之者，亲上亲下，病从其类，有必然之势，不明治法，咸委劫运，良可悼伤。仲景《平脉篇》中云：寸口脉阴阳俱紧者，至脐筑湫痛，命将难全。凡二百六十九字，阐发奥理，人自不识篇中大意，谓人之鼻气通于天，故阳中雾露之邪者为清邪，从鼻息而上入于阳，入则发热、头痛、项强颈挛，正与俗称大头瘟、虾蟆瘟之说符也；人之口气通于地，故阴中水土之邪者，为饮食浊味，从口舌而下入于阴，入则其人必先内栗，足膝逆冷，便溺妄出，清便下重，脐筑湫痛，正与俗称绞肠瘟、软脚瘟之说符也。然从鼻从口所入之邪，必先注中焦，以次分布上下，故中焦受邪，因而不治，中焦不治，则胃中为浊，荣卫不通，血凝不流，其酿变即现中焦，俗称瓜瓤瘟、疙瘩瘟等证，则又阳毒痈脓，阴毒遍身青紫之类也，此三焦定位之邪也。伤寒之邪先行身之背，次行身之前，次行身之侧，由外廓而入；瘟疫之邪则直行中道，流布三焦，上焦为清阳，故清邪从之上入；下焦为浊阴，故浊邪从之下入；中焦为阴阳交界，凡清浊之邪必从此区分，甚者三焦相溷①，上行极而下，下行极而上，故声嗢咽塞，口烂蚀龈者，亦复下血如豚肝，非定中上不及下，中下不及上也。伤寒邪中外廓，故一表即散；疫邪行在中道，故表之不散。伤寒邪入胃腑则腹满便坚，故可攻下；疫邪在三焦，散漫不收，下之复合。治法，未病须饮芳香正气药，则邪不能入，此为上也；邪既入，急以逐秽为第一义。上焦如雾，升而逐之，兼以解毒；中焦如沤，疏而逐之，兼以解毒；下焦如

---

① 溷（hùn 混）：混浊。

浃，决而逐之，兼以解毒。荣卫既通，乘势追拔，勿使潜滋乃为善也。

周禹载曰：吴又可论常有疫疠，喻嘉言论天地不正之大疫，各极快畅，要知疫有伤气、伤血、伤胃之殊，故见证不同，治亦稍异。若入藏者必死，大法以证为准，毋专以脉为据也。

瘟疫证治

程钟龄曰：时疫之证，来路二条，去路三条，治法五条，足以概之。盖疫有自天者，如春应温而反寒，夏应热而反凉，秋应凉而反热，冬应寒而反温，非其时而有其气，人受之皆从经络而入，或为头痛，发热，咳嗽，或为颈肿发颐大头，天行之类斯受之，自天者也。若夫一人之病，染及一室，一室之病，染及一乡，此乃病气秽气相传，俱从口鼻中入，其证憎寒壮热，胸膈满闷，口吐黄涎，此在人之疫，以气相感者也。至于治法，在天之疫从经络而入者，宜分寒热，用辛温辛凉之药以散邪，如香苏散见感冒、普济消毒饮见后之类，俾其邪仍从经络出也。在人之疫从口鼻入者，宜用芳香之药以解秽，如神术散见感冒、藿香正气散之类，俾其邪仍从口鼻出也。若两路之邪传入脏腑，腹胀满闷，谵语发狂，唇焦口渴，是为毒气内归，非疏通肠胃，无由以解，须当下之，其大便自行者则清之，下后余热未尽者，亦清之，须令脏腑之邪从大便出也。又有虚人患疫，或病久变虚，或妄治变虚者，须用人参、白术、当归加入清凉药，内以扶助正气，古人所用参苏饮见感冒、人参白虎汤见前、黄龙汤见寒热、人参败毒散见感冒、四顺清凉饮见热，方内多有用人参、当归，其意可想矣。夫发散、解秽、清中、攻下四法之外，而以补法驾驭其间，此收万全之策。余尝用生地、麦冬各一两，加人参二三钱以救津液，又曾用人参汤送下加味枳术丸见饮食门，以治虚人郁热便闭之证，病气退而元气安，遂恃为囊中活法，谨告同志，幸为留意焉可。

会通诸证方治

刘松峰云：大头瘟，其证发于头上并腮、后项，腮颊与目赤肿而痛，证似伤寒。

[按] 软脚瘟，便泄清白，足肿难移，宜苍术白虎汤见湿门。大头瘟，湿热时毒，憎寒壮热，头面肿大，宜太无神术散见瘴病门。雷头风，头面疙瘩肿痛，憎寒壮热，宜清震汤见头风门。时疫，头面肿痛，宜既济解毒汤见寒热门。时行瘟疫从经络而入者，宜加味香苏饮见感冒，以散其邪。

人参败毒散出《寓意草》

嘉靖己未五六七月间，江南淮北在处患时行瘟热病，沿门阖境，传染相似，用本方倍人参，去前胡、独活，服者尽效，全无过失。万历戊子己丑年，时疫盛行，凡服本方发表者，无不全活。又云：饥馑兵荒之余，饮食不节，起居不常，致患时气者，宜同此法。[昌按] 彼时用方之意，倍加人参者，以疫气易染之人，体必素虚也。其用柴胡即不用前胡，用羌活即不用独活者，以体虚之人不敢用复药表汗也。饥馑兵荒之余，人已内虚久困，非得人参之力以驱邪，邪必不去，所以服此方者，无不全活。今崇祯辛巳壬午，时疫盛行，道路相藉，各处医者发汗和中，药内惟用人参者，多以活人，更有发斑一证最毒，惟用人参入消斑药内，全活者多，此人人所共见共闻者，而庸愚之执迷不破，诚可哀也。又有富贵人，平素全赖参术补助，及遇感发，尚不知而误用。譬之贼已至家，闭门攻之，反遭凶祸者有之。此则误用人参为温补，不得借之为口实也。

瘟疫病，阳脉濡弱，正虚也；阴脉弦紧，邪实也。正虚邪实，则一团外邪内炽，莫能解散，病固缠身为累，而目前不藏精之人，触其气者，染之尤易，所以发表药中宜用人参，以领出其邪。

各种瘟疫方

治疫清凉散《心悟》

秦艽　赤芍　知母　贝母　连翘各一钱　荷叶七分　丹参五钱人中黄二钱　柴胡一钱五分

水煎服。

伤食，加山楂、麦芽、莱菔子、陈皮。胁下痞，加鳖甲、枳壳。昏愦谵语，加黄连。热渴，加天花粉、石膏、人参。便闭，加大黄。虚汗，倍人参。津液枯少，加麦冬、生地。寒疫不可用。

普济消毒饮东垣　治大头天行，湿热伤高巅，多汗气蒸，憎寒壮热，体重，头面皆肿，目不能开，上喘，咽喉不利，舌干口燥。

川连酒炒　黄芩酒炒，各五钱　元参　甘草　桔梗　柴胡　白芷各二钱　连翘　牛子　马勃　薄荷　青黛各一钱　僵蚕　升麻各七分

为末，水煎。去渣，食后服。或蜜丸，临卧噙化。虚者，加人参。大便硬，加酒蒸大黄。额面赤肿，属阳明，加石膏。两耳并额角红肿，属少阳，倍柴胡，加花粉。

一方有板蓝根甘寒解毒、陈皮，无白芷。

程钟龄曰：头项肿极，须用针砭，或以橘红淡盐汤吐去其痰，用此方倍甘、桔主之，须宜早治，不可忽也。

加味荆防败毒散　治瘟疫，头脑项下并耳后赤肿，此属太阳。

羌活　独活　前胡　柴胡　人参　甘草　枳壳　桔梗　茯苓川芎　薄荷　荆芥　防风

水煎服。

一云加金汁尤妙。一云加川连、黄芩。本方加牛子，亦治喉痹失音、颈大、腹胀如虾蟆，名捻颈瘟。

犀角散　治瓜瓤瘟，胸高胁起，呕汁如血。

生犀角取尖，磨汁，二钱　川连　苍术泔浸，麻油炒，各一钱　黄土陈，五钱　芥〔批〕芥，音介，山名茶叶一大撮

水煎，去渣，入金汁半杯，和匀。日夜服。

虚加人参盐水炒。大便结，加大黄。渴加栝楼根。表热除苍术、黄土，加桂枝、川连。便脓血，去苍术，倍黄土，加黄柏。便滑，以人中黄代金汁。

双解散　治绞肠瘟，肠鸣干呕，水泄不通。

荆芥　防风　大黄　川芎　薄荷　白术　黄芩　连翘　栀仁石膏　滑石　当归　白芍　甘草　桔梗

水煎服。一方无栀仁，加桂枝，治痘疹表里俱实。

表里俱实者宜此。此即防风通圣散减麻黄、芒硝也。

清热解毒汤　治杨梅瘟，遍身紫块，忽然发出霉疮也。

川连　黄芩　白芍俱酒洗　生地　人参以上各三钱　石膏鸡子大一枚　羌活　知母各二钱　生甘草一钱五分　升麻　葛根各一钱

生姜二片，煎服。

人中黄丸　治杨梅瘟，以清热解毒汤下此丸，并宜刺块出血。

大黄三两，尿浸　人中黄如无，以坑垢代之　苍术麻油炒　桔梗　滑石各一两　人参　川连　防风各五钱　香附姜汁拌，一两五钱

神曲糊丸，白水送下。

人中黄散　治疙瘩瘟，发块如瘤，遍身流走，旦发夕死。

辰砂　明雄黄各一钱五分　人中黄一两

共为末，薄荷桔梗煎汤送下，日三服，夜二服。

或问：香苏散、神术散芳香药也，人中黄有秽气者也，而以之解疫毒、消秽气，何也？不知邪客上焦，乃清虚之所，故用芳香以解之；邪客中下二焦，乃浊阴之所，疫毒至此结而为秽，则非芳香所能解，必以秽攻秽，而秽始除，此人中黄乃退热之要药，解秽之灵丹，医家缺而不用，所以不能取效也。

雄黄丸　凡瘟疫入境，预服此方，虽同床共室，亦不相染。

明雄黄一两　赤小豆炒熟　丹参　鬼煎羽各二两

为末，炼蜜成丸，梧子大，每日空心，温水下五丸。一方用雄黄研末浓调，点鼻之两陷中。一用贯众浸水缸中，日饮其水。

水解散《肘后》　治天行一二日，头痛壮热。

麻黄　桂心　炙草　白芍　大黄　黄芩

水煎服。

汪讱庵曰：天行瘟疫，郁热自内达外，与伤寒由表传里者不同，故虽一二日之浅，可以汗下兼行，不必同于伤寒之治法也。

芩连消毒饮节庵　治天行时疫，大头病，发热恶寒，脉洪，头项肿，痰火喉痹等证。

柴胡　甘草　桔梗　黄芩　荆芥　黄连　防风　羌活　枳壳

连翘　射干　白芷

水二钟，姜三片煎，加牛子一撮再煎，沸服。秘结加大黄，虚者加人参，有痰加姜汁、竹沥。

避瘟丹　能避一切秽恶邪气。

苍术　乳香　甘松　细辛　芸香　降真香

等分为末，糊丸豆大，每用一丸，焚之良久，又焚一丸，略有香气即妙。

透顶清凉散　凡遇时令不正，瘟疫流行，人各带之，或臭鼻，可免浸染。

白芷　细辛　当归　明雄　牙皂

等分为末，瓷瓶贮，勿泄气，用时令病者噙水口内，将药嗅鼻，吐水取嚏，不嚏再吹，嚏方止。已患未患者皆宜用。

太仓公避瘟丹

苍术一斤　台乌　黄连　白术　羌活各八两　川芎　草乌　细辛　柴胡　防风　独活　甘草　藁本　白芷　香附　当归　荆芥　天麻　官桂　甘松　干姜　山奈　麻黄　牙皂　白芍各四两　麝香三分

共为细末，揉入艾中，纸卷点之。此方凡官舍旅馆，久无人到，积湿积邪，容易侵人，焚之可以远此。五六月终日焚之，可以避瘟。

靖康异人方　治瘟疫浮肿，亦治大头瘟。

黑豆二合，炒熟　炙草二寸

水二钟煎，时时呷之。

靖康二年，京师大疫，有异人传此方，服之神验。有明壬午癸未，疫厉盛行，药内惟用人参者多活，亦时气使然，不可不知。

松峰曰：此即甘草黑豆汤也。古人称大豆解百药毒，甘草亦解毒之品，瘟疫乃毒气所钟，故用方中取效。方中炙草，愚意不如易以生草更妙，炙则带补矣。有一人吃菌垂死，用生草半斤，黑豆数把，浓煎大灌得生，足征其解毒之功大矣。一云冷饮方效。

简便方

治瘟疫不染，于水缸内每早投黑豆一撮，饮之，全家无恙。一法，以贯众浸水用之，或苍术浸水用。一法，五月五日午时，多采苍耳嫩叶，阴干收之，遇瘟时为末，冷水服二钱，或水煎，举家皆饮，能辟邪恶。糠粃五谷正气，常烧烟房内，亦可辟瘟。

入病家不染。用香油和雄黄、苍术末涂鼻孔，既出，纸条探嚏。如无黄术即香油亦可一方用麻油，饮黄酒一杯，或止抹雄黄于鼻孔，皆妙。凡入病家，用舌顶上腭，努力闭气一口，使所气充满毛窍，则不染。

姜酒癖瘟。凡遇瘟疫行时，出门须先饮烧酒一杯，回家时仍再饮一杯，然后食别物，但勿至醉。不能饮者，出入可食姜蒜，或以塞鼻。

瘟疫烦乱发狂，喉闭喉风，一及阴阳二毒伤寒，心闷狂言，胸膈滞塞，邪毒未出，俱薄荷汤下太乙紫金锭。凡遇天行时疫，沿门阖户，传染者用桃根汤磨浓汁滴鼻孔，再服少许，任入病家不染。此方一名紫金丹，一名玉枢丹，兼治数十种杂证，用引各殊，详见本草外科痈疽主治方。

治阳明内热，烦渴头痛，二便闭结，发斑发黄，及热痰喘嗽等证，用生石膏六两，生甘草一两，朱砂三钱，共为细末。每酌服一二三钱，新汲对滚水服。此益元散之变方也，其功倍之。名玉泉散。

治孕娠时证，令子不安，用井底泥涂足心。一用灶心土研细，水调服，仍涂脐，干再换。一用大黄豆六十粒，水二钟，煎一钟，取汗，病重再一服。

治瘟疫吐血，取生葛根切碎捣烂，少加水，泞取汁，频频饮之，治吐衄血神效，并治阳明瘟热之毒。

治出斑，暑月昏沉未明证候，恐是出斑，以生黄豆数颗食之，如不觉腥，即以生黄豆水泡研汁一小钟，和水服。

治发斑怪病，目赤鼻孔大喘，浑身出斑，毛发如铜铁，乃热毒气结于下焦也。用白矾、滑石各一两，共为末，水三钟，煎减半，不住服，尽效。

治发黄，用生姜捣烂，周身擦之，其黄自退。一治湿热发黄，昏闷不省，死在须臾，用白毛乌骨鸡一只，干挦①去毛，破开去肠，杂捣铺心头，少顷即活。一治发黄，心狂烦热，用大栝楼黄者一个，新汲水淘浸取汁，入蜜半合，朴硝八分，和令匀，待硝化尽服之。

治天行瘟疫，时气热毒，烦躁狂言，尚未至发狂之甚者，用靛青一大匙，以新汲井水和服。

治发黄不避水火，用苦参不拘多少，为末，蜜丸梧子大，薄荷汤下二钱，水亦可。一治发狂，用胆草末二钱，鸡子清一个，白蜜一匙，凉水化服。一治发狂，逾垣上屋，用黄连、寒水石等分为末，每二钱，浓煎甘草汤，候冷调服。一治阳毒在藏，谵妄发狂，用铁粉一两，胆草五钱，共为末，磨刀水调服二钱，小儿五分；一醋治狂法阴狂阳狂皆治，于病人室中生旺火一盆，将好醋一大碗，倾于上，病人闻之即安。兼燥渴者，入硝半斤于冷水内，用青布一块，浸硝水中，取出搭胸上，布热再浸换，如得睡汗出即愈一法用镜按胸上亦可。如兼舌出不收，将麻黄水洗净舌，用冰片、牛黄、麝香研末，点舌即收，止用冰片亦可。

治鸬鹚瘟，其证两腮肿胀，憎热恶寒，内用薄荷浓煎汤服，外以赤小豆、柏叶共捣烂，水醋调敷。

凡一切瘴疾时气，用红川椒去闭口者，以绛纱囊贮两许，佩身傍近里衣处，一切邪气不能侵犯。

松峰治痧诸法

瘟痧

其证恶寒发热，或腹痛似疟非疟，气急喘逆，头面肿胀，胸腹饱闷胀满，或泄泻，下痢脓血，轻者牵连弥月，重者危急一时。

---

① 挦（xián 闲）：扯，拔。

治宜放痧、消食积为主，俟痧毒已泄，然后和解清理，除其寒热，健脾养血，补其中虚。

宜识痧筋

凡痧有青筋紫筋，或现于数处，或现于一处，必用针去其毒血，然后据证用药。〔按〕轻者针即见效，不用服药。

放痧十则

一在头顶心百会穴，一在两眉中间印堂，一在两眉稍洼陷处太阳穴，一在结喉两旁，一在舌底下筋之两旁，一在双乳以上俱斜挑，一在两手背十指尖当中近甲薄肉，一在两臂弯，一在两足背十指尖当中近甲薄肉，一在两腿弯以上但直刺。

放痧法原作"刺痧"，今改作"放"字，兼挑与刺二字言之

腿弯上下有细筋，深青色或紫色，或深红色者便是皮白嫩者，方显紫红色，刺之则有紫黑毒血，腿上大筋不可刺，刺亦无毒血，反令人心烦，两腿边硬筋上筋不可刺硬筋，腿之大粗筋，其上筋乃指靠皮之小筋言，刺之恐令人筋吊缩也，手臂筋色亦如此辨之。至于宜针挑者，唯取挑破皮略见血如无血，手挤之。至于指尖，刺之太近指甲，令人头眩。凡刺不可太深，银针方佳，铁性有毒。

〔按〕两腿弯、两臂弯，止此二处宜寻痧筋刺之，余处亦不言痧筋，是无痧筋也，只按穴放之可耳。法有直针斜挑之异，故以放字该之。至于挑法，亦当有随证施治者，如头痛则挑印堂及太阳穴，胃痛则挑心窝，腹痛则绕脐挑之，胁痛则密挑两肋以及挑肩井穴，挑背挑项①，挑耳尖耳轮②，挑腰挑软筋数处皆诸痧必挑之穴，俱用针斜挑皮挤血。至于少商穴及两手足指尖，乃系直刺，如无血，亦须挤之。

刮痧法

背脊颈骨上下，及胸胁两肩背臂之痧，用钱蘸香油刮之。头

---

① 项：原作"背"，据《松峰说疫·杂疫》改。

② 轮：《松峰说疫·杂疫》作"叶"。

额腿上痧，用绵纱线或蒜麻蘸香油刮之。大小腹软肉内痧，用食盐以手擦之。

刮痧法 新定

脖项后当中洼处刮一道。脖项后两旁左右大筋上各刮一道。前身两肩下，胁上软肉缝中，各斜刮一道。两胁肋软缝中，左右各刮三道。左右肩靠着肩井软肉处，各刮一道。背脊骨两旁竖刮，自项下至腰各刮一道。背后胁肋软缝中，左右各刮三道。以上皆用钱蘸盐水刮之。两臂内用蒜麻一缕捻松绳，蘸水刮之，但要出痧，红紫为度。诸穴并治一切痧证，唯蒜麻刮臂弯，专治眩晕恶心。痧若非病证，刮之亦不红紫。

松峰曰：前刮痧法出《痧胀玉衡书》新定刮痧法，乃屡用而屡效者，并录之以备择用。

治痧三法

肌肤痧，用油盐水刮之，则毒不内攻。血肉痧看青紫筋刺之，则毒有所泄。内形痧，须辨经络脏腑，在气在血，则可消散而绝其根。此段言当用药。

治痧分经络证候

足太阳膀胱痧腰背巅顶连风府，胀痛难忍，足阳明胃经痧两目红赤如桃，唇干鼻燥，腹中绞痛，足少阳胆经痧胁肋肿胀，痛连两耳，足太阴脾经痧腹胀版痛，且不能屈伸，四肢无力，泻不止，足厥阴肝经痧心胃吊痛，身重难移，作肿身上，作胀腹内，足少阴肾经痧痛连腰肾，小腹胀硬，手太阳小肠经痧半身疼痛，麻木不仁，左足不能屈伸，手阳明大肠经痧半身胀痛，俯仰俱废，右足不能屈伸，手少阳三焦经痧胸腹热胀，揭去衣被，干燥无极，手太阴肺经痧咳嗽声哑，气逆发呛，手厥阴心包络痧或醒或寐，或独语一二句，手少阴心经痧病重沉沉，昏迷不醒，或狂言乱语。

用药大法

痧证药宜冷服，盖昏迷不醒，乃痧之热毒攻心，故心不能自主而昏迷，冷药入口，从膈间顺流而下，则热毒在胸臆者，随药而消，故旋清醒。即尚昏迷，必有食积血痰阻塞，再按脉证用药，开导攻下，未有不醒者。兹特举用药之一隅，以俟神而明之者。用荆、防之类，从表而散；用青、陈二皮，从中而消；用枳实、大黄之类，从大便而下；用木通、泽泻之类，从小便而行；用楂、芽、卜子之类，所以治其食之阻；用银花、红花之类，所以治其血之壅银花治血未解；用槟榔、莲、术之类，所以治其积之滞。

痧前禁忌

忌热汤、热酒、粥汤、米食，诸物犯之，轻者必重，重者立毙。

痧后禁忌

痧后略松，觉饿，骤进饮食即复，忍耐一二日，乃可万全。

《痧胀玉衡书》言：治痧甚精详，第其中尽有过拘泥之处，即如风劳臌膈等杂证，皆以痧论，则所见无非痧者，有是理乎？兹特择其中大纲紧要数条，诠次而注释之，而治痧之大法，亦尽于此矣。

治痧方

冰硼散 *治痧证咽喉肿痛。*

天竺黄 硼砂各二钱 朱砂 冰片各二分 元明粉八厘

共为细末，瓷瓶贮，蜡封口出气难用。患者吹喉中。

救苦丹 *治痧证郁闷之剂。*

枳实 萝卜子各一两 乌药 连翘各八钱 郁金二钱

共末。清茶稍冷下。

荆芥银花汤 *此治血滞之剂。*

荆芥 银花 红花 茜草 丹皮 赤芍各一钱 白蒺藜*去刺，研末，八分* 乌药*五分* 香附*三分，捣*

水二钟，煎七分。微温服。

附治诸痧痛方

井水河水各半和服，泥浆澄清服，白糖和梅水服。晚蚕砂研末，白滚汤，候冷调服。以上治痧证无食积阻滞者。

吐法 治新食阻住痧毒。

明矾四分　白汤一碗

候冷化服。

又方，食盐一撮，白汤一碗，候冷和服。

二方必多饮方吐，少则不效。

［按］白矾稍多些亦可。

卷十六　妇科上

目　录

调经门

经脉总论

《大全》云：经曰女子七岁，肾气盛，齿更发长。二七而天癸至，任脉通，太冲脉盛，月事以时下。天谓天真之气，癸谓壬癸之水。壬为阳水，配丁而化木；癸为阴水，配戊而化火。故曰：水火者，阴阳之征兆也。女子阴类，故得癸焉。冲为血海，任主胞胎，二脉流通，经血渐盈，应时而下。天真气降，与之从事，故曰天癸也。常以三旬一见，以象月盈则亏，不失其期，又名月信也。

经脉主诸脏论

张景岳曰：女人以血为主，血旺则经调而子嗣，身体之盛衰，无不肇端于此。故治妇人之病，当以经血为先。而血之所主，在古方书皆言心主血，肝藏血，脾统血，故凡伤心、伤脾、伤肝者，均能为经脉之病。又曰：肾为阴中之阴，肾主闭藏；肝为阴中之阳，肝主疏泄，二脏俱有相火，其系上属于心，故心火一动，则相火翕然从之，多致血不静而妄行。此固一说，然相火动而妄行者有之，由火之盛也。若中气脱陷，及门户不禁固而妄行者，亦有之，此由脾肾之虚，不得尽言为火也。再如气道逆而不行者有之，由肝之滞也。若经血败而不行者亦有之，此由真阴之亏竭，不得误以为滞也。是固心脾肝肾四脏之病，而独于肺脏多不言及，不知血之行与不行，无不由气。故血脱者，当益气；血滞者，当调气。气主于肺，其义可知，是皆诸经之所当辨如此。然其病之肇端，则或由思虑，或由郁怒，或以积劳，或以六淫饮食。多起于心肺肝脾四脏，及其甚也，则四脏相移，必归脾肾。盖阳分日亏，则饮食日减，而脾气、胃气竭矣。阴分一亏，则精血日涸，而冲任肾气竭矣。故余曰：阳邪之致，害必归阴；五脏之伤，穷必及肾。此源流之必然，即治疗之要著。故凡治经脉之病，或其未甚则宜解，初病而先其所因。若其已剧，则必计所归，而专当顾本，甚至脾肾大伤，泉源日涸，由色淡而短少，由短少而断绝，此其枯竭已甚也。昧者不知，犹云积血而通之破之，祸不旋踵矣。

月候不调不通疼痛发热论

方氏曰：妇人经病，有月候不调者，有月候不通者，不调不通之中有兼疼痛者，有兼发热者，此分而为四也。然四者，若细推之，不调之中，有趱前者，有退后者，则赶前为热，退后为虚也。不通之中，有血滞者，有血枯者，则血滞宜破，血枯宜补也。疼痛之中，有常时作痛者，有经前经后作痛者，则常时与经前为血积，经后为血虚也。发热之中，有常时发热者，有经行发热者，则常时为血虚有积，经行为血虚有热也。此又分而为八焉。大抵妇人经病，内因忧思忿怒，外因饮冷形寒。盖因之气血周流，忽因忧思忿怒所触，则郁结不行。人之经前产后，忽遇饮冷形寒，则恶露不尽。此经候不调，不通作痛，发热之所由也。书云：气行血行，气止血止。故治血病，以行气为先，香附之类是也。热则流通，寒则凝结，故治血病，以热药为佐，肉桂之类是也。

调燮不慎致病论

《绳墨》云：妇人平日行经之时，不戒暴怒，有损冲任；不远色欲，有伤血海。又或兼以抑郁，则宿血必走腰胁，为胀为痛；注于腿膝，为酸为软；遇新血击搏，则疼痛不已；散于四肢，则麻木不仁；入于血室，则寒热不定。或怔忡烦闷，或谵语狂言，或涌吐上出，或下泄大肠，此皆因六郁七情之所致，而寒热温凉之失调也。

论脾胃虚弱之证

经曰：二阳之病发心脾，女子经病。夫二阳者，阳明胃也。胃主受纳五谷，长养血气，灌溉脏腑，流行经隧，乃水谷之海，血气之母也。惟忧愁思虑，则伤心，心气受伤，脾气失养，郁结不通，腐化不行。胃虽能受，而所谓长养灌溉流行者，皆失其令矣。故脾胃虚弱，饮食减少，气日渐耗，血日渐少。斯有血枯、血闭、血少、色淡、过期始行、数月一行之病。

论冲任损伤之证

经曰：气以吹之，血以濡之。故气行则血行，气止则血止也。女子之性，执拗褊急，忿怒妒忌，以伤肝气。肝为血海冲任之系，冲任失守，故血妄行也。褚氏曰：女子血未行而强合以动其血，则他日有难名之疾。故女未及二七天癸之期，而男子强与之合，或于月事未断之时，而男子纵欲不已，冲任内伤，血海不固，由斯二者，为崩为漏，有一月再行，不及期而行者矣。

论脂痰凝塞之证

妇女之身，内而肠胃开通，无所阻塞；外而经隧流利，无所凝滞，则血气和畅，经水应期。惟彼肥硕者，膏脂充满，元室之户不开；挟痰者，痰涎壅滞，血海之波不流，故有过期而经始行或数月而经一行，及为浊、为带、为经闭、为无子之病。

论经来身痛之证

《产宝》云：经水者，行气血，通阴阳，以荣于身者也。气血盛，阴阳和，则形体通。或外亏卫气之充养，内乏荣血之灌溉，血气不足，经候欲行，故身体先痛也。〔批〕血气虚寒者，宜越痛散。

论经期腹痛之证

景岳云：此证有虚实。实者，或因寒滞，或因血滞，或因气滞，或因热滞。虚者，有因血虚，有因气虚。然实者，多痛于未行之前，经通而痛自减。虚者，多痛于既行之后，血去而痛不止，或血去而痛益甚。大都可按可揉者为虚，拒按拒揉者为实。但实中有虚，虚中亦有实。此当于形气禀质，兼而辨之，以意会可也。

《金鉴》云：因气滞血者，则多胀满；因血滞气，则多疼痛。

论下利经断利止经来之证

《脉经》曰：妇人下利，而经水反断者，何也？师曰：但当止利，经当自下，勿怪。所以利不止而经断者，但下利亡津液，故经断利止，津液复，经当自下也。若妇人血下，咽干而不渴，其经必断。此荣不足，本自有微寒，故不引饮。渴而引饮者，津液得通，荣卫自和，其经必复下。

论逆行居经避年暗经盛胎漏胎之证

李东璧曰：女子阴类也，以血为主。其血上应太阴，下应海潮。月有盈亏，潮有朝夕，月事一月一行，与之相符，故谓之月水、月信、月经。经者，常也，有常轨也。天癸者，天一生水也。或先或后，或通或塞，其病也。复有变常，而古人并未及者，不可不知。有行期，只吐血衄血，或眼耳出血者，是谓逆行。有三月一行者，是谓居经，俗名按季。有一年一行者，是谓避年。有一生不行而受胎者，是谓暗经。有受胎之后，月月行经而产子者，是谓盛胎，俗名垢胎。有受胎数月，血忽大下而胎不损者，是谓漏胎。此虽以气血有余不足言，而亦异于常矣。女子二七天癸至，七七天癸绝。其常也。有女年十二三而产子，如《楮记室》所载"平江苏达卿女，年十二受孕"者。有妇年五六十而产子，如《辽史》所载"函普妻，六十余，生二男一女"者。此又异常之尤者也。学医者于此，须亦留意焉。

寒热虚实有余不足证治

程钟龄曰：方书以趱前为热，退后为寒。其理近似，然亦不可尽拘也。假如脏腑空虚，经水淋漓不断，频频数见，岂可更断为热？又如内热血枯，经脉迟滞不来，岂可便断为寒？必须察其兼证。如果脉数内热，唇焦口燥，畏热喜冷，斯为有热；如果脉迟腹冷，唇淡口和，喜热畏寒，斯为有寒。阳脏阴脏于此，而别再问其经来血多。色鲜者，血有余也；血少色淡者，血不足也。余以益母胜金丹，及四物汤加减主之俱见后，应手取效。

先期后期证治

王子亭曰：阳太过，则先期而至；阴不及，则后时而来。其有乍多乍少，断绝不行，崩漏不止，皆由阴阳盛衰所致，是固不调之大略也。景岳云：先期而至，虽曰有火，若虚而挟火，则所重在虚，当以养荣安血为主。矧亦有无火而先期者，则或补中气，或固命门，皆不宜过用寒凉也。后期而至者，本属血虚，然亦有血热而燥瘀者，不得不为清补；有血逆而留滞者，不得不为疏利。总之，调经之法，但欲得其和平，在详察其脉证耳。若形气、脉气俱有余，方可用清、用利。然虚者多，而实者少。其要贵在补脾胃以资血之源，养肾气以安血之室。知斯二者，皆尽善矣。

血热者，经期常早；血寒者，经必后期，此固然也。然亦有心脾气虚，不能固涩，而经行及早者，则宜温补气血。又有阴火内烁，血本热，而亦每不及期者，此水亏血少，燥涩而然，不可不清火滋阴。

薛立斋曰：先期而至者，有因脾经血燥，有因脾经郁火，有因肝经怒火，有因血分有热，有因劳役动火。后期而至者，有因脾经血虚，有因肝经血虚，有因气虚血弱。主治之法，大凡肝脾血燥，四物汤见血门；脾肝血弱，补中益气汤见劳役；肝脾郁结，归脾汤见血门；肝经怒火，加味逍遥散见郁门；血分有热，四物加芩连知柏汤见后；若脾经血虚，人参养荣汤见劳损；肝经血少，六味地黄丸；气虚血弱，八珍汤俱见劳损。

经水异色证治

丹溪曰：经水者，阴血也。阴必从阳，故其色红，禀火色也。血为气之配，气热则热，气寒则寒，气升则升，气降则降，气凝则凝，气滞则滞，气清则清，气浊则浊。上应于月，其行有常，名之曰经，为气之配。因气而成块者，气之凝也。将行而痛者，气之滞也。行后作痛者，气血俱虚也。色淡者，亦虚也，而有水混之也。错经妄行者，气之乱也。紫者，气之热也。黑者，热之甚也。今人但见其紫者、黑者、作痛者、成块者，率指为风冷，而行温热之剂，则祸不旋踵矣。或曰：黑者，北方水色也。紫淡于黑，非冷而何？余曰：经云亢则害，承乃制。热甚者，必兼水化。所以热则紫，甚则黑也。《准绳》云：风冷外邪初感，入经必痛。或不痛者，久则郁而变热矣。则寒则凝，既行而紫黑，故非寒也。

李氏曰：心主血，故以色红为正。虽不对期而色正者，易调其色。紫者，风也。黑者，热甚也。淡白者，虚也，或挟痰停水以混之也，如米泔水、屋漏水，如豆汁，或带黄混浊模糊者，湿痰也。成块作片，血不变者，气滞也。或风冷乘之也，色变此黑者，血热也。大概紫者，四物汤见血门加防风、白芷、荆芥；黑者，四物汤加芩、连、香附；淡白者，芎归汤，即佛手散见后加参、芪、白芍、香附；有痰者，二陈汤见痰门加芎、归；如烟尘，二陈汤加秦艽、防风、苍术；如豆汁者，四物汤加芩、连。成块者，四物汤加香附、元胡、陈皮、枳壳。

景岳云：血浓而多者，血之盛也；色淡而少者，血之衰也。紫赤鲜红者，多由内热。若紫而兼黑，或散或薄，沉黑色败者，多真气内损，必属虚寒。此又不可不察。

丹溪云：经黑，口渴〔批〕经黑，口渴，倦怠，形短，色黑，脉不匀似数，用赤芍、香附制，各五钱，炒黄柏、黄芩各三钱，甘草二钱，为末，醋糊丸，白汤下五六十丸，或加牡丹皮。气滞血涩，脉不涩，经不调，或前或后，紫色，口苦，两大腿外廉麻木，有时痒，生疮，大便秘滞〔批〕气滞血凝，紫色，口苦，大腿麻木，时痒，用麻仁、桃仁、白芍各二两，枳壳、白术、归尾、威灵仙、诃子肉〔批〕诃子泄气降火、生地、陈皮各五钱，大黄煨七钱，为末粥丸。因有白带，口渴，月经多，初黑后淡〔批〕白带，口渴，初黑后淡，倦怠食少，脐上急，用白术钱半，白芍、陈皮各一钱，木香、枳壳、黄芩各五分，砂仁、炙草各三分，红花少许，煎汤下。保和丸见饮食三十，抑青丸见胁病二十粒。

月经乍多乍少或前或后证治

妇人病，多是月经乍多乍少，或前或后，将发疼痛。医者不审，一例呼为经病，不知阳胜阴，阴胜阳，所以服药无效。盖阴气乘阳，则包脏寒气，血不运行。经所谓天寒地冻，水凝成冰，故令乍少而在月后。若①阳气乘阴，则血流散溢。经所谓天暑地

---

① 若：原作"苦"，形近之误，据文义改。

热，经水沸溢，故令乍多而在月前。当和气血，平阴阳，斯为善也。

经水过多，为虚热，为气虚不能摄血。经水涩少，为虚，为涩。虚则补之，涩则濡之。阳胜阴，月水多者，当归饮见后。阴胜阳，月水少者，及经水愆期，或多或少，腹痛，四物汤见血门加干姜、蓬术、木香等分，每四钱，煎。经水过多，丹溪用炒黄芩、炒白芍、炙龟板各一两，炒黄柏三钱，椿根白皮七钱半，香附二钱半，酒糊丸。经水涩少，海藏用四物汤四两加葵花一两一方加红花、血见愁；或四物汤，倍用生地、归身濡血。脉弦而大不数，形肥，初夏时倦怠，经来时多，此禀受弱，气不能摄血，故行多，宜补气，丹溪用白术钱半，生黄芪、陈皮各一钱，人参五分，炙草二分，姜、枣煎服。瘦人经水来少者〔批〕瘦人经少，责其血虚也，万氏用四物加人参汤见后。肥人经水来少者〔批〕形肥经多，肥人经少，责其痰碍经隧，万氏用二陈加芎归汤见后。经水来太多〔批〕经来太多，不问肥瘦，皆属热也，四物加芩连知柏汤见后，兼服三补丸见火门。

一月再行数月一行证治

一月而经再行，如性急，多怒气者，责其伤肝，动冲任之脉，四物汤见血门加人参、柴胡、黄芩、黄连、生甘草名四物加柴胡汤〔批〕四物加柴胡汤。更宜常服补阴丸即黄柏、知母，俱酒炒，等分，蜜丸，以泻冲任之火。如曾服辛热之药者，四物汤加黄柏、知母，及六味丸俱见劳损主之。肥人责其痰滞，及气血虚，六君子汤见脾胃加芎、归、漂苍术、童便、炒香附、麸炒枳壳，入姜煎，更服苍莎导痰丸见后。

经来腹痛不来腹亦痛证治

《济生方》论云：百病皆生于气。〔批〕戴复庵云：皆血之不调也。欲调其血，先调其气。经所谓七气者，喜怒忧思悲恐惊也。益以寒热二证，而为九气。气之为病，男子、妇人多有之。惟妇人血气为尤甚。盖血随气行，气滞则血与俱并，或月事不调，心腹作痛，或将行先作痛，或已行淋滴作痛，或连腰胁，或引背膂，上下攻刺，吐逆不食，甚则手足搐搦，壮类惊痫，或作寒热，或为癥瘕，肌肉消瘦，非特不能受孕。久而不治，转而为瘵疾者多矣。因气滞者，升麻和气饮见后兼以香附一斤，擦去毛，米醋浸一日，瓦铫煮令醋尽，为末，醋糊为丸，吞之名独附丸。寒者，宜艾附丸见后，或四物汤加吴茱、香附。痛甚者，四物去生地，加元胡、槟榔、木香、山棱、莪术、厚朴、楝子、官桂之类。然又恐感外邪，伤饮食，痛不因血者宜审，升麻和气饮却能兼治。

经前经后经水将行时发疼痛证治

经前先腹痛不可忍，苦忧思，气郁血滞者，桂枝桃仁汤见后；若风寒伤脾者，六君子汤见脾胃加炮干姜；思虑伤血者，四物汤见后加人参、白术；思虑伤气者，归脾汤见血加柴胡、栀仁；郁怒伤血者，逍遥散见郁。经过后腹痛者，虚中有滞也，八珍汤见劳损等分，加木香、甘草各五分，青皮七分，香附一钱，姜、枣煎。若头痛，口干，经后身痛，腰更痛，〔批〕头痛，口干，身痛，腰痛，中有热也，四物，芍、地各一钱，芎、归减半，白术一钱，黄柏、炙草各三分，水和酒少许煎；《准绳》云：经后腹痛，为虚甚明。若脉不数，证不见热，但有口干，未可遽断其为热也。无热者，八珍汤为宜；有热者，逍遥散为宜俱注上。经水将行，腰胀腹痛，气滞血实者，桃仁四物汤见后。月经乍多乍少，或前或后，时发疼痛，当别其阴阳，调其血气，使不相胜，以平为其，宜紫石英丸见后。

月事先期发热自汗证治

月事未期而至，发热自汗，服清热止汗之剂，反作渴，头痛，手掉身麻，此因肝经风热，宜四物汤各一钱加黄芩、黄连、柴胡、栀仁、丹皮各一钱，茯苓、人参、黄芪、白术各钱半，炙草五分，姜、枣煎。凡发热久者，阳气亦自病，须调补之。

经来泄泻先泻后行证治

经水泄泻，或不调，或血脱后，脉弱食少，水泄日二三行，益胃升阳汤东垣补中益气汤加炒神曲、黄芩秋去之，每五钱煎；腹痛加白芍，嗽去人参。经来必先泻后行，脉濡弱，此脾虚也。脾属血、属湿，经水将动，脾血先已流注血海，然后下流为经。脾血既亏，则虚而不能运行其湿，故泄，宜参苓白术散见脾胃。每服二钱，米饮下，日二三次。月余效。

月水过多日轻夜重泄泻证治

月水过多，白带时下，日轻夜重，泄泻无时，皆由阳虚下陷而然，命曰阳脱是也。日轻夜重者，盖日则阳旺，而得健运之职，故血亦无凝滞之患，故日轻；夜则阴旺，而阳不得其任，失其健运之常，故夜重。宜参、术助阳之药。

月水淋漓郁怒伤肝证治

月水不断，淋漓无时，或因劳损气血，而伤冲任；或因经行而合阴阳，皆令气虚不能摄血。若时止时腹痛，脉沉细，此寒热邪气客于胞中，非因虚弱也。若①因郁怒伤肝脾，虚火动而血不归经者，乃肝不能藏，脾不能摄也。当清肝火，补脾气，宜加味归脾、逍遥主之。若②劳伤气血，冲任虚损，宜胶艾汤见后。

经水不断阳脱阴亡证治

经水不断，右尺脉按之空虚，是气血俱脱，大寒之证。如轻手其脉数疾，举指弦紧或涩，皆阳脱之证，阴火亦亡；或见热证于口眼鼻，或渴，此皆阴燥，阳欲先亡也。宜升麻举经汤见后。

经病发热证治

李氏曰：潮热有时，为内伤，为虚；无时，为外感，为实。虚者，大温经汤见后。热者，四物汤加柴胡、黄芩。经闭者，滋血汤见后。骨蒸者，大胡连丸见后、乌鸡丸见后。五心潮热者，四物汤见血门加黄连、胡连。无汗者，茯苓补心汤见不寐。有汗者，逍

---

① 若：原作"苦"，据文义改。
② 若：原作"苦"，据文义改。

遥散见热门。经前潮者，血虚有滞，逍遥散加丹皮、桃仁、元胡。经后潮者，血虚有热，逍遥散去柴胡，加骨皮、生地。此药加减，为退热圣药。寻常潮热者，肾气丸见消渴、大造丸见虚损，或四物汤料加童便、炒黄芩一两四，制香附一斤，蜜丸服。

往来寒热证治

《大全》云：师尼、寡妇与室女出嫁，愆期者，多因欲心不遂，怏怏成病，乍寒乍热，久则成劳。又有经闭白淫，痰逆头风，膈气痞闷，面黯瘦脊等证。

薛氏曰：前证若肝脉弦出鱼际，用小柴胡汤见呕吐加生地，送下生地黄丸见后。久而血虚，佐以四物汤。

热入血室伤寒表虚经水适来适断证治

妇人热入血室，经脉适来适断，寒热如疟，狂言见鬼，《活人》用干姜柴胡汤见后。伤寒发热，经水适来适断，昼日明了，夜则谵语，如见鬼状，谦甫用小柴胡汤见呕吐门加生地一味，名柴胡加生地汤。妇人伤寒，表虚自汗，四肢拘急，脉沉而迟，经水适断，桂枝汤见中风门去大枣，加附子、红花，煎服。

调经用药之法

万密斋曰：调治之法，热则清之，冷则温之，虚则补之，滞则行之，滑则固之，下陷则举之，对证施治，以平为期。如芩、连、栀、柏，清热之药也；丁、桂、姜、附，温暖之药也；参、术、归、芪，补虚之药也；川芎、香附、青皮、元胡，行滞之药也；牡蛎、赤石脂、棕榈灰、侧柏叶，固精之药也；升麻、柴胡、荆芥、白芷，升举之药也。随其证而用之，鲜有不效者矣。

经行宜避生冷寒凉之法

赵之弼曰：经水之行，常用热而不可用寒。寒则止留其血，使浊秽不尽，带、淋、瘕、满，所由作矣。惟于行经之时，食之以热，用之以温，禁生冷，避寒凉，远房室，勿郁结，则诸病皆不能生焉。

调经先宜去病之法

舒驰远曰：大凡经水不调，必皆因病而致。无病之妇，自未有不调者也。若为病所阻，荣卫经输不能自裕，运行升降皆失其常，以致月事愆期，或前或后，不以时下。倘不能分经辨证，按法治病，徒用调经诸方，不但经不能调，其病不除，而不死者几希矣。必求其所以致病之由，或为六淫外邪，或为七情内伤，或为饮食伤脾，或为痰饮阻隔；或本气多火，迫血妄行，而经无常；或素禀虚寒，阳气不运，而血凝滞；或经水短涩，由于阴精枯涸；或崩中带下，皆因脾胃气虚。凡此务宜审其病属何经，察其本气，辨其阴阳，确有所据，而后按法以治其病，使荣卫经输各自流通，运行升降悉如其常，则经自调矣。所谓治其病，即所以调其经，上乘法也。

六淫外感治法

六淫外邪，乃风寒暑湿燥火六气也。六气为病，各不相同，然不外乎六经。以六经之法，按而治之，而更察其本气，辨其虚实，则皆得之矣。

七情内伤治法

七情为病，不必穿凿于所因。统而言之，皆为抑郁、愤懑之气阻遏胸中，以至饮食渐减，则生化之源渐窒，因而经水渐自不调。法主宣畅胸膈，条达脾胃，收摄肾气。方宜黄芪、白术、茯苓、远志、砂仁、白蔻、半夏、桔梗、故纸、菟丝，更当相其本气而为加减。饮食伤脾者，宜用砂仁、神曲、人参、白术等药；痰饮阻隔者，宜用六君加炮姜、草果等药；火邪迫血妄行者，宜用生地、丹皮、栀仁、童便凉血活血等药，更加参、芪补其气，以统摄之；素禀虚寒者，宜用术、附、姜、桂、参、芪等药；血虚肝燥，阴精枯涸者，宜用阿、地、归、芍等药；脾虚气弱，不能统摄，而为崩漏者，宜参、芪、白术、山药、芡实、故纸、鹿茸之类。凡血妄行者，或上溢而吐为衄，或下行而为崩漏，均为脾虚不能统摄所致，法宜大补中气，一定之理也。

经期发热治案

薛新甫治一妇人，经候过期，发热倦怠，或用四物、黄连之类，反两月一度，且少而成块。又用峻药通之，两目如帛所蔽。薛曰：脾为诸阴之首，目为血脉之宗，此脾伤，五脏皆为失所，不能归于胃矣。遂用补中益气汤见劳倦、归脾汤见血门，年余寻愈。

寒热盗汗项痛口苦治案

一妇人，因夫经商，久不归，发寒热，月经旬日方止。服降火凉血药，反潮热，内热自汗、盗汗，月经频数。余曰：热汗，气血虚也。经频，肝脾虚也。用归脾汤见血门、六味丸见劳损而愈。又治一妇人，耳内或耳后项侧作痛，寒热口苦，月经不调，此脾火气滞而血凝，用小柴胡汤见呕吐加山栀、川芎、丹皮治之，诸证悉退。

经行冷水闭汗寒热谵语治案

虞恒德治一少妇，夏月行经，得伤寒似疟，谵语狂乱，诸医皆以伤寒内热，投双解散见瘟疫、解毒汤见火门服之，大汗如雨，反如风状。次以牛黄丸见中风金石之药，愈投愈剧。一日延虞诊视，脉弦而大。虞思伤寒内热狂乱，六阳俱病，岂不口干舌黑？况脉不数，身体扪之，或热或静，其腹急痛，意必有内伤在前，伤寒在后。今伤寒得汗虽已，内伤则尚存故也。因细问之，患者曰：正行经时，因饮食后多汗，用冷水抹身，因得此证。方知冷水外闭其汗，内阻其血。邪热入室，经血未尽，血得邪热，午静午乱，寒热谵语，掉眩类风。先以玉烛散见经闭下之，下后谵语已定。次以四物、小柴胡汤调理五日，热退身凉而愈。

经血妄行后阴治案舒驰远

门人马贯一云：一妇人奇证，每当期，腹中痛连少腹，引入阴中，其经血不行于前阴，反从后阴而行，三日则腹痛诸证皆已。

次月当期，亦复如是。此为何证？当用何法？余曰：此太阳脾气虚弱，不能统摄少阴，真阳素亏，阴寒内结，而为腹痛。侵入厥阴则痛连少腹，引入阴中。其证总为三阴寒极，阻截前阴，经血不能归于冲任，而直趋大肠。宜用参、芪、苓、术，大补中气；附、桂、姜、砂，以驱少阴之寒；吴茱、川椒，以散厥阴寒结；更加山药、芡实，兜涩大肠；香附、万年霜引导前阴，一定之理也。贯一依此法为之调理数月，今经调而受孕矣。

调经门方

当归饮　治阳胜阴，月水多者。

生地　川芎　白芍　当归　黄芩　白术

每三钱，煎。

［按］此即四物加黄芩，以抑阳；白术补脾，以统血也。

四物加人参汤万氏　治瘦人经水来少，责其血虚。

生地　川芎　当归　白芍　人参　香附童便炒　甘草炙

水煎服。

二陈加芎归汤万氏　治肥人经水来少，责其痰阻经隧。

归身　川芎　陈皮去白　枳壳麸炒　半夏制　茯苓　香附童便炒，各八分　甘草五分　滑石三分

加姜三片，煎。

四物加芩连知柏汤万氏　治经水大来，不问肥瘦，皆属热也。

生地　当归　白芍　川芎　黄连　黄芩一钱　熟地五分　黄柏七分

水煎。

苍莎导痰丸　治湿痰壅滞，气虚血少。

苍术　香附　陈皮　白苓　枳壳　半夏　南星　炙草　生姜汁

浸饼为丸，淡姜汤下。

苍莎丸　和中开郁。

苍术米泔水浸，炒　香附童便浸一日夜，炒，各三两　条黄芩酒

炒，一两

为末，汤浸，蒸饼为丸，白汤下。

加味八珍汤 治经水过期，性急多怒，责其气逆血少。

人参　茯苓　当归　生地　白术　川芎　白芍　甘草　香附炒
青皮等分

水煎。

参术大补丸万氏 治经水过期，脾胃虚损，气血失养。

人参五钱　白术　白苓　陈皮　莲肉　归身　炙草各三钱　山
药一两　砂仁　川芎　石菖蒲各三钱半

为末，薄荷包米煮饭为丸，米饮下。

滋血汤 治心肺虚损，血脉虚弱，月水过期。

生地　川芎　人参　白苓　当归　白芍　山药　黄芪

水煎服。

柏子仁丸《良方》 治血少神衰，经行复止。

柏子仁去油　卷柏　牛膝酒浸，各五钱　泽兰　续断各二两　熟
地二两

为末，蜜丸，米饮下。

柏子仁安神养心，卷柏生用破血，炙用止血；泽兰活血脉，
通经闭；牛膝、续断、熟地三者补脾肾而益冲任也。

当归散《简易》 治经脉不匀，或三四月不行，或一月再至。

当归　川芎　黄芩炒　白芍酒炒，各一两　白术炒　山茱肉各
两半

为细末，空心酒下二钱，日三服。寒者去黄芩，加肉桂一两。

越痛散 治经来身痛，血气虚寒。

虎骨五钱　茯苓　炙草　续断酒炒　藁本　防风　白芷　当归
赤芍　白术　附子炮，各三钱

每五钱，姜、枣煎。

大温经汤《金匮》 治经来腹痛，冲任虚损，月候不调，或来多
不已，或过期不行，或崩中去血过多，或经损娠，瘀血停留，少腹急
痛，五心烦热。

吴茱萸汤炮　丹皮　白芍　肉桂或用桂枝　人参　当归　川芎　阿胶碎，炒　炙草各钱　麦冬去心，二钱　半夏二钱半

加姜五片，煎。

小温经汤《简易》　治经来腹痛等证。

当归　附子炮，等分

每三钱，煎。

温经汤《局方》　治经寒腹痛等证。

人参　当归　川芎　白芍　蓬术一钱半　牛膝二钱　桂心　丹皮一钱　甘草五分

水煎。

加味吴茱萸汤　治冲任衰弱，月候愆期，或前或后，或崩漏带下，小腹急痛，每至经脉行时，头眩，饮食减少，气满心怯，肌肉不泽。

吴茱萸汤泡　当归钱半　半夏二钱　干姜泡　白苓　桔梗　木香　防风　丹皮　甘草一钱　肉桂　细辛五分

姜、枣煎。

桂枝桃仁汤　治经前先腹痛，不可忍。

桂枝　赤芍　生地二两　桃仁去皮，四十九粒　甘草一两

每五钱，入姜、枣煎。

桃仁四物汤万氏　治经水将行，腰胀腹痛，气滞血实。

归尾　川芎　赤芍　丹皮　香附　元胡一钱　生地　红花五分
桃仁二十五粒

水煎。

瘦人有火者，加芩、连。肥人多痰者，加枳壳、苍术。

升麻和气饮《局方》　治经来腹痛，不来腹亦痛，因气滞者。

干葛一两　大黄酒蒸，五钱　干姜　枳壳炒，五分　桔梗　苍术漂，炒　升麻一两　白芍七钱半　陈皮　甘草两半　当归　法半　白芷　白苓二钱

每四钱，入姜三片，灯心十茎，煎。戴复庵加香附五分，或加吴茱萸。

艾附丸 治经行腹痛，不行亦痛，属寒者。

香附一斤，擦去毛，米醋浸一日，瓦铫煮令醋尽 艾叶四两 当归二两

为末，醋糊丸。

交加散 治荣卫不调，月事湛浊，脐腹撮痛，腰腿重坠，宜逐散恶血。

生姜二斤，捣取汁，存渣用 生地黄二斤，捣取汁，存渣用 白芍 当归 元胡纸包，煨熟，用布擦去皮 蒲黄隔纸炒 桂心各一两 红花炒，无恶血不用 没药另研，各半两

将地黄汁炒生姜渣，生姜汁炒地黄渣，汁尽为度。各焙干，用诸药为末，每三钱，温酒下。〔批〕一方只用生姜、生地二味，亦名交加散。若月不如常，苏木煎酒下。若腰痛，糖球子煎。一方有川芎、乳香、木香、桃仁、人参、香附，无蒲黄、桂心、红花、没药，为末，醋糊丸，姜汤下，名交加地黄丸。〔批〕交加地黄丸。

姜黄散 治瘀血凝滞，肚腹刺痛，或腹胀发热等证。

姜黄 当归酒洗 蓬术醋炒 红花 桂心 川芎 元胡 丹皮

水、酒各半，煎服。〔批〕逐瘀止痛。

当归没药丸 治血瘀作痛及血风，筋挛骨痹，手足麻木疼痛。

当归 五灵脂炒 没药

为末，醋糊丸，姜汤下。

经验方 治妇人脐腹疼痛，不省人事，一服即止，若云气痛，误矣。

木通去皮 炒芍 灵脂炒，等分

醋水各半盏，煎服。此方一通一敛，皆有妙用。

牛膝散 治月水不利，脐腹作痛，或小腹引腰，气攻胸胁。

牛膝酒蒸，一两 桂心桂枝去皮 赤芍 桃仁去皮尖，研 元胡子炒 当归酒浸，炒 丹皮 木香七钱半

为细末，每一钱，空心温酒下。〔批〕通经止痛。

八珍益母丸 治气血两虚，经行或前或后，腰酸腹胀，身作寒热。

人参　白术土炒　茯苓　川芎一两　当归酒洗　熟地酒洗，一两　炙草五钱　白芍醋炒，一两　益母草四两，五六月采取，止用上半截带叶者，不见铁器，晒，杵末

干，蜜丸，空心或蜜汤或酒下。脾胃虚寒多滞者，加姜汁、炒砂仁一两。腹中胀闷者，加山楂一两，饭上蒸熟。多郁，加酒制香附一两。一方用八珍去熟地，加陈皮、丹皮、丹参、香附煎服。

紫石英丸《本事》　治月经乍多乍少，或前或后，时发疼痛。

紫石英细研，水飞　川乌泡　泽泻　杜仲炒　远志去心　禹余粮火煅，醋淬　桑寄生　桂心　龙骨别研　当归　人参　肉苁蓉酒洗　石斛　炮姜　五味子　炙草一两　牡蛎煅　川椒去目及闭口者，炒出汗，五钱

为末，蜜丸，米饮下。〔批〕紫石英治血海虚寒不孕，余粮血分重剂。

升阳举经汤东垣《兰室秘藏》　治月水不断，阳脱阴亡，详前证治条。〔批〕此法大能升浮阳气，补命门之下脱。

柴胡根　白术　黄芪各三钱　藁本　羌活根　防风根各三钱　熟地黄　黑附子炮　人参　甘草梢炙，各一钱　肉桂去粗皮，秋冬五分，夏不用　红花　白芍　独活根各钱半　桃仁去皮尖，十粒　细辛六分　川芎一钱

为粗末，每三钱，煎，渐加至五钱，稍热①服。根者，近苗处去苗即是。

续断丸《大全》　治月水不断，口干心烦，四肢弱乏，饮食减少。

川续断　乌贼骨　当归　黄芪　牛角鰓烧　五味子　甘草　龙骨煅　熟地　赤石脂各一两　地榆炒黑，五钱　艾叶　附子炮　干姜炮　川芎七钱半

为末，蜜丸，温酒下。

伏龙肝散《局方》　治血气劳伤，经血非时注下，或如豆汁，或

---

① 热：原作"熟"，形近而讹，据文义改。

成血片，或五色相杂，脐腹冷痛。

伏龙肝　麦冬去心　赤石脂一钱　当归炒　川芎二钱半　熟地　艾叶炒，钱半　肉桂去皮　干姜炮　炙草五分

入枣二枚，煎，空心服。

固经丸《良方》　治经行不止，或月水紫黑成块，及崩中漏下，乃挟阴热所致，法当补阴清热。

黄芩炒，二两　黄柏酒炒，三两　龟板炙，杵，四两　白芍酒炒，三两　香附童便浸，炒　樗皮炒，各一两半

为末，酒糊丸。

经验方　治经行不止。

黄芩　当归　蒲黄炒黑　柏叶四分　生姜二分　艾叶一分　生地黄二钱四分　伏龙肝研，一钱二分

水煎，分二服。

茸附汤　治虚寒不禁，此方补冲任，调气血。

干姜　鹿茸酒炙　当归　牡蛎煅　附子　肉桂　防风　龙骨生用

水煎，温服。

胶艾汤《金匮》　治劳伤气血，冲任虚损，月水过多，淋沥不止。

阿胶炒　川芎　炙草　艾叶〔批〕艾叶乃温下元之药　当归　白芍　熟地

水煎服。本方加地榆、黄芪，即名安胎散。

半夏苍术汤《东山妇科》　治妇人经水如黄浆汁，心中嘈杂，属脾湿者。

半夏　苍术　当归　白芍　熟地　川芎　川朴　甘草

加姜、枣煎。

三荆汤东山　治妇人经水如黑豆汁，属风热者。

黄芩酒炒　川连酒炒　荆芥炒　川芎　白芍　生地　荆子　白术　甘草

加姜、枣煎。

乌鸡丸　治脾胃虚弱，冲任损伤，血气不足，经候不调，以致无子。

白乌骨雄鸡一只，以一斤为率。粳米饫①养七日，勿令食虫蚁、野物。吊死，去毛并肚杂　生地黄　熟地黄　天冬　麦冬各二两，入鸡肚内甜美醇酒十碗，入瓦罐煮烂，取出，再用桑柴火焙，去药，更以余酒淹尽，焙至焦干，研为末，再加　杜仲盐水炒去丝　人参　炙草　肉苁蓉酒洗　破故纸盐水炒　小茴炒，各一两　归身酒炒　川芎　白术炒　丹参酒洗　茯苓各二两　香附醋浸三日夜，四两，焙　砂仁一两

共焙，研和上末，酒糊丸，空心温酒下五七十丸，屡验。

益母胜金丹《心悟》　调经主方。

大熟地砂仁酒拌，九蒸九晒　当归酒蒸　茺蔚子酒蒸　白术陈土炒，各四两　香附四两，醋、酒、姜汁、盐水各炒一两　白芍酒炒　丹参酒蒸，各三两　川芎酒蒸，一两五钱

用益母草八两，酒、水各半熬膏，和炼蜜成丸，每早开水下四钱。血热者，加丹皮、生地各三两。血寒者，加厚肉桂五钱。

干姜柴胡汤《活人》　治妇人伤寒，经血适来适断，恶寒热如疟，狂言见鬼。

柴胡四两　栝楼根　桂枝两半　牡蛎煅　干姜炮　炙草一两

每五钱，煎。初服微烦，再服汗出而愈。

桂枝加附子红花汤　治妇人伤寒，脉迟自汗，经水适断。

桂枝　白芍　甘草　附子炮　红花　生姜

每一两，煎。

理阴煎景岳　通治真阴虚弱，胀满呕哕，痰饮恶心，吐泻腹痛，妇人经迟血滞等证。

熟地　当归　炙草　干姜炒黄

水煎，热服。或加肉桂、附子。

加减四物汤法　本方见血病。

《心悟》云：此调经养血之要药，其地黄须九蒸九晒，方能取

----

① 饫（yù玉）：饱。

效。否则滞膈生痰，妨碍饮食，乃制药之过，非立方之不善也。血热者，加丹参、丹皮、益母草。血寒者，加桂心、牛膝。经行而腹痛拒按者，加延胡、香附、木香。经既行而腹痛喜按者，加人参、白术。血少色淡者，亦宜加此。若腹中素有痞，饮食满闷者，本方除熟地，加丹砂、陈皮、香附之类。

芎归汤 即佛手散，治产后去血过多，昏晕不醒，以及经水淡白色，俱属血虚之证。

当归　川芎

上各等分，水煎，热服不拘时，每服四钱。丹溪云：催生用此，最稳当，又效捷。

胡连丸《本草》 钱乙治小儿肥热疳疾，及妇人经病，骨蒸潮热。

胡连五钱　黄连五钱　朱砂二钱五分

上以研末，入猪胆内，扎定，以杖子钩悬于砂锅内，浆水煮一炊久，取出，研烂，入芦荟、麝香各一分，饭和丸，麻子大，每服五七丸，至一二十丸，米饮下。

生地黄丸 治师尼、寡妇、室女乍寒乍热，而患疮疡，及颈间结核，肝脉弦长而出鱼际。外无寒邪，内多郁火者，宜此治之。

生地黄一两，酒拌，杵膏　秦艽　硬柴胡各半两　赤芍一两

上四药为末，入地黄膏，加炼蜜为丸，桐子大，每服三五十丸，乌梅汤下，日进二服。

经闭门

经闭由血滞血枯论

李梴曰：妇人以血为主，天真气降，血脉流行，一月一见，其来有常，故曰月经。或外被风寒燥湿暑热，或内伤生冷，或七情郁结，为痰为瘀，凝滞于内，曰血滞；或用力太过，入房太甚，或服食燥热，以致火动，邪气盛而精液衰，曰血枯。若经后被惊，血气错乱而妄行，逆上则出于口鼻，水血相搏则为水肿；怒极伤

肝，则有眩晕、呕血、瘰疬、疮疡等病。湿热相搏，则为崩带；凝结于内，则为癥瘕。变证百出，总不出血滞与血枯而已。

论经闭三焦热结之证

东垣曰：妇人脾胃久虚，形体羸弱，气血俱衰，以致经水断绝不行。或病中消胃热善食渐瘦，津液不生。夫经者，血脉津液所化。津液耗竭，为热所烁，肌肉渐瘦，时见烦躁，血海枯竭，病名血枯经绝。宜泻胃之燥热，补益气血，经自行矣。此病或适经行而有子，子亦不成，而为胎病者有矣此中焦胃热结也。或心胞络脉洪数，燥作时见，大便秘涩，小便虽清不利，而经水闭绝不行。此乃血海干枯，宜调血脉，除包络中火邪，而经自行矣此下焦包络火结也。或因劳心，心火上行，月事不来者，胞脉闭也。胞脉者，属于心而络于胞中。今气上迫肺，心气不得下达，故月事不来，宜安心、补血、泻火，经自行矣此上焦心脉热结也。

论二阳病发心脾之证

洁古云：女子月事不来者，先泻心火，血自下也。经曰：二阳之病发心脾，有不得隐曲，故女子不月，其传为风消。又曰月事不来者，胞脉闭也。胞脉属于心，络于胞中。今气上迫肺，故月事不来。先服降心火之剂，后服五补丸，再以卫生汤俱见后治脾养血也。《大全》云：人有隐情曲意，难以舒其衷者，则气转而不能畅，心气不开，脾气不化，水谷自少，不能变化气血，以入二阳之血海，血海无余，所以不月也。传为风消者，阳明主肌肉，血不足则肌肉不荣，其不消瘦乎？风之名，火之化也。

气上攻筑胁肋刺痛证治

《集解》云：一切诸气，气上凑心，心胸攻筑，胁肋刺痛，月水不行。盖妇人多忧郁，故气病，为多气，为血配，气滞则血亦不能行，故月事不调也。宜正气天香散见气病门。

血滞阴虚积痰经闭证治

丹溪治血滞经候过期不行，用杜、牛膝捣汁大半钟，元胡末一钱，香附、枳壳末各五分调服。阴虚经脉久不通，小便短涩，身疼者，用四物汤加苍术、牛膝、陈皮、甘草煎汤。又用苍莎丸 见调经加苍耳子、酒炒白芍为丸，就煎前药吞下。积痰伤经不行，夜则妄语，用栝楼子一两，黄连五钱，吴茱萸十两，桃仁五十粒，红曲二钱，砂仁三两，山楂末一两，生姜汁研，蒸饼为丸。躯肥脂满经闭，用导痰汤 见痰门加川芎、黄连。

经闭喉肿证治

《心悟》云：女人经水不调，壅塞经脉，经闭不通，亦令喉肿。宜四物汤 见血加牛膝、茺蔚子、香附、桃仁之类，使经脉流通，其肿自消。

脾胃损伤气郁血滞痰涎壅塞经闭证治

万密斋云：经闭不行，其候有三。脾胃伤损，饮食减少，气耗血枯而不行者，法当补其脾胃，养其血气，以待气充血生，经自行矣，不可妄用通经之剂，则中气益损，阴血益干，致成劳瘵，而不可救；其忧愁、思虑、恼怒、怨恨、气郁血滞而不行者，法当开郁行滞，苟用补剂，则气得补而益结，血益凝聚，致成癥瘕胀满之疾；其痰涎壅滞者，法当行气导痰，使经得行，斯谓之良工矣。

室女经闭证治

室女年十七，天癸未通，发热咳嗽，饮食少思，不可强通其经。盖因禀气不足，阴血未充故耳。但养气血益津液，其经自行。有年十四时经水自下后，经反断，此真气犹怯，禀赋素弱而然。宜固天元真气，使水升火降，则五脏自和，而经脉自调矣。治以山茱肉、鹿茸、当归各四两，麝香一两，为细末，拌匀，酒糊丸，每百丸，温酒下。

室女僧尼经闭成劳证治

万密斋曰：有愆期未嫁之女，偏房失宠之妾，寡居之妇，庵院之尼，欲动而不能得遂，憾愤而不能得伸，多有经闭之疾。含羞强忍，不使人知，致成劳瘵之病，终不可救者，宜四制香附丸见后、参术大补丸见调经攻补兼行，庶几可疗。此七情之变，无以法治者也。

《心悟》治此用益母胜金丹，加牛膝主之，使其月水流通，庶几可救。

寇宗奭曰：室女童男，积想在心，思虑过度，多致劳损。男子则神色消散，女子则月水先闭；盖忧愁思虑则伤心，而血遂竭，月水先闭。且心病则不能养脾，故不嗜食；脾虚则金亏，故多嗽；肾水绝，则木气不荣，而四肢干瘦，故多怒，鬓发焦，筋骨痿。若五脏传遍则死。如能改易心志，用药扶之，切不可用青蒿、虻虫等药，凉血行血之剂，宜柏子仁丸见调经、泽兰汤见后益阴血，制虚火。

血枯宜补血泻火之法

娄氏曰：东垣、洁古治血枯之法，皆主于补血泻火。补血者，四物之类；泻火者，东垣分上、中、下。故火在中，则善食消渴，治以调胃承气见后之类；火在下，则大小便秘涩，治以玉烛散即四物与调胃承气等分之类；火在上，则得于劳心，治以芩、连及三和汤四物汤、凉膈散合用，等分，倍当归之类。洁古先服降心火之剂者，盖亦芩、连、三和、玉烛之类，后服五补卫生者，亦补气之剂也。

脾胃久虚宜补脾胃之法

娄氏云：据东垣论当有四证。如胃热，胞络热，劳心热，三证皆有余，宜泻火养血是矣。而所言脾胃久虚，致经水断绝一证，又当补脾胃为主，岂得舍而勿论耶？盖水入于经，其血乃生；谷入于胃，脉道乃行。水去荣散，谷消卫亡。况脾统诸经之血，而以久虚之脾胃，以致气血俱衰者，可不为之补益乎？

景岳云：欲其不枯，无如养荣；欲其通之，无如充之。但使雪消，则春水自来，血盈则经脉自至矣。

血瘀宜破气乱宜调之法

李梴①曰：血滞经闭宜破者，原因饮食热毒，或暴怒多郁，凝瘀积痰，直须大黄、干漆之类，推陈致新，俾旧血消，而新血生也。若气旺血枯，起于劳郁忧思，却宜温补；或兼痰火湿热，则宜清之凉之。每以肉桂为佐者，热则血行也。但不可纯用峻药，以亏阴道。至于耗气益血之说，虽云女科要法，然气为血配，如果郁火气盛于血者，方可用四制香附丸、抑气散见后加木香、槟榔、枳壳，行气开郁。若气乱则调气，冷则温气，虚则补。男女一般，阳生则阴自长，气耗则血益涸，岂可专耗其气哉？

阴虚火旺阳虚阴盛宜滋阴补阳之法

舒驰远曰：经闭不通者，亦必各有所因，未有无因而成者也。从前女科诸书，不能视病用药，所载方论概不足录。今酌定治病手眼，总在临证之际，详悉审问，察其本气，分别六经，辨其寒热虚实，得其所因，确有所据，按法为治，其应如响。如其人阴虚火旺，经血短少，渐至干枯，而经不行者，宜用归、地、阿胶滋阴养血，丹皮以泻血热，降香以行血中之气，香附以通其经，而经自行。若其人阳虚阴盛，冷积胞门，而血不归经者，法主附、桂、姜、砂以逐冷积，参、芪、苓、术大补阳气，使阴退阳回，而经自行矣。

精积治案 本舒驰远

精积一证，乃因经信当行、血海未净而强交媾，精与污浊互结，而积于胞胎之中，以致阻塞，经闭不通，状类有孕，而证不同。有孕之妇饮食喜恶不常，且腹中胎息汩汩微动。精积之证，闷乱不安，饮食不下，腹无胎息可验。法主攻坚破积，方用糯米一两，以斑蝥十五个同炒黄色，易斑蝥再炒，去斑蝥，用米花蕊石一两，以硫黄五钱同煅，烟净取出研末，山羊血五钱，穿山甲

① 梴：原作"梃"，据文义改。本段内容见于《医学入门·外集·妇人门》，明·李梴著。

砂炒五钱，制硫黄五钱，无名子五钱，巴豆霜、红花、桃仁、降真香各三钱，朱砂一两，肉桂、黄芪、白术、人参各五钱。虚寒者，加干姜、附子各五钱。火旺者，去肉桂，加大黄、香附各五钱。俱为末，神曲糊丸，每服五钱，开水下，攻通坚结即愈。

湿痰占踞胞胎治案 本舒驰远

此证其腹渐大，白带常来，饮食非如孕妇，喜恶不常，且又无胎息可验。由其脾胃素虚，而生化之源为留饮窒塞，是以经血不行，兼之肾阳不足，不能化气，而痰乃得占踞胞胎，治宜六君子加砂仁、草果、干姜、肉桂、南星、香附等药，其痰仍随白带长驱而下，腹渐消，信腹通，可以受孕矣。

经闭发热治案 本《寓意草》

杨季登二女俱及笄将字，长女病经闭年余，发热食少，肌削多汗而成劳。怯医见汗多，误谓虚也，投以参、术，其血愈涸。余诊时见汗出如蒸笼气水，谓曰：此证可疗处全在有汗，盖经血内闭，止有从皮毛间透出一路，以汗亦血也，设无汗而血不流，则皮毛干槁而死矣。宜用极苦之药，以敛其血入内，而下通于冲脉，则热退经行，而汗自止，非补药所能效也。于是以龙荟丸日进三次，月余，忽觉经血略至，汗热稍轻，姑减前丸，只日进一次。又一月，经血大至，淋漓五日，而诸病全疗矣。

经闭门方

开郁二陈汤 万氏　治气郁血凝，经闭不行。

陈皮　白苓　苍术　香附　川芎一钱　半夏　青皮　莪术　槟榔七分　木香　甘草五分

加姜煎。有痰加枳壳。

四制香附丸　行气开郁。

香附去毛，净，一斤，分四制，醋、酒、盐水、童便各浸四两，三日，炒，研　乌药八两

为末，醋糊丸，白水下。

四物凉膈散 治经闭发热，咽燥，唇干而脉实者。

归身　川芎　赤芍　黄芩酒炒　生地　黄连　山栀炒黑　连翘　桔梗　淡竹叶　薄荷　生草

水煎服。〔批〕此即三和汤。经血妄行，宜用此汤加生韭汁服。

五补丸《局方》　补气益血。

熟地　人参　牛膝酒浸　白苓　地骨皮等分

蜜丸，每三五钱，酒下。

卫生汤 治脾养血。

当归　白芍二两　黄芪三两　炙草一两

每五钱，煎。虚加人参。

加减补中益气汤 治脾胃损伤，血枯下行。

人参　白术二钱　黄芪炙　归身　白芍　川芎　陈皮留白，一钱　柴胡七分　炙草　神曲炒　麦芽炒，五分

姜、枣煎。

加减八物柴胡汤 治血闭不行，骨蒸潮热，脉虚。

人参　白苓　归身　白芍　生地　麦冬　知母　柴胡　炙草　淡竹叶

煎服。有汗加骨皮，无汗加丹皮。〔批〕热甚，服此不平者，加黑姜一钱，神效。

抑气散严氏 治妇人气盛于血，变生诸证，头晕膈痛，致月事不下。

香附四两　陈皮三两　茯神　炙草一两

为末，每二钱，白汤下。〔批〕凡人血气和平，则自无病。苟血少气多，壅于胸膈则满，上攻于头则晕矣。经曰：高者抑之。气得其平，则无亢害之患。

汪讱庵曰：气盛于血，固当抑气。若过用行气之药，则真阴耗散，阴火愈炽，而成气血两虚矣。是方平和为可常用，或用滋血之药，使阴血充足，而阳火自平，亦正治之一法也。

玉烛散子和 治血虚有滞，或妇人经候不调，腹胀作痛。

当归　川芎　白芍　地黄　大黄　芒硝　甘草

水煎，温服。

万应丸 治月经瘀闭，绕脐寒疝痛，及产后血气不调，癥瘕等病。

干漆一两，打碎，炒尽烟 牛膝一两，各末。〔批〕牛膝酒浸一宿，焙干。

以生地汁一升，入银器内，慢火熬，俟可丸，丸如梧子大，每一丸加至三五丸，温酒或米饮下。

掌中金丸 海藏 治干血气。

穿山甲炒 甘草 苦丁香 川椒 苦葶苈 白附子 牙皂 草乌头三钱 巴豆一钱，全用，研

为末，以生葱绞汁和丸，弹子大，每一丸新绵包，纳阴中，一日即白，二日即赤，三日即血，神效。

血极膏 谦甫 治干血气之仙药。

川大黄为末

酽醋熬成膏，丸如鸡头大，每一丸，酒化开，临卧温服，大便利一二行后，经脉自下通。一方加当归头。一方加童便浸，香附二两为末，入膏内为丸。〔批〕大黄解热通经，当归益血，香附调气，以醋熬，大黄引之，入肝以行血也。

泽兰汤 治劫劳经闭。

泽兰叶三两 当归 白芍一两 甘草五钱

每五钱，煎。

此方益阴血制虚火，泽兰苦泄热，甘和血，辛散郁，香舒脾，破宿血，而调月经，消癥瘕，以养血气也。

心悟泽兰汤 调经，通血脉，治经闭。

泽兰二钱 柏子仁 当归 白芍 熟地 牛膝 茺蔚子各钱半

水煎服。

琥珀散 治心膈迷闷，肚腹撮痛，气滞气结，月水不通。〔批〕逐瘀通经。

乌药二两 当归酒洗 莪术醋制，各一两

为末，每二钱，温酒下，以食压之。忌生冷油腻。

《汇参》云：琥珀能入心肝，消瘀血，方名琥珀而不用，何也？愚谓必传写遗漏。

决津煎景岳　治妇人血虚经滞，不能流畅而痛极者，当以水济水。若江河一决，而积垢皆去，宜用此汤。

当归　泽泻　牛膝　肉桂　熟地　乌药

水煎服。此用补为泻之神剂也。如气虚者，宜少加香、陈之类；呕恶者，加干姜；阴滞者，加附子；气滞者，加木香、香附；血滞、血涩，加酒炒红花；小腹冷痛，加吴茱。

通瘀煎　治妇人气滞血积，经脉不通。

归尾　山楂　香附　红花　乌药　青皮　木香　泽泻

水煎，入酒二小钟，食前服。血虚滞涩，加牛膝。寒滞，加肉桂。

六物煎　治妇人血气不充，经水不利。

当归　熟地　白芍　川芎　人参　炙草

水煎服。

五物煎　治妇人血虚凝滞，蓄积不行，小腹急痛。

当归　川芎　熟地　白芍　肉桂

水煎服。

调胃承气汤　治血枯，宜补血泻火及健脾和胃，宣畅胸膈，则浊阴自化，胀满自消。

大黄四钱，酒浸　甘草二钱，炙　芒硝八钱

上以水三分煮取一分，去渣，内硝，微煮令沸，少少温服。

崩漏门

总　论

经云：阴虚阳搏谓之崩。又曰：脾统血，肝藏血。崩漏之患，因肝脾二经为多。凡非时血行，淋滴不已，谓之漏下；忽然暴下，如山崩谓之崩。中有五色，以应五脏。冲任为经脉之海，若无伤损，则阴阳和平，血气调适矣。若劳动过度，损伤脏腑，冲任之气虚不能约制经血，故经多暴下。或由阴虚阳搏，为热所乘，攻伤冲任，血得热则妄行也。

论崩漏不止之证

张景岳曰：崩漏不止，经乱之甚者也。盖乱则或前或后，漏则不时妄行，由漏而淋，由淋而崩，总因血病，而但有微甚耳。经曰：阴虚阳搏谓之崩。又曰：阳络伤则血外溢，阴络伤则血内溢。故凡阳搏，必属阴虚，络伤必致血溢，惟是阴虚之说则但伤荣气，无非阴虚而五脏之阴皆能受病。故神伤则血无所主，病在心也；气伤则血无所从，病在肺也；意伤则不能统血摄血，病在脾也；魂伤则不能蓄血藏血，病在肝也；志伤则不固闭真阴，病在肾也。所以五脏皆有阴虚，五脏皆有阳搏。故病阴虚者，单以脏气受伤，血因之而失守也；病阳搏者，兼以火居阴分，血得热而妄行也。治此之法，宜审脏气，察阴阳。无火者，求其藏，而培之补之；有火者，察其经，而清之养之。此不易之良法也。

论暴崩久崩之证

又曰：崩淋之病，有暴崩者，有久崩者。暴崩者，其来骤，其治亦易；久崩者，其患深，其治亦难。大凡血因崩，去势必渐少，少而不止，病则为淋。此等证，多由忧思郁怒，先损脾胃，次及冲任而然。崩淋既久，真阴日亏，多致寒热咳嗽、脉见弦数豁大，乃元气亏损、阴虚假热之象。尤宜参、地、归、术，甘温之属，以峻补本元，但得胃气不败，能受补者可治；若不能受补，而日事清凉，以苟延目前，终非吉兆也。

崩中大下或瘀或腐证治

戴复庵云：血大至曰崩中。或清或浊，或纯下瘀血，或腐势不可止，症状非一所感，亦异血崩，甚则腹痛，人多疑恶血未尽，又见血色瘀黑，愈信恶血之说，不敢止截。大凡血之为患，欲出未出之际，停在腹中，即成瘀色。血难尽以瘀为恶，又焉知瘀之不为虚冷乎？若必待瘀色已尽之后截之，恐并与人而尽矣。如崩之甚者，或则头目昏眩，手足厥冷，并宜胶艾汤见调经、咽震灵丹，见泄泻或童便煎理中汤见中寒，或以沉香降气汤见气病加百草霜，米饮调下。虚者，胶艾汤加麦冬、鹿茸、龙骨、枣仁，或人参养荣汤见劳损加龙骨、血竭，下震灵丹。〔批〕震灵丹能止能行，非元礼不能道，不能用。

阴阳冷热证治

《产宝》云：受热而赤，谓之阳崩；受冷而白，谓之阴崩。阳崩，小腹疼痛，宜奇效四物汤见后；阴崩，用醋炒艾叶，鹿角霜、伏龙肝、黑姜等分为末，熔鹿角胶为丸亦名固经丸，醋汤下。冷者，手足寒，红去淡黑或五色，宜当归建中汤即小建中汤加当归，再加白龙骨、血竭、附子，下紫石英丸见调经。热者，脉洪，四肢温，心烦口苦，宜黄芩汤见后或清心莲子饮见浊病门赤烛下加竹沥、生地汁煎，或凉血地黄汤见后。

痰喘肿满气滞血污证治

崩中漏下，痰喘肿满，宿瘀百病，宜半夏刮净，捶扁，四两，姜汁调，飞，白面包作饼，炙黄色，去面，取半夏为末，米糊丸，芎归汤见经产、沉香降气汤见气门各半贴，煎下二钱。有气滞者，宜行气备金散见后。有污血者，宜消云岐子，用五灵脂二钱，炒熟，加当归二钱，水酒、童便各半，煎一盏，热服。又方用鹿茸醋炙，当归各二钱，蒲黄五钱，半生用，半炒黑，为末，温酒调下三钱，日三服。

血崩不止，腹满如孕，此虚挟痰积、污血也。宜补中去积，四物汤见血四两，人参、白术各两，甘草五钱，以治其虚；香附三两，半夏、茯苓、陈皮、枳实炒、砂仁、元胡索各一两，以破痰积污血。分二十贴，每贴煎干，入薄荷、侧伯叶汤再煎，服之愈，再不发，神效。

崩漏腹痛证治

戴元礼曰：腹痛有二：瘀而腹痛，血通而痛止；崩而腹痛，血住则痛止，宜芎归汤见调经加干姜、熟附各一钱，止其血而痛自止。复以花绣片拭墨，烧灰，研末，米饮调下。实者，腹中痛，宜四物汤见血门加香附醋煮为丸，遂命名煮附丸。〔批〕煮附丸。

劳役伤脾身热自汗崩漏证治

李东垣曰：先因劳役，脾胃虚弱，血下不止，惟觉气下脱，心腹中气不行，气短无力以言，当归芍药汤见后。服后顿喜饮食，则气通，能闻食香，知味甚佳。崩漏身热，自汗短气，倦怠懒食，此由劳伤所致。用补中益气汤见劳倦以益气升阳，加白芍以和血敛阴，黑栀仁以清热止血，姜三片，枣二枚，煎。东垣亦名升阳举经汤。

崩用凉涩不效脉皆沉濡证治

汪石山云：此气病，非血病，当用甘温之剂，健脾理胃，使胃气上腾，血循经络，则无复崩矣。宜补中益气，多加参、芪，兼服参苓白术散见脾胃。

经行先发寒热血涌如崩证治

经行先发寒热，两肋如束，血涌如崩，此脾胃亏损，元气下陷，与相火湿热所致。宜补中益气加防风、白芍、黄柏炒黑，煎服。

崩久有热证治

张子和曰：经云阴虚阳搏谓之崩，阴脉不足，阳脉有余，数则内崩，血乃下流。举世以虚损治之，莫有知其非者。宜用黄连解毒汤见火门，次以香附、白芍、当归俱炒，各二两，为末，水调下，或用黄芩为末，每一钱，荆芥汤下。盖崩中多是用止血药，及用补血药，惟此以治阳乘阴，所谓天暑地热，经水沸溢者也。〔批〕血得热则行，得冷则止。脾经风热，而血不宁者，用防风一味为丸；肝经火动，而血不宁，用炒条芩一味为丸，俱以兼证之药煎送，无有不效。

血止有热血止热除证治

血止尚有热者，可服凉血地黄汤见后。血止里热除者，宜用补中之剂，如补中益气汤见劳倦加炒白芍、熟地、茯苓、知母、黄柏、姜、枣煎。更宜朝服六味地黄丸见劳损，夕服参术大补丸见调经。

杀血心痛证治

《大全》云：妇人血崩而心痛甚，名曰杀血心痛，由肝脾血虚也。若小产去血过多，而心痛甚者亦然。若阴气耗散者，用乌贼骨炒为末，醋汤调下，收敛之。若瘀不散者，用失笑散见后行散之。若心血虚弱者，用芎归汤见调经补养之。若郁结伤血者，用归脾汤见血门调补之。

景岳云：既由去血过多，而心痛甚明，属心无所养，但当专用甘温，以养荣气，如十全大补、人参养荣之类为宜。若失笑散惟气滞血逆，而用以行之散之，则可必不可以治血虚也。再如乌贼丸，乃《内经》论用治血枯者，亦恐于血虚心痛，未必即效，用者审之。

崩漏补脾胃升阳治法

东垣曰：妇人脾胃虚损，致右尺脉沉细而数疾，或沉弦而洪大有力，寸关脉亦然。宜由脾胃有亏，下陷于肾，与相火相合，湿热下迫，经漏不止，其色紫黑，如夏月腐肉之臭，中有白带者，脉必弦细，寒作于中；有赤带者，其脉洪数，病热明矣。必腰痛或脐下痛，临经欲行而先发寒热往来，两胁结束兼脾胃证见。或四肢困热，心烦闷不得卧，心下急，宜大补脾胃而升降气血，可一服而愈。或先贵后贱，病名脱荣者，心气不足，其火大炽，旺于血脉之中，又伤脾胃，饮食不节，火乘其中，形质肌肉颜色似不病者，此心病也。经水不时而下，或适来适断，暴下不止，治当先说恶死之言，劝谕令慎死而心不动，以大补气血之剂，补养脾胃，微加镇坠心火之药，治其心，补阴泻阳，经自止矣。经云：

悲哀太甚，则胞络绝，绝则阳气内动，发则心下崩，数泄血也。

又曰：脱血益气，古圣之法也。先补胃气，以取生长，故曰阳生阴长。诸甘药为之先务，举世皆以为补气，殊不知甘能益血也。故先理胃气，人之一身纳谷为宝，宜益胃升阳汤见后。服后血仍不止，宜柴胡调经汤见后，大升大举之。又曰：心火乘脾，脾土受邪，脾主滋荣周身者也。心主血，心主脉，二者受邪，病皆在脉。脉者，血之府也。心不主令，包络代之，脾胃虚而心胞乘之，故漏下血水不调也。况脾胃为阴阳之根蒂，当除湿去热，使风气上升，以胜其湿，此火郁发之也，宜调经升阳除湿汤见后。然此乃从权之法，用风胜湿，为胃气下陷，而气迫于下，以救其血之暴崩也。若病愈，经血恶物已尽，必须以参、芪、归、芍之类补之，于补气升阳汤中加和血药。若经血不绝，尤宜救其根源，只益脾胃，退心火之亢。风胜湿，正是举下陷之气，今人以为风来则干之意，非也。

痰郁壅遏开涎行气治法

丹溪云：痰郁胸中，清气不升，故经脉壅遏而降下，非开涎不足以行气，非气升则血不能归隧道，此论血泄之义甚明。盖开胸膈浊涎，则清气升；清气升，则血随之而归隧道矣。其证或腹满如孕，或脐腹疼痛，或血结成片，或血出则快，止则闷，宜开结痰，二陈汤见痰饮加川芎、白术、砂仁。

冬寒暴崩脾胃虚弱证治

东垣云：丁未年冬，郭大方妻经水暴崩不止，其人心窄、性急、多惊。余诊之，得掌中寒脉沉细而缓，间有沉数，九窍微不利，四肢无力，上喘气短促，口鼻气皆不调，此心气不足，饮食失节，脾胃虚弱之证。〔批〕前是虚，此是实。其胃脘当心而痛，左胁下急缩有积，当脐有动气，腹中鸣下气，大便难及诸证。拟先治其本，余证可以皆去。与安心定志，镇坠其惊，调和脾胃，大益元气，补其血脉，养其心神，以大热之剂，去其冬寒凝在皮肤，少加生地黄，去命门相火，不令四肢痿弱，制黄芪当归人参汤见后。

大去血后毋以脉论

丹溪云：凡血证，须用四君之类以收功。大吐大下，毋以脉论，当急用独参汤见厥逆以救之。若潮热咳嗽脉数，乃元气虚弱，假热之象，尤当用参、术调补脾土。若服参、术不相当者，即专以和平饮食调之。此等证候，无不由脾气先损，故脉息虚浮而大，须令脾胃健旺，后天根本坚固，乃为可治。设或过用寒凉，复伤胃气，及不能摄血归经，是速其危也。

漏下五色治法

下血不止，或成五色，用香附研碎，略炒为末，每二钱，米饮下。诸药不效，服此可愈。

又方，用缩砂仁，不拘多少，新瓦上炒香为末，米饮调下三钱。

又方，用地榆二两锉碎，醋一升煮十余沸，食前稍热服一合。

止血防脱之法

凡妇女初得崩漏之疾，宜用止血之药，以防其脱，乃急则治其标也；中宜用清热凉血，以澄其源；末宜用补血，以还其旧。此大法也。

止血之药

凡血见黑则止，如藕节、莲蓬、艾叶、棕榈、大小蓟根、侧柏叶、干姜、油发、干漆、百草霜、荆芥、黄绢、马尾、松皮、蒲黄、木贼、鲫鱼、鲮鲤甲、槟榔、五灵脂、鹿角、枯荷叶、白梅、乌梅肉、龙骨之类，俱可烧灰，或数味，或一味，和调服。

崩漏门方

白芷散《大全》　治崩漏初起，用此以防其脱。

白芷一两　乌贼骨二个，煅　胎发煅令黑，油发亦可，一钱

水煎，调百草霜一钱服。甚者，加棕榈。

十灰散　治崩漏，下血不止。

藕节　莲蓬　艾叶　棕榈　大小蓟根　侧柏叶　干姜　油发干漆各烧存性为灰，等分调匀

每三钱，四物汤调下。

十灰丸　治证同前。

锦片　黄绢　马尾　艾叶　藕节　莲房　油发　棕榈　赤松皮　蒲黄

各烧灰存性，等分研匀，用醋煎，糯米粉为丸，空心米饮下。

《济阴纲目》云：锦片、黄绢皆蚕丝所成。蚕食叶而吐丝，扶桑之木受青阳之气，禀少阳升生之性，能和肝胆之阳，以养厥阴之血。百草霜乃百草之烟墨，亦松烟所造，草本乙木之阴，味多苦。松有清苦之操，味多涩，取之以烟则上升，取之以黑则制火，松皮灰亦此意。诸鱼属火而生，属水中之火，惟鲫鱼生于四季，故得土多。其臭腥，腥先入肝，以助肝气之升。鳞甲者，金之用也。金主收涩，火土能生金也。马者，干之阳，尾生于阳体之尽处，是阳中之阴也。以阴血之余，生于纯阳之体，又阴中有阳之义。凡血脱于下，乃阴无阳以引，此借阳中之阴，以鼓阳升阴。又借其灰，以为止涩之用，皆良法也。

凉血地黄汤　治崩中属热，脉洪，四肢满，心烦口苦。

生地　当归一钱　黄连生　黄柏　知母　藁本　川芎　升麻五分　柴胡　羌活　防风七分　黄芩　炙草　细辛　荆芥　蔓荆子四分　红花一分

水煎服。

奇效四物汤　治崩久有热。

熟地　川芎　当归　白芍　艾叶　阿胶炒珠　黄芩去黑者，五钱

每四钱，姜五片，煎。〔批〕荆芥四物汤。

一方有荆芥、香附，无艾叶、阿胶，名荆芥四物汤，治崩漏初起，不问虚实，服之立止。

柏子仁汤　治思虑过多，心不藏血，及崩中不止。

柏子仁炒，去油。〔批〕柏子仁润心生津。　香附炒　川芎　鹿茸酒蒸，焙　茯神　当归钱半　阿胶　小草一钱　续断二钱　炙草五分

加姜五片，煎。

当归芍药汤东垣　治劳伤气血，宜补养者。

黄芪两半　白术　苍术泔浸，去皮　归身　白芍五钱　炙草　生地三分　柴胡二分　熟地　陈皮五分

水煎，分二服。

益胃升阳汤东垣　治崩中脱血。

黄芪三钱　人参有嗽者，去之　神曲炒，钱半　升麻　柴胡五分当归酒洗　陈皮　炙草一钱　生黄芩二钱，秋凉勿用　白术三钱

每三钱，煎，食多加之，食少减之。腹痛加白术二分，渴加干葛不拘时候。服后血仍不止，服后方。

柴胡调经汤东垣　大举大升之剂。

羌活　独活　藁本　升麻五分　苍术一钱　葛根　归身　炙草二分　柴胡根七分　红花少许

水煎，稍热服。

调经升阳除湿汤东垣　治胃气下陷，升阳胜湿。

黄芪　蔓荆子　羌活　独活　藁本　升麻　苍术　柴胡根当归　炙草　红花

水煎。

此即上方，除葛根，加黄芪、蔓荆子。

黄芪当归人参汤东垣　治冬寒，脾胃虚弱之证。

黄芪　人参一钱　当归一钱半　黄连　麻黄不去节，一钱　桂枝五分　杏仁九粒，研泥　草豆蔻七分　神曲　陈皮五分　生地三分

先煮麻黄，去沫，内诸药煎，午前服。

方中用黄连镇心，杏仁去其冬寒凝在皮肤，生地去肾火并冬月相火之旺。

鹿角霜丸　治崩久成漏，连年不休，此中气下陷，元气不固也，宜用加味补中益气兼服此丸。

鹿角霜　柏子仁炒，去油　归身　茯神　龙骨煅　阿胶炒珠，各一两　川芎七分　香附醋制，二两　炙草五钱　川续断一两半

外以山药五两研粉，作糊为丸，空心温酒下。

黄芩汤《直指》 治心肺蕴热，口疮咽痛，小便淋浊不利。

黄芩　黄连　栀子　生地　麦冬　木通　泽泻　甘草

上水煎，食前服。

茅花散 治妇人血崩不止，赤白带下。

茅花一握　棕榈皮三寸　嫩荷叶三张　甘草节三寸

共为细末，空心酒调半匙服。

河间生地黄散 治经漏下血，脉虚洪，经紫黑。

生地　熟地　白芍　黄芪　枸杞子　柴胡　天门冬去心　地骨皮

上嚼咀，水煎服。便血者，加地榆。

《纲目》云：洪虚者，气不足。紫黑者，血之热。黄芪所以补气，然气盛则生火，又加天冬、骨皮，以清气中之火也。

东山妇科方 治赤白崩。

贯众四两　当归酒炒　白芍煨过，各二两　生地一两　荷叶七钱
香附　车前叶　椿树皮各五钱　黑豆四十九粒　川膝　甘草各三钱

蜜丸，每三钱，姜汤或酒下，日三服。

失笑散 治血崩，心腹痛甚，名杀血心痛，乃血滞不散也。

五灵脂　蒲黄等分

为末，先用酽醋调二钱，熬膏，入水一盏，煎至七分，食前服，良验。

简便方

血崩不止，用荆芥〔批〕荆芥入肝，清而升举，米泔引入阳明胃也。莲房各等分，烧存性为末，每二钱，空心米饮调下。又方用荆芥穗、灯火烧焦为末，每三钱，童便调下。

又方，香附子去毛，炒焦黑存性为末，每二钱，热酒调服，不过两服立止。

又方，益智仁炒黑，为末，盐同米饮调下。

又方，乱发皂角水洗制，为末，每二钱，空心酒调下。

又方，用黄牛角䚡尖烧灰存性为末，酒调下鹿角亦可。

又方，用夏枯草〔批〕夏枯草是厥阴养阴之药。烧灰存性为

末，米饮下。

经血不止，用梁上悬尘炒，令烟尽，同荆芥穗炒黑，为末，茶清调下。

行气备金散谦甫　治崩漏气滞。

香附四两，炒　归尾—两二钱　五灵脂一两，炒

共研末，每五钱，醋汤调下。

带下门

带下五色本乎五脏论

《大全》云：妇人带下，其名有五，因经行、产后，风邪入胞门，传于脏腑而致之。若伤足厥阴肝经，色如青泥；伤手少阴心经，色如红津；伤太阴肺经，色如白涕；伤足太阴脾经，黄如烂瓜；伤足少阴肾经，黑如衃血。人有带脉横于腰间，如束带之状，病生于此，故名带下也。

带下病因论

《集解》云：带下起于风寒湿热所伤，入于胞中，或中经脉流入脏腑，阴虚阳竭，荣气不升，卫气下陷，滞于下焦奇经之分。因带脉而故得名，故曰带。其状如涕相连而下，言带者，亦病形也。东垣先生云：崩久则亡阳，故白滑之物下流，未必全拘于带脉，亦有湿痰流注下焦，或肝肾阴淫之湿胜，或因惊恐而木乘土位，浊液下流，或思想无穷，而为筋痿。白淫者，或湿热留滞于小腹之下者，病本虽殊，皆为气血虚损，荣卫累滞而成。其标一也。

薛氏曰：戴人以六脉滑大有力，用宣导之法，此泻其实也。东垣以脉微细沉紧或洪大而虚，用补阳调经，是责其虚也。丹溪用海石、南星之类，乃治其湿痰也。

带下五色证治

《心悟》云：带下之证，方书以五色分属五脏，各分药方，其

实不必拘泥。大抵此证不外脾虚有湿。脾气壮旺，则饮食之精华生气血，而不生带；脾气虚弱，则饮食易于留滞而生带，而不生气血。南方地土卑湿，人禀常弱，故浊带之证恒多。余以五味异功散见脾胃加扁豆、苡仁、山药之类投之，辄效。倘挟五色，则加本藏药一二味足矣。白色属肺，倍苡仁；赤色属心，加丹参、当归；青色属肝，加柴胡、山栀；黄色属脾，加石斛、陈米；黑色属肾，加杜仲、续断。脉数有热，加炒黄柏、连心；脉尺厥冷，加黑姜、大枣。

白带赤带证治

《绳墨》云：带下白者，乃湿热伤于气分，宜理气清热，用香附、柴胡、青皮、白术、当归、官桂、元胡、生地之属。热甚者，加酒炒黄芩。带下赤者，乃湿热伤于血分，宜清热凉血，用当归、炒蒲黄、生地、丹皮、牛膝、黄芩之属。如因清气下陷而成带者，必四肢无力，法宜补养正气而兼升提，用补中益气加香附、条芩、肉桂，俱宜断却厚味、酒面、煎炒。大抵此病，辛温治寒湿，苦寒治热湿，苦寒正治，辛温从治。怫郁甚者，从治为宜；轻者，正治可也。

〔按〕带下之病，赤者属热，兼虚兼火。白者属湿，兼虚兼痰。年久不止者，宜补脾胃为主而兼升提。

罗谦甫云：赤白带下，以十枣汤或神佑丸俱见痰饮或玉烛散见经闭。血虚，加减四物汤。气虚，以参、术、陈皮间与之。赤属血，白属气，主治燥湿为先白者，治白带。赤者，治赤带。湿甚者，固肠丸见痢。相火动者，诸药中加炒黄柏。滑者，加龙骨、赤石脂。滞者，加葵花。性燥者，加炒黄连。寒月，少加姜、附。临机应变。带下与梦遗同法，治之先须断厚味。

痰积下渗证治

丹溪云：带病俱是胃中痰积流下，渗入膀胱，出于大肠、小肠，宜升提之。甚者，上必用吐，以提其气；下用二陈汤见痰饮加白术、苍术、海石、南星之类，仍用丸子。肥人有带，多是湿痰，用海石、半夏、南星、炒柏、青黛、苍术、川芎。瘦人带病少，如有多是热，用炒柏、蛤粉、滑石、川芎、青黛、樗皮。

洁古云：治结痰白带，以小胃丹见痰门。半饥半饱，津液下数丸，候郁积行，却服补药。以白术一两，苍术五钱，白芍七钱，红白葵花〔批〕葵花之用，取其倾心向日。盖花性阴而用阳，一入气分，一入血分，皆使其从阳，而升带自止也二钱半，蒸饼为丸，空心煎四物汤见血门下二十丸。或老年形瘦，食前，姜汤吞下十全大补汤之丸见劳损五十丸。午后及临卧，各与小胃丹十五丸。一方无苍术，有黄芩。

少腹冤痛证治

洁古云：带下少腹，冤结而痛，宜先攻后补，先以十枣汤见痰饮下之，次以苦楝丸见后和之。如腰背痛，四物四两，加羌活、防风各一两，煎汤送下。腹中或少腹仍痛者，加元胡。

脐腹冷痛目中溜火证治

白带久下不止，脐腹冷痛，其寒扪之如冰，阴中亦然，目中溜火上壅，视物晄晄〔批〕晄，音方，肾虚，则瞳神昏眩也无所见，齿皆恶热饮，痛须得黄连末擦之，其痛乃止。惟喜干食，大恶汤饮。此皆寒湿乘其胞内，故喜干而恶湿。肝经阴火上溢，走于标，故目中晄晄无所见。齿恶热饮者，是少阳、阳明经中伏火也。当大泻寒热，以丸药治之。经曰：寒在下焦，治主宜缓，大忌汤饮。宜固经丸见后。

带久不止补卫厚脾之法

李氏曰：凡崩中带下，或用升提，如升阳举经汤见调经；或用收涩，如伏龙肝散见后、白芷散见后。然暂止而终不止者，盖卫司开阖，而为荣血之主；脾胃为血海，水液之会。卫气与胃气俱虚，则血液无所约制。是以古方有用桂枝汤见中风加附子，以固卫气者；有用四君子汤见脾胃加草果、丁香、木香，以燥水健脾者；或用理中汤见中寒加陈皮、半夏，或单半夏丸，用芎归汤见调经煎下；或补中益气汤见劳倦、平胃散见脾胃，皆补卫厚脾，使气血自循，故辙而不专于收涩，以劫夺之也。〔批〕格理之言，不善用古方者，每非古方；苟能解之，便自能用。

湿热带下药用正治从治①之法

方氏曰：妇人赤白带下，多是怒气伤肝。夫肝属木，脾属土。肝邪乘脾，木气克土，则脾受伤，而有湿，湿而生热，热则流通，所以滑浊之物渗入膀胱，从小便而出也。丹溪作湿热，而用苦寒之药治之者是矣。虽然古人曾有用辛温治之而愈者，不知苦寒之药，正治之法也；辛温之药，从治之法也。盖湿热怫郁于内，肚腹疼痛，赤白带下，非辛温从治而能开散之乎？惟湿热未曾怫郁，但只赤白带下，不若用苦寒正治之为当也。

带久枯涸宜润之法

《脉经》曰：崩中日久，为白带。漏下多时，骨水枯。言始病崩不已，久则血少，复亡其阳，故白滑之物下流不止，是本经血海将枯，津液复亡。以本经行经药为引，用为使。以大辛甘油腻之药，润其枯燥，而滋溢津液。以大卒热之气味，补其阳道，生其血脉。以苦寒之药，泄其肺，而救其上。热伤气，以人参补之辅之；以微苦温之药，而益其元气。宜补真固经汤见后、补宫丸见后。

带下杂治之法

戴氏曰：赤白带下，皆因七情内伤，或下元虚冷，感非一端。大率下白带多间有下赤者，并宜八味顺气散见中风，吞震灵丹见泄泻，仍佐艾附丸见调经或米饮调沙参末。带下不止成尪羸者，四物加牡蛎粉五分，吞局方固阳丸即附子、川乌俱炮，龙骨、故纸、川楝肉、大茴香，酒糊丸，多服取效。下截之血，少腹主之。有固血虚而虚热陷入小肠，致小便涩痛，色如白泔，或成沙粒，皆不可

---

① 治：原作"法"，据底本目录改。

作淋。治用冷剂，宜四物、五苓各半贴，和煎。〔批〕元礼为丹溪弟子，而相背如此，自是一种翻案。

带久宜补治法

带久不止者，专以补虚为主，宜补中益气汤见劳倦、归脾汤见血病。有热者，加柴胡、山栀，或十全大补汤见劳损去地黄，加陈皮、半夏、干姜，更服参术大补丸见调经。

胎前带下治法

丹溪治胎前带下，用苍术泔浸三钱，山茱肉、白芍各二钱半，黄芩炒、白芷各三钱，樗根、白皮、黄连、黄柏俱炒各钱半，为末，糊丸芡实大，空心温酒下五十丸。

漏带治法

戴氏云：带疾愈后，一二月或再发，或半年一发，先血而后下，带来不可遏，停蓄未几，又复倾泻，此名漏带。最为难治。

排脓治法

《准绳》云：带下并肠有败脓，淋漓不已，腥秽殊甚，并脐腹更增冷痛，此盖败脓血所致。卒无已时，须以此排之。用白芷一两，单叶红蜀葵根二两，白芍、枯矾各五钱，为末，黄蜡丸，空心米饮下十丸。候脓尽，别以补药佐之。此方白芷、葵根排脓散血，白芍生肌，枯矾燥湿，和以蜜蜡，此生肌托里之治也。

消瘀治法

仲景云：妇人年五十所，病下利数十日不止，暮即发热，小腹里急，腹满，手常烦热，唇口干燥，何也？师曰：此病属带下。何以故？曾经半产，瘀血在小腹不去，其证唇口干燥，故知之也。当以《金匮》大温经汤见调经主之。

吐痰治案

一妇带下白物来，连绵不绝，已历三载。两手脉俱滑大有力，六七至，上热口干眩晕，时呕酢水。张子和知其实，有寒痰在胸中，以瓜蒂散见咽喉吐出冷痰二三升，皆酢水也，间如黄涎，状如烂瓜。次以粥浆养其胃气，又次用导水丸见后、禹功散见疝，以泻其下热。然后用淡剂渗泄之药利其水道，自愈。

真寒假热治案

韩雪翁述其妻年三十余，会先君松潘难作，贱兄弟皆西奔，惊忧过甚，遂昏昏不省人事。口唇舌皆疮，或至封喉，下部虚脱，白带如注，如此四十余日，或时少醒，医投凉剂解其上，则下部疾愈甚，或投热剂，及以汤药熏蒸其下，则热晕欲绝。四弟归，脉之，始知为亡阳证。急以盐煮大附子九钱，制以薄荷、防风，佐以姜、桂、芎、归之属，水煎，入井浸冷与之，未尽剂，鼾鼻熟睡通宵，即能识人。执友赵宪长问曰：君何术也？曰：方书有之，假对假、真对真耳。上乃假热，故以假冷之药从之；下乃真冷，故以真热之药反之，斯上下和，而病解矣。有产后下泻，上则口舌喉疮，医以理中丸，紫雪为衣，服二两，病皆愈。

带下门方

清白散《金鉴》　治湿热带下五色。

当归　白芍炒　生地　川芎　黄柏盐水炒　贝母去心　炮姜椿根皮酒炒　甘草

加姜煎。

色赤加地榆、荆芥、黄芩。湿加苍术、白术。滑加龙骨、牡蛎。

樗皮丸丹溪　治赤白带下，有湿热者。〔批〕樗，音区，即臭椿树皮也

芍药五钱　良姜三钱，烧灰　黄柏二钱，烧灰　椿根皮一两五钱

为末，粥丸，空心米饮下。

此以清湿热为主，故用椿皮、黄柏。然芍药散肝火，良姜为从治，而烧灰之见独超。

胜湿丸丹溪　治赤白带，因湿热胜者。

苍术盐炒　　白芍　　滑石炒　　干姜煨　　椿根皮炒　　地榆　　枳壳炒　　甘草

为末，粥丸，空心米饮下。

侧柏樗皮丸丹溪　治白带，因七情所伤，而脉数者。

椿根皮炒　　香附醋炒　　白芍　　白术　　黄连炒　　侧柏叶酒炒　　黄柏炒　　白芷烧存性

共为末，粥丸，米饮下。

此以脉数，而用黄连、侧柏，不用苍术，为其燥性多也。烧白芷入阳明，而有涩止之妙。白术补中而培土也。

千金方　治带下，脉数，阴虚有热。

枸杞根一斤　　生地五两

水煎服。此方有超见，非真人不能具。此非见道者不能解此。

导水丸子和　治寒热带下，宜利者。

牵牛取头末　　滑石水飞　　黄芩　　大黄

共为末，水蒸饼丸，量虚实，开水调下。〔批〕清热渗湿导滞，妙在气血两分。

万安丸　治寒湿带下，或出白物如脂，或有臭浊污水并神效。

小茴炒　　木香一钱半　　黑牵牛一两，取头末

共为末，以生姜汁调二钱，临卧服，取尽恶物为效。未尽，间日再服，后以白粥补辅之。忌热毒之物。此乃利气温行之剂，与虚寒者相宜。〔批〕一方有胡椒。

苦楝丸　治赤白带下甚妙，下部痛者尤宜。

苦楝子酒浸　　茴香炒　　当归等分

为末，酒和丸，空心温酒下。

瘀血，加桃仁。血海寒，加肉桂。

固下丸子和　治赤白带下，温凉兼补。

樗皮两半　　白芍五钱　　良姜煅黑　　黄柏炒黑，三钱

粥丸，米饮下。

陈来①章曰：樗皮苦燥湿，寒胜热，涩固下，故赤白带因于湿热者，用之为君。芍药之酸，敛阴气，收涩下溜为臣。良姜之热，以散寒湿。黄柏之寒，以祛热湿，并炒黑以止血收脱，为佐使也。

〔批〕古方有苍柏樗皮、侧柏樗皮等丸，随证加香附、芎、归、芍、芷、星、夏、生姜等药。

白芷散《良方》　治赤白带下，脱不禁。

白芷一两　海螵蛸二个，煅　胎发钱半

共为末，每二钱，酒调下。

汪讱庵曰：白芷辛温燥湿而祛风，螵蛸咸温收湿而和血。发者，血之余，补阴消瘀，煅黑，又能止血也。

白芍药散海藏　治妇人赤白带下，脐腹绞痛如神。

白芍炒，二两　干姜炒，半两

为末，空心米饮下，晚又进一服，十日效。

补宫丸　治带久不止，下元虚脱。

鹿角霜　白苓　白术　白芍　白芷　牡蛎煅粉，童便炒　山药　龙骨煅　赤石脂等分　干姜炒，减半

为末，醋糊丸，空心米饮下。

补真固经汤东垣　治带下，久而枯涸者。

人参　干姜末，二钱　陈皮留白，五分　白葵花十六朵，去萼，碎　炙草　郁李仁去皮尖，研　黄芩生用，另研，后入　柴胡一钱

水三盏，煎至二盏，入黄芩同煎，至一盏，带热服，以美膳压之。生芩另煎，取其清凉不滞也。

白薇丸《济生》　治冲任虚寒，带下纯白。

鹿茸酒蒸，二两　白薇　狗脊燎毛，各一两

为末，醋煎，艾汁煮，糯米糊丸酒下。〔批〕一名鹿茸丸，白薇辛甘。

延胡苦楝汤　治白带，脐下冷而撮痛，阴冷大寒。

延胡索　苦楝子　黄柏　附子　肉桂　熟地　炙草

---

① 来：原作"未"，据《医方集解·经产之剂》改。

水煎服。

此以延胡、楝子治痛，肉桂、附子温寒，熟地治脐下之虚，黄柏从其性之所喜也。

元戎四物汤 治虚寒带下，脉沉腹痛，或阴中痛。

熟地　当归　川芎　白芍　肉桂　附子

水煎服。一方用四物加茴香、肉桂。

酒煮当归丸 治白带。

当归一两　茴香五钱　熟附子　良姜七钱，以四味锉细，好酒一升半，同煮至酒尽为度，焙干为末，再加炒黄盐　丁香五钱　全蝎三钱　柴胡二钱　升麻根　木香一钱　楝子　炙草五分　元胡四分

同上药共为细末，酒煮面糊丸，空心淡醋汤下。忌油腻、生冷、酒面。《纲目》云：此治癫疝、白带、下注脚气，腰以下如在冰雪中，居火炕、以厚衣重盖犹冷，小便不止，身重如山，腿膝枯细，大便闭结，心下痞闷，此上中下三阳真气俱竭，故呕哕不食，胃寒之极也。此方无黄盐炒则不效，盖寒疝之要药也。

当归附子汤 治脐下冷痛，赤白带下。

当归　良姜　干姜　附子　柴胡　升麻　蝎梢　炒黄盐　黄柏　炙草

水煎，热服。此亦治寒疝要药，用蝎梢直至痛所也。

艾煎丸《产宝》 治室女带下，一切血海虚寒，外乘风冷，搏结不散，积聚成块，或成坚瘕，赤白带下，不拘室女、胎前、产后皆宜。

伏道艾择净枝梗，取叶五两，先用大肥淮枣十二两，砂罐内煮烂，去核，同艾叶一处捣烂如泥，捻作薄饼子样，猛火焙干，乘热急研为末　大汉椒去目及闭口者，五两，以阿胶二两，米醋三升，同椒于砂罐内，煮极干取出，焙燥，研为末　当归身　白芍　川芎　白薇　附子大者，炮，去皮脐　卷柏取青叶　泽兰取叶以上，各焙干，秤　熟地黄净洗，去浮者，九蒸九晒，亦焙干，称各二两

为末，拌匀，米醋煮糊为丸，空心米醋汤下。

简便方

赤白带下，七情所伤，脉数者，用炒黄连、酒蒸侧柏叶、醋炒香附、白术、白芍、木香、炒椿皮、白芷烧存性为末，饭糊丸，米饮下。

一方，用赤芍、香附等分为末，盐一捻，水二盏，煎一盏，食前温服。

淫浊门

淫浊与带下不同论

张景岳曰：淫浊与带下不同者，盖白带出于胞宫，精之余也；淫浊出于膀胱，水之浊也。惟膀胱与肾为表里，故带浊之原，无非出于阴分。然带由脾肾之虚，滑者多淫浊，由膀胱之湿热者。多此其所以有辨也。

淋带微甚论

景岳云：凡妇人淋带虽分微甚，而实为同类。盖带其微而淋其甚者也。总由命门不固，而不固之因有六：一以心旌之摇之也，心旌摇，则命门应，命门应，则失其所守，此由于不遂者也；一以多欲之滑之也，情欲无度，纵肆不节，则精道滑，而命门不禁，此由于太遂者也；一以房室之逆之也，凡男女相临，迟速有异，此际权由男子，而妇人情兴多致中道而止，止则逆，逆则为浊为淋，此由于遂而不遂者也。三者之外，尚有湿热下流者，有虚寒不固者，有脾肾亏陷而不能收摄者。当各因其证而治之。

白浊白淫证治

《大全》云：皆由心肾不交养，水火不升降，或因劳伤于肾，肾气冷之故。肾主水，而开窍在阴，为溲便之道，胞冷肾损，故有白浊、白淫之证。白浊者，浊随小便而来，浑浊如泔，此胃中浊气渗入膀胱也，加味二陈汤见后主之。因心虚而得者，威喜丸见遗精。因思虑过度伤脾，致阴阳不分，清浊相干而成者，宜四七汤见气门吞青州白丸子见中风，此药极能分利，更宜小乌沉汤见衄血，每贴加茯苓一钱；重者，益智仁十二枚，研，入盐少许，调服。因脾经怒火者，龙胆泻肝汤见火门；虚则用加味逍遥散见郁门。劳伤血脉，胞络受寒，小便白浊，日夜无度，脐腹疼痛，腰膝无力，宜内金鹿茸丸见后。

淫浊门方

加味二陈汤　治白浊。

陈皮　法半　白苓　白术　益智仁盐水炒　苍术一钱　升麻柴胡七分　炙草五分

入姜煎。

内金鹿茸丸　治劳伤血脉，胞络受寒，小便白浊，日夜无度。

鸡内金　鹿茸　黄芪　牡蛎　肉苁蓉　五味子　远志去心　桑螵蛸　龙骨　附子等分

为末，蜜丸，温酒下。

加味四七汤　治妇人小便不顺。甚者，阴户疼痛。

半夏汤泡七次，一两　厚朴姜汁炒　赤苓　香附炒，各五钱　苏叶甘草各二钱

分四贴，姜五片，调琥珀末一钱服。

乌金散　治身热，口干，气块筑痛，下黄水，如葵汁。

百草霜炒　紫金皮米泔浸，煮，焙　炙草等分

为末，每二钱，艾汤或醋汤调，空心下。心嘈，猪血入盐、酒下。

固精丸　治下虚胞寒，小便白浊，或小便无度，腰重等证。

牡蛎煅　龙骨煅　桑螵蛸酒炙　白石脂　白茯苓　五味子　菟丝酒蒸　韭子炒，等分

为末，酒糊丸，空心盐汤下。

此方能固脱温气，敛藏真火，诚治虚寒要药，虽男子亦宜服。

简便方

久积虚寒，白浊滑数不禁，用鹿茸屑炒黄为末，每二钱，空

心温酒下。又方用鸡膍胵炙，为末，每二钱，空心温酒调服。

癥瘕门痃癖痞疝

癥瘕气血虚实论

张景岳曰：癥者，征也；瘕者，假也。征者，成形而坚硬不移者是也；假者，无形而可聚可散者是也。成形者，或由血积，谓之血癥；或由食积，谓之食癥。无形者，惟在气分，气滞则聚而见形，气行则散而无迹，此癥瘕之辨也。然又有痛者，有不痛者。痛者，联于气血，所以有知，气血行则愈，故易治；不痛者，不通气血，另结窠囊，药食难及，故难治。但血癥气瘕，各有虚实，宜攻宜补，当审真而用确也。

食癥证治

景岳云：凡饮食留聚，而为癥痞者，或以生冷、风寒、忿怒、气逆、劳倦、饥馁、饮食不节，皆能致之。然胃气强者，必不致留聚饮食，而饮食之不能化者，必由脾胃气弱而然。脾胃既虚，不能消化，与脏气相搏结，聚成块。日渐生长，坚牢不移，故谓之食癥。立斋云：食癥证，若形气虚弱，须先调补脾胃为主，而佐以消导；若形气充实，当先疏导为主，而佐以补脾胃。若气壅血滞而不行，宜乌药散见后，散而行之。

血癥证治

《大全》云：妇人寒热失节，脏腑气虚，风冷在内，饮食不消，与血气相结，渐生颗块。盘牢不移动者，为血癥。皆因血气劳伤，月水往来，经络痞塞，恶血不除，结聚所生，久而不瘥，则心腹两胁苦痛，害于饮食，肌肤羸瘦。

其证瞀〔批〕瞀，音茂，低目谨视也。又目不明貌，又眼瞀精绝，故苍苍也闷，烦躁，迷忘，惊狂，痰呕，汗多，骨热，肢冷，其蓄在下焦者，必脐下结急，外热内痛，尺脉洪而数，宜桃仁、灵脂、生地、牛膝、大黄、甘草，以祛逐之。

薛氏云：血癥，多兼七情亏损，五脏气血乖违而致。盖气主嘘之，血主濡之；脾统血，肝藏血。故郁结伤脾，恚怒伤肝者多患之。腹胁作痛，正属肝脾二经之证。洁古曰：养正积自除。东垣云：人以胃气为主。治法当主于固元气，而佐以攻伐之剂，必需之数月。若期速效，投以峻剂，反致有误。

瘀血成①癥证治

《大全》云：妇人月经痞塞不通，或产后余秽未尽，因而乘风取凉，为风冷所乘。血得冷则成瘀也，血瘀在内，则时时体热，面黄；瘀久不消，则为积聚为癖矣。

薛氏云：大凡腹中作痛，畏手按者，此内有瘀血。若形体如常，病气、元气俱实者，用桃仁承气汤见胁病直下之。若痛加②肢体倦怠，饮食少思，此脾胃气伤，病气有余，元气不足，用当归散见调经调和之。若痛而喜手按腹，形体倦怠，饮食少思，此形气、病气俱不足，用六君加炮姜、芎、归补之。脾胃虚寒，泄泻、饮食不化者，用六君加炮姜、肉蔻，或加姜、桂。若兼手足逆冷、自汗，更加附子。此证多有因攻伐而致者。

景岳云：血瘀作痛，或成形不散在脐腹之下。若暂见停蓄，而根盘未固者，只宜五物煎或决津煎俱见经闭加减主之。若形气、病气俱实，但欲行滞止痛者，宜通瘀煎见经闭、失笑散见崩漏、元胡当归散见后之类疏导之。若稍久而坚，而欲消之、磨之者，宜万应丸见经闭。形气强壮，而瘀血不行，腹胀痛者，非下不可，宜桃仁煎见后、夺命丹见临产之类。然血必由气，气行则血行，故欲治血，又当以调气为先也。

癥痞证治

《大全》云：妇人癥痞，由饮食失节，脾胃亏损，邪正相搏，积于腹中，牢固不动，有可征验，故名曰癥；气道壅塞，故名曰

---

① 成：原脱，据底本目录补。
② 加：原作"如"，形近而讹，据文义改。

痞。得冷则发，冷入子脏则不孕，入胞络则月水不通。

薛氏曰：癥痞，若脾胃虚弱，用六君子加芎、归。若肝脾虚弱，用补中益气汤见劳倦、归脾汤见血门。若肝火郁滞，佐以芦荟丸见火门、六味丸见劳损，外贴阿魏膏见痞门。患者须慎七情、六淫、饮食、起居，治者不时审察病机而药之，庶几有效。〔批〕景岳云：宜以熨痞方熨之。

疝癖证治

《大全》云：疝者，在腹内近脐，左右各有一条筋脉急痛，大者如臂，次者如指，因气而成，如弦之状，名曰疝也。癖者，为僻侧在两肋之间，有时而痛，故曰癖也。二者皆阴阳不和，经络痞隔，饮食停滞，不得宣流，邪冷之气搏结不散，得冷则发作疼痛。夫疝癖癥瘕，血气块硬，发作则痛，甚则欲死，究而言之，皆血之所为。仆尝治一妇人，血气刺痛，极不可忍，甚而死，一二日方省。医巫并治，数年不愈。尝以葱白散见后、乌鸡丸见调经治之，愈。又一妇人血气作楚，如一小盘样，走注刺痛，要一人扶定，方少止，亦用此二药而愈。寻常小小血气，用此二药，无不奇效。〔批〕疝与痞癖，痛则俱现，不痛则隐。在脐左右为疝，在两胁之间为癖，在小腹而牵引腰胁为疝。《病源》云：痞与疝癖，乃胸膈之病。积与聚，为肚腹之病，多见于男子。癥与瘕独见于脐下，常得于妇人。

疝瘕证治

《大全》云：妇人疝瘕，由饮食不节，寒温不调，气血劳伤，脏腑虚弱，风冷入腹，与血相结。所生疝者，痛也。瘕者，假也。结聚浮假而痛，推移乃动也。

子和云：遗溺、闭癃、阴痿、胕痹、精滑、白淫，皆男子之疝也。若血涸月事不行，行后小腹有块，或时动移，前阴突出，后阴痔核，皆女子之疝也。但女子不谓之疝，而谓之瘕。一妇人小腹痞胀，小便时下，白带、小水淋沥，此肝经湿热下注，用龙胆泻肝汤见火门而愈。又一妇人小腹胀痛，小水不利，或胸乳作痛，或胁肋作胀，或气逆心吻。余以为肝火而血伤脾，用四物加柴胡、青皮、元胡、木香而愈。又一妇人小腹痞闷，小便不利，内热，体倦，懒食，用八珍加柴胡、山栀、龙胆草，治之而安。

癥瘕积聚宜用气药之法

《纲目》云：癥瘕积聚，并起于气，故有气积、气聚之说。然谓瘕属血病者，气聚而后血凝也，其夹食、夹痰又各随所积而变见矣。夫痰与血食，皆赖气以为之行化，故气行物生，气病物病，此百病所以皆生于气。而破血、消痰、消食之剂，必用气药者以此也。〔批〕景岳云：癥由于积，积在阴分而有渊薮，故攻之不易；瘕由于聚，聚在阳分而犹乌合，故散之非难。

病在气分禁下之法

景岳曰：凡病在气分，而无停蓄形迹者，皆不可下。盖凡用下者，可除有形，而不可除无形。若气因形滞者，去其积则气亦顺。若全在无形气分，即下亦不去，而适足以败正气也。宜切戒之。

散气行气之法

景岳曰：散气之法，止在行气，盖气行则散也。如气实，则壅滞，宜破而行之；气闭，则留蓄，宜利而行之；气热，则干涸，宜寒而行之；气寒，则凝结，宜温而行之。此散气治癥之大法也。

治癥瘕当扶正气之法

李氏曰：善治癥瘕者，调其气而破其血，消其食而豁其痰，衰其大半而止，不可猛攻峻施，以伤元气。宁扶脾胃正气，待其自化，此开郁正元散见后之由名也。愈后，宜大小乌鸡丸见胎产通治、八珍汤见劳损、交加散见调经调之。凡攻击之药，病重病受，病轻胃气受之而伤矣。或云待块消尽而后补养，则胃气之存也几希。

癥瘕属血病治法

《准绳》云：妇人癥瘕，并属血病。龙、蛇、鱼、鳖、肉、发、虫瘕等事，皆出偶然，但饮食间误中之，留聚腹藏，假血而成，自有活性。如永徽中僧病噎者，腹中有一物，其状如鱼，即生瘕也。与夫宿血停凝，结为痞块，虽所感之不同，治法当以类相从。所谓医者，意也。如以败梳治虱瘕、铜屑治龙瘕、曲柏治米瘕、石灰治酒瘕，若此等类，学者可以意会也。

〔按〕治癥瘕痃癖之法，攻、散、消、补四者而已。其间挟气、挟血、挟痰、挟食等证以上，诸条足以尽之。至于发癥、鳖瘕、蛇瘕、酒瘕诸说，虽古有是名，然考其所用之方，多属僻药，虽可意会，难于凭信。故不入正选，另详怪病门。

癥瘕门方痃癖痞癥石瘕肠覃附

开郁正元散 通治痰饮，血气郁结，食积气不升降，癥瘕、积聚胀痛，宜此利气、行血、和平、消导之剂。

白术 陈皮 青皮 香附 楂肉 海粉 桔梗 茯苓 砂仁元胡子 神曲炒 麦芽炒 炙草等分

每服一两，姜三片，煎。

《纲目》云：此治气血痰食平和之剂。海粉不入煮，若作丸，更佳。

香棱丸 治一切积聚，破痰癖，消癥块。

木香 丁香五钱 枳壳炒 三棱酒浸一宿 莪术细锉，每一两用巴豆三十粒，去壳，同炒，待巴豆黄色，去巴豆不用 青皮制 川楝肉 蘹香①炒

各等分为末，醋煮，面糊丸，朱砂衣，姜盐汤或温酒任下，无时。〔批〕此温散之法，峻而不猛，行而得中，妙在用醋。

三棱散《宣明》 治积聚、癥瘕、痃癖不散，坚满痞闷，食不下。

三棱 白术炒，各二两 蓬术 当归各五钱 木香 槟榔各三钱

为末，每三钱，沸汤调下。

阿魏丸《医林》 治诸般积聚、癥瘕、痞块。

---

① 蘹（huái 怀）香：即"茴香"。

楂肉　南星皂角水浸　半夏　麦芽炒　神曲炒　黄连各一两　连翘　阿魏醋浸　贝母　栝楼仁各五钱　风化硝　石碱①　莱菔子炒　胡连各一钱半

为末，姜汤浸，蒸饼为丸，食远姜汤下。

散聚汤《三因》　治九气积聚，如癥瘕随气上下，发作心腹绞痛。

吴茱萸炮　厚朴制　枳壳炒　川芎　附子炒　茯苓　炙草各一两　陈皮去白　杏仁去皮尖，炒　桂枝各二两　半夏　槟榔　当归各七钱半

每四钱，加姜煎。大便不利，加大黄。

红丸子②

桃仁煎　治妇人血瘕、血积，经候不通。

桃仁　大黄各一两　䗪虫半两，炒黑　朴硝另研，一两

上为末，以醇醋二升半，银石器内慢火煎，取一升五合，下大黄、䗪虫、桃仁，不住手搅，煎至可丸，下朴硝，搅匀，取起，丸如梧子大。前一日不用吃晚饭，五更初，用温酒吞下五丸，日午取下，如赤豆汁，或如鸡肝、虾蟆衣之状，未可再服。如鲜血未即止，续以调补气血药补之。

产宝方　治血瘕，痛无定处。

生地汁一升　生藕汁一升　童便三升　姜汁三升

先煎前三味，约减三分之二，次下姜汁，慢火煎成饧。每一合，温酒调下。

《纲目》云：此以童便、生地、藕汁，养血破瘀。盖火清则不痛，瘀破则瘕消。佐以姜汁，调以暖酒，以血热则行，寒则凝。故用之，以为从治耳。

增味四物汤　治妇人血积、血瘕。

当归　川芎　芍药　熟地　三棱　蓬术　肉桂　干膝炒烟尽

各等分，为粗末，每五钱，煎服。一方用四物加官桂、蓬术，

---

① 碱：原作"鹻"，据《丹溪心法·积聚痞块五十四》改。

② 红丸子：原脱，据底本目录补。

名六合汤。

血竭散　治妇人血瘕作痛，脐下胀满，月经不行，发热体倦。

当归八分　芍药炒　桂心　血竭　蒲黄炒，各六分　元胡炒，四分

为末，每二钱，空心酒下。一方用赤芍。

化积丸　治妇人死血，食癥，痰饮成块在两胁，动作雷鸣，嘈杂，眩晕，身热，时作时止。

黄连一两五钱，用吴茱、益智，各炒一半，去茱、智　莱菔子　香附　山楂各一两　川芎　山栀炒　三棱煨　神曲炒　桃仁去皮尖，各五钱

为末，蒸饼丸，白水吞下。

《纲目》云：此丹溪先生法也。缘古方率多香燥，温热反能助火损气，此方以茱萸制连而治左，以益智制连而治右，以山栀治块中之火，其余破气、消食、散血，诚稳当药也。

乌药散　治妇人食癥。

乌药　桃仁　莪术　木香　当归　青皮　桂心

等分，为末，每二钱，热酒调下。

桃奴散　治血蛊，及瘀血停积，经水不通，男子跌扑损伤皆效。

桃奴炒　猳鼠粪炒。〔批〕雄鼠粪，即名两头尖　元胡　肉桂　五灵脂　香附炒　砂仁　桃仁

各等分，为末，每三钱，酒调服。

地榆散　治败血停积。

何首乌　肉桂　地榆　香白芷

共为粗末，每二钱，米泔一盏半，沙糖一小块，煎至八分，去渣，空心食前服。

葱白散　专治一切冷气不和，及本脏膀胱，气攻冲疼痛。

川芎　当归　枳壳　厚朴　桂心〔批〕桂心即肉桂　干姜　大茴　芍药〔批〕芍药用赤者　青皮　木香　麦芽　苦楝子　熟地黄　三棱　莪术　茯苓　神曲　人参

各等分，为细末，三钱，连须葱白二寸，拍破，盐半钱煎至七分，内大黄、诃子，宜相度病状，如大便不利，入大黄同煎，

不入盐。如大便自利，入诃子同煎。

此方亦治妇人胎前后腹痛，胎不安，或血刺痛，兼治血藏宿冷，百节倦痛，肌体怯弱，劳伤带癣，久服尽除。但妇人一切疾病，最宜用此。兼服乌鸡煎丸。

疝癣神效方 治妇人疝癣，血气疼痛。

獖猪肝一具，可及十两者　巴豆五十枚，去皮

将巴豆扎在肝内，用酽醋三碗，熬肝极烂，去巴豆不用，入三棱末，和调得所丸，如桐子大。每五丸，食前温酒下。

元胡当归散 一名延胡索散，治血积小腹疼痛，或因气逆月经不行，肚腹作痛。

当归　赤芍药　刘寄奴　没药　枳壳　元胡索炒

上等分，为末，每服一钱，热酒调下。

当归散 治妇人疝瘕，血气攻刺，心腹疼痛不可忍。

鳖甲醋炙，二两　当归微炒　桂心　槟榔　大黄微炒，各一两　川芎　木香　吴茱萸汤泡七次　青皮去白，各半两　蓬术　赤芍　桃仁汤浸，去皮尖，麸炒微黄，各七钱半

为末，每三钱，姜一钱五分。

补肝汤 治疝瘕，四逆抢心，腹痛，目不明，两胁下满，筋急，不得太息者。

乌头四枚，炮，去皮脐　附子二枚，炮，去皮脐　山茱肉　官桂七钱半　薏苡仁　炙草　独活五钱　白苓一两二钱　柏子仁另研，去油　防风　北细辛二两

共粗末，每五钱，姜、枣煎服。

椒熨方《千金翼》

取新盆一口，受一斗者，钻底，上作三十余孔，孔上布椒三合，椒上布盐，盐上安纸两重，上布冷灰一升，冷灰上安热灰一升，热灰上安红炭火如鸡子大，常令盆热，底安薄毡，其口以板盖上，以手捉，勿令落。仰卧安于腹上，逐病痛处，自捉以熨之，冷气及癥结皆从下部中作气出，七日一易椒盐，满三七日，消乃止。

备急熨癥方《千金翼》

吴茱萸三升，碎之，酒和，煮热，布裹熨癥上，冷更炒。熨癥移走，则逐而熨之，消乃止。

简便方

膜内气块，用猪肾一具，炙，蘸元胡末食之。

疢癖不瘥，胁下硬如石，用三棱、大黄各一两，为末，醋熬成膏。每日空心，生姜、陈皮汤下一匙，以利为度。

石瘕肠覃门附浮肿

石瘕肠覃辨

石瘕者，因行经之时，外邪干其血分，客于胞中，以致经血凝聚，月信不行〔批〕石瘕肠覃之辨，在经之行与不行，其腹渐大，如孕子状。妇人壮盛者，半年之后，小水长而消矣；若虚怯者，必成肿病。瘕客胞中，为血病，故月事不来。肠覃者，因行经之时，外邪干其气分，客于肠外，以致经血凝涩，月信虽行而血却少，其腹渐大，如孕子、漏胎之状。壮盛者，半年之后气虚而除。虚怯者，必成胀病。覃客肠外，为气病，故月水时下。〔批〕《大全》云：肠覃为气病，宜二陈汤加香附以开之。

浮肿由血分水分辨

薛氏曰：妇人浮肿，或因饮食起居失养，或因六淫七情失宜，以致脾胃亏损，不能生发统摄，气血乖违。若先断经，后浮肿，此血化为水，名曰血分，宜椒仁丸见后。若先浮肿，后经水不通，此水化为血，名曰水分，宜用葶苈丸见后。此属形气不足，邪淫隧道，必用此药，以宣导其邪，而佐以补元气之剂，庶使药方有所仗而行，则邪自不能容，而真气亦不至于复伤矣。大凡月水不通，凝结于内，久而变为血瘕、血水相并，亦为水肿。

水化为血辨

《纲目》云：夫气者，水之母；血者，气所化。非气无以生血，非血无以养气。若经水不通，则血病。血病，气亦病。岂有水不通而能化血乎？血不通而化水者，乃是气壅不能化血，而成水也。观椒仁丸可想矣。

血分水分证治

李氏曰：经水断而后肿，名曰血分。乃瘀血化水，闭塞胞门，比水肿更难治。但能调其经则水自消，宜小调经散见后。先浮肿而后经水不通，名曰水分，乃脾不能制血，与水并浮肌肉，为之虚肿，通宜肾气丸见消渴。水分，君泽泻，加防己、葶苈、木通。血分，君牡丹皮，加牛膝、红花。有经闭脚肿者，宜桑白皮散见肢体。

石瘕肠覃方附浮肿

温经汤万氏　治石瘕。

归身　川芎　人参　莪术　赤芍　川膝　故子　小茴炒　炙草

姜、枣煎，宜常服四制香附丸。

石瘕方　以猛药攻其胞血。

蓬术　灵脂　黑丑　元胡　郁金　牛膝　肉桂　山甲

共为末，醋糊丸酒下。

桂枝桃仁汤万氏　治肠覃。

桂枝　槟榔　白芍宜用赤芍更佳　生地　枳壳　桃仁　炙草

姜、枣煎，亦宜常服香附丸。一方此病在气分，宜以二陈汤加香附开之。

肠覃方　治其卫分。

砂仁　沉香　鸡内金雄鸡大者，焙燥用

石磨挨末，姜汤调服。

椒仁丸　治先因经水断绝，后至四肢浮肿，小便不通，此血化为水也。

椒仁　甘遂　续随子去皮，研　附子炮　当归　郁李仁　黑牵牛炒　灵脂　元胡索　石膏　吴茱萸二钱　芫花醋浸，炒　胆矾一钱

共为细末，米糊丸，橘皮汤下。

人参丸　治经水不利化为水，流走四肢，悉皆肿满，名曰血分。其候与水相类，若作水治之，非也，宜此方。

人参　当归　白茯苓　大黄湿纸裹，饭上蒸熟，去纸，切，炒　桂心　赤芍　瞿麦穗各五钱　葶苈炒，另研，一钱

蜜丸，饮汤下。〔批〕一名葶苈丸。

喻嘉言曰：此方治血分之水，少用葶苈为使，不使耗气散气，殊可取用。

《集解》云：经水前断，后病水，名曰血分，此为难治；先病水，后经水断，名曰水分，此病易治。水去，其经自下，水分即气分。

小调经散　治败血停积，五脏日久，腐烂成水，变为浮肿，忌用利水之药，产后浮肿亦宜。

当归　赤芍　桂心一两　没药　琥珀　甘草一钱　细辛　麝香五分

为末，每五分，温酒入姜汁调服。

《纲目》云：此重在败血，故忌用渗利。所谓调经，水自消也。

大腹皮饮　治妇人血婴，单单腹痛。

大腹皮　防己　木通　厚朴　栝楼　黄芪　桑白皮　枳壳　五味子　大黄　陈皮等分

每一两，水煎，去渣，入酒少许服。

虚劳门

妇人虚劳与男子不同论

《准绳》云：劳倦所伤，用补中益气汤调治，乃暴病也。失治，而有发热、潮热、盗汗、咳嗽诸证出焉，谓之虚劳。又复失治，而有皮聚毛落、饮食不为、肌肤骨髓中热、经闭不行诸证出焉，谓之瘵骨蒸热。然男以精为主，女以血为主。其致病既殊，其施治亦异，故应别著方法。〔批〕《纲目》云：精血虽殊，而虚劳

形证不远，治亦不异，宜与杂证劳门参看。

论瘵骨蒸热之证

《良方》云：骨蒸劳者，由积热附于骨而然也。亦曰传尸痨瘵①，复连无辜，其名不一。此病皆由脾胃亏损所致，其形羸瘦，腹胀泄痢，肢体无力，传于肾则盗汗不止，腰膝冷痛，梦鬼交侵，小便黄赤；传于心则心神怔悸，喜怒不时，颊唇赤色，乍热乍寒；传于肺则胸满，短气，咳嗽，吐痰，皮肤甲错；传于肝则两目昏暗，胁下妨痛，闭户忿怒。五脏既病，则难治疗。〔批〕肾主骨，骨至于蒸，真阴竭矣，阳何以依？而传尸无辜，皆是冤孽之病。

无热虚劳证治

《大全》云：妇人冷劳，属血气不足，脏腑虚寒，以致脐下冷痛，手足时冷，月经失常，饮食不消，或时呕吐，恶寒发热，骨节酸疼，肌肤羸瘦，面色痿黄也。

薛氏曰：前证有内外真寒，有内外真热，有内真热而外假寒，有内真寒而外假热者。若饮食难化，大便不实，肠鸣腹痛，饮食畏寒，手足逆冷，面黄呕吐，畏见风寒，此内外真寒之证也，宜用附子理中汤见中寒以回阳，八味地黄丸见中寒以壮火。若饮食如常，大便坚实，胸腹痞胀，饮食喜冷，手足烦热，面赤呕吐，不畏风寒，此内外真热之证也，宜用黄连解毒汤见火门以消阳，六味地黄丸见劳损　以壮水。若饮食如常，大便坚实，胸腹痞胀，饮食喜寒，手足逆冷，面黄呕吐，畏见风寒，此内真热而外假寒也，亦用解毒汤、六味丸。若饮食少思，大便不实，吞酸嗳气，胸腹痞满，手足逆冷，面赤呕吐，畏见风寒，此内真寒而外假热也，亦用附子理中汤、八味丸。当求其属而治之。经曰：益火之源，以消阴翳；壮水之主，以制阳光。使不知真水火之不足，泛以寒热药治之，则旧疾未去，新病复生矣。夫所谓属者，犹主也，谓

---

① 痨瘵（yètì）：痨，病。瘵，滞留、困扰。

心肾也。求其属也者，言水火不足，而求之于心肾也。火之源者，阳气之根，即心是也。水之主者，阴气之根，即肾是也。非谓火为心源，为肝水，为肾主，为肺也。

《纲目》云：以上论及治方有无，当于虚劳者，而实治寒与热，变通之大法耳，不可不察也。

有热虚劳证治

《大全》云：妇人热劳，由心肺壅热，伤于气血，以致心神烦躁，颊赤头疼，眼涩唇干，口舌生疮，神思昏倦，四肢壮热，饮食无味，肢体酸疼，心忡盗汗，肌肤日瘦，或寒热往来，当审其所因，调补气血，其病自愈矣。

薛氏曰：热劳乃壮火食气，虚火煎熬真阴之所致也。王太仆云：如大寒而甚，热之不寒，是无火也；热来复去，昼见夜伏，夜发昼止，是无火也，当治其心。如大热而甚、寒之不寒，是无水也；热动复止，倏忽往来，时动时止，是无水也，当助其肾。心盛则生热，肾盛则生寒。肾虚则寒动于中，心虚则热收于内，窃谓前证。若肝脾血虚，用四物、参、术；肝脾郁怒，小柴胡合四物汤；脾胃气虚，补中益气汤见劳倦；肝脾血虚，加味逍遥散见郁门；肝经风热，加味小柴胡汤见感冒；心经血虚，天王补心丹见健忘；肺经气虚，人参补肺汤见喘门；肝经血虚，加味四物汤见痿躄。午前热，属气分，用清心莲子饮见浊病；午后热，属血分，用四物汤见血门，参、术、丹皮。热从左边起，肝火也，实则四物汤、龙胆、山栀；虚则四物、参、术、黄芪。热从脐下起，阴火也，四物、参、术、黄柏、知母酒拌，炒黑、五味、麦冬、肉桂；如不应，急用加减八味丸见劳损。不时而热，或无定处，或从胸心起，此无根虚火也，用加减八味丸及十全大补汤见劳损加麦冬、五味主之。

血风劳证治

《大全》云：妇人血风劳证，因气血素虚，经候不调，或外伤风邪，内挟宿冷，致令阴阳不和，经络痞涩，腹中坚痛，四肢酸疼，月水或断或来，面色萎①黄羸瘦。又有因产后未满百日，不谨将护，脏腑虚肿，百脉枯竭，遂致劳损。久不瘥，则变寒热，休作有时，饮食减少，肌肤瘦瘁。遇经水当至，即头目昏眩，胸背拘急，四肢疼痛，身体烦热，足重面浮，或经水不通，故谓之血风劳也。

《纲目》云：肝热生风，故病名血风。曰劳者，病久血虚，月候不行，而发热不止也。又云肝血虚，而风热成劳，曰血风劳。

东垣云：喜怒不节，起居不时，有所劳伤，皆损其气。气衰则火旺，火旺则乘其脾土，脾主四肢，故困热懒言，动作喘乏，表热自汗，心烦不安。当病之时，宜安心静坐，存养其气，以甘寒泻其热气，以酸味收其散气，以甘温补其中气。经言：劳者温之，损者温之。《要略》云：平人脉大为劳，以黄芪建中汤见劳损治之。

妇人劳则足跟热痛及火盛生风治案本薛氏

一妇人劳则足跟热痛，此足三阴血虚，用圣愈汤见血门而愈。后遍身瘙痒，误服风药，发热抽搐，肝脉洪数，此肝血虚，火盛而生风，以天竺黄、胆星为丸，用四物、麦冬、五味、芩、连、甘草、山栀、柴胡，煎送而痊。

虚劳门方

加减大建中汤　治妇人胎前产后，一切虚损，月水不调，脐腹疼痛，往来寒热，自汗，口干烦渴。

芍药二两　当归　川芎　黄芪　肉桂一两　白术　炙草七钱半

为末，每二钱，食前姜、枣煎服。〔批〕理中者，理土中之寒；建中者，温血中之寒。当归建中，则温荣以行血；黄芪建中，则温卫以行血；大建中，则气血俱温俱行矣。用方者，须得此意。

双和散　治一切大病之后，虚劳乏力，补血益气。

黄芪　熟地　当归　川芎　白芍炒，各一钱　肉桂　炙草各半钱

每四钱，姜、枣煎。

补中丸　治妇人虚损诸疾。

---

① 萎：原作"瘘"，形近而讹，据文义改。

白术　熟地一两　当归　白芍炒　川芎　黄芪　人参　陈皮半两

为末，蜜丸，温水下。

人参丸　养阴生血补虚。

人参　白术　鹿角胶炒　当归　芍药　川芎　熟地等分

为末，蜜丸，空心米饮下。

滋阴百补丸　治妇人劳伤气血，诸虚百损，五劳七伤，阴阳不和，乍寒乍热，心腹疼痛，不思饮食，尪羸乏力。

香附一斤，用酒、醋、盐汤、童便各浸四两，焙干　益母草半斤　当归酒洗，六两　川芎　熟地姜汁炒　白术四两　白芍炒，三两　元胡炒　人参　白苓二两　炙草一两

为末，蜜丸，砂仁汤，或酒、醋、白水，空心任意下。

人参鳖甲丸　治妇人一切虚损，肌肉瘦瘁，盗汗心忡，咳嗽上气，经水不调，或作寒热，不思饮食。

人参　当归　京赤芍　杏仁汤浸，去皮尖，炒　炙草　桔梗去芦　柴胡一两　骨皮　黄连　胡连一钱半　肉桂　木香五钱　麝香另研，五分　鳖甲一枚，重二两者，酥炙黄

为细末，以青蒿一斤，研烂绞汁，童便五升，酒五升，同熬至二升。次入真酥三两，白蜜三两，再熬成膏，候冷，方下诸药末，搜和令匀，丸如桐子大。每五十丸，温酒送下。

《纲目》云：此方治虚损，故用参、归。气血不足则津液枯，而肌肉瘦，故用酥蜜以润之，且酥蜜同杏仁、甘、桔又可润肺下气而除嗽也。然气不足则寒而心忡，血不足则热而盗汗，故又补气血之中加柴胡、地骨、黄连以除热。一加肉桂、木香以温寒，赤芍散血中之瘀，杏仁破气中之滞，胡连、鳖甲、青蒿、童便搜骨蒸之热，而以麝香为引者，是欲内外通而结热散也。

芪味丸　补虚败。

黄芪四两，盐水浸，火炙　北五味二两

为末，糯米糊丸，空心盐酒下。

《纲目》云：此补气秘方也。妙在黄芪，以盐水浸，炙，用糯米以作糊丸，以其能开胃也。五味为佐，惟虚而吸吸短气者宜之。

鳖甲地黄汤《济生》 治热劳，手足烦热，怔忡悸闷，妇人血室有干血，身体羸瘦，不为肌肉。

鳖甲醋炙 熟地酒浸 当归 柴胡 白术 茯苓 麦冬去心 石斛 秦艽一两 人参 肉桂不见火 炙草五钱

每四钱，加生姜三片，乌梅半个，煎。

黄芪散 治妇人骨蒸烦热，四肢羸瘦，疼痛，口干，心烦不得眠卧。

黄连去须 知母一两 鳖甲醋炙，二两 柴胡 木通两半 麦冬去心 骨皮 白术 黄芩 犀角屑七钱半 胆草去芦 甘草炙微赤，半两

为粗末，每四钱，以水一中盏，生姜一钱，竹叶十四片，煎至六分，去渣，温服无时。

黄芪丸 治妇人骨蒸烦热，四肢羸瘦，疼痛，口干，心躁不得眠卧。

黄芪 麦冬去心 茯神去木 柴胡 生地黄 甘草一两 枣仁炒 郁李仁 枸杞 杏仁去皮尖，炒 人参 黄芩七钱半 赤芍药 百合 枳壳去瓤，麸炒 知母 秦艽五钱 鳖甲醋炙，二两

为末，蜜丸，清粥吞下。

人参荆芥散 治妇人血风发热，身体疼痛，头昏目涩，心忡烦倦，寒热盗汗，颊赤口干，痰嗽胸满，精神不爽。

人参 荆芥 生地 柴胡 鳖甲醋炙 枣仁炒 枳壳制 羚角屑 白术七钱半 当归 川芎 防风 桂心 甘草五钱

为粗末，每五钱，生姜三片，煎。

汪讱庵曰：荆、防、柴、苓，以疏风平木；地黄、鳖甲，以退热滋阴；芎、归、桂、枳，以止痛调经；参、术、炙草、枣仁，以敛汗补虚，除烦进食也。

血风劳方 治风热成劳。

荆芥穗二两 白芍 丹皮 防风 骨皮 白芷 黑豆 甘草一两 川芎二钱半

为末，每二钱，水一中盏，姜三片，枣一枚，葱白一寸，煎至八分，温服无时。此方治在风，热清而血自旺也，可为良法。

卷十七 妇科下

目 录

种子门

胎孕之原论

胡氏曰：男女交媾，其所以凝结而成胎者，虽不离乎精血，犹为后天滓质之物，而一点先天真一之灵气，萌于情欲之感者，妙合于其间。朱子所谓"禀于有生之初"、《悟真篇》所谓"生身受气初者"是也。医之上工因人无子，语男则主于精，语女则主于血。著论立方，男以补肾为要，女以调经为先，而又参之以补气行气之说。察其脉络，求其盈亏，审而治之。夫然后一举可孕，天下之男无不父，女无不母矣。

万密斋云：人无男子则乾坤几息矣。男女匹配，所以广嗣，厥系匪轻，勿谓无预于人事，必使阳不衰，阴不愆，精血合凝而胎元易成矣。

养精论

袁了凡云：聚精之道，一曰寡欲，二曰节劳，三曰息怒，四曰戒酒，五曰慎味。今之谈养生者，多言采阴补阳，久战不泄，此为大谬。肾为精之府，凡男女交接，必扰其肾。肾动则精血随之而流，外虽不泄，精已离宫，即能坚忍者，亦必有数点阴精随阳之痿而溢出，此其验也。如火之有烟焰，岂能复返于薪哉？是故贵寡欲。精成于血，不独房室之交，损吾之精。凡日用损血之事，皆当深戒。如目劳于视，则血以视耗耳；劳于听，则血以听耗；心劳于思，则血以思耗。吾随时而节之，则血得其养，而与日俱积矣，是故贵节劳。主闭藏者，肾也；司疏泄者，肝也。二脏皆有相火，而其系上属于心，心，君火也。怒则伤肝而相火动，动则疏泄者用事，而闭藏不得其职，虽不交合，亦暗流而僭耗矣。是故当息怒。人身之血，各归其舍，则常凝。酒能通血，血气既衰之人，数月无房事，精始厚然。使一时大醉，精遂薄矣。是故宜戒酒。《内经》云：精不足者，补之以味。万物皆有真味，调和胜而真味失矣。不论腥素，淡煮得法，自有一段冲和恬淡之气，益人肠胃，最能养精，是故宜慎味。

种子论

万密斋云：种子者，男贵清心寡欲以养其精。盖形乐者易淫，志乐者易荡。富贵之人不知御神，则荡必倾；不知御形，则淫必亏。此清心寡欲为男子第一要紧也。女贵平心定气以养血。盖女子性多躁，情多偏，稍不如意即忧思怨怒，使气逆血亦逆。此平心定气，为女子第一要紧也。

又曰：妇人阴质，取象于月。若自朔至望，经行不失其候者，结孕易，生子多寿，以月光渐生，月轮渐满也。若自望对朔经行，或失其期，胎难结，生子多夭，以月光渐消，月廓渐空也。此造化之理，可与知情者道之。《汇参》云：此本《内经》月始生，月廓满，月廓空①，得时之理。

知时论

袁了凡云：天地生物，必有氤氲之时；万物化生，必有乐育之候。如猫犬至微，将受妊也，其雌必狂呼而奔跳，以氤氲乐育之气触之，而不能自止耳，此天地自然之节候，生化之真机也。世人种子有云：三十时辰两日半，二十八九君须算。此特言其大概耳，非的论也。丹溪云：一月只有一日，一日只有一时，凡妇人一月经行一度，必有一日氤氲之候，于一时辰间，气蒸而热，昏而闷，有欲交接不可忍之状，此的候也。于此时逆而取之，则成丹；顺而施之，则成胎矣。当其欲情浓动之时，子宫内有如莲花蕊者，不拘经净几日，自然挺出。阴中如莲蕊初开，妇人洗下体以指探之自知也，但含羞不肯言耳。男子预密告之，令其自言，一举即中矣。

---

① 月始生……月廓空：语自《素问·八正神明论》："月始生则血气始精，卫气始行；月郭满则血气实，肌肉坚；月郭空，则肌肉减，经络虚，卫气去，形独居，是以因天时而调血气也。"

男三至女五至论

《素女论》云：男有三至，女有五至，如男至而女未至，则玉体缠交，琼浆即吐，虽能下应乎阴，而阴不从也；如女至而男未至，则桃浪先翻，玉露未滴，虽能上从乎阳，而阳不应也，所以无子。男三至者，肝气、肾气、心气也。阳痿而不举，则肝气未至，而强合则伤肝，其精流滴而不射；举而不坚，则肾气未至，而强合则伤肾，其精散漫而不粘聚；坚而不热，则心气未至，而强合则伤心，其精冷而不热，此男子贵养肝心肾之气也。女五至者，盖交合之时，面赤而热，心气至也；目中滴涩，微睕视人，肝气至也；娇声低语，口臭气喘，肺气至也；伸舌吮唇，以身偎人，脾气至也；玉户开张，琼涎流出，肾气至也。交合之时兴至，则五气皆至，情洽意美，阳施阴受，有子之道也。

禁忌论

男女无疾，交合应期，三虚四忌，不可不避。三虚者：天地晦冥，日月薄蚀，雷电风雨，晦朔弦望，天之虚也；地震土陷，山崩水溢，地之虚也；忧怒悲恐，醉饱劳倦，人之虚也。犯此则交而不孕，孕而不育，疾病且生为身之灾也。四忌者：一忌本身正冲及庚子庚申灭没休废之日；二忌大寒大暑、大醉大饱之时；三忌日月星辰、寺观坛庙、灶厕塚墓之处；四忌触忤恼怒、詈骂搏击之事，犯此不惟无子，且恐自夭也。

男贵保精女贵调经治法

程钟龄云：子嗣者，极寻常事，而不得者，极其艰难，皆由男女之际调摄未得其方也。男子以保精为主，女子以调经为主，保精之道，莫如寡欲，远房帏，勿纵饮，少劳神，则精气足矣。如或先天不足，则用药培补之。大抵左尺无力，或脉数有热，此真水虚也，六味丸合五子丸见后以补天一之水；若右尺无力，或脉迟厥冷，此真火衰也，八味丸见中寒合五子丸以补地二之火；若二尺俱无力，或中气馁弱，是水火两亏，气血两虚也，用十全大补见劳损合五子丸。倘精薄不凝，更加以鱼鳔、鹿角胶之属；精不射远，更用黄芪斤许，熬膏为丸，以益其气，此治男子之法也。调经之道，先在养性，盖妇人和平，则乐有子，和则气血不乘，平则阴阳不争，书云"和平之气，三旬一见"是也。如或经事衍期，则用药调之。大抵先期而至，或脉数有热，此血热也，益母胜金丹见调经加生地、丹皮主之；若后期而至，或脉厥冷，此血寒也，益母胜金丹加肉桂主之；若将行而腹痛者，气之滞也，更加顺气之药；若食少气虚，面色㿠白，四肢无力，是为气血两亏，即用前方减香附一半，加人参、黄芪、河车、茯神、枣仁、远志之属，俾其气血充旺，则经脉自调。譬如久旱不雨，河道安得流通，河道不通，而欲其润泽万物，不亦难乎？女人经水不调，或淋漓稀少，而欲其生子，何可得耶？此论女子之治法也。是以保精之道，责之男子；调经之要，责之女子，各有病处，须细心体认，不可蒙混而失生生之理也。

肥人无子瘦人无子治法

丹溪云：妇人肥盛者，多不能孕育，以身中有脂膜，闭塞子宫，致经事不行，宜先服调理药。用当归酒洗一两，茯苓二两，川芎七钱半，白芍、白术、法半、香附、陈皮、甘草各一两，分十贴，姜三片，煎，吞后丸子；用白术二两，半夏曲、川芎、香附各一两，神曲、茯苓各五钱，橘红四钱，甘草二钱，粥丸，每服八十丸。如热多者，加黄连、枳实，服前药讫，即服螽斯丸见后。瘦弱妇人不能孕育，以子宫无血，精气不聚故也，宜大补丸、苁蓉菟丝子丸俱见后。

男子九丑之疾治法

茎弱而不振，振而不丰，丰而不循，循而不实，实而不坚，坚而不久，久而无精，精而不射，谓之九丑之疾，宜保真丸见后。

种子门方

螽斯丸 治肥人无子。

附子　茯苓六钱　厚朴制　杜仲炒　桂心　秦艽　白薇　半夏　干姜　牛膝　沙参二钱　细辛五钱

蜜丸，空心酒下。觉有妊，三月后不可更服。

大五补丸海藏　治瘦人无子。

天冬　麦冬去心　石菖蒲　茯苓　人参　益智仁　枸杞　地骨皮　远志去心　熟地

等分，蜜丸。空心酒下。服数料后，以七宣丸见秘结门泄之。

苁蓉菟丝子丸赵氏　此方不寒不热，助阴生子。

肉苁蓉一两三钱　当归　川芎　覆盆子　蛇床子　菟丝子一两二钱　白芍一两　牡蛎　乌贼骨八钱　五味子　防风六钱　黄芩五钱　艾叶三钱

蜜丸，盐汤下。

调经种玉方　调经种子。

熟地一两　当归八钱　川芎四钱　香附六钱，炒　白芍酒炒，六钱　白苓　陈皮三钱　吴萸　丹皮　元胡二钱

分四贴，生姜三片，煎。空心温服。若过期而经水色淡者，血虚有寒，加肉桂、炮姜、熟艾一钱。若先期而色紫，血虚有热，加条黄芩三钱。

十全济阴丸　调经养血，顺气开郁，妇人不孕育者宜之。

当归酒洗　熟地　香附童便煮　山药　白术　枸杞　人参　艾叶醋煮　川芎　白芍　丹皮　紫石英火煅，淬　泽兰　紫河车

上将河车一具在净水内洗去秽血，用银针挑出紫筋，同各药入砂锅内，以陈酒、米醋、童便、米泔水数碗和匀，倾入锅内，浮于药寸许。盖蜜①勿令透气，桑柴火慢煮，以河车融化、汁干为度，同药取出，在石臼内捣烂，捻作饼子。日晒夜露三日夜，宜在月满之时，以受日精月华，仍焙干为末，炼蜜成丸。空心淡盐汤下。

四制香附丸　调经养血，顺气受孕。

---

① 蜜：疑作"密"。

香附米一斤，分四制，酒、醋、童便、米泔各浸一宿，晒干用　当归酒洗　熟地酒蒸　白芍　川芎各四两　泽兰叶　陈皮　白术炒，各三两　黄柏酒炒　甘草酒炒

为末，酒糊丸。空心白汤下。

六味合五子丸《心悟》　治男子肾水不足。

熟地八两　山药　山茱肉　枸杞子　菟丝子四两　白茯苓　丹皮　泽泻三两　五味　车前子　覆盆子二两　石斛六两

熬膏，和炼蜜为丸。每早开水下四钱。

五子衍宗丸　古今种子第一方。

枸杞子　菟丝子酒浸，捣，各八两　五味子一两　覆盆子四两，酒洗去目　车前子炒，二两

俱择道地精新者，焙，晒干为末，蜜丸。酒下。

修合春用丙丁巳午日，夏用戊己辰戌丑未日，秋用壬癸亥子日，冬用甲乙寅卯日。忌师尼鳏寡之人、鸡犬六畜见之。本方去车前加槐角子，同首乌煮七次，桑椹子、冬青子，酒蒸，柏子仁、没石子、蛇床子，蒸，名十子丸。

加味六子丸　赵氏方。

菟丝子淘洗，酒蒸　川牛膝酒蒸　麦冬去心　酒蒸　山茱肉　原蚕蛾炙　五味子各一两三钱　蛇床子酒蒸，一两六钱　车前子一两七钱　炙甘草一两　沙苑蒺藜马乳浸蒸　覆盆子各二两二钱　破故纸洗，炒，二两一钱　肉苁蓉酒浸，去鳞甲，二两五钱

蜜丸。盐汤下。

肾不宜大热，亦忌大冷。精寒则难成孕，如天地寒则草木无萌芽也。此方不寒不热，则中和之道。修合服之，如一阳初动，万物化生，二三月后必成孕矣。

保真丸　治男子九丑之疾。

鹿角胶八两，锉作豆大，以鹿角霜八两拌炒成珠，研细末　杜仲去粗皮，切碎，生姜汁一两，用蜜少许拌炒，研断丝，三两　干山药　白茯苓去皮，乳拌，蒸晒五七次　熟地黄各二两　菟丝子酒蒸，捣，焙　山茱肉酒蒸烂，各两半　五味　川牛膝酒蒸　益智仁去壳　远志甘草水煮，

去心　小茴青盐三钱同炒　川楝子去皮、核，取净肉　破故纸　葫巴同故纸入羊肠内，煮，焙干，各一两　柏子仁去壳，另研，去油，五钱　穿山甲炒珠　沉香各三钱　全蝎去毒，钱半

为极细末，以好嫩肉苁蓉四两，酒洗，去鳞、甲、皮、筋，开心如有黄白膜亦去之，净二两，好酒煮成膏，同蜜和，捣千余下，丸如桐子大。每服五十丸，以干物压之，渐加至百丸。

此丸补十二经络，起阴发阳，能令阳气入胸，安魂定魄，开三焦积聚，消五谷进食，强阴益精，安五脏，除心中伏热，强筋骨，轻身明目，去冷除风，无所不治。此药平补，多服常服最妙。七十岁老人尚能育子，非常之力及。治五劳七伤无子嗣者，服七日，四肢光泽，唇脸赤色，手足温和，面目滋润，语言清亮，饮食有加，是其效也。

聚精丸

黄鱼鳔胶白净者，一斤，切碎，同蛤粉炒珠，以无声为度，研末　沙苑蒺藜八两，马乳浸一宿，隔汤蒸一炷香久，取起，焙干为末

蜜丸，梧子大。每八十丸，空心温酒下。忌鱼及牛肉腥腻。

妊娠门

成胎分男女论

张景岳曰：有子之道，必阴阳合而后胎孕成。故天一生水而成于地之六，地二生火而成于天之七。所以万物之生，未有不因阴阳相感而能成其形者，此一阴一阳之谓道也。至于成男成女之说，按北齐褚澄曰：男女之合，二情交畅，阴血先至阳精，后冲血开裹精，精入为骨，而男形成矣；阳精先入女血，后参精开裹血，血入为本，而女形成矣。又按李东垣曰：经水断后一二日，血海始净，精胜其血，感者成男；四三日后，血脉已亡，精不胜血，感者成女。又按朱丹溪曰：夫乾坤，阴阳之性情也。左右，阴阳之道路也；男女，阴阳之仪象也。阴阳交媾，胎孕乃凝，所藏之处，名曰子宫。一系在下，上有两歧，中分为二，形如合钵，

一达于左，一达于右。〔批〕《金鉴》云：丹田，命门也。在男子曰精室，在女子曰子宫，形如合钵，并无两歧可分。今曰左右，则是有两子宫矣。此说尤属不经。精胜其血，则阳为之主，受气于左子宫而男形成；精不胜血，则阴为之主，受气于右子宫而女形成。若此诸说不同，未必皆为确论。至于褚氏之说，则必所不然。盖男女相合，两精和畅，本无血至之事，惟是结胎之后，男以精而肇其元，女以血而成其体，此以男精女血而谓之媾，自是正理。若以交会之际而言，其精裹血，血裹精者，诚然谬矣。若东垣之说，则以数日之后感，必成女，第以近验。求男者，每用三十时辰两日半之法，而有必不免于女者，有在二十日以外而得男者，此皆与东垣相反矣。若丹溪以"左右者，阴阳之道路"一句为论，乃指既受之后为言，而亦未明其所以然。且左右者言阴阳升降之理，岂此两峻①之谓，尤属太奇。若必欲得其实理，则乾道成男，坤道成女；阳胜阴者为男，阴胜阳者为女，此为不易之至论。受与不受在阃阈，不在浅深，言迟疾者，殊谬；男与不男在盈虚，不在冲裹道先后者，尤差。凡寡欲而得之，男女贵而寿；多欲而得之，男女浊而夭。何莫非乾坤之道乎？

男女各由百脉齐到论

罗鸣谦云：父母生子，如天地生物。《易》曰：坤道其顺矣乎！承天而时行。夫知地之生物，不过顺承夫天；则母之生子，不过顺承夫父而已。则种子者以男子为主，不拘老少，不拘强弱，不拘康宁病患，不拘精易泄难泄，只以交感之时百脉齐到为善耳。百脉齐到，虽老弱病患，虽易泄，亦可以成胎。百脉参差，虽强壮康宁，亦难成也。若男女之辨，又不以精血先后为拘，不以经尽几日为拘，不以夜半前后交感为拘，不以父强母弱、母强父弱为拘，只以精血各由百脉之齐到者别胜负耳。是故精之百脉齐到，有以胜乎血，则成男矣；血之百脉齐到，有以胜乎精，则成女矣。

---

① 峻：当作"岐"。

至有孕而小产，产而不育，育而不寿而黄耇①者、无疆者，亦精血之坚脆分为修短耳。世人不察精血之坚脆，已定于禀受之初，或责之母，或责儿，或诿之数，不亦谬乎。

分经养胎论

巢氏《病源》云：妇人受胎一月，形如露珠，乃太极动而生阳，天一生水，谓之胚，足厥阴脉主之。经水即闭，饮食稍异。二月如桃花瓣，乃太极静而生阴，地二生火，名始膏，谓之娠，足少阳脉所主。若吐逆恶食，名曰恶阻，有孕明矣。或偏嗜一物，乃一藏之虚，如爱酸物，是肝经只能养胎而虚也。三月名始，胎如清鼻涕，先成鼻与雌雄二器，乃分男女，手厥阴相火所主，胎最易动。四月始受水精以成血脉，形象具，手足顺成，手少阳脉所主。五月始受火精，筋骨四肢已成，毛发始生，足太阴脉所主。六月始受金精以成筋，耳目皆成，足阳明脉所主。七月始受木精以成骨，游其魂能动左手，手太阴脉所主。八月始受土精以成皮肤，九窍皆成，游其魄能动右手，手阳明脉所主。九月始受石精，百节毕具，三转其身，足少阴脉所主。十月神气备足乃生，足太阳脉所主。惟手少阴太阳无所主者，君主之官无为而已。

《金鉴》云：此说为不经男女交接，精血聚而成胚，此孕形之始也。虽未分身躯脏腑，而其理无不具，犹太极浑然包罗万象，而阴阳之一气氤氲浸渐，化生而成，子母分形，自然而然，如草木成熟，壳脱蒂落也。

辨男女胎法②

经曰：妇人足少阴脉动甚者，妊子也。又云：阴搏阳别，谓之有子。王注云：阴谓尺中也，搏谓搏触于手也。尺脉搏击与寸脉迥别，则为有孕之兆。又法：遣妊妇人南面行，还复呼之，左回首者是男，右回首者是女。楼全善云：按丹溪谓男受胎在左子

---

① 黄耇（gǒu 狗）：年老。
② 法：原作"治"，据底本目录改。

宫，女受胎在右子宫，斯言大契是说也。盖男胎在左则左重，故回首，时慎护重虚而就左也；女胎在右则右重，故回首时，慎护重处而就右也。推之于脉，其义亦然。胎在左，则血气护胎而盛于左，故脉亦从之，而左疾为男，左大为男也。胎在右，则血气护胎而盛于右，故脉亦从之，而右疾为女，右大为女也。亦犹经云：阴搏阳别，谓之有子。言受胎处在脐腹之下，则血气护胎而盛于下，故阴之尺脉鼓搏有力，而与阳之寸脉殊别也。如痛疖发上，则血气从上，而寸脉盛；发下，则血气从下，而尺脉盛；发左，则血气从左，而左手脉盛；发右，则血气从右，而右手脉盛也。〔批〕男胎动在三月，阳性早也；女胎动在五月，阴性迟也。女胎背母而怀，故母之腹软；男胎面母而怀，故母之腹硬。

诊孕脉法

程钟龄曰：经谓妇人有孕者，身有病而无邪脉也。有病，谓经闭；无邪脉，谓脉息如常不断绝也。经又云：手少阴脉动甚者，孕子也。少阴，心也。心主血脉，心脉旺则血旺，而为孕子之兆。经又云：阴搏阳别，谓之有子。言二尺俱旺与两寸迥别，亦为有孕。以上三者，但得其一，即为孕脉也。或谓流利、雀啄，亦为孕脉，何也？答曰：流利者，血正旺；雀啄者，经脉闭塞不行，故脉绝而歇至，此数月之胎也。或谓孕有男女，何以脉而知之也？答曰：左寸为太阳，脉浮大，知为男也；右寸为太阴，脉沉实，知为女也。若两寸皆浮大，主生二男；两寸皆沉实，主生二女。凡孕脉弦紧滑利为顺，沉细微弱为逆。

张景岳曰：妇人怀孕者，其血留气聚，胞实①内实，故脉必滑数异常，此固然也。然有中年受胎及血气羸弱之妇，则脉见细小不数者，亦有之。但于微弱之中亦必有隐隐滑动之象，此即阴搏阳别之谓，即妊娠之脉有可辨也。

验胎法

妇人三两月月经不行，心烦、寒热、恍惚，疑是两身，却疑

---

① 实：《景岳全书·人集·妇人规》作"宫"。

血滞，或脉不应指，或经事偶见，法当验之。用川芎一两，当归七钱，为细末，煎艾汤一盏，或醇酒调二钱，空心服。待三两时，觉脐腹微动，即有胎也。如不是胎，再服不动，所滞恶血自行，安稳无虑。

养胎法

古者妇人有妊即居侧室，不与夫接，所以产育无难，生子多贤，亦少疾病而多寿。今人不知禁忌，纵情恣欲，致有触动胎气而堕者，有胎于肥硕而难产者，有败精凝聚而碍产者，有生子多疾痘疮稠密者，皆多房事故也。其次饮食、七情、起居、医药，皆宜知忌，免致伤胎。

饮食七情起居宜慎

妇人受胎之后，最宜调饮食，淡滋味，避寒暑，常得清纯和平之气，以养其胎，则胎元完固，生子无疾。今为妇者，喜啖辛酸、煎炒、肥甘、生冷之物，所以脾胃受伤，胎则易堕，寒热交杂，子亦多疾。况多食酸则伤肝，多食苦则伤心，多食甘则伤脾，多食辛则伤肺，多食咸则伤肾，随其食物，伤其脏气，血气筋骨，失其所养，子病自此生矣。古者胎教，凡视听言动，莫敢不正；喜怒哀乐，莫敢不慎，故其子女多贤，此非贤母不能也。盖过喜则伤心而气散，怒则伤肝而气上，思则伤脾而气郁，忧则伤肺而气结，恐则伤肾而气下。母气既伤，子气应之，未有不伤者也。其母伤则胎易堕，其子伤则脏气不完，病斯多矣。又妇人受胎之后，常宜行动往来，使血流通，自无难产之虑。若好逸恶劳，贪卧验养，则气停血滞，临产多难。况行立坐卧之久，为筋骨皮肉之伤，子通母气，必有伤者。至登高临深，越险负重，尤宜戒之。

食忌

受胎之后，切忌不可食之物，非为有感动胎气之戒，然于物理亦有厌忌者。设不知禁，不特延月难产，亦能令儿破形。鸡肉、糯米合食，令子生寸白虫；食羊肉，则儿多白睛；食羊肝，令子多厄；食鲤鱼胨及鸡子，令儿成疳多疮；食犬肉，生子声哑；食兔肉，生子缺唇；食鳖，令子项短及损胎；鸭子与桑椹同食，令子倒生心寒；食螃蟹，令子横生；雀肉合豆酱食之，令子面生鼾黯黑子；食山羊肉，令子多病；食生姜，令子多指生疮；食驴、骡、马、羊肉，延日难产。如此之类，无不验者。

起居忌

《便产须知》云：勿乱服药，勿过饮酒，勿向非常之地便遗，勿举重登高临险。心有大惊，犯之难产；肾气不足，生子解颅，脑骨不合。

药　忌

妊娠药忌，自古方书所载，凡数十种内，如班蝥、水蛭、蛇蜕、蜈蚣、水银、信砒，以及怪异险峻之品，皆非恒用，有孕时自应避忌。至于乌头、附子、天雄、牛黄、巴豆、桃仁、芒硝、大黄、丹皮、肉桂、干姜、牛膝、藜芦、茅根、茜根、红花、槐角、苏木、干漆、皂角、三棱、莪术、瞿麦、半夏、南星、通草、大蒜、马刀豆、薏苡仁等类，一切恒用之药皆在所禁。以愚论之，似乎不必尽拘也。曾见安胎止呕，有用半夏者；妊娠热病，有用大黄者；妊娠中寒，有用干姜、附子者，盖有病则病当之。岐伯曰：有故无殒亦无殒也。是已。但临证者，当慎重用之，而不宜过剂耳。

胎前用药三禁

丹溪云：胎前清热，养血①为主，恐伤阴血也。理脾脾健，则气血②易生；疏气气顺，则气血调和。理脾疏气，兼以清热养血，则胎自安矣。三禁者，汗、下、利小便也。盖恐过汗亡阳伤气，过下亡阴伤血，利小便伤津液也。

---

① 血：原脱，据《医宗金鉴·妇科心法要诀》补。
② 血：此后原衍"血"字，据文义删。

安胎审宜调治

丹溪云：形瘦之人多火，过用温热则伤阴血；肥盛之人多痰，过于补气恐壅气动痰。白术消痰健脾，条芩清热养阴，二味为安胎要药。若有他证，则以药佐之。胎不安稳，佐以杜仲、续断、阿胶、艾叶；气盛胎高，则加紫苏、腹皮、枳壳、砂仁、陈皮以舒之。

安胎之方不可拘泥芩术

张景岳曰：胎气不安，必有所因。或虚，或实，或寒，或热，皆能为胎气之病。去其所病，便是安胎。故安胎之方不可执泥。若谓白术、黄芩乃安胎之圣药，执而用之，鲜不误矣。

安胎宜分经用药

舒驰远曰：胎动之故不一，或因脾虚气弱而不能载，或因纵欲伤肾而不能安，或因攀高，或因跌扑，凡此均宜大补元气，调理脾肾。若属三阳外感，表邪大盛而胎动者，则当分经解表以去其邪；若为三阴中寒，阴邪内攻而胎动者，宜急驱其阴以回其阳；若阳明内结，火邪入胃而动胎者，当急驱其阳以救其阴。见几于早，不失其宜，胎亦可保。

妊娠恶阻证治

《大全》云：妇人禀受怯弱，便有阻病。其状颜色如故，脉息和顺，但觉肢体沉重，头目昏眩，择食，恶闻食臭，好食酸咸，甚者或作寒热，心中溃闷，呕吐痰水，恍惚不能支持。巢氏谓之恶阻。由妇人元本虚弱，血气不足，肾气又弱，兼当风食冷太过，心下有痰气挟之而有孕也。证有轻重，轻者不服药亦不妨，重者须以药疗之。

《心悟》云：妊娠之际，经脉不行，浊气上干清道，以致中脘停痰，眩晕呕吐，胸膈满闷，名曰恶阻。法当理脾化痰，升清化浊，以安胃气，用二陈汤见痰饮加枳壳主之。若脾虚者，用六君子汤见脾胃加苏梗、枳壳、砂仁、香附主治之。其半夏虽为妊娠禁药，然痰气阻塞中脘，阴阳拂逆，非此不除。以姜汤泡七次，炒透用之，即无碍也。若与参术同行，犹为稳当。凡安胎气，止呕定眩，须用白术为君，而以半夏、茯苓、陈皮、砂仁佐之，往往有效。

《汇参》云：如因怒气所激，肝火上逆者，宜用茯苓煎汤下抑青丸见胁痛。参术之补，大非所宜。

《金鉴》云：恶阻，有因胎气阻逆者，乃受胎后，胞门闭塞，脏气内阻，挟胞气上逆于胃，故令恶心呕吐。

胎动证治

《心悟》云：妊娠胎动不安，多因起居不慎，或饮食触犯禁忌，或风寒搏其冲任之脉，或跌扑损伤，或怒动肝火，或脾气虚弱，各当推其所因而治之。大法：若因母病而胎动，但治其病而胎自安；若因胎动而致病，但安其胎而母病自愈。

胎动多当脐

凡胎动、胎漏皆下血，但胎动有腹痛，胎漏无腹痛为异耳。故胎动宜行气，胎漏宜清热。

辨激经胎漏尿血之证

《金鉴》云：妇人受孕之后，仍复行经者，名曰激经。若无他证相兼，为血有余，不须服药，其胎壮子大，能食其血，其经自停。若孕妇无故下血，或下黄汁豆汁而腹不痛者，谓之胎漏。若其胎已伤而下血者，其腹必疼。又有尿血一证，腹亦不痛，然与胎漏之证又不同。盖尿血出于溺孔，是膀胱血热，宜四物汤加血余、白茅根以凉之，与漏血经血出自产门者各不同，治宜详辨之。

妊娠下血证治

巢氏云：妇人经闭不利，别无所苦，是谓有子。以其经血畜之以养胎，拥之为乳汁也。有子之后，蓄以养胎矣。岂可复令动散耶？是亦未必因血盛也。若荣卫为风所胜，则所来者非养胎之血，专以一药治风，经信可止，或不服药，胎亦无恙。然而有胎本不固，又因房室不节，先漏而后堕者，须作漏胎治之，此又不可不审也。

景岳云：妊娠忽然下血，其证有四：或因火热迫血妄行；或因郁怒气逆动血；或因触损胎气，胞宫受伤而下血；或因脾肾气陷，命门不固而脱血。不速为调理，必致堕胎。如火犹未清，治宜清火；气犹未顺，治宜顺气。若因邪而动血，血去而荣虚，则当顾元气以防脱陷。此中或当治标，或当救本，在临证者，详审之。

尿血证治

《大全》云：妊娠尿血属胞热者，多宜四物汤见血门加山栀、发灰，单苦荬菜饮亦可。稍虚者，胶艾四物汤见妊娠杂病。久者，用龙骨一钱，蒲黄五钱，为末，酒调服。因暑者，益元散见暑门加升麻，煎汤下。

漏胎证治

《大全》云：妊娠数月而经水时下，此由冲任脉虚，不能约制手太阳、少阴之经血故也。冲任之脉为经血之海，起于胞内。小肠与心二经为表里，上为乳汁，下为月水。有妊之人，经水所以断者，壅之养胎，畜之以为乳汁也。冲任气虚，则胞内泄不能制其经血，故月水时下，血尽则人毙矣。又有劳役，喜怒不节，饮食生冷，触冒风寒，遂致胎动。若母有宿疾，子脏为风冷所乘，气血失度，使胎不安，故令下血也。

《金鉴》云：孕妇无故下血而腹不痛者，谓之漏胎，多属血热，宜阿胶汤见后清之。〔批〕丹溪云：胎漏因气虚、因血虚、血热。或漏下黄汁，或如豆汁甚多者，其胎干枯，必倚而堕，宜用黄芪汤或银竺酒见后煎服。万氏云：法当以四君补气，四物补血，芩、柏清热，熟艾止血，杜仲、续断以补下元之虚，其胎未有不安者矣。脾胃气虚，用补中益气加五味子；虚陷者，倍升麻。

子痫证治

《金鉴》云：孕妇忽然颠扑抽搐，不省人事，须臾自醒，少顷复如好人，谓之子痫，乃心肝二脏风热所致。宜羚羊角散见后。抽搐甚者，宜钩藤汤见后。若口眼㖞邪，半身不遂，则已成中风废证，参风门治之。

《心悟》云：此证最暴且急，若口噤反张，眩掉属风邪者，宜用羚羊角散定之。若兼怒动肝火，佐以逍遥散见热门加人参。若兼胎气上逆，佐以紫苏饮见后。若兼脾虚挟痰，佐以六君子汤见脾胃。若因中寒而发，宜理中汤见中寒加防风、钩藤。大抵此证，胎气未动，以补气血定风为主；胎气既下，则以大补气血为主，此一定之理也。

子悬证治子眩

《心悟》云：胎气上逆，紧逼于胸次之间，名曰子悬。由于患怒伤肝者居多，亦有不慎起居者，亦有脾气郁结者，宜紫苏饮见后加减主之。更有气逆之甚，因而厥晕，名曰子眩，并宜前药主之。然子眩有由脾虚挟痰者，宜六君子汤见脾胃；若顽痰闭塞而脾气不虚者，宜二陈汤见痰饮加竹沥、姜汁；肝脾气血虚而有火者，宜兼逍遥散。

子烦证治

《产宝》云：是肺藏虚而热乘于心，则令心烦也。或盛暑君火大行，俱能乘肺，故烦出于肺。亦有停痰积饮滞于胸膈，致令烦躁。大凡妊娠，既停痰积饮，又寒热相搏，气郁不舒，或烦躁，或呕吐涎沫，剧则胎动不安，均谓之子烦也。切不可作虚烦，用栀、豉等药治之。

《心悟》云：子烦者，烦心闷乱也。大法：火盛内热而烦者，宜竹叶汤见后。若气滞痰凝而闷乱者，二陈加白术、黄芩、苏梗、枳壳。若脾胃虚弱，呕恶食少而烦者，宜六君子汤。

子肿证治

《心悟》云：妊娠胎水肿满，名曰子肿，又名子气。〔批〕子肿、子气相类，然子气在下体，子肿在头面，不可不知。

其证多属胞络壅遏，水饮不及流通，宜五皮饮见后加白术、茯苓主之；或脾虚不能制水以致停畜，宜用六君子汤见脾胃主之。凡腰以上肿，宜发汗，加秦艽、荆芥、防风；腰以下肿，宜利小便，加车前、泽泻、防己。胎水通行，生息顺易，宜先时治之，不可俟其既产而自消也。

《大全》云：面目肢体虚胕如水状，谓之子肿。此胎中挟湿，水与血搏，水气流溢，故令肿满，亦名胎水，宜白术散见后。万氏用五皮饮加白术、磨木香浓汁三匙，入药冲服。

子气子满证治

《大全》云：妇人冲任素多血气，因妊娠两足自脚面渐肿至膝腿，行步艰辛，以至喘闷、饮食不美，甚至脚指间有黄水出，谓之子气，非水也，宜天仙藤散见后。又孕妇至七八月，其胎长大，腹大腹满，逼迫子户，坐卧不安者，谓之子满，宜束胎饮见后。

子嗽证治

《大全》云：肺内主气，外司皮毛，皮毛不密，寒邪乘之则咳嗽。秋则肺受之，冬则肾受之，春则肝受之，夏则心受之。其嗽不已，则传于府。妊娠病久不已，谓之子嗽，则伤胎，宜紫菀汤见后。

《金鉴》云：此证有阴虚火动、痰饮上逆、感冒风寒之不同。因痰饮者，用二陈汤见痰加枳壳、桔梗；因感冒风寒者，用桔梗汤见后；若久嗽属阴虚者，宜滋阴润肺，用六味地黄加麦冬、五味。

子淋证治

《金鉴》云：孕妇小便频数、窘涩点滴疼痛，名曰子淋，宜加味五淋散见后以清热利水，则小便自通矣。《大全》云：乃肾与膀胱虚热不能制水，然妊娠胎系于肾，肾间虚热而成，甚则心烦闷乱，宜安荣散见后。

妊娠小便不通证治转胞　胞损

《心悟》云：小肠有热，小便不通者，古方用四物汤见血门加黄芩、泽泻主之。然妇人胞胎坠下，胞系缭乱，则小便点滴不通，名曰转胞，其祸最速，法当升举其胎，俾胎不坠，则小便自通。丹溪用补中益气汤见劳倦随服而探吐之，往往有验。〔批〕丹溪举胎法：令稳婆香油涂手举胎起，则尿自出，以暂救其急。舒驰远曰：胞为胞胎，膀胱为尿脬，并非尿胞。小便不通关系出窍，于系无干，何必曰胞系了戾，且小便不通不宜骤补，法宜宣畅胸膈而醒脾胃，使上焦得通，中枢得运，而后气化能行也。余用茯苓升麻汤见后，亦多获效，皆升举之意也。然则仲景治转胎用桂附八味汤见劳损何也？此下焦虚寒，胎气阴冷，无阳则阴不化，寒水断流，得桂附温暖命门，则阳气宣通，寒水解冻而小便行矣。况方内复有茯苓、泽泻为之疏决乎。然亦有阳亢阴消，孤阳无阴不能化气者，必须补其真阴，古方用滋肾丸见闭癃。余尝用六味加车前、牛膝，往往取功。斯二者，一为火虚，腹中阴冷，喜热畏寒，小便滴沥而清白；一为水虚，腹中烦热，喜冷畏热，小便滴出如黄柏。一阴一阳，如冰炭相反，最宜详审。复有分娩之时，稳婆不慎损伤尿胞，以致小便滴沥，淋漓不能约束。余用大剂八珍汤见劳损加紫河车三钱，而以猪胞中汤煎药饮之。如此数服即愈。此以胞补胞之义，但须早治不可轻忽。

胎不长证治

《心悟》云：此因母有宿疾，或赋禀虚弱，或不慎起居，不善调摄，以致脾胃亏损，气血衰微，而胎不长也。法当祛其宿疾，补其脾胃，培其气血，更加调摄得宜，则胎自长。补脾胃，宜五味异功散见脾胃；培气血，八珍汤见劳损；祛宿疾，随证治之。

小产证治

冯楚瞻曰：小产不可轻视将养，宜培于正产。正产如果熟自落；小产如生采之，破其皮壳，断其根蒂也。忽略成病者不少，因而致死者恒多。然此证始因敛血以成胎，继因精血以长养，终因精血不足而萎坠，故瘀血甚少。或有产后腹痛，或块有形。多病血虚气逆，惟大用温补，则新者生而瘀者去。若行消导破滞，则逆气愈攻而愈升，多致不救。更有血虚腹痛，复有阴亏不能纳气以致瘕疝为患者，当以八味地黄丸见中寒加牛膝、五味，早晚服之，自愈。

《心悟》云：此证于将产未产之时，当以安胎为急，宜安胎饮见后主之。既产而腹痛拒按者，此瘀血也，法当祛瘀生新，当归泽兰汤见经闭主之。产后血不止或烦渴面赤脉虚者，此气血大虚，八珍汤见劳损加炮姜以补之。若腹痛呕泻，此脾胃虚也，香砂六君子见脾胃加姜、桂以温之。其在产母，当慎风寒，节饮食，多服补药以坚固气血。毋使轻车熟路，每一受孕即至期损动，而养育维艰也。

子死腹中证治

《金鉴》云：凡一切伤胎子死腹中，须当急下，勿使上奔心胸。然必验其舌，青面赤肚，腹胀大，腹冷如冰，久之口中有秽气出者，方可议下。然犹必审其人之虚实寒热，或宜寒下、热下、峻下、缓下，随其宜而施之。

景岳云：胎死固当速下以救其母。若气血虚者，惟用决津煎见经闭最妙。如不应，而胀痛上逼，势不容缓者，急用平胃散见脾胃一两，酒水各半煎，投朴硝五钱，热服之，或以朴硝三钱，童便一钟，和热酒调下，则逐而出矣。后下随证调补之。如无胀急，但以决津煎加朴硝，死胎亦自下。［按］古方有用佛手散者，有用黑神散者，在人随宜择用。

辨子母存亡之法

《金鉴》云：凡妊娠一切凶危之候，欲知子母存亡者，当于孕妇面舌之色辨之。面赤舌青，其子必死；面青舌赤，其母必亡；若面青舌青、口角流涎沫者，则子母俱不能保也。

妊娠伤寒用大黄连下治案出《寓意草》

叶氏妇伤寒将发，误食鸡面鸡子，大热喘胀。余怜其贫，乘病正传阳明胃经，日间为彼发表去邪，夜间即以酒大黄、元明粉，连下三次，大便凡十六行，胎仍不动，次早即轻，安。薄粥将养数日，全愈。此盖乘其一日骤病，元气大旺，尽驱宿物，以免缠绵也。设泥有孕，而用四物药和合下之，则滞药反为食积树党矣。

妊娠热病用白虎承气治案 本舒驰远

一妇人怀孕三月而患热病。余见其口燥心烦、渴欲饮冷者，阳明里热也，法宜白虎以撤其热。汗出恶热、大便闭结者，胃实也，法宜调胃承气以荡其实。口苦咽干者，阳明府证也，法宜黄芩以泻府热。舌苔干黑、芒刺满口者，内火烁干津液，阴欲竭之征也。腹微痛而胎欲动者，热邪逼及胞胎也。若不急行驱阳救阴之法，胞胎立坏，不可为矣。即用白虎合调胃承气加黄芩一剂，而热势略杀，再投一剂泄下，二次结去津回，诸证皆愈，其胎即安。此但治其病，不必安胎，而胎无不安者也。

肺痈误①治胎朽腹中案 出《寓意草》

顾季掖乃室，仲夏时，孕已五月，偶尔下血，医以人参、阿胶，勉固其胎。又经一月，身肿气胀，血逆上奔，结聚于会厌胸膈间，食饮才入，触之痛楚，转下甚艰，稍急即连粒呕出，全如噎证。更医数手，咸以为胎气上逼，脾虚作肿而成膈噎也，用人参之补，五味之收为治。延至白露节，计孕期已八月，而病造极中之极，呼吸将绝，始请余诊。毫不泄露病状，其脉尺部微涩难推，独肺部洪大无伦，其喘声如曳锯，其手臂青紫肿亮，若驱伤色。余骇曰：似此凶证，何不早商？季掖曰：昨闻黄咫旭乃室有孕而膈噎，得遇良治而愈，是以请救。但内子身肿气急，不识亦可疗否？余曰：此证吾视若悬鉴，不必明言，以滋惊恐，姑以善药一二剂投之，通其下闭上壅可也。季掖必求病名。余曰：上壅者，以肺脉之洪大合于会厌之结塞，知其肺当生痈也；下闭者，以尺脉之微涩合于肉色之青肿，知其胎已久坏也。善药者，泻白散加芩、桔之苦以开之，不用硝、黄等厉药也。服一大剂，服即

---

① 误：原作"悟"，形近而讹，据文义改。

弩痛如欲产状。季掖曰：产乎？余曰：肺气开而下行，数时闭拒恶秽得出可也，奚产之云。再进一剂，身肿稍退，上气稍平，下白污如脓者数斗，里朽胎而出。旬余，尚去白污并无点血相间，可知胎朽腹中已近百日，荫胎之血和胎俱化为脓也。病者当时胸膈即开，连连进粥，神思清爽。然枯胎虽去，而秽气充斥周身为青肿者，未去也；胸厌虽宽，而肺气壅遏为寒热咳嗽者，未除也。余认真一以清肺为主。旬余，果获全痊。

体肥不孕治验

一友继室，身体肥盛，经候虽调，从未孕育。令仆定方而施转移化机之药，虽从古医书所未载可得言也。地之体本重厚，然得天气以苞举之，则生机不息。若重阴冱寒之区，天日之光不显，则物生实罕。人之体中，肌肉丰盛乃血之荣旺，极为美事，但血旺易至气衰，久而弥觉其偏也。气与血两相维附，何以偏衰偏旺耶？盖气为主则血流，血为主则气反不流，非真气之衰也。气不流，则似于衰耳，所以一切补气之药皆不可用，而耗气之药反有可施。缘气得补则愈，故不若耗之，以助其流动之势，久而久之，血仍归其统握之中耳。湖阳公主体肥受孕而不能产也，得明者定一伤胎之方，服数十剂而临产，始得顺利，母子俱无灾害。盖肥满之躯，胎处其中，全无空隙，以故伤胎之药只能耗其外之血肉，而不能耗其内之真元也。此用药之妙也。仆仿是意而制方，预为受胎之地，夫岂无术而杜撰乎？然而精诚之感，贯于金石，女之宜男者，先平其心，心平则气和，气和则易于流动充满也。其次在节食，仙府清肌，恒存辟谷，志一动气，何事不成耶？而且为齐心积德，以神道之教补药饵之，不逮有不天人叶应者乎？仆于合浦求珠、蓝田种玉之举而乐道之。

妊娠漏下清水治案 本舒驰远

有怀孕七月者，漏下清水，时值秋分之后，燥令大行，乃为肺经受燥。医者不识，谬执成法，以为脾虚而用健脾之药，不效。又谓药不胜病，再加大剂十余服，更加甚而胎坠矣。其后仍复下水，医谓小产后元气暴虚，更重用大补数剂，而证变喘促、直视、口不能言。延余诊之，肺脉洪劲无伦，面色焦槁，肌肤煤燥，鼻厌扇动，乃肺绝之候，不可为矣。缘此证为燥伤于肺，其气下迫，胃中津水，长驱而下，而反用健脾之药，愈助其燥，而肺愈伤，是以死也。明年九月，又有一妇怀孕七月，亦受秋燥而漏下清水。余视之依然肺脉洪劲，皮色干枯，心烦不眠。吾用玉竹、天冬、阿胶、鸡子白以清肺燥，桔梗开提，甘草和中，一剂而效，五剂痊愈。可见安胎必当治病也。

妊娠门方

集成三合保胎丸　*治孕妇素惯堕胎。*

大怀地十二两，以砂仁、老姜切片，各三两，同地黄入炒锅内，先以浮水煮两昼夜，俟地黄将烂，始入好酒煮之。总以地黄烂为度。将酒煮干，取起拣去砂仁、姜片不用，将地黄捣膏听候　大当归去头、尾，取身，切片，十二两，好酒洗过，晒干听用　漂白术〔批〕气虚者，白术可加一二两取净干片，十二两，黄土炒，极黄筛去　实条芩取小实者切片，六两，酒炒三次，有火者或加一二两　棉杜仲切片，十二两，盐水拌，炒断丝　川续断切片，十二两，酒炒

后五味，火焙干，燥磨为细末，和地黄膏，入炼蜜为丸。每早盐汤送下三钱，临卧酒送下三钱。每日如此，不可间断。孕妇怯者，须两料方可。自一月服起，服过七个月，方保无虞。此方至神至圣，幸勿轻视。〔批〕此堕胎必在三月、五月、七月之间。此三月内，切忌房劳恼怒，犯之必堕。

陈飞霞曰：此为素惯堕胎者设也。盖胎孕之屡堕，虽由于冲任亏，脾肾弱，若德性幽闲、内脏无火者，决不堕也。能清心节欲，起居有恒者，决不堕也。凡屡堕者，皆偏陂之性，暴怒之人，以致肝气有余，肝血不足，血虚生热，火烁子宫。又或纵欲不节，其胎必漏而堕矣。而世之安胎者，无非执泥古法，以香砂、芎、艾为保孕良图，不知热药安胎犹抱薪救火。余甚不慊，因以古之内补丸、杜仲丸、白术散三方凑合，名三合保胎丸。以条芩清肝

火而凉血，白术扶中气以健脾，当归养血宁心，熟地滋阴补肾，续断填损伤而坚胞系，杜仲益腰膝而暖子宫，至怯者加以人参。〔批〕一方有砂仁无人参。药虽平易，功胜神丹，凡屡堕者，服之无不保全。实妇科保孕安胎之圣药也。

保生汤隐君　治妊娠恶阻。因胎气阻逆，恶心呕吐。

人参　甘草三钱半　白术　香附炒　乌药　橘红五钱

每三钱，姜三片，煎。温服无时。或加丁香、干姜。

半夏茯苓汤万氏　治肥人恶阻因痰者。

陈皮去白　半夏汤泡七次，油炒黄，各钱半　茯苓二钱　甘草五分砂仁八分　乌梅半个

姜、枣煎。再加白术钱半、桂枝五分，尤妙。

人参橘皮汤杨氏　治瘦人恶阻兼热者。

人参　橘皮去白　白术　麦冬去心，各一两　甘草三钱　厚朴制茯苓各五钱　每四钱，淡竹茹一丸，姜三片，煎。加黄芩尤妙。

白术散子亨　治恶阻，呕吐清水，水浆不入。

白术　人参五钱　丁香二钱半　甘草一钱

每一钱，姜五片，煎。

［按］凡用丁香、干姜、草蔻、良姜之类，惟中寒脉迟者宜之。

青①竹茹汤　治妊娠恶阻，呕吐不食。

竹茹　橘皮　法半　白苓　生姜

水煎服。此方清而不寒，自是一法。

人参半夏丸　治妊娠恶阻，酸心，胸腹冷痛，吐逆不食。

人参　半夏　干生姜

为末，以生地汁浸，蒸饼为丸，米饮下。此方用生地汁蒸饼，不但制半夏之燥，而又不伤血分。妙妙。

安胎饮《心悟》　治胎动不安。

当归　川芎　白芍酒炒　熟地九制　白苓　阿胶一钱　艾叶

---

① 青：原作"清"，据底本目录改。

医钞类编

一六六八

炙草三分　白术二钱

水煎服。〔批〕一方四物去川芎，四君去茯苓，加陈皮、条芩、砂仁。若起居不慎，加人参、黄芪、杜仲、续断。饮食触犯，加人参倍白术。跌扑损伤，另用当归、川芎、青木香、益母草，酒煎，冲服。怒动肝火，加柴胡、山栀。脾气虚弱，去熟地，加人参、扁豆、陈皮。风寒相搏，当按经络以祛风寒。因时调治，对证施方，全在活法，不可胶柱也。

泰山盘石散　治妊娠气血两虚，或肥而不实，或瘦而血热，或肝脾素虚，倦怠少食，屡有堕胎之患。宜此兼养脾胃气血。

人参　黄芪　归身　熟地　续断　黄芩　川芎　白芍　白术　炙草　砂仁　糯米

水煎，食远服。

固胎丸　治胎动不安。

厚杜仲炒，八两　西砂仁淡盐汤炒，二两四钱　白术漂，炒，六两　条芩沉水者，酒炒，四两　归身酒炒，三两　淮山药随用

煮糊为丸，空心米饮下。

举胎散　治胎气偏坠，腰腿至小水不利。

白术炒，三钱　鹿茸酥炙，一钱　归身一钱半　川芎一钱　条芩炒，一钱　黄芪炙，二钱　炙草五分

红枣煎。或加黄杨树枝八分引，更妙。

安胎和气饮万氏　治跌扑动胎。

归身　白芍一钱　白术　黄芩　紫苏叶一钱半　炙草　砂仁炒，各五分

姜、枣煎。

当归汤　治胎动烦躁，或生理不顺，唇口青黑，手足厥冷。

当归　人参　阿胶炒　炙草

连须葱白煎。

阿胶散　治顿扑不安，或胁痛，腹痛，上抢短气。

阿胶　艾叶　当归　熟地　川芎　白芍　黄芪　炙草

姜、枣煎。

二物解毒汤 治误服毒药动胎。

黑豆　甘草　淡竹叶等分

浓煎服。此乃解毒良方。

保孕丸《千金》　治妊娠腰背痛，小产堕胎。

杜仲同糯米炒，去丝　续断酒洗，焙

为末，山药糊丸，空心米饮下。一法，用糯米煎汤浸杜仲八两，炒续断二两，酒炒山药六两，枣肉为丸。

钩藤汤《良方》　治妊娠瘛疭，胎动腹痛，面青，冷汗出，气欲绝，此由劳动用力伤胎，肝风相为病。宜急治之也。

钩藤钩　茯神　人参　当归一两　桑寄生五钱　苦桔梗一两半

每五钱煎。风热加柴胡、黄芩、栀仁，风痰加半夏、南星、竹沥，风胜加全蝎、僵蚕，烦躁加石膏，临产月加桂心一两。忌猪肉、菘菜。〔批〕钩藤甘寒，除心热，散肝风；桑寄生养血安胎。

当归芍药汤 治妊娠腹中绞痛，心下急痛。

白芍八两　当归　茯苓　白术四两　泽泻　川芎二两

为末，每二钱，食前温酒调服。

草豆蔻散 治妊娠心腹常痛，四肢不和，全不入食。

草豆蔻　陈皮　干地黄　白术一两　川芎七钱半　当归炒　桂心　干姜　木香五钱

每四钱，枣二枚，煎。

古今录验方 治腹内冷痛，忽然胎动。

薤白一升　当归四两，酒炒

水煎，分三服。

五加皮散 治妊娠腰痛。〔批〕阳不足者宜此。

杜仲炒，四两　五加皮　防风　阿胶炒　金毛狗脊　川芎　白芍　细辛　草薢三两　杏仁八十粒，去皮尖，麸炒

水煎，分三服。或加续断。〔批〕一方有白苓，无白芍。

丹溪方 治妊娠腰痛。

人参　白术　炙草　熟地　当归　川芎　陈皮　黄芩　黄柏

水煎服。〔批〕阴不足及血热者宜此。

通气散 治妊娠腰痛，状不可忍。此药神效。

破故子新瓦上炒香，为末

先嚼烂胡桃肉一个，以温酒调下故子末三钱，空心服。

五皮饮 治胃经聚水及妊娠胎水肿满。

大腹皮黑豆汁洗 茯苓皮 陈皮 桑白皮各一钱五分 生姜皮八分

水煎服。乃水肿通用之剂也。

茯苓升麻汤 治关格及孕妇转胞。

茯苓赤白各五钱 升麻一钱五分 当归二钱 川芎一钱 葶根三钱

上以急流水煎，或调琥珀末二钱服更佳。

乌金丸 治心腹儿枕痛。

川芎烧存性 附子烧

共为末，童便和酒调下。痛止，血下，方止服。此方温血海之里也。

安和饮 治胎冷，腹胀，痛引两胁，小便频数，大便虚滑。

诃子面裹，煨，去核 白术二钱 陈皮去白 高良姜炒 白芍 木香另研 陈米炒 炙草一钱

姜五片煎。

防风当归丸 治妊娠下血，因肝经有风，以致血得风而流散不归经者。

防风一味 当归去尾

等分，为丸，每一钱，白汤下。

安胎散 治妊娠卒然腰痛下血。

熟地 艾叶 炒芍 川芎 黄芪炙 阿胶炒 当归 地榆 炙草

姜、枣煎。

阿胶汤《金鉴》 治胎漏下血属热者。

阿胶炒 熟地 艾叶微炒 川芎 当归 白芍 黑栀仁 侧柏叶 黄芪一两

每四钱，枣三枚，煎。一方有杜仲、白术，无白芍、栀仁、侧

柏叶、黄芩。

黄芪汤 治气虚漏下黄水或如豆汁甚多者，其胎干必倚而堕。

黄芪二两 糯米一合 川芎一两

水煎，温服。一方无川芎。糯米谷味之阴，所以补地气之不足，乘天行之健也。

银苎酒 治证同上。

苎麻根三两，锉 纹银五两 清酒一盏

水煎，分温二服。

增损八物汤万氏 治胎漏。

人参 白术 炙草 熟地 白芍 当归 艾叶 黄芩 黄柏 知母等分

姜、枣煎，食远服。

人参散郑氏 治漏胎，败血凑心，日渐胎干，子母危困。

人参 黄芪炙 阿胶炒，各三钱 竹茹 木香 炙草 附子各五分，炮 川芎 陈皮 苎根各二钱半 生姜泡黑，三钱

每四钱，糯米二十一粒煎，热服。忌生冷、鸡、鸭、鱼、面等物。

止漏神丹 万氏方。

白术五钱 熟地一两 三七根末，三钱

水煎服。三七根止血神品，故奏效如响。

益母地黄汤 治妊娠跌坠，腹痛下血。

生地 益母草 当归 黄芪炙

加姜煎。

羚羊角散《本事》 治妊娠虚风，颈项强直，筋脉挛急，语言塞涩，痰涎不利，不省人事，名曰子痫。

羚羊角末 独活 枣仁 薏苡仁炒 防风 当归 川芎 茯神 广木香 杏仁 炙草

加姜、竹沥和，煎服。〔批〕一方有加皮。

《心悟》方无枣仁、苡仁、杏仁、木香，加人参、桑寄生、钩藤为君，姜、枣煎。

清神汤万氏 治子痫气虚挟痰火之证。

人参 白术 白苓 黄芪炙 炙草 麦冬 归身

加姜、枣煎，兼吞琥珀寿星丸，人参汤下。见癫痫门。

紫苏饮 治妊娠失调，胎气不安，上疚作痛，名曰子悬。

大腹皮黑豆水洗 川芎 白芍酒炒 陈皮 苏叶 当归 人参 炙草

加姜、葱煎。〔批〕一方有香附，无人参。此方亦治临产气结不下，恚怒伤肝，加柴胡。起居不慎，加白术、砂仁。脾气郁结，加木香。

竹叶汤 治妊娠心惊胆怯，烦闷不安，名曰子烦。

淡竹叶十片 黄芩一钱 麦冬去心，钱半 白苓二钱 人参五分

水煎服。血虚烦热，宜兼四物；中气虚弱，宜兼四君；有痰加竹沥。

人参麦冬散万氏 治子烦。

人参 白苓 黄芩 麦冬 知母 生地 炙草

加竹茹煎，食前服。

白术散《全生》 治妊娠面目虚浮，四肢肿如水状，名曰子肿。

白术一钱 生姜皮 陈皮 茯苓皮 大腹皮五分

为末，米饮下。丹溪除姜皮、腹皮，加川芎、木通，补中导水行气。水盛由于土衰，用白术以扶脾土而隄防之不使泛滥；姜皮、陈皮二者辛散，使水从毛窍出；苓皮、腹皮二者淡渗，使水从溺窍出。盖上下分消之法也。

鲤鱼汤《千金》 治妊娠胸满腹胀，遍身浮肿，小便不通。

白术五分 茯苓四两 当归 白芍三两 鲤鱼〔批〕鲤鱼味甘，下水气，利小便。一尾，去鳞、肠，白水煮，取汁。每药四钱，入鱼汁盏半

加姜五片煎。当见胎水下，如水未尽，胎死腹中，胀闷未除，再制一服，水尽胀消乃也。

天仙藤散 陈景初 治妊娠两足腿膝肿大，行步艰辛，名曰子气。

香附炒　乌药　天仙藤即青木香藤，微炒　陈皮　甘草炙，等分

每三钱加木①瓜、生姜各三片，苏叶、三叶同煎。空心服。天仙藤苦温，疏风活血，能解血中之风气；香附、乌药、陈皮以行郁气；甘草以和正气；紫苏辛温以疏表气；木瓜以除温热，利筋骨，而调荣卫也。〔批〕万氏加白术、茯苓，名茯苓汤。

束胎饮万氏　治孕妇七八月，其胎长大，腹大胀满，逼迫子户，坐卧不安，名曰子满。

白术　黄芩　紫苏叶　枳壳　腹毛绒钱半　砂仁连壳略炒，五分甘草三分

加姜煎，空心服。

人参阿胶散万氏　治久嗽不已，谓之子嗽。引动其气，恐致堕胎。

人参　白术　茯苓　苏梗　阿胶　桔梗　炙草等分
水煎。

紫菀汤《良方》　治子嗽由于火邪，宜清火润肺。

桔梗　桑白皮　天门冬　竹茹　紫菀　炙草　杏仁
入枣煎，温服。

桔梗汤《金鉴》　治子嗽。

紫苏叶　桔梗　麻黄　桑白皮　杏仁　赤苓　天冬　百合川贝母　前胡　炙草

加姜煎。一方无前胡、百合。

安荣散　治妊娠小便涩少，遂成淋沥，名曰子淋。

麦冬　通草　滑石　当归　甘草　人参　细辛　灯心
水煎服。一方人参、细辛加倍为末，每二钱，麦冬汤下。

加味五淋散《金鉴》　治子淋。

赤茯苓　当归　白芍　黑栀仁　黄芩　生地　泽泻　车前仁木通　滑石　甘草

水煎服。

---

① 木：原作"水"，形近而讹，据文义改。

简便方

胎动欲堕，用纹银煮水，着葱油作羹，食之。或用川芎二两，葱白一升，煎，分温三服。胎动，闷闷不安甚者，用生地黄杵绞汁，每一小盏令沸，入鸡子白一枚和服。

一胎动，昼夜呼叫，口噤唇搴①及下重痢不息，艾叶五两，好酒五升，煮取四升，去渣，更煎取一升服。口闭者，掘开灌之，药下即愈。一胎气上逼，心烦闷，胎动困笃，用葱白七茎，浓煮汁，饮之。若胎未死，即安；已死，即出。未效，再服。一血少胎痛，以四物加香附等分为末，紫苏汤下。一胎动昏冒，用砂仁和皮炒黑为末，每二钱，温酒下；不饮酒者，米饮下。一胎不安，用秦艽、炙草、鹿角胶炒，等分为末，水一盏，糯米五十粒，煎服。一法用阿胶、艾叶、糯米。又法，用白术、熟地等分，水煎服。安胎神效。此即万氏黑豆安胎散。

妊娠四五月，忽心腹绞痛，用大红枣十四枚，烧存性，为末。童便调下。

一方加盐一钱，炒令赤，酒调服。又方用盐一斤，烧令赤，以两指取一撮，酒调服，少顷再服。

妊娠卒然下血，用阿胶、蛤粉炒珠为末，以酒浸生地，捣烂绞汁，调末服。又方治下血不止，胞干即死，用生地汁一升，陈酒五合，同煎三五沸，温服，以止为度。

胎漏下血，用益智仁、砂仁，为末，每三钱，空心白汤下。又方用黄蜡一两，老酒一碗，溶化，热服，顷刻即止。

妊娠尿血，用葵子一升，研细，水煮，分温三服。又方用生艾酒煮，温服。又方用龙骨一两，蒲黄炒五钱，为末，每二钱，酒调下。又方用阿胶珠、熟地等分，为末，空心粥饮调下二钱。

妊娠小便不通，用蔓荆子为末，每二钱，食前浓煎，葱白汤调下。〔批〕荆子凉诸经之血，其性轻杨，有升上之义。

妊娠卒不得小便，杏仁去皮尖，炒黄，捣丸如绿豆大，灯心

---

① 搴：通"蹇"。

汤吞七粒。又方捣杏仁，入滑石末，饭丸小豆大，每二十丸，白汤下。又方用车前子捣汁，调滑石末，涂脐周围四寸，热易之。又方用紫菀为丸，每二钱，井华水调下。

妊娠小便不禁，桑螵蛸二十枚，炙黄为末，每二钱，空心米饮调下。又方用益智仁为末，米饮下。

妊娠浮肿，用羌活、萝卜子同炒香，只取羌活为末，每二钱，温酒调下。初日一服，二日二服，三日三服亦治风浮水肿。又方治水肿，小便不利，恶寒，用赤苓去皮、葵子各半两为末，每二钱，新汲水下。血块如盘，有孕难服峻剂，丹溪用醋煮香附四两，山桃仁去皮尖、白术各一两，海粉醋煮二两，为末，面糊为丸服。

妊娠杂病门

伤寒证治

吴绶曰：凡妇人伤寒，六经治例皆同。有怀妊者，则以安胎为主。药中有犯胎者，则不可用也。大抵妊娠伤寒合用汤剂，必加黄芩、白术二味能安胎也。海藏皆以四物为君，养血安胎。余同伤寒例，分经施治。

万密斋曰：妊娠伤寒，专以清热和胎为主。以四物、紫苏、和气饮见后，各随六经所见表里之证加减治之，务宜谨慎，不可与常病伤寒同治，以致损胎，误其母子性命也。

中风证治

《机要》云：风本为热，热胜则风动，宜以静养其躁，是亦养血也。治法须少汗，亦宜少下。多汗则虚其卫，多下则损其荣。

薛氏云：虽有汗下之戒，而有中腑、中脏之分。中腑者，多着四肢，则脉浮，恶寒，拘急不仁；中脏者，多着九窍，则唇缓失音，耳聋鼻塞，目瞀，便秘。中腑者，宜汗；中脏者，宜下。表里已和，宜治在经，当以大药养之，此中风之要法。妊妇犯之，亦当以此施治而佐安胎之药，宜防风散见后。〔批〕妊娠外感，如中风状，不省人事，用熟艾三两，陈米醋炒令极热，以丝帛裹熨脐下，良久即省。[按] 此方，中寒、中风俱妙。

中暑证治

盛暑时，中其暑热之毒者，其证发热而渴，自汗少气，精神昏愦，四肢倦怠，宜清暑和胎饮见后。

中湿证治

凡孕妇或早行感雾露之气，或冒雨，或久居湿下之地，或汗出取冷水浴之，其证发热，骨节烦疼，身体重着，头痛鼻塞，宜黄芩白术汤见后。

中恶证治

《大全》云：妊娠忽然心腹刺痛，闷绝欲死者，谓之中恶。邪恶之气中胎，伤于人也。由血气不和，则精神衰弱，故邪毒之气得而中之，亦致损胎也。宜当归散见后。

妊娠杂病门方

表实六合汤海藏　治妊娠伤寒，头痛身热，无汗，脉紧，太阳经病。

熟地　当归　白芍　川芎一两　麻黄　细辛五钱

加姜、枣煎。此即四物汤加麻黄、细辛发汗解表，表实无汗者宜之。

表虚六合汤　治妊娠伤寒，表虚自汗，身热恶寒，头痛项强，脉浮而弱。

四物汤四两，加桂枝、地骨皮各七钱，煎同上。地骨皮凉血，故能退热止汗。

风湿六合汤　治妊娠伤寒，中风湿气，肢节烦痛，头痛，身热，脉浮。

四物汤四两，加防风、苍术各七钱。

升麻六合汤　治妊娠伤寒，下后过经不愈，湿毒发斑如锦纹者。

四物汤四两，加升麻、连翘各七钱。

柴胡六合汤　治妊娠伤寒，胸胁满痛，脉弦，少阳经证。

四物汤四两，加柴胡、黄芩各七钱。

大黄六合汤　治妊娠伤寒，大便秘，小便赤，气满而脉沉数，太阳阳明本病也，急下之。四物汤四两，加大黄五钱、桃仁麸炒，十枚。

大黄、桃仁，妊娠所忌。然伤寒间有用之者，谓药病相当也。此即有故无殒之义。

人参六合汤　治妊娠伤寒，汗下后，咳嗽不止。

四物汤四两，加人参、五味子各五钱。

栀子六合汤　治妊娠伤寒，汗下后，不得眠。

四物汤四两，加栀子、黄芩各五钱。

石膏六合汤　治妊娠伤寒，大渴而烦，脉长大。

四物汤四两，加石膏、知母各五钱。

茯苓六合汤　治妊娠伤寒，小便不利，太阳本病。

四物汤四两，加茯苓、泽泻各五钱。

胶艾四物汤　治妊娠伤寒，汗下后，血漏不止，损动胎气。

四物汤四两，加阿胶、艾叶各五钱。

附子六合汤　治妊娠伤寒，四肢拘急，身凉微汗，腹中痛，脉迟沉者，少阴病也。

四物汤四两，加附子、肉桂各五钱。

四物大黄汤　治妊娠伤寒，畜血之证。

四物汤四两，加生地、大黄酒浸，各五钱。

琥珀六合汤　治妊娠伤寒，小便赤如血。

四物汤四两，加琥珀、茯苓各五钱。

每五钱煎。上海藏方，俱照此数煎。

黄芪解肌汤洁古　治妊娠伤风，自汗。

人参　黄芪　当归　川芎　炙草一钱　白芍六钱

每五钱煎。加苍术、生地亦可。蔡宗玉云：不如加防风。

紫苏和胎饮万氏　治妊娠伤寒诸证。

苏叶　条芩　白术一钱半　甘草一钱

太阳经病，加羌活、藁本、川芎、防风各一钱，连须葱三根，姜三片，煎，热服。阳明经病，加葛根、白芷、防风各一钱，葱白三根，淡豆豉一钱，煎服。少阳经病，加柴胡、人参各一钱。呕，加半夏七分。胸膈满，加枳壳、桔梗各一钱。头痛，加川芎一钱，枣、姜煎。发热恶寒，咳嗽甚者，病在手太阴，加麻黄、杏仁各一钱，葱白三根，姜三片，煎，食后服。恶寒无热，腹痛，吐泻不渴，手足逆冷，病在足太阴，加人参、炮姜、酒炒白芍各一钱，姜、枣煎，热服。恶寒发热、踡卧、手足冷者，病在足少阴，加独活、熟地、细辛各一钱，姜、枣煎，热服。恶寒，手足厥冷，唇青，身痛，头项崩痛，病在足厥阴，加当归、吴茱、羌活、细辛各一钱，葱三根、姜三片，煎，热服，或加炮姜、附子。

败毒和胎饮　治天行时气传染，妊娠初起宜服。

羌活　独活　柴胡　前胡　桔梗　枳壳　白苓　甘草　川芎
薄荷　苏叶　条芩　葛根

加葱白煎。虚加人参。

加味化斑汤万氏　治伤寒病，热不解，遍身发斑，赤如锦纹者。

人参　知母　生地　黄芩　栀仁　甘草一钱　石膏二钱　淡竹叶三片

煎，食远服。

生地升麻汤　治妊娠发斑，小便如血，胎欲堕。

栀子　升麻　生地　青黛　石膏　黄芩　葱白

水煎服。忌热物。

栀子大青汤　治伤寒发斑，变为黑色。

升麻　黄芩　栀子二两　大青　杏仁五钱

每五钱，细切葱白三寸，煎服。

护胎法　妊娠时气身大热，用此令胎不落。

伏龙肝不拘多少

研为细末，水调，涂脐下三寸，干即易，瘥即止。

又方，井底泥涂，干即易之。二方出《本事》，用之有效。

又方，浮萍、蓝根、蛤粉、大黄微炒，为末，水调，敷脐上。安胎解热极妙。

防风散　治妊娠中风。

防风　葛根　桑寄生一两　羚角屑　细辛　归身　甘菊　汉防己　秦艽　桂心　炙甘草　茯神五钱

每八钱，姜五片，煎。无汗加麻黄，或加羌活、独活；有热加石膏；有风痰加白附子炮、白僵蚕炒、天麻、半夏之类；中腑、中脏诸证，于中风参之。

白术酒　治妊娠中风，口噤，语言不得。

白术两半　独活一两　黑豆一合，炒

酒煮，去渣，分温四服。口噤者，灌之，得汗即愈。

羌活酒　治妊娠中风，发痉，口噤，四肢强直。

羌活两半　防风一两

以好酒浸一宿，每服用黑豆一合炒熟，投入药酒一大盏，候沸即取起，去渣，分两服灌之。

清暑和胎饮万氏　治妊娠中暑。

炙芪　人参　白术　炙草　黄芩　黄连　知母　麦冬　五味子一钱

水煎服。

黄芩白术汤万氏　治妊娠中湿。

条芩　白术五钱　苏叶二钱半

姜五片，煎。

蔡宗玉曰：当加苍术及羌、防等风药。

当归散　治妊娠中恶。

当归　丁香　川芎三两　青橘皮二两　吴茱萸五钱，汤泡三次，去梗，炒黑

为末，温酒调服一钱万氏云：此证当调补正气。

中恶方　治中恶，心腹绞急切痛，如鬼击之状，不可按摩，或吐、或血、或衄血者。

熟艾如拳大

一丸，煮汁，顿服。

一方盐一盏，水二盏，调和，服之。以冷水噀之，吐出即安。金银藤一味煎汤饮之。灶心土为末，每二钱，井水或白汤调服。苦桔梗二两，略炒，生姜五钱，煎服。

临产门

胎孕宜忌论

《达生编》云：胎时以绝欲为第一义，即不能绝，亦宜寡欲。盖欲寡则心清，胎气宁静，不特胎安，且易生易育，少病而多寿。又宜胎前宜亲小劳为妙，盖劳则气血流通，筋骨坚固，胎在腹中习以为常，虽有些微闪跌，不致坏事，倘安逸不动，则筋骨不坚，气血不行，略有着力，胎不习惯，随致堕落。然亦非有胎时始使亲劳，正谓平日不能安逸耳。若平日贪逸及受孕方劳，适足损胎，何筋骨强健之有哉？

产脉论

《脉经》云：欲产之妇，脉离经。离经经，常也，谓离经寻常之脉也。又云：离经，歇至也之脉，认分明其来大小不调匀，或如雀啄、屋漏，应腰疼腹痛，眼生花，产在须臾，却非病。又云：欲产之妇，脉离经，沉细而滑也。同名六至日离经，亦有气血聚于冲任，不能应脉，脉沉细而滑，但一二至者，亦日离经。通真子曰：腹痛而腰不痛，未产也。若腹痛连腰痛甚者，即产。盖肾系于腰胞，系于肾故也。诊其尺脉，转急如切绳、转珠者，即产也。

产候论

临产有七候：脐腹急痛，腰间重坠，眼中出火，粪门迸急，产户肿满，手中指筋脉跳动捏其中指一节至末节跳动，方与临盆，即产矣，胎水或血俱下，方是子出胎时，始可用力。如数证未备，即一二日，切不可使其努挣。又有胞水已下，儿头已至产门，三四日仍不下者，因母气先馁，此时惟人参汤为事功；不能者，大剂八珍汤见劳损补其元气，调其饮食，时至自生。〔批〕自此以下数条皆至理，至当不易之妙诀。业医者留心布施，以广利济之功云尔。

产时宜忌论

临产时，宜老成安静二三人伺候，一切亲族妇女，俱婉言谢却，勿令入房。夏月更不宜多人在房。热气拥盛，致令产母烦躁、发晕，其害非小。第一要劝其放心安睡，忍痛歇息，切忌在房中大惊小怪，交头接耳，咨嗟太息，求神许愿，皆能令其忧疑扰乱，以致误事。只要轻言细语，不宜多话，令其得睡为妙。〔批〕产家郑重。

稳婆只宜一人入房，且令在旁静坐，勿得混闹。大约此等妇人多愚蠢，不明道理，一进出来，不问迟早，不问生熟，便令坐草用力，妄说孩儿头已在此，或揉腰擦肚，或手入产门探摸，总要见他功劳，不肯安静，多致损伤。切记切记！〔批〕稳婆宜慎。

产时饮食论

临产时饮食减少，最为可虑。此时心内忧疑，腹中疼痛，甚至精神疲倦，口中失味。全要好饮食调理，但不宜过于肥腻。如不能食，只将鸡鸭肚肺等汤吹去存油，澄清，频频饮之，亦能壮助精神。

临产六字真言

一曰睡，二曰忍痛，三曰慢临盆。〔批〕妙诀。

正产试痛宜辨

产时初觉腹痛，须要先辨明是正产是试胎。但看痛一阵不了，又痛一阵，渐痛渐紧，一连五七阵，方是正产，始可与人说知。若痛得慢，是名试痛，只管安眠、稳食，安静调理，自然无事。若错认试胎为正产临盆，快用力早，则一错到底矣。此是第一关头，要辨得明，认得真，自然顺利而生。《集成》云：临产一月前，忽然腰痛却又不产，此是转胞，名曰试月。胎水有无俱不妨，但宜直身仰卧，行立自然无事。临产阵痛有二三日，有五七日者，此惊动太早，子未出胞，非正产也。但听其坐卧任意，不得扶坐努力而令其忧疑气馁，惟劝其饮食，以药饵滋补之。〔批〕正产与试痛分明，是第一关头也。

正产以忍痛为主论

若是正产不是试痛？以忍痛为主？忍住痛，照常吃饭睡觉，痛到极久，自然易生。且痛得久了，是试痛，是正产，不待辨而自明。若不痛久，早临盆，早用力揉腰擦肚，必大害。又忍痛之时，立宜稳立，坐宜稳坐，卧宜仰卧，不可将身左右摆扭，须知此时痛是为母者本分，他人替不得，且自家性命相关，安可不忍？〔批〕产妇自持。

养神惜力以睡为主论

若痛久不下之时，又要养神惜力，以睡为第一上策。能上床安卧，闭目养神是极妙事。若睡不稳，可暂时起来，仗人缓行。若仗桌小立，痛苦稍减，又上床睡，总以睡为妙。但宜仰卧，使腹中宽舒，小儿易于转身，且大人睡下，小儿亦是睡下，正可使小儿在腹中借此歇力。盖小儿宜歇力以济转身时之用，大人宜惜力以备临盆时之用，母子两皆得力，两皆应时。而又任小儿急转慢转，自寻出路，何难产之有哉？〔批〕子母受用。

慢临盆为第一要诀论

无论痛得久与不久，总以慢临盆为第一要诀。切不可听稳婆说小儿头已在此，以致临盆早，误尽大事。要知瓜熟蒂落，小儿自会钻出，何须着急？或小儿力薄，其转身时用力已尽，及到产门反不能动，是亦有之。此时小儿正在倒悬之急，急扶大人上床仰卧，使小儿歇力，待力健复动时，始叫产母用力以助，则脱然下矣。〔批〕好一个慢临盆。

临产用力之时论

用力须恰当其时。盖小儿坐腹中，及至生时，垂头转身向下腹中窄狭，他人有力难助，要听其自家慢慢转身，到产门，头向下脚向上，倒悬而出。若儿未曾转身，用力一逼，则脚先出者有之；或转身未定之时，用力一逼，则横卧腹中，一手先出者有之；即或转身向下，略不条直，用力稍早，以致或左或右偏顶腿骨而不得出者亦有之。〔批〕乱早弊病。不知此等弊病，皆是时候未到，妄自用力之故也。若果小儿逼到产门，此时自是不同，其候遍身骨节疏解，胸前陷下，腰腹重坠异常，大小便一齐迫急，目中金花瀑溅，此时临盆，用力一阵，不过一盏茶时，母子分张，何难之有？〔批〕□产的候。

杨氏十产论

凡难产者，皆因产母仓皇坐草太早，或胞浆虽破儿身未转，或转未顺被母用力努责，致有横逆倒碍诸变证。今依子建十论，斟酌各证救法于后。

伤　产

未产一月以前，忽然脐腹疼痛，有如欲产，仍却无事，是名试月，非正产也。但产母未是正产之候，切不可令人抱腰，产母亦不可妄乱用力，使儿错路，或横或倒，不能正生。楼全善云：伤产一条，最为切要。凡十月未足，临产腹痛，或作或止，或痛不甚者，名曰弄痛。或腹虽痛甚而腰不甚者，胎高未陷下者，谷道未挺进者，水浆未破、血未出者，浆血虽破而腹腰不痛甚者，俱非正产之候。且令扶行熟忍，或凭物坐，或安卧，或服安胎药，令稳婆先说慰解语。如觉心中烦闷，可取白蜜一匙，新汲水调下，切勿妄服催生药饵，仓皇忧戚，致令产母惊惧，惟服芎归散见胎产通治〔批〕佛手散即芎归散为妙。又切勿妄令用力，以困其母，直待子逼产门，腰重痛极，眼中火出，谷道挺进时，方可用力，及服催生之药。

冻　产

冬月大冷，产门经血得冷则凝，下部不可脱去棉衣，并不可坐卧寒处，当满房着火，常有暖气，令产母背心向火，脐下腿膝间常暖，血得热则流散，使儿易生矣。

热 产

盛夏之月，产妇要温凉得所，不可恣意取凉，伤损胎气，亦不可人多，使热气郁蒸，庶新血不妄行以致血晕。

横 生

儿先露手，或先露臂，此由产母不当用力而用力之过也。仍令产母安然仰卧，令稳婆将儿手轻轻送入直上，渐渐逼身，以中指摸其肩扶正，或以指扳其耳而正之。候其身正，煎催生药一盏，服之，渴则饮以蜜水，饥则食以薄粥，然后扶起用力一送，儿即生矣。

逆 产

产母胎气不足，关键不牢，用力太早，令儿不能回转直下，先露其足。或亦如上法将足送入，或随其两足倒生下，亦自无患。切不可使针刺足心、盐涂之法，儿痛上紧者，则母命难存。

侧 产

儿身未正，用力一逼，致令儿头偏挂右腿或挂左腿。亦令产母仰卧，稳婆审视，或肩或额，或左或右，务得其真。轻轻扶拨，令正，然后令产母用力一送，即生。若儿头后骨偏挂谷道，只露其额，令稳婆以棉衣炙温裹手，于谷道外轻轻推儿头令正，便令用力送下。

碍 产

因儿身回转，脐带扳其肩，露正顶，而不能生，亦令仰卧，令稳婆轻推儿近上，徐以中指按儿肩，下拨其脐带，仍须候儿身正顺，方令用力。有缠在儿项上，儿头自出，在产门外，稳婆以手拨其脐带，从儿头项过而下之。又有脐带缠在项上一匝，而儿与胞衣自然同下者，皆无妨碍，不必以手入产门拨下。

坐 产

儿欲将生，其母疲倦，又坐椅褥，抵其生路，急于高处系一手巾，令产母以手扳之，轻轻屈足坐，勿坐在实处。

盘肠产<small>膀胱坠出</small>

临产之时，产母肠先出，由平日气虚不得收束，血热易于流动，下元不固，关键不牢所致。令产母仰卧，稳婆先将温水洗肠，令净，然后托起轻轻送入，推而上之，却令产母两足夹紧谷道，其肠自收。古方用蓖麻子捣贴顶心，及以冷水和醋噀面之法，恐惊则气散。若肠干，以磨刀水少许，温润之，内用磁石煎汤，饮之，平时宜服补气清血热之药。

《集成》云：产时肠先出，用净盆盛温水，少入香油养润，待儿与胞衣下时，母略仰卧，自己吸气上升，稳婆以香油涂手，徐徐送入。或浓煎黄芪汤浸之，内服补中益气汤<small>见劳倦</small>即上。又有儿并胞衣下后，膀胱坠出产户者，用前法送入，仍服补中益气汤。若稳婆不谨，膀胱扯破者，宜八珍汤<small>见劳损</small>加猪脬为引，服之可复。

难产证治

万氏云：妊娠以气为主，以血为辅。气行则血行，气滞则血滞，故气顺则血和，胎安则产顺。贫贱之妇，勤动劳苦，生育鲜有难者。今富贵之家，过于安逸，以致气滞而胎不转。或为交合，使精血聚于胞中，皆致难产，宜服达生散<small>见后</small>去人参、白术、白芍，加香附、乌药。若六七个月胎形已全，不知禁忌，恣情交合，精血凝滞者，宜服缩胎丸、滑胎散<small>俱见后</small>。

舒驰远曰：孕妇难产，其中必有所因。或为气虚不能运送，宜用参、芪、芩、术补气之剂；或为血虚津乏而不流利，宜用归、地、阿胶、发灰、龟板之类；或为疾病侵害以致难产，当按六经之法施治，不可任用催生诸方，无端妄投。曾医一证，发动六日，儿已出胞，头已向下，而竟不产，医用催生诸方皆无效。延余视之，其身壮热无汗，头项腰脊强痛，此太阳寒伤荣也，法主麻黄汤。作一大剂投之，令温覆，少顷得汗，热退身安，乃索食，食讫，豁然而生。此皆治其病而产自顺也。

催生之法

《大全》云：凡生产自有时候，未到时不可强服催生、滑胎各样药饵，或势不得已则服之。凡催生药，必候腰痛甚，胎陷下，浆血破，方可服之。大法滑以疏通涩滞，苦以驱逐闭塞，香以开窍逐血。气滞者行气；胞浆先破，疲困者固血。

丹溪云：催生只用佛手散，最稳，最妙。

交骨不开治法

产时用力太早，水衣先破，被风所吹，产户肿胀、干涩狭小者，以紫苏煎汤熏洗，香油和蜜润之，从容俟之，无不下者。若交骨不开，由血气衰不能运达，宜十全大补汤见劳损助之，加味芎归汤见后亦可。

胞衣不下治法

《心悟》云：胞衣不下，或因气力疲惫不能努力，宜于剪脐时，用物系定，再用芎归汤见调经，一服即下；或血入胞中，胀大而不能下，以致心腹胀痛、喘急，速用清酒下失笑丸见后三钱，俾血散胀消，其衣自下。如不应，更佐以花蕊石散，或牛膝散俱见后亦可。元气弱极，胞衣来迟者，用肉桂三钱，当归、川芎各钱半，酒煮，热服，立下。

《集成》云：胞衣来迟，气虚弱也，急服脱花煎见后。若血流入胞中，胀闷疼痛，前方加芒硝下之。或有能事稳婆以手循脐带而上，以中指顶其胞衣，轻覆衣中之血，从容俟之，亦下，此良法也。

舒驰远曰：产后胞衣不下，多由气虚不能送，故必兼大补其气，否则非法。方用人参、黄芪、白术、肉桂、山羊血、无名子、没药、苡仁、朱砂、楂肉、降真香、制硫黄等分，为末，饭研成丸。开水吞下五钱，即下。

下胞衣法

《达生编》云：胞衣不下，不必惊惶，急用粗麻线将脐带系住，又将脐带双折再系一道，以微物坠住，再将脐带剪断若不断，带子气贯入，转胀满不出。过三五日，自痿缩干小而下，屡用有验。只要产母放心，坐卧行立自如，不可听稳婆妄用手取，多致伤生，慎之。

取胞衣要诀

《绳墨》云：胞衣不来，先将婴儿抱定，不可断脐带，用一伶俐老成妇人，将右手二指紧跟脐带而上带尽处，将指向上半寸余，摸之觉有血，便是胞衣。逆转，盛血在内，不得下，即以指连胞衣向下一捺，其血覆出，其衣自随而下。法甚简明，每见产妇衣不下，多服药，或用吐法，甚至以足拄腹者，易至丧命，或至成病。不知衣之不下，正为婴孩出门，脐带一扯，衣必逆转而上，污血淋下，尽入衣中，以致衣渐满大不能出。夫岂药力之所能与哉？故特书之，以免此患。

难产治案

滑伯仁治一妇难产，七日而不乳，且食甚少。伯仁视之，以凉粥一盂，捣枫叶煎汤，啖之，旋乳。或诘其理。伯仁曰：此妇食甚少，未有无谷气而能生者，夫枫叶先生先落，后生后落，故以作汤饮也。〔批〕不乳不产也，粥用凉者，以其烦也。又凉则性降。《本草》：枫叶亦能催生。今村妇亦每用之临月洗浴，第不知胃气不足者，亦可用否也。

庞安常治一妇难产，七日不下，百治不效。庞视之，令其家人以汤温其腰腹，自为上下抚摩，孕者觉肠胃微痛，呻吟间生一男。其家惊喜而不知所以。庞曰：儿已出胞，但一手误执母肠不能脱，非符药所能为。吾隔摸扪儿手所在，针其虎口，痛即缩手，所以遂生，无他术也。取儿视之，左手虎口针痕存焉。〔批〕抚摩其成形，即用针之候也。儿出胞，误执母肠，针儿虎口治验。

一妇累日产不下，服催生药不效。庞曰：此必坐草太早，心下怀惧，气结而不行，非不顺也。经曰：恐则气下。盖恐则精神怯，怯则上焦闭，闭则气逆，逆则下焦胀，气乃不行矣。以紫苏饮见妊娠子悬，一服便产。

吴菱山治一妇难产，三日不下，服破血行经之药不效。吴因制一方，以车前子为君，冬葵子为臣，白芷、枳壳为佐使，巳服，午产。众医异之。吴曰：《本草》谓催生药，以此为君，毛诗采芣苢，以防难产是也。〔批〕芣苢，即车前，或用草亦可。性最温利，故君之。

刘复真遇一府判女产不利，已敛。取红花煎浓汤，扶女于凳上，以绵帛蘸汤罨之，连以浇帛上，以器盛水，又暖又淋，久而苏醒，遂生一男。盖遇严冬，血冷凝滞不行，温则即产，见亦神矣。〔批〕冻产治验，法奇而正，妙甚。

一医宿安店，值店妇产数日不下，下体已冷，无药甚窘，以椒、澄、茱萸等煎汤，可下。手足和脐腹、产门处皆淋洗之，气温血行，遂产。

下死胎治案

《集成》云：临产惊动太早，血先下而胎元干涸，僵死腹中。惟令产母上床稳卧，切勿用力努挣、勉进饮食，勿令气乏。余治此极多，以脱花煎见后加芒硝三五钱，水煎，热服，其胎自下。十可全十。古方以平胃散加芒硝下死胎、下胞衣，功虽捷，而暗中有损。余见用此者数人，一时胞胎虽下，而产妇过一二年皆殁。大都平胃散克伐胃气，而芒硝咸寒伤血，所以脏腑暗中受损。今易用脱花煎，药味甘温，芎归生血活血，肉桂暖血，更加附子一二钱，虽芒硝之寒，不能为害矣。

一妇年二十四，原系初产，总由慌忙急促，座不如法，乃至胎久不下。延余至而胎已死矣。问产妇腹内动否？曰：不动。小腹阴冷知其胎死无疑。余思以药下之，虑其初产，交骨未开，门户未舒，必损其母。莫若以十全大补倍参、桂，一以扶产母精力，二可以暖下元，使胎自烂，始能保全。服方后，腹中温暖，不痛不急。余曰：得之矣。所虑者腹痛作坠，今不痛不坠可以耐之。更幸产母脾胃素健，每食白饭三盂、肥鸡半只。每日如是调理，至五日而死胎自下，糜烂臭秽不堪，产母毫无损伤。可见死胎不忙不乱，尚能保全。况生胎乎？第人不肯安静，必欲强为，奈之何哉？

辨骈胎并治验本舒驰远

曾在县治有洪元镇者，薄暮来寓，云：吾姊于午间产一女，此时胞衣未下，特来求方。余问：此刻人事何如？曰：腹仍大，不作胀痛，饮食有味，嗜卧，懒言，别无所苦。余曰：此骈胎也。还有一个未产，故腹大而无所苦。若为胞衣灌血，势必浊气上干，为胀痛闷乱，莫可名状，欲其安静，饮食有味，不可得也。此为气虚不能运送，观其嗜卧懒言，显然矣。吾用黄芪、白术、苡仁各五钱，薄桂、半夏各二钱，益智仁一钱，生姜一片，令即煎服，明早再看。次日，元镇来云：服药后，即熟睡至半夜，又产一女，胞衣随落。今无恙。可见用药必当详察。设因其胞衣来迟，而妄用下胞衣之法，不致损其胎者几希矣。〔批〕为医者当留心体会。

临产舌出不收治案

一妇因产子舌出不能收，周真见之，以朱砂传其舌，令仍作产子状，以两女扶掖之，乃于壁外置瓦盆投地作声，声闻而舌收矣。经曰：舌者，心之苗。因产心惊，吐舌不收，乃惊之，则舌自收矣。

临产门方

达生散丹溪　治妊娠临月。服十余剂，则易产。

大腹皮三钱　人参　陈皮　紫苏茎叶三分　白芍　白术　当归身尾酒洗，各一钱　炙草二钱　黄杨树脑子七个

水煎服。或加枳壳一钱，砂仁五分，青葱叶五茎，煎，吞益母

丸见后。如兼别证，以意增减。

缩胎丸丹溪　治妊娠八九月，宜服此方。

黄芩酒炒，夏一两，秋七钱，冬五钱　白术二两　陈皮三两，去白
白茯苓七钱半，临月十日前小便多时，去茯苓、陈皮，加枳壳七钱，滑石七
钱半

粥丸桐子大，每三钱，白汤下。

万密斋云：妊娠在于清热养血调实。黄芩安胎圣药，清热故
也置水中取沉者佳。又曰：养胎全在于脾胃。譬之悬钟于梁，梁软
则钟下坠，梁断则钟下坠，故白术补脾为安胎要药。胎中痛者，
非缩砂不止，必择连壳者用之；八九月间，须用枳壳、大腹皮，
则易产，行气开滞故也。

滑胎枳壳散孙真人　瘦胎易生方。

商州枳壳二两　粉草一两

为细末，百沸汤点二钱，空心，日三服。一方有糯米半升，
淘洗烘干，共研为末，米饮或白汤调下。温隐君加当归、木香各
等分；张氏加香附子去毛，炒，三两。湖阳公主每产，累日不下，
南山道士进此方。抑阳降气，为众方之冠。

神验保生无忧散《心悟》云：妇人产，先服一二剂，自然易
生。或遇横生、倒产，甚至连日不生，亦宜连服，应手取效。永救孕
妇产难之灾，常保母子安全之吉。

当归酒洗，钱半　川贝母一钱　黄芪八分　白芍酒炒，一钱二分，
冬月用一钱　菟丝子一钱四分　厚朴姜汁炒，七分　艾叶七分　荆芥穗
八分　枳壳麸炒，六分　川芎一钱三分　羌活　甘草各五钱

姜三片，煎，空心服。

程钟龄曰：此方流传海内，用者无不响应。而制方之妙，人
皆不得其解，是故疑信相半。余请得而详之。凡新孕妇人，胎气
完固，腹皮紧窄，气血裹其胞胎最难转动，此方乃用撑法焉。当
归、川芎、白芍，养血活血者也；厚朴，去瘀血者也，用之撑开
血脉，俾恶露不致填塞。羌活、荆芥，疏通太阳，将背后一撑，
太阳经脉最长，太阳治而诸经皆治。枳壳疏理结气，将面前一撑，

俾胎气敛抑而无阻滞之虞。艾叶温暖子宫，撑动子宫则胞胎灵动。川贝、菟丝最能运胎顺产，将胎气全体一撑，大具天然活泼之趣矣。加黄芪者，所以撑扶元气，元气旺则转运有力也。生姜通神明去秽恶，散寒止呕，所以撑扶正气。甘草协和诸药，俾其左宜右有，而全其撑法之神者也。制方之妙如此，故备言之，以醒学者。

加味八珍汤 《心悟》云：凡临产误自惊惶，用力太早，致浆水去多，干涩难生，故宜此方。

人参八分，虚者一钱二分　白术一钱，陈土炒　茯苓八分　当归五钱　炙草三分　川芎钱半　白芍二钱，酒炒　大熟地一钱半　乳香三钱　丹参三钱，酒炒　益母草二钱

水煎服。冬寒加黑姜五分；呕加生姜二片，砂仁五分。

程钟龄曰：浆水未行，用保生无忧散以顺其胎；浆水太多，必用加味八珍汤大补气血，以助其力，保产顺生，百无一失。

经验滑石散 凡水下，胎干胎涩不生，用此最效。

滑石飞过，一两　白蜜　香油各半盏

先将油、蜜慢火熬熟三四沸，掠去沫①，调滑石末，顿服；外以油调于产妇脐腹，上下摩之，立效。一方用小便、香油、蜂蜜各一碗和匀，调滑石末或益母草末，顿服。取小便破血，又有浊阴下降之理。

脱花煎 《集成》云：凡生产临盆，此方最佳。并治难产经日不下死胎、胞衣不下之证，皆妙。

当归　川芎　肉桂　淮牛膝　车前仁

水煎，加酒对服。若死胎胞衣不下，再加芒硝五钱；气虚困极，加人参二三钱，更加附子二钱，无不下者。

麻黄汤②

顺生丹 华陀　治产妇临盆，腰腹齐痛，服一二丸，催生神效。

---

① 沫：原作"末"，据文义改。
② 麻黄汤：据底本目录补，正文无。

朱砂五钱，细研，水飞　明乳香一两，箬①上炙干

共为末，端午日猪心血为丸，如茨实大。每一丸用当归三钱、川芎二钱，煎汤送下，不可经女人手。

催生如神散　治逆产横生，其功甚大。

百草霜　白芷不见火，各为末，等分

每服三钱，以童便、米醋和如膏，加沸汤调下。或用酒煎，加入童便少许，热服。书云：血见黑则止。此药不但顺生，大能固血，又免血枯，为妙。

黄金散　治难产，服之如神。

真金箔大者五片，小者七片

以小瓷钟将水少许入金在内去金上纸，用指研匀后，再添水至半钟。一面先令人扶产妇虚坐，又令一妇人用两手大指按定产母两肩上肩井穴，以前药温服，其胎即下。此催生圣药，如产月未足，又能安之。

加味芎归汤　治临产交骨不开，或五七日不下，垂死者。

当归五钱　自死龟板童便炙酥，三钱，醋炙亦可　川芎三钱　妇人头发一握，烧灰存性

水煎服。约人行五里即生，如死胎亦下灼过龟板亦可用。

周虚中曰：阳开而阴主合，自然之理。今交骨不开，阴极矣。必加肉桂以宣布阳和，庶为有济。若龟板、发灰之纯阴，仅可为任脉之乡②导耳。

失笑丸　治瘀血胀胞，并治儿枕痛，神效。

五灵脂去土，炒　蒲黄炒

等分为末，醋糊丸，桐子大。每二三钱，淡醋水下。

花蕊石散　治胞衣不下。

花蕊石一斤　上色硫黄四两

为末，和匀。先用纸泥封固瓦罐一个，入二药，仍用纸泥封

---

① 箬（ruò 若）：一种竹子。

② 乡：当作"向"。

口，晒干，用炭煅二炷香久。次日取出，细研，每服二钱，童便和热酒调下。甚者可加一二钱。

《心悟》云：本方治产后败血不尽，血迷血晕，胞衣不下，胀急，不省人事，但心头温者，急用一服灌下，瘀血化水而出，其人即苏，效验如神，医家不可缺此。

牛膝散《心悟》 治胞衣不下，腹中胀急，宜此药腐化而下，缓则不救。

牛膝 川芎 蒲黄微炒 丹皮二两 当归两半 桂心四两

共为末。每五钱，水煎服。

夺命丹 治胞胎不下，血流胞衣中，胀满喘急。

附子五钱，炮 牡丹皮一两 干漆二钱半，碎烧令烟尽 当归一两

为末。以醇醋一升，大黄末一两，同熬成膏，和药为丸，梧子大。温酒下，五七丸。

牛膝汤《必效》 治胞衣不下，脐腹坚胀，急痛杀人。

牛膝 瞿麦四两 当归三两 通草六两 滑石八两 葵子五两

水九升，煮取三升，温分三服。

黑龙丹 治难产胞衣不下，血迷血晕，不省人事，一切危急恶证垂死者，但灌药得下，无不全活。

当归 五灵脂 川芎 良姜 熟地黄各二两，锉碎入砂锅内，纸筋盐泥故济，火煅过 百草霜一两 硫黄 乳香各三钱 琥珀 花蕊石各一钱

为末，醋糊丸，如弹子大。每用一二丸，炭火煅烘，投入生姜，自然汁浸碎，以童便或酒调，灌下。

柞木饮子 治难产，或横或倒，死胎烂胀腹中，此方屡用神效。

大柞木枝俗名凿子木，坚细可为凿柄，今之作梳者是，一大握，长一尺，洗净，寸锉，生用，利窍通生 甘草大者五寸，锉作五段，新汲水三升，同入新瓷罐内，以纸三重封紧

文武火煎至半升，令香。候腰重时，温饮一小杯未痛勿服，便觉心中开豁；如觉渴，再饮一盏，至三四盏，觉下重便生，死胎，烂胀即下，此方最验。

简便方

难产五六日，痰困虚乏光。明牛膝二两，微炒，好酒升半，煎滚入胶，候烊。再入鸡子二枚，盐一钱，搅匀放温。令产母坐椅上，伸腰，大口作二次服，觉小腹重，即生。缘坐草太早惊动故也。难产累日不生，云母粉五钱，温酒调服，入口即产，万不失一。陆云已救数百人矣。又方用鱼胶一尺，新瓦上煅灰，陈醋调服，立下。此方屡验。又方用山楂四十九粒，百草霜为衣，酒吞下。

横产逆产，胞衣不下，或胎死腹中，用蓖麻子四十九粒，去壳，研烂，于产妇头顶心剃去少发，以蓖麻膏涂之，须臾觉腹中提上，即宜去药，却急于足心涂之，自然顺生，即速去之，迟则恐防肠出。如胎衣不下，贴足心，即下。如乡村无药之处，卒遇此证，即觅花椒叶、香圆叶、柚子叶、茱萸叶、生姜、生葱、紫苏，浓煎汤一盆，俟可下手，令产妇以凳坐盆上，浇汤淋洗其脐腹，阴户，久久淋洗，气温血行，登时即产。诸药全有更妙，即少一二味亦不妨。又方用黑豆一升，炒香熟，入醋一大碗，煎至六七分，去豆取汤，分三次服之，以热手顺摩小腹，其胞胎俱下。又方用冬蜜一大杯，以百沸汤调服之，立下；胞衣来迟，再服一碗，自下。

难产及横生逆产，或血海干枯，以致胎死不下，仓惶无措，命在须臾者，急用皮硝五钱，熟附片钱半，好酒半杯，童便半杯，同煎三沸，温服，立下，百发百中。又方下死胎，用麦芽半斤，捣碎，水二大碗，煎至一碗，服之即下。又方用天花粉酒炒，四钱、上肉桂、淮牛膝、淡豆豉各三钱，水二碗煎一碗，热服，即下。

盘肠产，用半夏为末，搐鼻中，肠自上。又方以大纸捻蘸香油点灯，吹灭，以烟熏产母鼻中，肠自上。又方洁净漆器盛产肠，浓煎黄芪汤浸之，自上。

子死腹中或半产不下，猪脂、白蜜各一斤，醇酒二升，或煎至一升，分温二服。不能服者，随多少缓缓饮之。又方用官桂五钱，丹皮、川芎、葵子各一钱二分，为末，每三钱，葱白汤下。又方用杜牛膝一两，紫金藤、蜀葵根各七钱，当归四钱，肉桂二钱，麝香五分，为末，米糊丸，桐子大，朱砂为衣，每五十丸乳香汤送下名牛膝丸。又方用辰砂一两，以水煮数沸，为末，取酒服之，立出。又方用鹿角屑一两，葱五根，豆豉半合，水煎服。又方用鹿角烧灰存性，为末，每三钱温酒调下。又方用灶心黄土为末，水调服二钱。又方用米、麦、赤小豆同煮浓汁服。又方用栝楼一味，焙为末，每二钱顺流水下。〔批〕亦治胞水早干，胎涩不下。

胞衣不下或产后恶血冲心，用锦纹大黄一两为细末，酽醋半升同煎如膏，丸如桐子大，温醋汤下五七丸，须臾恶下，即愈。胞衣不下，用五灵脂为细末，温酒调下二钱。又方用黑豆一合，炒熟，入醋一盏，煎三五沸，去豆分三服，酒煮亦可。

催生，用滑石末半两，葵子五十粒，捶碎黄柞叶七八皮，葱白二寸，顺流水煎汤调下。盖滑石能利小便，柞叶行气逐血，葱白内通阳气，气盛血行，即产矣。〔批〕柞叶行气送血。

胎产通治门方

返魂丹 治胎前产后一切诸病危证，及月经不调、赤白带下。

益母草于五月五日，六月六日，或小暑日，正开花时，连根采取，阴干用，花、叶及子磨末，忌铁

为末，蜜丸。热酒和童便送下。或捣汁于砂锅内，文武火熬成膏。俱可随证用引调服。胎前脐腹作痛或作声者，温米饮下；胎前产后脐腹作痛，胎动不安，下血不止，煎秦艽糯米汤，或当归汤下；横生逆产，胎衣不下，死胎胀满，腹痛心闷心痛，炒盐汤下；产后恶露不尽，结滞刺痛，上冲心胸，童便和酒下；产后崩漏，糯米汤下；产后带下，胶艾汤下。产后四肢浮肿及寒热，温酒下。凡临产及产后，以童便化下一丸，能安魂魄，调经络，破血痛，诸疾不生。

李时珍曰：益母草根、茎、花、叶、实，皆可用。若治血分

风热，明目调经，用子为良；若胎产疮肿，消水行血，则可兼用。盖根、茎、花、叶专于行，子则行中有补也。其根烧存性为末，酒调服，功与黑神散不相上下。

〔按〕此药功擅消水行血，祛瘀生新，利大小便，故为经产良药，而又能消疔肿，散乳痈，一名羌蔚，一名野天麻方。梗对节生叶，叶类火麻，四五月间开紫花者。是白花者，非。〔批〕羌蔚子行中有补，根烧灰，酒调服。

佛手散 〔批〕一名芎归汤。治妊娠胎动，或已久，及胎前产后，妇人室内心腹疗痛，经水不调诸疾。

当归三两　龙眼　川芎二两

为末。每四五钱，水酒同煎服。一方川芎减半，名当归汤，连进数月，胎已死，即下；未死，即安。此经屡验，万不失一。横生逆产，子死腹中，先用黑大豆一合，炒熟，前后入童便，药末同煎。一方加桂心，名桂香散，治产后腹痛不可忍。〔批〕桂香散。

交感地黄煎丸 治胞前产后，眼见黑花，或即发狂，胞衣不下，心腹胀满，寒热往来，烦渴，咽肿口疮，惊悸不眠。产后中风，面赤，崩中不止，癥瘕疗痛，恍惚昏迷，四肢肿满。

生地黄洗净，研，绞汁留渣，以生姜汁炒地黄滓，以地黄汁炒生姜渣，各至干为末　生姜研汁，留渣，各斤　延胡索糯米拌炒，亦去米　琥珀别研，各两　蒲黄炒香，四两

为末，蜜丸，弹子大。每一丸，当归汤化下。

回生丹 经、产统治。何集庵云：保产之仙方。轨范云：催生之圣药。

锦纹大黄一斤，为末　苏木三两，打碎，用河水五碗，煎三碗，另贮听用　大黑豆三升水浸，煮熟去豆，不用将壳晒干为末，其汁三碗，另贮听用　红花三两，炒黄色，入好酒四碗，煎十余滚，去渣，留汁听用　米醋九斤，陈者佳

将大黄末，入新砂锅，下米醋三斤，文火熬之，以长木箸不住手搅之成膏。再加醋三斤熬之，又加醋三斤，次第加完，然后

下黑豆汁再熬，次下苏木汁，次下红花汁，熬成大黄膏，取入瓦盆盛之，大黄锅粑亦铲下，入后药同磨。

人参二两　当归酒洗　川芎酒洗　延胡索酒炒　香附醋炒　苍术米泔浸，炒　蒲黄隔纸炒　茯苓　桃仁去皮尖，各一两　地榆酒洗　牛膝酒洗　炙草　羌活　橘红　白芍酒炒　马鞭草　山棱醋浸透，纸裹　五灵脂醋煮化，焙干，研　山茱肉酒浸，蒸，捣，各五钱　木瓜　青皮去瓢　乳香另研　没药研，各二钱　木香　良姜各四钱　白术米泔浸，炒　秋葵子各三钱　乌药二两半，去皮　益母草三两　熟地如法制，一两

上三十味并前黑豆壳，共晒为末，入石臼内，纳大黄膏，拌匀，再下炼蜜一斤，共捣千杵为丸，重二钱七八分一粒。静室阴干，不可火烘日晒，干后只重二钱零，熔蜡濩①之，用时去蜡汤引开后。景岳书无益母草、秋葵子、马鞭草三味，金箔为衣。又有一方用赤苓，无茯苓。

临产用参汤化服一丸，则分娩不费力。无参，淡淡炒盐汤亦可。子死腹中，因产母染热病所致，用车前子一钱煎汤，调服一丸至二三丸，无不下者。若因血下太早，子死，用人参、车前各一钱煎汤服；无参，用陈酒少许煎车前汤服。胎衣不下，用炒盐少许泡汤，调服一丸或二三丸，即下。产毕血晕，用薄荷汤调一丸，即醒。

以上数条乃临产紧要关头，即有名医措手不及，起死回生，此丹必须预备。亦治产后血晕，起止不得，眼见黑花，滚水调服。产后食物与血结聚，口干，心闷，烦渴，滚水调下。产后虚羸，寒热似疟，滚水调服。产后败血停留，化为浮肿，渴而四肢觉寒，乃血肿，非水肿也，汤化下。产后败血热极，心中烦躁，语言癫狂，非风也，汤化下三五丸。产后败血流入，心孔闭塞，失音，甘菊花、桔梗各三钱，煎汤调服。产后误食酸寒坚硬等物，泄痢脓血，山楂煎汤下。产后百节开张，虚胀酸痛，用苏梗三分煎服。产后小便涩结，溺血如鸡肝，用木通四分煎服。产后大便艰难，

---

① 濩（huò 或）：疑作"護"，"护"的异体字。

有瘀血成块如鸡肝者，用广皮三分煎调。产后恶露未尽，寒热往来，以致崩漏，用白术三分，广皮二分煎调。产后败血停积，面黄口干，鼻中流血，遍身斑点，危证也，陈酒化服。产后胸膈气满，呕逆不定，服此二三丸，自效。产后大小便秘，乍寒乍热，如醉如痴，滚汤化服。以上数条，皆产后败血为害也，故此丹最有奇效。至产后一切异证，目所未识，人所未经，但服此丹，无不立安，一丸未应，二三丸必效。凡室女经闭，月水不调，及经痛诸痛，皆可服。

龙须汤 治胎前产后身疼。

黄芪炙，一两　当归酒洗　牛膝酒蒸，各五钱　白术漂，炒　防风　独活　甘草各二钱半

每五钱，生姜十片，薤白一茎，煎，不拘时服。《保产论》云：身疼者，肌体不实，而受风邪客于经络，邪气与正气搏击于肌肉之间也。若妊娠而患身疼者，必因劳役过多使然。产后百节开张，血脉流走，气弱，则骨肉之间血多凝滞，故经脉紧急，腰背不能转侧，手足不能动摇，身热若纳炭，头如钉钉之。医者妄为发汗，必变生他证。

女金丹　〔批〕此韩飞霞方也。一名不换金丹。加熟地一两即名胜金丹。治妇人久虚无子，及产前后一切之病。此药能安胎催生，妊娠临月服五七丸，产时减痛。又治半身不遂，滞浊血崩，及产后腹痛，吐逆，子死腹中，气满烦闷，脐腹作痛，月水不通，中风口噤，痢疾，消渴，败血上冲，头疼，寒热，血晕，血泄，见鬼迷闷，产后伤寒虚烦，劳瘦。凡妇人诸疾，不问久近，并宜服之。兼治男子下虚无力。

人参　白术　茯苓　甘草　当归　川芎　白芍　白薇酒洗　丹皮　白芷　藁本　肉桂　元胡　没药另研　赤石脂另炒，各一两　香附醋浸三日，炒香，十五两

为末，蜜丸。空心温酒下。食干物压之，妊时三五日一服，产后二三日一服，醋汤下亦妙。

益母丸　专治胎前产后，脐腹作痛，服之即安。

益母草取紫花方茎者，八两　当归　赤芍　广木香各二两

为末，炼蜜和丸，弹子大。每一丸，汤饮嚼下。此方李氏祖传，经试效验。其益母草不犯铁器，摘碎风干，胎前脐腹刺痛，及胎动不安，下血不止，用米汤或秦艽当归煎汤下；腹痛寒热如疟者，米汤下；临产产后先用一丸，童便入酒下。能安魂定魄，调顺气血，诸痛不生，并可催生《本敬信录》。一方有川芎一两，蜜丸，好酒或童便对酒。

大乌鸡丸　治女人羸瘦，血虚有热，经水不调，崩漏带下，不能成胎，及骨蒸等证。

香附一斤，四制　熟地四两　生地　当归　白芍　人参三两　川芎　鳖甲三两半　白术　牡丹皮　黄芪　牛膝　柴胡　知母　贝母二两　黄连　地骨皮　干姜　元胡子一两　白苓二两半　秦艽两半　艾叶　青蒿四两

上香附等二十一味，俱为细末，用白毛乌骨鸡一只，绞死去毛、肠，将艾蒿各一半装入腹内，以鸡并与艾蒿同入坛内，童便和水浸过鸡二寸许，隔汤煮烂，取出，去骨，焙内干为末如筋骨疼痛者，去肉，焙骨焦，为末。与前末和匀，鸡汁打糊为丸，桐子大，每五六十丸，温酒或米饮下。忌煎炒苋菜。

小乌鸡丸　治妇人百病。

吴茱萸　良姜　白姜　当归　白芍　元胡　破故纸①　川椒　陈皮　刘寄奴　生地　莪术　川芎一两　荷叶灰四两〔批〕巧只在荷叶灰一味　北艾二两

为末，用白毛乌骨鸡，缢死去毛、肠，煮烂去骨取肉，捣如泥，拌药末，晒干，磨细，以鸡汁作糊为丸，如桐子大。每服五十丸，随证用引下。如从未生育，乃油膜包裹子宫，不能成孕，宜加凤凰衣烧存性，七个朱砂为衣。腹痛，血黑色者，加炒黄连。有湿痰者，加南星、苍术、香附同丸。月水不通，红花、苏木，

---

①　破故纸：原作"破破芷"，据《济阴纲目·求子门·治血虚不孕》改。

酒下。子宫久冷，茯苓煎汤下。赤带，清茶下。白带，牡蛎粉调酒下。心痛，菖蒲酒下。腹痛，芍药酒下。胎漏下血，乌梅酒下。胎衣不下，芸苔菜，研水下。胎前产后白痢，干姜煎汤下；赤痢，甘草煎汤下。耳聋，腊茶汤下。头风，薄荷煎汤调下。血风眼黑，甘草汤下。身体疼痛，黄芪汤调酒下。腰脚痛，当归酒下。生疮，地黄汤下。气块血块作痛，葱白汤下。四肢浮肿，麝香汤下。咳嗽喘满，杏仁、桑白皮煎汤下。常服，温酒、醋任下。

产后门

产后将护论

《大全》云：妇人产毕，宜闭目少坐，须臾上床，以被褥靠背，宜仰卧不宜侧卧，宜竖膝，不宜伸膝，高倚床头，厚铺茵褥，遮围四壁，免受贼风。以醋涂鼻，更以手从心擗至脐下，使瘀露不滞。房内宜烧漆器以醋炭，如此三日，以防血晕血逆。不问腹痛不痛，有病无病，以童便和热酒半盏，温服五七次，亦不可多。酒能行血，恐引血入四肢，且能令人昏晕。仍慎言语、七情寒暑、洗足梳头，以百日为度愚意以半月七日为率，可矣。若必待百日，未免迂而不洁。否则患手足腰腿酸痛等证，名曰褥劳，最难治疗。〔批〕凡治血晕，醋解法收其神；水解法清其热；烧干漆者，散其血迷于上也。

产后饮食论

《达生编》云：产后饮食，各处不同。徽俗才上床，即与肥鸡干饭。吴俗率与齑粥，甚至有弥月而后茹荤者，皆不通可笑。不知产后肠胃空虚，正宜滋味调养，以生气血。粥时吃粥，饭时吃饭；三日内只用鸡汤，吹去油，澄清饮之，未可食鸡；十日内不可吃猪肉；一月内不可吃猪油，以其壅塞经络，令血气不通耳。余则无所忌也。又云：产妇宜饮淡酒，宜食淡味。若饮醇食咸，皆令烧干无乳。盖清淡之味本乎天，能生精神，浊则否也。鸡子有祛瘀生新之能，食之甚宜，但要煮极熟；若糖心鸡子，乃是生物，凝滞损人，断不可食。产后去瘀，有用红沙糖，或用山楂，或用茱萸煎水饮。总莫妙干热，酒对童便。或腹痛之甚，用生化汤见后，一服莫不愈者。

产后药饵论

《心悟》云：产后用药，不宜轻投凉剂，又不宜过于辛热。产后气血空虚，用凉恐生脏寒。然桂、附、干姜，气味辛热，脏腑无寒不能消受，理应和平调治，方为合法。如或有偏寒偏热之证，又须活法治之，不可胶执也。

产后外感内伤治法

陈飞霞曰：产后气血俱伤，外则腠理不密，易感风寒；内则脏腑空虚，易伤饮食，稍有不慎，诸证丛生。古书有产后以大补气血为主，杂病以末治之之戒，后世莫不遵之。惟事滋补，不知风寒未去，饮食未消，滋补一投，反成大害。昧者犹以为药力未到，愈补愈深，死而后已。昔余在潭州遇师指授一方，名曰熟料五积散见后，谓此方能去寒积、血积、气积、痰积、食积也。今产后之病，犯此五积者多，倘能按法治之，往辄裕如。余之经验颇多，于兹四十余载，活人不可胜纪，因不敢自秘，笔于书以公世云。

产后不宜用清凉酸敛①之法

《绳墨》云：古人所谓产后大补者，非如后人用清凉酸敛补药，但以平和温暖之剂，使血得暖而流通，令其恶露自尽也，故无血晕血崩、阿欠顿闷、恶露冲心之患。况产后之血，皆为瘀血。若逆而不行，则疾病蜂起。余尝治此，七日之内禁用芍药，恐其性酸寒，或敛之而不行，或伐之而不生也。至八九日间设，或用之，必须酒炒方可。〔批〕孟诜曰：产后忌生冷，惟藕不忌，为能散瘀血也。

---

① 敛：原作"饮"，据下文改。

产后有余不足师古贵善变通之法

方谷云：或问产后气血大虚，纵有杂证，以末治之。又谓：产后须以去恶露为主。其二说孰是？余谓：古人立言，各有攸当；今人师古，贵善变通。假如产后去血过多，有血昏作晕之状，其脉决然弦浮大散，乃阴血既亡，阳无所依，急用芎、归大剂加熟附子、炒干姜，顿服。常用醋炭法，使孔窍一开，血不能冲，甚者用补虚之剂，纵有滞痛兼用行血之药，此所谓大补为本，以他证为末也。若产后未经三四日，余瘀卒止，腰腹疼痛，潮烦口渴，咳嗽脸红喉腥，二便涩秘，脉洪实而数，是乃败血停积，上冲心肺。缘平日孕时，过食热物，留蓄肠胃，其热毒与血相搏，留结不行，非用莪术、元胡、香附等药，以破其污秽，何以得安？若徒知当补不知当泻，病益剧矣。此回生救苦丹，虽用大黄、苏木、红花，不为暴也。盖产后虽为不足之病，亦有有余之证。经云阴中有伏阳，阳中有伏阴是也。故不当泥产后无虚之说，胶执成见，而不善变通耳。

［愚按］古人之言，亦有不可尽信者。如产后大补气血为主，此言虽得其大概，然有当补，有不当补。而当补之中又有分别，血虚补血，必当兼补其气；气虚者，必不可兼补其血；其气血两虚者，法当重在补气，盖阳生则阴长也。然女科诸方往往偏于补血，反致阳愈消而阴愈长，长此用补之，不得其法也。至云虽有他证，以末治之，此言则更欠分晓矣。如产后去血过多，或劳倦伤力，以致身热头重，昏弦多汗，骨节酸疼，手足倦怠，身重嗜卧懒言等证，此气血真寒，惟宜大加温补，诸证自除，末治可也。若其人本无瘀滞，或因触冒风寒，或因多食生冷，以致发热恶寒，头痛身痛，壮热无汗，脉来浮大，则当先用参苏五积之类，微微汗之，以散其邪，而后用补。如或寒邪日久，未发入里，郁而为热，以致发热烦躁①，大渴引饮，则当先用清解之剂除其热邪，而

---

① 躁：原作"燥"，据文义改。

后用补。此皆急则治标之法，又何可以末治乎？上视为末不急治，而遽用补剂，则反助其邪而为害不少。此皆古人立言疏漏处，所贵善学变而通之，毋徒囿于习闻也。

产后气血病门

辨闭脱二证

闭脱二证不但产后宜辨，即中风、中痰、气厥、暑风及卒然倒扑，昏晕不省，皆宜辨之。如牙关紧闭，两手握拳，谓之闭证。有余之候，即疏风化痰，亦可用之。如口张手撒，眼闭遗尿，鼾声，谓之脱证。盖口张心绝，手撒脾绝，眼闭肝绝，遗尿肾绝，鼾声肺绝，大进参附，或可十中救一。

产后血晕气脱证治

陈飞霞曰：产时胞胎既下，气血俱去，忽尔眼黑头眩，神昏口噤，不知人事，古人多云恶露乘虚上攻，故致血晕。不知此证有二：一曰血晕，一曰气脱。若以气脱作血晕，而用辛香逐血化痰之剂，则立刻告毙矣。气脱者，产时血既大下，则血去气亦去，故昏晕不省，微虚者少刻即苏，不虚者竭脱即死。如眼闭口开，手撒手冷，六脉微细之甚，或浮而散乱，此即气脱证也，速用人参，多则五七钱，少则二三钱，加入炒米、煨姜、红枣，煎汤，徐徐灌之，下咽即可救活，少迟则恐不及。无力之家以大剂当归补血汤见杂门加炒米、煨姜、红枣，煎汤灌下，亦可。血晕证本由气虚一时昏晕，然血壅痰盛者，亦或有之。如果形气脉气有余，胸腹胀痛，气粗，两手握拳，牙关紧闭，此血逆证也，宜黑神散见后；无胀痛者，属气虚，大剂芎归汤见前胎产加肉桂。

产后血晕证治

《心悟》云：产后血晕，宜烧漆器，熏醋炭，以开其窍。若瘀血上攻胸腹，胀痛拒按者，宜用芎归汤见前下失笑丸见临产。若去血过多，心慌自汗，用归姜汤见后加人参；虚甚者，更加附子。脾胃虚弱，痰厥头眩而呕恶者，宜六君子汤见脾胃。

产后暴死血闷证治

奉化陆严治新昌徐氏妇病，产后暴死，但胸膈微热。陆诊之曰：此血闷也。用红花数十斤，以大锅煮之，候汤沸，木桶盛贮，将病者寝其上熏之，汤气微冷，复加之。有顷，人指动，半日遂苏。

产后恶露不绝证治

《心悟》云：此证大抵因产时劳伤经脉所致。若肝气不和，不能藏血者，宜逍遥散见热；若脾虚弱不能统血者，宜归脾汤见血门；若气血两虚，经络亏损者，宜八珍汤见劳损；若瘀血停积，阻碍新血，不得归经者，其证腹痛拒按，宜芎归汤见胎产送下失笑丸见前临产，先祛其瘀而后补其新，则血归经矣。

产后恶露不下证治

《大全》云：由产后脏腑劳伤气血虚损，或胞络挟有宿冷，或产后当风取凉，风凉乘虚而搏于血，则壅滞不宣，积宿在内，而致恶血不下也，宜用赤芍一钱，知母、生姜、蒲黄各四分，红花二分，荷叶蒂一枚，生地汁二合，煎服。或益母草绞汁入酒，温服。如恶露不快，腹中疼痛有块，及发寒热，宜生料五积散见感冒加醋少许煎，通口服。

产后鼻黑鼻衄证治

郭稽中云：足阳明胃脉起于鼻交频中，还出颊口交人中，左之右，右之左。盖鼻准属脾土，鼻孔属肺金而胃实统之。产后鼻起黑气及鼻衄，皆由气血空虚，荣血散乱，乃胃败肺绝之危证也。急用二味参苏饮见后加附子，间有得生者。薛氏云：产后，血逆上行鼻衄，口干心燥，舌黑，因瘀血上升者，宜返魂丹见前胎产，童便化下，鼻衄止，下血渐通。

产后自汗证治

《大全》云：产后虚汗不止者，由阴气虚而阳气加之，里虚表实，阳气独发于外，故汗出也。血为阴，产则伤血，是为阴气虚也；气为阳，其气实者，阳加于阴，故令汗出。而阴气虚弱不复者，则汗出不止也。凡产后血气皆虚，故多汗。因之遇风则变成痉，亦虚乏短气，身体柴瘦，唇口干燥，久则经水断绝，由津液竭故也。

薛氏曰：一产妇略闻声响，其汗如雨而昏愦，诸药到口即呕。余以为脾气虚败，用参、附末为细丸，时含三五粒，随液咽下，乃渐加至钱许，却服参附汤见劳损而愈。〔批〕脾气虚败，闻声汗出。

一妇盗汗不止，遂致废寝，神思疲甚，口干引饮。余谓血虚有热，用当归补血汤见嘈杂以代茶，又以当归六黄汤见汗证纳黄芩、连、柏，炒黑，倍加人参、五味子，二剂而愈。〔批〕血虚有热盗汗，代茶炒黑之理可法。

产后忽冒闷汗出不识人证治

东垣云：妇人分娩及半产漏下，昏冒目瞑，盖因血暴亡而火上炽，但补其血则神自安。若常时血下，常补而升举其气，阳得血而神安，则目明矣。今立一方以补手足厥阴之血，兼益阳气，名全生活血汤见后。

产后积聚证治

《大全》云：积者，阴气也，五脏所生；聚者，阳气也，六腑所成。皆由饮食不节，寒热不调，致五脏之气积，六腑之气聚。积者，痛不离其部，阴气沉伏也；聚者，其痛无有常处，阳气浮动也。产后脏腑虚弱，为风冷所乘，搏于脏腑，与血气相结，故成积聚癥块也。有血与气相搏者，谓之瘕。瘕之为言，假也，谓其痛浮假无定处也。此由夙有风冷，血气不治，至产时血下少，故致此病。不急治则多成积，妨害月水，否塞不通也。

产后癥块证治

薛氏云：癥块乃真气亏损，邪气乘之。况产后得之，尤当固真气为主。若求旦夕之效而攻其邪，则速其危矣。当参杂病积聚门方论治之。

万氏云：此恶露不尽之害也。若产妇畏药，虽有病苦，强忍不言，或坚执产后补虚之说，不肯轻用去血之药，以致败血停留，久而不散，结成癥块，依附于子宫，妨碍月水，阻绝嗣息，夭其天年。凡治此者，必用丸药以渐磨之，非汤散旬日之功也。

一妇因产后虚寒，呕恶不食，腹痛如割，时作寒热，复出盗汗，瘦悴骨立；脐腹之左结成硬块，其大如掌冰冷，虽盛暑此处独无汗，每块微则痛不可忍，百药治不效。梦中忽有人授以艾煎丸见带下一方，因服之，恶心、盗汗、寒热辄止，尽一料遂平复如故，独血块仍在。服至五六料，其块自融化而出，状如鱼冻，病遂全愈。

产后血瘕证治

薛氏云：血瘕之为病，乃寒邪乘虚客入，血气壅结。此因气病而血病也。当补养胃气，调和月经，宽缓静养。于产后诸痛、儿枕痛条中参合治之。

产后浮肿证治

陈无择曰：产后浮肿多端，有自怀孕肿至产后不退者；亦有产后失于调理，外感寒暑风湿，内则喜怒忧郁，血与气搏，留滞经络。气分血分，不可不辨。血分，但服调经汤见后使气血流行，其肿自消；气分，心腹坚大如盘，水饮所作，宜白术汤即枳术丸，详见饮食。万氏云：新产之妇，败血未尽，乘虚流入经络，与气相搏，凝滞不行，腐化为水，故令四肢浮肿，勿作水气治，轻用渗泄之剂。

丹溪云：产后浮肿，小便少，口渴，恶寒，无力，脉皆沉，此体虚而有湿热之积，必上焦满闷，宜补中导水行气。又云：产后肿，必以大补气血为主，少佐以苍术、白苓，使水自利，宜用白术二两半，陈皮一两，川芎五钱，木通六钱，茯苓三钱，煎，下清金丸即黄芩为末，粥丸。

产后腹胁满闷呕吐恶心证治

万氏云：败血散于脾胃，脾受则不能运化津液而成腹胀，胃受则不能受水谷而生呕逆。若以平常治胀治呕之剂，则药不对证，反增其病，宜抵圣汤见后。伤食呕恶者，加味平胃散；甚者，睨睆丸俱见后。

产后呕吐证治

《大全》云：胃为水谷之海，以生血气，荣润脏腑。产后则脏腑伤动，有时而气独甚者，则气乘于肠胃，肠胃燥涩，其气则逆而上，故呕吐也。胃气不和者，宜开胃散见后；呕逆不已者，宜六君加藿香、砂仁。内热呕吐，以枇杷叶去毛，蜜炙，茅根各五钱，煎，入芦根汁，和服。

产后呃逆证治

《大全》云：肺主气，产后气血伤，风冷搏于气，则气逆上，而又脾虚聚冷，胃中伏寒，因食热物，冷热相击，使气逆而不顺，则呃逆。证属胃气虚寒之恶候，宜香灵丸、产宝方俱见后。又当审其寒热虚实，寒者，宜丁香、姜、桂；热者，宜干柿、竹茹；实者，宜香附、橘皮；虚者，宜人参、附子。

洪玉友曰：一妇产后七日内患呃逆，门外亦闻其声，手足抽掣。医用肉桂、丁香、柿蒂，俱不效。余以半夏五钱，白蜜五钱先服，随用当归二两，川芎一两，炒黑荆芥三钱，钩藤钩十只，柿蒂二个，肉桂、黑姜各六分，服之即安。

产后咳嗽证治

《大全》云：夫肺者主气，因产后血虚，肺经一感微邪，或风，或热，或寒，或湿，皆令嗽咳，宜旋覆花汤见咳嗽门。亦有恶露上攻，流入肺经，咳嗽而胸膈胀闷者，宜二母汤见后。一云产后食盐太早而咳嗽者，难治。

产后喘促证治

《心悟》云：此因荣血暴竭，卫气无依，喉中气急喘促，名曰孤阳，最为难治，宜用六味地黄汤见劳损加人参，以益其阴。若脾胃两虚，阳气不足，宜用四君子汤见脾胃加黑姜、当归，以益其阳。若自汗厥冷加附子。若兼外感，即于四君方内加荆芥、陈皮、炮姜、川芎、当归，以散之。若瘀血入肺，口鼻起黑气，及鼻衄者，此肺胃将绝之候，宜急服二味参苏饮见后。

《产论》云：恶露不快，败血停凝，上熏于肺而喘急者，宜夺命丹见后。败血冲心，胸满上喘，宜血竭散见后。陈无择云：荣血暴绝，大料芎归汤见经产。亦可救。

产后气血病门方

熟料五积散《集成》　专治妇人产后外感内伤，瘀血不行，痰凝气滞，头疼身痛，恶寒发热，心腹疼痛，寒热往来，似疟非疟，小腹胀满，伤风咳嗽，呕吐痰水，不思饮水，胸紧气急，手足搐搦，状类中风，四肢酸疼，浑身麻痹。凡产后一切无名怪证，一并皆可治之。

香白芷　肉桂　川朴　川芎　桔梗　陈枳壳　白苓　苍术炒　白芍　法半　炮姜　炙草　广皮　归身　人参虚者加之

除白芷、肉桂二味不炒，余药合为一剂，用好醋小半杯，净水一杯与醋和匀，将药润湿入锅内，炒至黄色为度，取起摊地上，去火毒，候冷，入白芷、肉桂、生姜三片，红枣三枚，净水二碗，煎至一碗。热服此方至平稳，不拘剂数，以愈为度。惟产后大汗、泄泻或虚脱之证忌服。

陈飞霞曰：此方用肉桂解表逐寒，白芍和荣谐卫，苍术、厚朴走阳明而散满，陈皮、半夏疏逆气以除痰，芎、归、姜、芷入血分而祛寒湿，枳壳、桔梗宽胸膈而利咽喉，茯苓去饮宁心，甘草和中补土。虚怯者加人参。其为温中散寒之妙剂，用于产后，无往非宜。

[按] 产后气血空虚，故不宜用峻厉之剂大汗大下。然遇内伤外感，其势有不得不治其标者，则当相其本气之虚实，邪气之重轻，或温而兼表，或补而兼消，按证施治，方为合法。世人泥于成说，但是产后概用芪、术、归、地专于滋补，虚证犹可，若遇

实证，则外邪闭锢不出，饮食凝滞不消，渐至寒热咳嗽，胀满喘促，种种不治，千古以来，夭枉何可胜道？惟陈氏此方，以五积之药投五积之病，俾药相当，无不应效。犹虑气味辛散，辅以人参，兼用醋水拌炒，令药性温和，表而不发，消而不攻。既可祛邪，亦能助正，诚堪为群方之冠，实是矫世俗之偏。

产后通治方 产后之病，不可枚举，如血晕头痛，身热腹痛，或手足逆而转筋，或心胁满而呕吐。风邪入而变为阴寒，凉气侵而直为厥逆，皆死亡在于旦夕，而危急乱于须臾也。此时之补气血为主，若作外感以治之，则变证莫测矣。

人参五钱　白术四钱　熟地黄一两　归身二两　川芎一两　荆芥二钱，炒黑色

水煎，入童便、水、酒对服。外感风邪加柴胡，有寒加附、桂，其余诸证不可乱加，但以此方服之，无不神效儿枕痛加山楂十粒，桃仁五粒，一剂即去之。

《汇参》云：此方只可减分两，不可去药味。盖产妇一身之血尽行崩下，皮肤腠理如纸之薄，邪故易入亦不易出也。故于大剂补正之中略加祛邪之味，正气既盛，邪气自退。况有荆芥之功，不特引气血各归经络，亦能引邪气各出皮毛，此方之所以真奇效也本方去白术，换黑姜，名更生散。

生化①汤 凡产后服一二剂，祛瘀生新最妙。

当归身三钱　黑姜五分　川芎钱半　益母草一钱　桃仁七粒，去皮尖，炒

研，水煎，热服。入童便少许，尤佳。一方有炙草，无益母草。

黑神散《局方》 治产后恶露不尽，攻冲作痛。

熟地黄　归尾　赤芍　蒲黄　桂心　干姜炒　甘草四两　黑豆炒，半升

每服二钱，酒、童便各半，煎。此方亦治胞衣不下，胎死腹

---

① 化：原作"地"，据底本目录改。

中，因血滞不行者。一方用生地。

汪讱庵曰：熟地、归尾、赤芍之润以濡血；蒲黄、黑豆之滑以行血；桂心、干姜之热以破血；甘草以缓其正气；酒以引入血分，以助药力；童便散其瘀血也。

清魂饮 严氏 治产后恶露已尽，忽昏不知人，此气血虚弱，又感风邪也。

泽兰叶　人参二钱半　炙草二钱　川芎五钱　荆芥一两〔批〕荆芥最散血中之风，故以为君

为末，温酒调下，或水酒各半煎，入童便对服。万氏加当归、鲜益母草。汪讱庵曰：气血虚弱，故以泽兰、川芎生其血；人参、甘草补其气。外感风邪，故以荆芥疏其风，风邪去，气血生，则神清矣。肝藏魂，故曰清魂。

豆淋酒 治恶露不尽。

黑豆五升

熬令烟尽，于瓷器内以酒一斗，淬，饮之，治瘀血，又能发表。

泽兰汤 治产后恶露不行。

泽兰　生地酒洗　当归　赤芍一钱半　炙草五分　生姜一钱　桂心二分　大枣四枚

水煎。

归姜汤《心悟》 治产后血晕及心慌自汗，以此安之。

当归三钱　黑姜七分　枣仁炒，钱半　大枣五枚，去核

水煎服。

程钟龄曰：方内重用当归，则瘀血不得留停。如服后自汗仍多，心慌无主，恐其晕脱，即加人参二钱，熟附子一钱。倘瘀血作痛，以失笑丸间服，功补兼行，可也。

黄芪汤 治产后虚汗不止。

黄芪二钱　白术　防风　熟地　牡蛎煅　白茯苓　麦冬去心　炙草五分

加大枣一枚，煎。

《纲目》云：黄芪得防风而力愈大，谓其易于固表也。而黄芪二钱，防风五分，大约足矣。牡蛎，肾家药也。以肾液入心为汗，故止汗又宜固肾。其他可意解矣。

麻黄根散 治产后虚汗不止。

当归酒炒　黄芪炙　麻黄根捶烂　人参无则代以白术　炙草一钱半　牡蛎煅二钱

上锉，每四钱水煎服。一方用小麦一合煎，调牡蛎粉服。《纲目》云：麻黄气悍，轻扬药也。用其根者，用其阳中之阴也，非从阳引阴归根之义乎。

全生活血汤 治产后冒闷，发热，自汗盗汗，目眴，四肢无力，口干，头晕，行步敧侧。

升麻　白芍炒　当归　柴胡　防风　羌活　独活　葛根　甘草　川芎　藁本　生地　熟地　细辛　红花　蔓荆子

水煎。此方以风升之剂而治自汗盗汗，谁其信之。然东垣主此汤者，有深意焉。《素问》曰：阴者从阳而呕起也。阴不从阳则阳外散，故多汗。升麻、干葛升阳明之气，柴胡、防风升厥阴之气，羌活、藁本升太阳之气，细辛、独活升少阴之气于前；蔓荆子凉诸经之血，甘草和诸阳之气，四物养血于诸阴之经，红花活血于诸阳之络。然则升而不敛非所以脏阴，故以白芍为君；升而太过非所以益气，故用甘草为佐。

〔按〕此乃治邪客经络也。以邪客经络，两者不和，故有此自汗盗汗之证。用此方和之，则外者得入，内者得出，使经络通，邪气散，阴阳和，筋骨用矣。

止汗散 治产后盗汗不止，一切汗多者，皆可服。

牡蛎煅成粉　小麦麸炒令黄色，研成粉，各等分

和匀，煮生猪肉汁调下，二钱，不拘时。小麦生于阳至，成于阴至，内阳而外阴也。今用其麸，亦用其阳中阴耳。且汗为心液，用其麸敛心液也。又肾之液入心为汗，而猪水畜也，调以肉汁，能不归之肾乎？但此方力缓功迟，宜频服多服耳。

万氏方 治癥块。

熟地黄二两　香附四两　山茱肉　肉桂　川芎　三棱醋浸，煨
莪术醋浸，煨　元胡　鳖甲醋炙枯　故子盐水炒　木香一两　丹皮
桃仁去皮尖　五灵脂一两半　归身二两

为末，蜜丸，白术陈皮汤下，每五十丸，空心服。

坐马丹　治一切风血癥瘕，见效如神。

瓦楞子煅红，醋淬三次

为末，醋熬膏为丸。

调经汤　治产后血分浮肿。

归身酒洗　赤芍　丹皮　桂心　赤苓　炙草　陈皮一钱　细辛
干姜炒，各三分

加姜煎。

大调经散　治产后浮肿，荣卫不调。

大豆一两半，炒，去皮　茯苓一两　真琥珀一钱，能消瘀血化为水

为末，浓煎，乌豆紫苏汤调下。

小调中汤　治产后一切浮肿，但用此药，无不效者。

茯苓　当归　白芍　陈皮　白术切，作一剂煎汤，调后末　没药
琥珀　桂心　细辛　麝香

冲服。

〔按〕此方补脾胃，行瘀血，妙在调服法。

夺魂散　治产后虚肿满促。

生姜自然汁三两　白面三两　大半夏七枚

先以生姜汁，搜面裹半夏为七饼子，煨焦熟为末，水调服，
小便利为效。

〔按〕此方因中宫有湿痰留积，致小便不利者，犹服二陈汤，
能使大便润而小便长也。

大全方　治产后遍身青肿疼痛及众病。

牛膝　大麦芽

等分为末，以新瓦罐子中填一层麦芽，一层牛膝，填满用盐
泥固济，火煅赤，令冷，研为散。但是产后诸疾，热酒调下二钱。

〔按〕此专治血流诸经，青肿作痛。青肿者，血瘀也。血化为

水，故见青色。

大竹皮丸　治中虚烦乱呕逆。

生竹茹　石膏二钱　桂枝　白薇一钱　甘草七分

为末，枣肉和丸，弹子大。每服一丸，日三夜二。有热，倍白薇。烦促，加柏子仁。

抵圣汤　治腹胁满闷，或呕吐恶心。

赤芍　半夏制　陈皮去白　人参　泽兰叶二钱　炙草一钱

每五钱，煨姜五片，煎，温服。

加味平胃散　治伤食腹胀恶呕。

苍术　川朴　陈皮　人参　香附　神曲炒　炙草一钱

加煨姜五片，煎，热服。

睨睆丸　治伤食腹胀，恶呕之甚。

良姜炒　姜黄炒　荜茇　陈皮去白　莪术煨　三棱煨　人参等分
萝苣慢火煮熟

药为末，苣汁糊为丸，白汤下。

开胃散　治产后气血不和，呕吐不止，全不纳食。

诃子肉一两半　人参一两　甘草五钱

为末。分二服。以半夏半分，姜一分，薤白十四茎，煎。

香灵丸　治产后呕不止。

丁香　辰砂另研，各六分　五灵脂一钱

先将丁香、灵脂研细后，入辰砂再研匀，用猪胆为丸，鸡头大。每一丸，生姜陈皮汤，磨下。

产宝方　治产后呃逆，三日不止，欲死。

即姜桂散一云水煎服，方见呃逆门。

二母汤　治产后恶露上攻，流入肺经，咳嗽，胸膈胀闷。

知母　贝母去心　白苓　人参二钱　杏仁　桃仁并去皮尖，各一钱

水煎服。

二味参苏饮　治血入于肺，面赤发喘欲死者。

人参末一两　苏木二两

煎。调参末服。

人参泽兰汤 治产后恶露不下，虚火载血上行，溢出鼻窍，黑色见于口鼻，胃败肺绝之候。

人参　熟地五钱　生地三钱　泽兰叶　丹皮　牛膝二钱　藕节五枚

煎。入童便冲服。

〔按〕此证景岳镇阴煎最佳。

血竭散 治败血冲心，胸满喘促，命在须臾者。

真血竭如无以紫矿代之　没药等分

研细，频筛。再研，取尽为度。每二钱，童便、酒各半盏，一沸，调服。

夺命丹 治产后恶露不快，败血停凝，上熏于肺，亦令喘满，血去而喘自定。

方见前产门此去当归。

六君子加失笑散 治产后喘息不能卧，痰与血杂涌而上，此脾胃气虚而败血乘之也。

用六君子料六钱加生姜三片水煎，调入蒲黄炒，灵脂各五分，末，搅匀，温服。少顷，渣再煎，再入蒲黄、灵脂末冲服，神效。

产后咳嗽气喘方

百部根　苦梗　桑白皮　干百合　赤苓

水煎，食后服。

〔按〕此保肺法也。久嗽不愈，须用百部加以百合敛肺，桑皮泻中有补，苦梗下药，赤苓泻火，乃清降妙剂也。于结证亦宜。

简便方

产后血晕危急者，用韭菜〔批〕韭菜能去心间滞血切入有嘴瓶内，煎热，醋沃之，即密。盖瓶口以嘴向产妇鼻孔中，令醋气透入，通达之，即醒。一法，如觉晕，即以醋噀面，醒来与醋细细呷之。又以醋涂口鼻，使常闻其气。又方用红花三两，酒、童便各半升，煮取一盏，服。又方治血晕，虚火载血上行者，用鹿角烧灰研细，用好酒、童便调，灌，一呷即醒。一治血上冲心已死者，用郁金烧存性为末，每二钱醋一合调，灌，立活并能下胎。〔批〕才产便服，以免血晕。酒不如醋，醋不如童便也。

产后血晕用松烟墨或京墨，不拘多少，用炭火煅红，以米醋淬之，再煅再淬，如此七次，研极细。才产毕，即用一二钱，以童便调下，淡醋汤，温酒亦可。又方用五灵脂，半生半炒为末，每二钱温酒调，灌，入喉即愈。

产后风虚血晕，精神昏昧，用荆芥一两三钱，桃仁五钱，炒为末，温酒调下三钱。微喘加炒杏仁、甘草各三钱，名荆芥散。又方只用荆芥为末，童便调下三钱。又方用多年陈荆芥穗，灯上燎焦黑存性，每三钱童便少酒调下，极妙。〔批〕荆芥，气虚人不宜。

产后血晕，心迷狂乱，恍惚如见鬼，用生益母草汁三合根亦可，生地汁二合，童便一合，鸡子清三枚，同煎，三四沸后，入鸡子清，搅匀作一服。

产后恶血不绝，崩漏不可禁，腹中绞痛，气息喘急，用乱发烧一两，阿胶二两，代赭石、干姜各三两，干地黄四两，马蹄壳一个，烧牛角腮五两，酥炙为蜜丸，空心米饮下。泄血不止，腹痛胸闷，用姜黄为末，酒调服。〔批〕姜黄治恶露不止。

新产压血，逐败滋新，并一切恶露血积，用真蒲黄，不拘多少，熬米醋令稠，和药成膏，每服一弹子大，食前醋汤化开服。〔批〕二味有且战且守之能。

产后恶露不下，血结冲心刺痛，用芸苔子炒，当归、桂心、赤芍等分，研末，每二钱，酒调服，赶下恶物。〔批〕名芸苔散。

产后血余攻心或下血不止，心闷面青，冷气欲绝，用羊血一盏，顿服；若不定，更服，立效。〔批〕羊血之用，诚有夺天之功。

产后血气烦闷，用生藕汁饮二升，效。竹沥亦可。又方用陈白梅捶碎，煎汤饮。又方用生地汁，清酒，各一升相和，煎一沸，分为两服。此方清心简切。

产后血渴，用莲子心为细末，米饮调下，二钱即效。又方治产后去血过多，虚烦发渴，用蒲黄末二钱，白汤下。甚者，井水下。〔批〕莲心清心，蒲黄凉血。

产后风寒寒热病门

产后中风证治

万氏云：产后正气暴虚，百节开张，风邪易入。调理失宜，风邪中之，不省人事，口目睸①动，手足挛曲，身如角弓，此风自外中者也，宜愈风汤见后。如神昏气少，汗出肤冷，眩晕卒倒，手足瘛疭。经曰：诸风掉眩，皆属于肝。肝为血室胞之主也。产后去血多，肝气暴虚，内不能养神，外不能养筋，此风自内生也，宜加味当归建中汤见后。如痰迷心窍，神气不清，恍惚昏眩，宜人参汤下琥珀寿星丸见痫。口噤，手足瘛疭，角弓反张，或血晕不省人事，四肢强直或心眼倒筑，吐泻欲死，华陀愈风散见后最效。《百问》云：寒中三阴，所患必冷，宜小续命汤见中风加生姜煎；暑中三阳，所患必热，宜小续命去附子，减桂心一半，加薄荷，煎。

汗多变痉证治

《心悟》云：产后汗出不止，皆由阳气暴虚，腠理不密，而津液妄泄也。急用十全大补汤见劳损止之。如不应，用参附、芪附、术附等汤俱见劳损。病势危急则以参、芪、术三方合饮之。若或汗多，亡阳变成痉病，口噤咬牙，角弓反张，尤为气血大虚之恶候，更当速服前药，庶可治疗。缘产后汗出过多，气血大亏，筋无所养，虚极生风，因而变痉。借非参、芪、术、附，安能敛汗而定搐乎？此与外感发痉，法当祛邪者，自是不同。

《大全》云：宜八珍十全大补，加附子、炮姜、桂枝、防风服之。

产后疟疾证治

《汇参》云：似疟，寒不凛凛，热不蒸蒸，发无定时，亦不甚

---

① 睸：疑作"瞤"。

苦，此正气虚而无邪气也；真疟，寒则汤火不能御，热则冰水不能解，发有定期，此正气虚而邪气相搏也。产后气血俱虚，荣卫不固，脾胃未复，或外感风寒，内伤饮食，皆能成疟。又有胎前病疟，产后未愈者。产后之疟只以补虚扶正为主，不可轻用截药。娄氏云：多由污血挟寒热而作，增减柴胡四物汤见后主之。

产后血虚发热证治

方谷云：产后血虚发热，气虚生寒，气血两虚，寒热并作，固宜补虚为主。然半月以前，感有内外之邪，亦当轻扬表散；如半月以后，若有杂证，则不可专主产后治疗矣。此要诀也。

产后伤寒发热证治

吴绶曰：新产后患伤寒，不可轻易发汗。盖其发热有产时伤力及去血过多，恶露不尽，三日乳蒸，或早起动劳，饮食停滞。一皆发热，状类伤寒，要在仔细详辨。大抵产后大血空虚，若汗之，则变筋惕肉𬌗或郁冒昏迷不省，或风动搐搦不定，或大便秘涩，其害匪轻。凡有发热且与四物汤见血门，以芎、归为君，白芍须酒炒、酒蒸熟地佐之，加软柴胡、人参、干姜主之，最效。盖姜之辛热，能引血药入血分，气药入气分也，且能去恶养新，有阳生阴长之道，以热治热，深合《内经》之旨。如有恶露未尽者，益母丸即返魂丹，见胎产、黑神散见产后气血病必兼用之。胃虚食少者，必加白术、茯苓；有痰呕逆者，必加陈皮、半夏。其余六经各条治例皆同，但药中必以四物为主，乃养血务本之要也。

产后血虚脾虚发热证治

《心悟》云：产后若无风寒而忽发热者，血虚也。宜用四物汤补阴血，加以黑干姜之苦温从治，以收其浮散，使归于阴，则热即退矣。不效，更加童便为引。然产后多有脾虚伤食而发热者，误作血虚即不验，法当调其饮食，理其脾胃，宜五味异功散见脾胃加神曲、麦芽。大凡风寒发热，昼夜不退；血虚与伤食发热则在日晡，清晨即退，是以二证相似也。然伤食之证必吞酸嗳腐，胸膈满闷，显然可辨。若血虚证则无此等证候。而产后复有气血大虚，恶寒发热，烦躁作渴者，乃阳随阴散之危证，宜十全大补汤见劳损；如不应，更加附子。若呕吐泻利，食少腹痛，脉为沉细，或浮大无力，更佐以理中汤见中寒。此皆虚寒假热之候，设误认为火而清之，祸如反掌。

产后往来寒热证治

郭稽中曰：阴阳不和，败血未尽，皆令乍寒乍热。产后气血亏损，阳虚则阴胜，而乍寒；阴虚则阳胜，而乍热；阴阳俱虚则乍寒乍热。败血不散，入于肺则热，入于脾则寒也。〔批〕何以败血入肺则热，入脾则寒也？岂以肺主气，气不和而热；脾统血，血不荣而寒乎？抑脾阴肺阳而自为寒热也？然总以逐瘀为主，而温凉之法有不同焉。万氏云：败血留滞，则经脉皆闭，荣卫不通，闭于荣则阴甚而寒，闭于卫则阳甚而热，荣卫俱闭则寒热交作，荣卫行则解矣。败血未尽者，以去瘀为主，黑神散见前卷荷散；阴阳不和者，以补虚为主，增损八物汤方俱见后。

〔按〕血闭于阳经而荣卫不通则寒，血凝闭于阴经而荣卫不通则热，故必期于通而寒热自已。

血虚发热补阴药内宜加干姜之法

丹溪曰：产后发热，用参、芪、归、芍、炙草补虚。轻则加茯苓淡渗之〔批〕热轻用茯苓淡渗之，人所易忽，却最妙，其热自除；重则加干姜。或云：大热而用干姜，何也？曰：此热非有余之邪热，乃阴虚生内热耳。盖干姜能入肺分利肺气，又能入肺分引众药生血。然不可独用，必与补阴药同用。此造化自然之妙，非天下之至神，其孰能与于此耶？

《纲目》云：古人于血证中每每用干姜，而今人率用炮姜，则孰是而孰非也？若谓入肺宜干姜，入肺宜生姜，入脾温中则宜炮姜，以其有守有走有从之不同也。今用炮姜，须炮得十分极黑为妙。

蓐劳治法

《大全》云：由产后日浅，血气虚弱，饮食未复，将养失所，而风冷客之，风冷搏于气血则不能温于肌肤，使人虚乏劳倦。或因产理不顺，疲极筋力，忧劳心虑，致令虚羸，乍卧乍起，容颜憔悴，饮食不消，名曰蓐劳。风冷邪气而盛于肺，肺受微寒，故咳嗽，口干，遂觉头昏，百节疼痛。荣卫受于风邪，流注脏腑，须臾频发，时有盗汗，寒热而疟，背膊烦疼，四肢不举，肢体倦怠，腹中绞刺，此则蓐劳候也。

《心悟》云：产后气血空虚，真元未复，有所作劳则寒热食少，头目四肢胀痛，名曰蓐劳。大法阳虚则恶寒，阴虚则发热，清气不升则头痛，血气不充则四肢痛，宜用大剂八珍汤见劳损补之。若脾虚食少，即用六君子汤见脾胃加炮姜以温补之，诸证自退。薛氏云：此证当补脾胃，饮食一进，精气化生，诸脏有所依赖，其病自愈矣。

产后风寒寒热病门方

五物汤万氏　*治产后感伤风寒。*

人参　归身　川芎　白芍酒炒　炙草等分

生姜、葱白煎。有汗加桂枝、防风；无汗加麻黄、苏叶；寒热往来加柴胡；头痛加藁本、细辛；遍身痛加羌活、苍术；但热不恶寒加黄芩、柴胡、葛根；发热而渴加知母、麦冬、竹叶。

愈风汤　*治产后中风，自外中者。*

羌活　防风　当归酒浸　白芍酒炒　黄芪　天麻　桂心　秦艽二钱

加姜、枣煎。热加葛根；冷加白术；有风证倍用生姜；手足不遂加牛膝、萆薢、倍用黄芪；腹痛倍用归、芍；不食加人参、元参。

加味当归建中汤　*治产后内中。*

当归　白芍酒炒　桂枝　黄芪　人参　熟附子　炙草

加姜煎服。

华陀愈风散　*治中风，口噤瘛疭，或血晕不省人事，四肢强直等证。*

荆芥穗微焙为末

每三钱，豆淋酒或童便调下，口噤抉开，灌之。或灌入鼻中，神效。指迷加当归等分，水煎，生姜汤下。治产后中风抽搐，发热恶寒，头痛身痛之证，名清魂散。荆芥辛凉，不寒不热。散不伤气，行不害和，能理血分风邪。调以豆酒或童便，祛风降火，妙不可言。叔微云：此药大有奇效，等神圣之功。

海藏愈风散 治一切失血，经脉拘急，产后与汗后搐搦。〔批〕一名举乡古拜饮。

荆芥穗为细末

先炒大豆黄卷，以酒沃之，去黄卷，取清汁，调末三五钱童便调亦可。轻者一服，重者二三服，即止。气虚者忌服。喻嘉言曰：此海藏治风入血分之方，与痉病无涉。然《金匮》有垂戒二条云：风病下之则痉，复发汗则拘急。又云：疮家虽身疼痛，不可发汗，汗出则痉。设使不发汗，但用此方治之，亦何至遽成痉病耶？盖风邪从虚而入，补则补其邪，汗则伤其正，惟先服此，出其风，随即补之，乃为要诀耳。

桂枝合补血汤《金鉴》 治产后伤血病痉。

桂枝　芍药　甘草炙　当归　黄芪

加姜、枣煎。

大豆紫酒 治产后汗多变痉。

川独活一两半　大豆半升　酒三升

先用独活酒浸，煎一二沸，则炒大豆用黑豆紧小者极焦烟出，急投酒中，密封，候冷，每服一二合，日进十服。此药能祛风消血结，中风困笃，背强口噤，或但烦躁，或头身皆重，身上发痒，呕吐直视，及妊娠折伤，胎死腹中，并宜服此。

防风当归散 治产后病痉。

防风　当归　川芎　地黄各两

每一两，水煎，温服。

增减柴胡四物汤 治产后污血，寒热成疟。

软柴胡一钱半　人参　半夏　炙草　归身酒洗　川芎　炮姜二两

加枣一枚煎。久疟加蜜炙黄芪，醋炙鳖甲。

草果饮子 *治产后疟，寒热相半，或多热者。*

法半　川芎　赤苓　炙草　草果煨，取仁　陈皮二钱　青皮去白　良姜　紫苏二钱半　干葛四钱

每三钱，姜、枣煎。

生熟饮子 *治产后疟疾多寒者。*

肉豆蔻　草果仁煨　厚朴去皮　半夏　陈皮　甘草　大枣去核　生姜等分

挫，和匀，一半生用，一半用湿纸裹，煨令香熟，与生者和匀。每五钱水煎，食前后各一服。

人参当归汤 *治产后阴虚发热，心烦满，气短，头痛，日晡转甚。*

熟地黄　人参　归身　麦冬去心　肉桂一钱　白芍炒，二钱半　粳米一合

竹叶十片，煎。血热甚者，加生地二钱。

当归养血丸①治瘀血发热。

当归　赤芍　丹皮　元胡二两　桂心一两

为末，蜜丸，梧子大，温酒下。

抽薪散 *治产后发热。*

当归　熟地四两　干姜炒黑，一钱

水煎服。此以干姜之苦温为从治，收其浮散之热，使归依于阴分也。

卷荷散 *治产后败血未尽，乍寒乍热，小腹刺痛。*

初出卷荷焙干　红花　归尾　蒲黄　丹皮一钱　生地钱半

生姜三片煎，童便一碗，对服。

增损八物汤 *治阴阳不和，乍寒乍热。*

归身　白芍酒炒　川芎　炮姜　人参一钱　炙草五分

生姜三片，红枣三枚，煎。寒多热少者加桂；热多寒少者加

---

① 丸：原作"汤"，据文义改。

柴胡，炮姜减半；烦渴加知母、麦冬；食少加陈皮、白术；虚倦甚者加黄芪。〔批〕二证之辨：乍寒热而小腹刺痛者，血滞也；但寒热而无他证者，阴阳不和也。

黄芪丸 治产后蓐劳，寒热进退，头目眩痛，骨节酸疼。

黄芪　鳖甲　当归　川芎　白芍　桂心　续断　牛膝　苁蓉　柏子仁　沉香　枳壳　五味　熟地另捣

共为末，捣地黄膏，和蜜为丸。食后，米饮下。

白茯苓散 治新产气虚，久坐多语，运动用力，致成蓐劳。

当归　川芎　肉桂　白芍　黄芪　人参五钱　熟地　白苓一两

先煮猪腰一只，去脂膜，切生姜三片，大枣二枚，煎，取汤二盏。去猪腰、姜、枣三味渣，入上药五钱，煎一盏服，日三服。

人参鳖甲散 治新产蓐劳。

人参　肉桂　当归　桑寄生　白茯苓　白苓①　桃仁　麦冬　熟地黄　炙草五钱　续断三钱　炙黄芪　鳖甲醋炙，杵碎，各一两

先煮猪腰、姜、枣，如前法入药末二钱，葱白三寸，乌梅一个，荆芥五穗，煎。

三合散 治产后日久，虚劳发热。

人参　白术　茯苓　炙草　熟地　川芎　白芍　当归　柴胡　半夏

一加姜、枣煎。〔批〕此即四君、四物、小柴胡三方合也。

当归羊肉②汤 仲景 治产后虚弱，兼心腹痛，及蓐劳发热自汗。

黄芪炙，四两　人参一两　当归五两　生姜六两　羊肉一斤，煮汁去肉

上四味以羊肉汁煎之，分四服。如恶露不尽加桂三两；恶露不尽加川芎三两；有寒加吴茱一两；有热加生地汁二合；有风气加细辛一两。〔批〕生姜辛温，气药入气分而生新血；羊肉甘热，用

---

① 白苓：疑作"白芍"。

② 肉：原作"血"，据文义改。

气血之属以补虚劳。

简便方

产后中风，身痉，戴眼，昏不知人，须取鸡子一枚，去壳取清，以荆芥末二钱，调服。

产后神病门

产后不语证治

《心悟》云：不语之证，有心病不能上通者，有脾病不能运动舌本者，有肾病不能上交于心者，虽致之因不同，而受病之处总不外此三经耳。产后不语多由心肾不交，气血虚弱，纵有微邪，亦皆由元气不足所致，宜古方七珍散见后为主，审其兼证调治。若妄行祛风攻痰，失之远矣。

产后谵妄证治

《大全》云：产后语言颠倒，或狂言谵语，如见鬼神者，其源不一，须辨证用药。有因产后心虚，败血上干于心，而狂言独语者；有产后藏虚，心神惊悸，言语错乱者；有因夙有风毒，因产心虚气弱，腰背强直，或歌哭嗔笑，言语乱道，当作痉治；有因产后感冒风寒，恶露斩然不行，憎寒壮热如疟，昼则明了，夜则谵语，如见鬼状，当作热入血室证治，通宜琥珀地黄丸见后。心神颠倒，语言错乱，如见鬼神，宜局方妙香散见癫痫，以生干地黄、归身二味，等分，煎汤，调服，立效。若中风语谬昏闷，不知人者，宜用人参、伏苓、羌活、大枣、远志，各二两，竹沥一升，水煎，分三服。

《汇参》云：败血冲心，发热狂言奔走，脉虚大者，用干荷、荷生、干地、牡丹皮，等分，浓煎汤，调生蒲黄末二钱，一服即定。

产后癫狂证治

《心悟》云：产后狂言谵语，乍见鬼神，其间有因败血上冲者，则胸腹胀痛，恶露不行，宜用泽兰汤见产后气血门并失笑丸见临产门；有因血虚，神不守舍者，则心慌自汗，胸腹无苦，宜用安神定志丸见癫痫门倍人参，加芎、归，或归脾汤见血门亦可。盖此证多由心脾气血不足，神志不宁所致，宜补养元气为主，不可视为实证而攻之也。

产后乍见鬼神证治

《大全》云：心主血脉，因产耗伤，心气虚，心神恍惚，遂致心中烦躁，起卧不安，言语颠倒，此败血停滞。俗医不识，呼为邪祟，误人多矣。宜调经散见后。

产后惊悸证治

《心悟[①]》云：惊悸之病，心神不安也。或目睛不转，语言健忘，皆由心血空虚所致。夫神之所主者，心；心之所主者，血。心血一虚，神气不守，惊悸所由来也。法当补养气血为主。

产后虚烦宿血冲心证治

《纲目》云：凡产后血虚，气无所附，则逆而为火，火上逆而瘀血迫之，则心烦矣。童便，浊阴也，其味咸寒，其性就下，降火消瘀，故宜服之，所谓浊阴出下窍也。《大全》云：产后不即与童便，并擀下及卧太速，兼食不相宜之物，以致余血奔心而烦闷者，宜用干生地、川芎、枳壳、赤芍，等分为末，酒服。宿血冲心者，宜荷叶、元胡、桂心、丹皮、没药，甚者干漆之类。挟冷，吴茱萸俱可加用。

产后渴证治

万氏云：胃者，水谷之海，津液之府也。产后去血已多，津液内耗，胃气暴虚，顿生内热，故口燥咽干而渴也，宜人参麦冬汤见后。如中风虚弱，津液短少，口干作渴，或因吐泻所致者，宜

---

① 心悟：原作"心悸"，因《医学心悟·心神惊悸》有"产后心神惊悸，或目睛不转，语言健忘，皆由心血空虚所致。夫人之所主者心，心之所主者血，心血一虚，神气不守，惊悸所由来也。法当补养气血为主。"据改。

钱氏白术散见消渴。胃气虚弱，口渴，恶冷饮食，宜竹叶黄芪汤，即四君去茯苓，加当归、黄芪、麦冬、竹叶。

产后神病门方

七珍散 治产后虚弱，停积败血闭于心窍，神志不能明了，致舌强不语。

人参　石菖蒲　生地　川芎一两　防风五钱　细辛一钱　辰砂另研，水飞，半两

为末。每二钱，薄荷汤下。一方无细辛。

加味麦冬汤 治语言不清，含糊蹇涩。

人参　麦冬去心　归身　生地　石菖蒲　炙草一钱　五味子十二粒　猪心一个，劈开

水二盏，煎至盏半，去猪心，入药煎服。

万氏云：心主血，血去太多，心血虚弱，其血不能上荣于舌，舌乃心之苗，萎缩卷短，故语涩也。〔批〕此方并治怔忡有效。

茯神散 治心神恍惚，言语失度，睡卧不安。

茯神一两　人参　龙齿研　琥珀研　赤芍　黄芪　牛膝七钱半　生地一两半

每三钱煎，温服。万氏无龙齿、琥珀、赤芍、黄芪、牛膝，有柏子仁、远志、猪心一个，煎，调辰砂末一钱，服。

辰砂远志丸 治产中中风，惊狂，起卧不安，或痰涎上壅。

菖蒲　远志　人参　茯神　辰砂　川芎　淮药　铁粉　细辛　麦冬　天麻　法半　南星　白附

姜汁糊丸，别以朱砂为衣，临卧姜汤下。

调经散 治产后败血停滞，乍见神鬼。

没药　琥珀　桂心　赤芍　当归五分　麝香研　细辛三分

为末。每五分，姜汁、酒各少许，调服，得睡即安。

芎归泻心汤万氏　治产后烦躁①昏乱，狂言妄语，心下胀闷，如见

---

① 躁：原作"燥"，据文义改。

鬼神。此败血停积，上攻于心也。

归尾　川芎　元胡　蒲黄　丹皮一钱　桂心七分

水煎，调五灵脂末一钱，服。

白茯苓散　治心神惊悸，言语失常，昏愦。

白茯苓　熟地　人参一两半　远志去心　白芍灼　黄芪炙　当归炒　麦冬去心　桂心　炙草一两　石菖蒲　桑寄生七钱半

每八钱，姜、枣、竹叶七片，煎。

七宝丸　安心神，定惊悸。

朱砂飞　桂心　当归酒炒　川芎　人参　白术　羚羊角烧存性，各二钱　干姜一钱

为细末，每一钱，豆淋酒下。不饮酒者，米饮下。心烦热闷，麦冬汤下。心烦闷而痛，童便下。热减姜、桂，觉寒加之。

千金方　治恍惚心悸，言语错乱。

茯苓三两　白芍二两　甘草　桂心　当归一两　麦冬一升　生姜一两半　大枣二十枚

水煎，分三服。

琥珀地黄丸　治产后语言颠倒，或狂言谵语，心神惊悸等证。

辰砂　琥珀　没药各研细　当归　生干地黄另捣，等分

为末，每二钱，白汤调下。

薤白汤　治胸中烦热逆气。

薤白　半夏　甘草　人参一两　栝楼根二两　麦冬去心，二升

水煎，分五服，日三夜二。热甚加知母。

竹叶汤　治产后短气欲绝，心中烦闷。

竹叶竹茹亦可　麦冬　小麦一升　甘草一两　生姜二两　大枣十二枚

先煎竹叶、小麦，后纳余药，煎，分三服。虚悸加人参、茯苓；热加黄芩；少气力加糯米。

金黄散　治产后恶血冲心，时发烦躁。

元胡　蒲黄　桂心

为末，乌梅煎汤调下。

［按］蒲黄生用性凉逐瘀，桂心性热行血，乌梅酸收涤污也。

荷叶散　治产后宿食不散，时时冲心，迷闷。

荷叶　元胡　生地捣汁

先用水煮二味后，入元胡再煎。空心服。忌肉一日。

人参麦冬汤　万氏治产后发渴。

人参　麦冬　生干地　栝楼根　炙草二钱　淡竹叶十片　粳米一合

先煎竹叶，粳米去米叶，加姜三片，枣二枚，入药煎。温服。大渴加苦根汁。

栝楼根汤　治产后血渴。

栝楼根　土瓜根　生地　麦冬　人参　甘草　大枣

水煎服。

犀角饮子　罗氏　治产后亡津液，虚损自汗，发热困倦，唇口干燥。

犀角　白术　麦冬五钱　柴胡一两　枳壳炒　地骨皮　生地　炙草　当归　人参　茯苓　黄芩　黄芪七钱

每四钱，姜三片，浮小麦一撮，煎。

加味逍遥散　治发热口渴，唇裂生疮。

当归　白芍　干葛二钱　生地　川芎　黄芩一钱半　人参　麦冬　柴胡一钱　炙草六分　乌梅二枚

水煎。

《心悟》云：此乃以小柴胡合四物、生脉，去半夏、五味，而加乌梅、葛根，与原方之用薄荷者，各有妙处。余常去川芎，加青蒿、鳖甲，以治骨蒸，亦遵古而法今耳。

产后痛病门

产后头痛证治 巅顶痛头痛连心目

万氏云：产后去血过多，阴血已亏，谷气尚乏，则令虚热。阳气失守，头首诸阳之会也，上凑于头，故为头痛。但补其阴血则阳气得从，头痛自止，宜芎归汤、芎乌散见后。败血停留子宫厥阴之位，其脉上贯巅顶作痛，宜黑神散见产后气血病。有头痛已又心痛，既而目睛痛，如割如刺，更作更止，宜花蕊石散见临产。败血作梗头痛，宜芎附散见后。

产后身痛证治

产后遍身疼痛，良由生产时百节开张，血脉空虚不能荣养，或败血乘虚而注于经络，皆令作痛。大法：若遍身疼痛，手按更痛者，是瘀血凝滞也，宜四物加黑姜、桃仁、红花、泽兰，补而化之；若按之而痛稍止，此血虚也，宜四物加黑姜、人参、白术，补而养之。其或有风寒者，则发热恶寒，头痛鼻塞，斯为外感，宜古拜散见产后中风加当归、川芎、秦艽、黑姜以散之；气血俱虚者，宜用八珍汤见劳损以补之。皆治身痛之大法也。

产后腰痛证治

书云：腰以下皆肾所主，因产时劳伤肾气，风冷客之，故腰痛也。凡腰痛上连脊背，下连腿膝者，皆风也；若独腰痛者，虚也。属风者，宜独活寄生汤见痹病；属虚者，宜八珍汤见劳损加杜仲、续断、肉桂之类。若产后恶露不尽，流注腿膝，痛如锥刺，手不可按，速用桃仁汤见后消化之，免作痈肿。

产后心腹诸痛证治儿枕痛

《心悟》云：产后中风虚寒多致暴痛。然亦有风冷、食滞、血瘀之不同，宜审所因而施治。大法：风寒者，口鼻气冷；停食者，吞酸满闷，俱用二香散见后主之。瘀血者，转侧若刀锥之刺手，不可按，痛而不移，失笑丸见前临产主之。中气虚寒者，腹中冷痛，按之稍止，尤喜热熨，理中汤见中寒加桂心主之。小腹痛，气从脐下逆冲而上，忽聚忽散者，此疝气也，橘核丸见疝气主之。若小腹痛处有块，不可手按，此瘀血壅滞，名曰儿枕痛，皆宜失笑丸，瘀血行而痛止矣。

产后心痛证治

《大全》云：产后心痛，为阴血亏损，随火上冲心络，名曰心络①络痛。薛氏云：阳气虚寒，宜大岩密汤见后温之。瘀血上冲，用失笑丸散之。血即散而痛犹作，用八珍辈补之。大凡心腹作痛，以手按之却不痛者，此血虚也，须用补养之剂。

产后胁胀痛证治

《大全》云：产后两胁胀满气痛，由膀胱宿有停水，产后恶露不尽，水壅瘀与气相搏，积在胁肋，故令胀满；气与水相激，故令痛也，宜经效方见后。薛氏云：若肝经血瘀，宜延胡索散见后。若肝经气滞，用四君子加青皮、柴胡。

产后胁痛证治

万氏云：此亦败血流入肝经，厥阴之脉循行胁肋，故为胁痛。证有寒实，宜审治之。如手不可按，是瘀血也，宜祛其血，芎归泻肝汤见后主之；如喜人按，其气闪动，肋骨状如奔豚者，此去血尤多，肝藏虚也，当归地黄汤见后主之。

产后头痛目痛心痛治案

郭茂恂嫂金华君产七日，不食，始言头痛，头痛已，又心痛作，既而目睛痛如割如刺，更作更止，相去无瞬息间。每头痛甚，欲取大石压，良久渐定，心痛作则十指抓臂，血流满掌，痛定，目复痛，又以两手自剜取之。如是十日不已。众医无计。进黑龙丹见临产门半粒，疾少间，中夜再服，乃瞑目寝如平时，至清晨下一行约三升许，如蝗虫子，三疾减半，已刻又行如前，则顿愈矣。

《纲目》云：此虫咬痛也，不如用杀虫药更妙。

产后痛病门方

芎归汤 治产后血虚头痛。

当归 川芎等分，俱酒洗，炒 连须葱五根 生姜五片

焙干，同煎服。〔批〕一方无葱白，名一奇散。

芎乌散 治产后气滞头痛。

---

① 络：疑作"包"。

乌药天台者　大川芎等分

为末，秤锤烧红，淬，酒调服。

芎附散　治败血作梗头痛，诸药不效者。

大附子一枚　酽醋一碗，用附子以火四旁炙透，蘸醋，令尽去皮、脐
加　川芎一两

为细末，每一二钱，茶清调下。

趁痛散　治产后遍身疼痛。

当归　桂心　白术　牛膝　黄芪　独活　炙草　生姜一钱　薤
白五钱

水煎服。

《大全》云：产后百节开张，血脉流散气弱，则经络分肉之间
血多凝滞，骨节不利，筋脉急引，故腰背不能转侧，手足不能屈
伸而痛也，勿作风寒治之而用汗剂。

补肾地黄汤　治产后肾虚腰痛。

熟地　归身　杜仲盐水炒，去丝　独活　桂心　续断一钱

姜三片，枣二枚，煎。

加味复元通气散　治败血流入肾经，带脉阻塞，致令腰痛。其
证胀痛如刺，时作时止，手不可近。

归身　川芎　小茴炒　故纸炒　元胡　牛膝酒浸，炒　丹皮
桂心一钱　木香另磨

调乳香、没药末，各五分，服。

桃仁汤《心悟》　治产后恶露不尽，流注股腋，痛如锥刺，手不
可近。

桃仁十粒　当归三钱　牛膝二钱　泽兰三钱　苏木一钱

水煎，热酒冲，空心服。

舒筋汤　〔批〕一名如神汤。治血滞腰腹病痛，产后血滞作痛，
尤妙。

当归　元胡　桂心等分

为末，温酒调下。一方加杜仲、牛膝、桃仁、续断。

独圣汤　治亡血过多，心腹彻痛，血下久不止。

贯众一枚，状如刺猬者，揉去毛花，蔓不锉断

好醋蘸湿，慢火炙，令香熟，为细末，米饮调下二钱。此方亦治赤白带下，年深诸药不效者。贯众味苦微寒，能解邪热之毒，专治崩淋带下，产后血气胀满，破癥瘕软坚，杀虫，别名管仲。有毒而能解毒，祛瘀而能生新。

大岩蜜①汤《千金》　治产后心痛。

生干地黄　当归　独活　吴茱萸　白芍炒　干姜　炙草　桂心　小草一钱　细辛五分

水煎，分二服。

当归泽兰汤《心悟》　治小产后有瘀血，腹痛拒按。

当归　泽兰　白芍酒炒　川芎　熟地一钱半　元胡酒炒　红花　香附　丹皮五分　桃仁去皮尖，炒，研，七粒

水煎，入童便、热酒各半盏，热服。

桃仁芍药汤《千金》　治产后腹痛，烦满不得卧。

赤芍　川芎　当归　桂心　干膝碎熬　甘草一两　桃仁半升，去皮留尖

水煎，分三服。气滞加元胡。

二香散《心悟》　治产后风寒，食滞腹痛。

砂仁　木香　黑姜　陈皮　炙草一两　香附三两

姜汁炒，共为末，每二钱，生姜汤调下。

内补当归建中汤《金匮》　治产后虚羸不足，腹中刺痛不止，呼吸少气，不能饮食。

当归四两　白芍六两　桂枝　生姜三两　甘草二两　大枣十二枚

水煎，分温三服，一日令尽。大虚者加饴糖六两；若去血过多，崩伤内衄不止，加地黄六两，阿胶二两，合煎成汤，纳阿胶烊化服。〔批〕一方用桂心入饮汤三匙，搅匀热服。

金铃散　治产后寒气客于子门，小腹疼痛。

① 蜜：原作"密"，据正文改。

川楝去核　小茴炒　故纸　桂心一钱　木香五分，月①研

加姜煎，木香末冲服。

延胡索散　治腹中有块，上下动痛不可忍。此由恶露未尽，新血与旧血相搏，俗谓之儿枕痛，即血瘕之类也。

归尾—用当归　元胡一两　五灵脂　蒲黄炒，一钱半　赤芍　桂心五钱　红花二钱

为末，水、酒各一盏煎，入童便一盏，温服。

经效方　治产后胁胀痛。

当归一钱半　赤芍　桔梗　槟榔　枳壳一钱　青木香　桂心柴胡八分

水煎，分温三服。

芎归泻肝汤万氏　治产后瘀血胁痛。

当归梢　川芎　青皮　枳壳炒　香附童便浸　鲜红花　桃仁二钱

水煎，入童便、水、酒各一盏，对服。

当归地黄汤万氏　治产后去血多，肝虚胁痛。

归身　白芍炒　熟地酒洗　人参　炙草　陈皮　肉桂一钱

加姜、枣煎。

简便方

产后心痛，用郁金烧存性，为末，每二钱，米醋调服。

产后腹痛，有血成块，用姜黄、肉桂等分，为末，酒服方寸匕，血下尽即愈。产后遍身疼痛、青肿及诸疾，用牛膝、大麦芽等分，新罐将二味各填满，盐泥固济，煅赤为散，热酒调下二钱。一方用干漆，无牛膝。

产后肠胃病门

产后泻痢②证治

郭稽中曰：产后肠胃虚怯，寒邪易侵。若未满月，饮冷当风，

---

① 月：疑作"另"。

② 痢：原作"利"，据底本目录改。

乘虚袭入，留于肓膜，散于腹膜，故胁痛作阵；流入大肠，水谷不化，故洞泄肠鸣，宜调中汤_{见后}，甚者理中汤_{见中寒}加肉桂、白蔻，蜜丸。瘀滞热泄，四物加桃仁、黄连、木香主之。

产后痢疾证治

万氏云：无积不成痢。盖因产母平日伤于饮食，焦滞于中，以致中气虚损，宿积发动而为痢。亦有因子下之时，腹中空虚，多食鸡与鸡子，例以补虚，殊不知饮食自倍，肠胃乃伤。肠胃伤，故难克化，停滞而为痢也。实者，宜小承气汤_{见痢疾}加槟榔、炙草，入姜煎，以下之后，用异功散_{见脾胃}和之；有宿食者，枳实汤_{见后}消而去之；虚者，当归芍药汤_{见后}温而补之。

产后大便秘涩证治_{二便不通}

万氏云：人身之中腐化糟粕，运动肠胃者，气也；滋养津液，灌溉沟渎者，血也。产后气虚不运，故糟粕壅塞而不行；血虚而不润，故沟渎干涸而不流。大便不通乃虚秘也，不可误用下剂，宜麻仁苏子粥_{见秘结}或润燥汤_{见后}。又有大小二便不通者，因产时血水俱下，津液燥竭，肠胃痞塞，热气结于肠胃故也。宜桃花散_{见后}。

产后小便不通证治

经曰：膀胱者，州都之官，津液藏焉，气化则能出矣。产后气虚不能运化流通，故使不通或短小也。勿轻用渗利之药，宜四君子汤_{见脾胃}加麦冬、车前子、桂心。又有恶露不来，败血停滞，闭塞水渎，其证小腹胀满刺痛，乍寒乍热，烦闷不安，宜五苓散_{见痰饮}加桃仁、红花。

产后淋闭证治

《大全》云：淋者涩痛属内热，闭者不通属气虚。有因产损气虚则挟热，热则搏于血，流渗胞中，故血流小便出，而为血淋。《三因论》曰：治诸产前后淋闭，其法不同，产前当安胎，产后当去血。其如冷、热、膏、石、气淋等，为治则一，但量其虚实而用之。瞿麦、蒲黄，最是产后要药。血去成淋，阴虚内热者，宜加味导赤散见后调益元散见暑。膀胱虚热，宜六味地黄丸见劳损。阴虚阳无以化，宜滋肾丸见癃闭。

产后小便频数不禁证治

《金鉴》云：产后气虚下陷，多令小便频数；肾虚不固，小便自遗。气虚频数者，宜补中益气汤见劳倦升举之；肾虚遗尿不固者，宜桂附地黄汤见劳损，更加益智、桑螵蛸、补骨脂治之。《大全》云：宜补中益气送四神丸见泄泻。

难产损脬治案

丹溪云：常见收生者不谨，损破尿脬，以致淋滴，遂成废疾。一日有妇，年壮难产得此，因思肌肉破伤在外者，尚可补完，胞虽在内，谅亦可治，遂诊。其脉虚甚，试与峻补，以参、芪为君，芎、归为臣，桃仁、陈皮、黄芩、茯苓为佐，煎以猪羊胞汤，极饥时饮之，一月而安。《金鉴》治此只用黄芪、人参、白术、甘草、陈皮，猪羊胞一个，洗净，煎水二盏，去胞，入药煎七分，食前多服乃佳。

产后肠胃病门方

调中汤 治产后泻痢。

高良姜　当归　桂心　白芍　附子炮　川芎一两　甘草五钱

为粗末，每三钱，水三盏，煎至一盏。热服。

的奇散 丹溪 治产后泄泻，恶露不行，下青白黑色。此余血渗入大肠也。

荆芥大者四五穗，于盏内烧灰，不得犯油火，入　麝香少许

研细末，每一钱，沸汤三呷，调服。〔批〕此药虽微，能治大病。

枳实汤 治产后宿食为痢。

枳实炒　炙草　木香一钱　厚朴二钱，姜炒　槟榔一钱半

加姜三片，煎。

当归芍药汤 治产后下痢赤白，腹痛窘迫，脉沉细者。

归身　人参　白芍酒炒　白苓一钱　炙草　木香五分　枳壳炒，七分　炮姜五分　陈皮一钱

加乌梅一枚，煎。

润燥汤 治产后大便秘涩。

生地　归尾　枳壳麸炒，各一钱　人参　炙草五分　大麻仁去壳，研，一钱　桃仁去皮尖，研泥，二钱　槟榔五分，磨汁

先将上六味煎后，入桃仁泥煎，入槟榔汁，对服。

桃花散 治产后二便不通。

桃仁去皮，研　葵子　滑石　槟榔等分

为末，每二钱，葱白汤下。牛乳、人乳饮之俱佳。

加味导赤散 治产后血虚内热，小便涩痛成淋。

生地　赤芍　甘草梢　木通去皮　麦冬去心　黄柏　知母一钱　桂心五分　灯心四尺七寸

水煎，调下益元散二钱。

桑螵蛸散《千金》 治产后虚不能制水，小便频数。

桑螵蛸三十枚，煨　鹿茸酥　黄芪三两　牡蛎煅　人参　厚朴　赤石脂二两

为末，每二钱，粥饮调下。《外台》无厚朴、石脂，有甘草、生姜。

升阳调元汤 治产后小便数而遗尿不禁。

人参　炙芪　炙草　益智仁盐水炒　升麻等分

姜、枣煎，宜用桑螵蛸炙、龙骨煅、牡蛎煅，共末，三钱合服。此以升举而兼固涩也。

补脬饮 治产后脬破，终日不得小便，但淋沥不干者。

黄绢生丝本黄色者一尺，染者不用　白牡丹根皮　白及二钱

水煮，绢烂如饴，服之勿作声，作声无效。

固脬散 治临产伤脬，小便不禁。

生丝绢黄色者三尺，以炭灰汁煮至极烂，清水洗去灰，用入　黄蜡五钱　蜂蜜一两　白茅根　马勃各二钱，为末

先用水一升煎至二盏，空心顿服，不得作声，作声无效。《纲

目》云：黄绢煮烂固脬，黄蜡护肉生肌，茅根破血止血，马勃得乎漏之隙也。

简便方

产后血痢，用阿胶二两，酒半升，煎，顿服。血痢，小便不通，脐腹疼痛，生马齿苋捣汁，三合煎一沸，下蜜一合，调匀，顿服。诸痢，煮薤白，食之效；龟板一枚，醋炙为末，醋汤下；苍耳叶捣汁，半盏，日三四，温服。

产后血泄不禁，余血作痛，桂心、干姜等分，为末，酒下。有恶露不下，败血流入大肠而痢鲜血，但腹中刺痛，不里急后重者，宜枳壳麸炒一钱半，荆芥略炒二钱半，煎服。

产后下痢而渴饮无度，数用麦门冬、乌梅，水煎，细呷。痢久津枯，四肢浮肿，口干舌燥，用冬瓜一枚，黄泥糊厚五寸，煨烂熟，去皮，绞汁，服之。

产后大便秘涩，胀满气急，坐卧俱难，丹溪用大麦芽〔批〕用麦芽自有心得炒黄，为末，酒下一合，神效。产后秘结，不宜轻用大黄，惟葱涎调蜡茶为丸，复以蜡茶下之，必通。

产后小便不通，用陈皮去白为末，空心酒调二钱。卒不得小便，用杏仁十四枚，去皮尖，炒，为末，米泔调服。小便不通，腹胀如鼓，闷乱不醒，用盐填脐中与脐平，却用葱白去粗皮，十余根作一缚，切作一指厚，捣安盐上，用大艾炷满葱饼上，以火灸之，觉热气入腹内即通，神效。〔按〕此为气壅者宜之，若气虚源涸者，又当详审。

产后小便出血，用乱发不拘多少，洗净，烧灰为末，米饮调服。又方用发灰、滑石等分，为末，生地汁调下。又方用牛膝去芦，水煎服。

产后血渗入大小肠，用蜜一合，车前草捣汁一升，和匀煎服。

产后小便溺床不禁，用鸡膍胵一具，并肠洗净，烧为末，酒调服。又方用龙骨一两、桑螵蛸炙半两，为末，每二钱粥饮调下。

产后大小便闭塞不通，用桃花、葵子、滑石、槟榔，等分，为末，空心葱白调服二钱。

产后乳病门_{余详痈疽中部}

乳汁总论

《大全》云：妇人乳汁乃气血所化，其或不行者，皆由气血虚弱，经络不调所致。凡乳汁，勿令投于地虫蚁食之，令乳无汁。若乳盈溢，可泼东壁土，为妙。或产后乳涨或滑渗者，此年少之人初经产乳，内有风热也，须服清利之药，则乳自行。若累经产而无乳者，亡津液故也，须服滋阴之药以助之。若虽有乳而不甚多者，须服通经之药以动之，仍以羹臛①引之。盖妇人之乳资以冲脉，冲与胃经通故也。大抵妇人素有疾在冲任经者，乳汁少而其色带黄，所生之子亦怯弱而多病。

乳少证治

薛氏云：若气血虚弱而不能生化者，宜壮脾胃；怒动肝胆而乳肿汁出者，宜清肝火。夫乳汁乃气血所化，在上为乳，在下为经。若累经无乳或大便滞涩，当滋化源。一云：产后无乳，用当归补血汤_{见嘈杂}加葱白煎服。

乳汁不行证治

舒驰远曰：乳汁不行，各有所因。或气虚血弱，不能生化，宜服参、芪、归、桂、乳香等药；脾胃虚寒，宜服参、芪、术、附、姜、桂、砂、半等药；或内脏多火，津枯血燥，而生化无源，宜用归、地、阿胶、橘核、苡仁、栝楼仁之类；或因外邪阻滞，当分经用药，以祛其邪，则乳自通，如通草、漏芦、猪蹄。涌泉诸方，皆非正理。

乳汁自出证治

《大全》云：因胃气虚所致，宜服补药以止之。若乳多涩满结痛者，温帛熨之。有未产而乳汁自出者，谓之乳泣，生子多不育。

---

① 臛（huò 或）：肉羹。

若气血方盛，或无儿饮胀痛，憎寒发热，用麦芽一二两，炒熟一云：五钱，煎服，其乳自消。脾胃虚弱，饮食不消，方中多用之。

乳胀痛不通证治

《心悟》云：妇人产后乳少者，由元气虚弱，乳汁不生，必须补养气血为主，盖乳为气血所化也。若乳房㶸胀，是有乳而未通，宜疏导之。复有乳儿之际，为儿口气所吹，致令乳汁不通，壅滞肿痛，不急治则成乳痈，速服栝楼散，敷以香附饼俱见后，立见消散。亦有儿饮不尽，余乳停蓄，以致肿痛，名曰妒乳，速宜吮通并敷前药。若妇人郁热而乳肿者，于栝楼散内再加柴胡、赤芍、甘草、橘叶之属。

吹乳妒乳证治_{乳痈}

丹溪云：乳房阳明所经，乳头厥阴所属。产妇不知调养，或为忿怒所逆，郁闷所遏，厚味所酿，以致厥阴之气不行，故窍不通而汁不得出，阳明之热沸腾，故热甚而化脓。亦有乳子含乳而睡，热气所吹，逆生桔①核。于初起时，便须忍痛，揉令稍软，吮令汁透，自可消散矣。此不治，必成痈疖。治法：疏厥阴之滞以青皮，清阳明之热以石膏，行污浊之血以生甘草节，消肿导毒以栝楼子，或加没药、青橘叶、皂刺、金银花、当归加减，随意消息，然须少以酒佐之。若以艾火于肿处灸两三壮，其效尤捷。不可妄用刀刺。妇人之乳，男子之肾，皆性命根也。

舒驰远曰：妒乳、吹乳二证，实为解怀乳子，外邪乘隙浸入乳房，壅塞乳道，肿硬而痛，闭久则溃，斯为乳痈。若初起未溃，宜用白芷、半夏、桔梗、甘草、白蔻、乳香、橘核、生姜等药；用生南星、姜黄、白芷，研末，沙糖调敷，以内消而愈。若兼三阴，内药加术、附、姜、桂，兼口渴恶热，形色㶸②赤，顶凸，宜加芩、地、瓜、贝。若三阳表证，法宜分经解表，更当相其本气，

---

① 桔：《格致余论·乳硬论》作"结"。
② 㶸：原作"掀"，据《医学心悟·乳痈乳岩》改。

察其虚实，依法用药，自能中肯。以上皆驱逐消散之法，不令外溃、无害乳房为上。若已溃成脓，又当重用参、芪、归、桂、苓、术、乳香等药，极为排托，则乳房无损，日后有乳。若已成溃陷，外用紫草一两，麻油四两，浸三日，去滓，将白蜡一两打碎入油内，慢火熬烊，另用白芷一钱，松香、降香各三钱，枯矾、轻粉各二钱，共研细末，投油内，搅匀候冷，以小签子挑一块置掌心，挞开括入陷中，上盖膏药；内服托药，排托收功，或者可冀侥幸，于乳无损。

乳痈证治

《心悟》云：乳痈者，乳房肿痛，数日之外焮肿而溃，稠脓涌出，脓尽而愈。此属胃胆热毒，气血壅滞所致，犹为易治。初起宜服栝楼散，以香附饼敷之，即见消散；如已成脓，则以神仙太乙膏贴之方俱见后，吸尽脓，自愈矣。

乳岩证治

《心悟》云：乳岩初起，内结小核如棋子，不赤不痛，积久渐大，崩溃形如熟榴，内溃深洞，血水淋沥，有巉岩之势，故曰乳岩。此属脾肺郁结，气血亏损，最为难治。初起若用八味逍遥散见郁病、加味归脾汤即归脾汤去木香、加栀仁、丹皮，二方间服，亦可内消。及病势已成，虽有卢扁，实难为力，但当确服前方补养气血，亦可延生。若妄用行气破血之剂，是速其危也。

舒驰远曰：乳岩由脾胃素虚，痰饮停积，协邪郁之气，而胶结乳下成核。此属在气分，不可兼用血分之药，如流气饮等方皆无用。法主理脾涤饮，开郁散结，方用六君子加石菖蒲、远智、白蔻、南星，虚寒者更加姜、附。

乳痈治案

王损庵曰：一妇患乳痈，疮口数十，胸前腋下皆肿溃不可动，侧时脓秽稠黏。余煎楮叶猪蹄汤，沃之顿爽。乃治一方名黄芪托里汤，黄芪之甘温，以排脓益气生肌为君；甘草补胃气解毒，当归和血生血为臣；升麻、葛根、漏芦为足阳明本经药及连翘、防风、栝楼仁、牛子解毒去肿；皂刺引至患处，白芷入阳明，排脓长肌；又用川芎三分及肉桂、炒柏为引，每剂入酒一盏，煎送白玉霜丸见外科。疏脓解毒，以翠青锭子见外科外掺之。患处皆生新肉，有紫肿处，俱用葱熨法见后，随手消散，但近腋足少阳分，尚未敛口，乃加柴胡一钱，青皮三分，倍用川芎，而愈。

乳汁忽涌治案

一产妇劳役，忽乳汁如涌，昏昧吐痰，此阳气虚而厥也。灌以独参汤见情志门，更与十全大补汤见劳损，数剂而安。

产后乳病门方余方另详痈疽中部

玉露散 治乳汁不行，身本壮热，头目昏痛。

人参 茯苓 当归 白芍 川芎 桔梗 白芷 甘草

水煎。

通草散 治血气盛实，乳汁不通。

桔梗 瞿麦 柴胡 花粉 通草 青皮 白芷 赤芍 连翘 木通 甘草

水煎，细饮，更摩乳房。

罗氏涌泉散 治气滞少乳。

穿山甲 白僵蚕 肉豆蔻面包，煨熟，各四钱 皂角五钱 胡桃仁去皮，四两 芝麻炒，半斤

为末，每服不拘多少，温酒调下。

《济阴纲目》云：此方以山甲、僵蚕、皂角通塞，胡桃、芝麻生乳。若肉蔻者，其殆①温胃化食者欤，可谓智者生巧。

加味四物汤 治产后乳汁不行，因去血过多，血少不行者。

当归 白芍 熟地 川芎 花粉 王不留行炒 木通二钱

猪蹄熬汤，煎药服；外用葱白煎汤，时时淋洗乳房，以通其气。一方四物加人参、麦冬、白芷、桔梗、甘草，用七孔猪蹄一

---

① 殆：《济阴纲目·产后门下》作"善"。

对，洗净同煮，入葱调和，饮之。虚甚者加归、芪。

消毒散　治乳痈初起。

青皮　白芷　当归　柴胡　浙贝母　僵蚕　花粉　金银花　甘草节等分

水煎服。憎寒壮热，加荆芥、防风、羌、独活。脓成者，加皂刺、山甲。溃后气虚者，宜益气养荣。溃久脓清不敛，又须参、芪、桂、附。

清肝解郁汤《纲目》　治肝胆经血气不和，而生乳痈。

人参　茯苓　熟地　白芍炒　贝母　山栀　白术　当归　柴胡　丹皮　川芎　陈皮　甘草

水煎服。

十六味流气饮　治乳岩。

当归　白芍　人参　黄芪二钱　川芎　防风　苏叶　白芷　枳壳　桔梗一钱　槟榔　甘草五分　乌药　厚朴　官桂　木通八分

每五钱，水煎服。外以木香、生地捣饼，以热气熨之。

神效栝楼散《心悟》　治乳痈、肠痈及一切痈疽初起，肿痛即消，脓成即溃，脓溃即愈。

栝楼一枚，烂研　生粉草　当归酒洗，各五钱　明乳香　没药各一钱

水煎，热酒冲服，如量；渣，再煎服即消。服后不散，加皂刺，名立效散。

香附饼《心悟》　敷乳痈，即时消散。

香附净末一两　麝香三分

共研匀，以蒲公英二两，酒煎，去渣，以酒调药，顿热敷患处。此方一切痈肿皆可敷。

神仙太乙膏《心悟》　治一切痈疽，不问脓之成否，并宜贴之。

元参　白芷　当归　肉桂　生地　赤芍　大黄各一两　黄丹十二两，炒筛

用麻油二斤，纳诸药煎枯，滤去渣，复将油入锅，熬至滴水成珠，再入黄丹十三两，再熬，滴水中看其软硬得中，即成膏矣。

如软，再加黄丹数钱。

败乳自退方　治乳初结胀不消。

栝楼一个，半生半炒　大粉草一寸，半生半炙　生姜一片，半生半煨

同锉，用酒一碗，煮取一盏，服，其痛一会不可忍即搜去败乳。临卧再一服，顺所患乳一边侧卧于床上，令其药行故也。

鹿角散　治乳头生疮。

鹿角　甘草等分

为末，鸡子黄调，铜器内炙，敷之。〔批〕治汗①出疼痛不可忍。

葱熨法　治乳核不消等证。

用连根葱一大把，捣成饼，一指厚，摊乳上，用瓦盛火覆葱上，须臾汗出即愈。

翠云锭子　治一切菌毒痈，疽及疏脓长肌解毒。〔批〕《金鉴》。

杭粉五两　铜绿　黄连各一两　轻粉一钱

共为细末。用糯米百粒，水一碗，煎至半碗，去米，再煎至三分，和药作锭，阴干。用时，水磨浓汁，蘸涂患处，或干掺亦可。

简便方

吹乳结核不散，用南星、半夏、僵蚕、白芷、皂刺、草乌，为末，葱汁和蜜调敷。吹乳肿痛，用远志焙，研，酒服二钱，以渣敷之。又方用蝉蜕烧灰钱半，轻粉五分，麝香少许，酒服，立效。

吹乳、妒乳但未结成痈或成痈未作脓者，蔓荆子捣烂，酒泡服，以渣敷患处。又方用红小豆，酒研烂，温服，渣敷患处。

乳痈红肿，用蒲公英一两，忍冬藤二两，水二盏煎一盏，食前服，肿痛用紫苏煎汤，频服，并捣汁敷之。初起宜白芷、贝母各二钱，为末，温酒服。

---

① 汗：原作"汁"，形近而讹，据文义改。

前阴门

阴户肿痛证治

良方论曰：妇人疕疡，一名便痛，一名便毒，俗名暗子。或肝经湿热下注或郁怒损伤肝脾，其外证，或两拘小腹肿痛，或玉门燉肿作痛，或寒热往来，憎寒壮热；其外[1]证，或小便涩滞，或腹内急痛，或小腹痞闷，或上攻两胁，或肺热重坠。若两拗小腹肿痛，肝经湿热壅滞也，用龙胆泻肝汤见火门；玉门肿胀，肝火血虚也，用加味逍遥散见郁门及龙胆泻肝汤加木香。若概投散血攻毒之剂，则误矣。〔批〕阴肿者，肝木之风也。以防风泻肝木之风邪，以艾叶温厥阴之结气，大戟泻肿消毒，故加之。

《金鉴》云：妇人子户肿胀坠痛及两拗疼痛者，谓之疕疡，乃肝心二经火盛，湿热下流所致，宜龙胆泻肝汤见火门。若中气素虚，下陷重坠者，用补中益气汤见劳倦，外用蕲艾叶五两，防风三两，大戟二两，煎汤，熏洗。更用枳橘熨法见后，其肿自消而痛自定。

《大全》云：阴肿有受风邪所致者，风寒乘于阴，与血气相搏，令气痞塞，腠理壅闭，不得泄越，故肿也。宜用甘菊苗研烂，煎汤，先熏后洗，或用马鞭草捣烂涂之。一方用蝉蜕、蛇床子二味，炒热，布裹熨患处。〔批〕甘菊清肝热而散风，马鞭草散肝血。

阴户两旁肿痛证治

《金鉴》云：妇人阴户两旁肿痛，痛极往往手足不能伸舒，由郁热损伤肝脾，湿热下注所致，宜服加味逍遥散见郁门，外以四物汤见血门料合乳香，捣饼，纳阴中，其痛即定；或用四季葱入乳香，同捣成饼，安于阴户两旁，良久自愈。

《纲目》云：阴户两旁属厥阴，葱涎止痛以其通也。四季葱通而愈通，况同乳香乎？此入理之方也。

---

[1] 外：《济阴纲目·前阴诸疾门·论阴户肿痛》作"内"。

阴痒生虫证治

《大全》云：阴痒多因湿热生虫，属肝经所化，宜龙胆泻肝汤见火门、逍遥散见热门以主其内，外以桃仁研膏，合雄黄末、鸡肝猪羊肝亦可切片，蘸药，纳阴户中，以杀其虫。痒不可忍，杏仁一方用桃仁烧灰，乘热帛裹，纳阴中，日二易；或用大蒜煮煎洗之；或用新桃叶捣烂，绵裹纳之，日三两换；或用蛇床子一方有白矾煎汤，洗净拭干后，用樟树皮焙干为末，入枯矾四分之一，麝香少许，敷之，立效。一方用生艾汁调雄黄末，晒干，烧烟熏之，更用雄末纳阴中。〔批〕阴痒生虫，当与肠胃求食之虫不同。仲景云：风生虫。此当从风木所化，故治法悉以清肝为主。

阴户生疮证治

《大全》云：妇人少阴脉数而滑者，阴中有疮，名曰䘌，或痛或痒，如虫行状，脓水淋沥，亦有阴蚀几尽者，皆由心神烦郁，脾胃虚弱，致血凝滞耳。经云：诸痛痒疮皆属心火。又云：阳明主肌肉。治之当补养心①胃。外以熏洗坐导药见后治之。薛氏曰：妇人阴中生疮，乃七情郁火伤损肝脾，湿热下注。其外证有阴中虚出如蛇，俗呼阴挺；有翻突如饼，俗呼阴菌；亦有如鸡冠花；亦有生诸虫；亦有肿痛湿痒，溃烂出水，胀闷脱坠者。〔批〕若论诸痛痒疮，当从手少阴；若以疮在下部，当从足少阴。阴疮俱属肝胆之火，少阴分虚实求治。肿痛属血虚肝热。其内证口干，内热，体倦，经候不调，或饮食无味，日晡发热，胸膈不利，胁肋不调，小腹痞胀，赤白带下，小水淋涩。其法：肿痛者，宜四物汤见血门加柴胡、山栀、丹皮、胆草；湿痒者，宜归脾汤见血门加山栀、丹皮、柴胡；淋涩者，宜龙胆泻肝汤见火门加白术、丹皮；溃腐者，宜加味散逍遥散见郁门；肿痛脱坠者，宜②补中益气汤见劳倦加山

---

① 心：原作"胃"，据《妇人大全良方·产后门·妇人阴蚀五疳方论第十》改。

② 宜：原作"补"，据文义改。

栀、丹皮，佐以外治之法。〔批〕温①痒属脾虚肝热，淋涩属肝肾有热，腐溃属肝脾，肿脱为不足有火。一方用升麻、白芷、黄连、木香、当归、川芎、白术、茯苓，煎服。更用塌肿汤见后洗浴，或用芜荑、川芎、黄芩、甘草、黄连、白芷、附子、矾石、雄黄各六钱，为末，取猪脂四两，合煎，傅之；或用五倍子、甘草、滑石、黄丹各等分，为末，先以甘草汤洗净，然后传之。〔批〕此方清热导湿，活血排脓生肌，乃太阴、阳明、少阴、厥阴正法。

阴痔证治

《金鉴》云：妇人阴中有肉突出，名曰阴痔，俗称茄子疾。流黄水者易治，流白水者难治。用乌头七个，烧存性，小瓦罐盛，酽醋淬之，乘热熏后，用手沃之，良。《大全》云：茄子疾用茄皮、朴硝为末，黄荆柴烧沥，调敷。流黄白水者，用生枳壳为散，煎汤熏洗，却用帛包枳壳渣，纳入阴中，即日渐消。气虚下陷者，内服补中益气汤；肝火湿热者，内服龙胆泻肝汤。二方相间服之，效。

阴挺证治

《金鉴》云：妇人阴挺，或因胞络伤损，或因分娩用力太过，或因气虚下陷，湿热下注，阴中突出一物，如蛇、如菌、如鸡冠，即古之㿉②疝类也。属热者，必肿痛，小便赤数，宜龙胆泻肝汤见火门；属虚者，必重坠，小便清长，宜补中益气汤见劳倦加青皮、栀子，外用蛇床子、乌梅，煎水熏洗之，更以猪油调藜芦末，敷之，无不愈者。又方用茄根烧存性，为末，油调在纸上，卷筒安入内，一日即上。又方用蛇床子蒸热，绢盛熨之。

阴热证治

产后阴户壮热，遂成翻花，用泽兰叶四两，煎汤，熏洗二三次，再入枯矾煎洗，立安。

---

① 温：疑作"湿"。
② 㿉：原作"癞"，据《医宗金鉴·妇科心法要诀》改。

阴冷证治

《金鉴》云：妇人阴冷，皆由风寒乘虚，客于子脏，久之血凝气滞，每多变他证，且艰于受孕，宜多服桂附八味丸见中寒，外以远志、干姜、蛇床子、吴茱萸，细研，绵裹纳阴中，日二易。一方用吴茱萸入牛胆中，令满，阴干百日，每取二十粒研细，绵裹纳阴中，良久如火热。〔批〕一方有莲花、五味子，无吴茱。

阴吹证治

《金鉴》云：妇人阴吹者，阴中时时气出，有声如谷道转矢气状。《金匮》谓：由谷气实，胃气下泄。用猪膏煎乱发服名膏发煎，导病从小便出，其法甚奥。若气血大虚，中气下陷者，宜十全大补汤见劳损加升麻、柴胡，以升提之。

产户不敛证治

女子初产，身体纤柔，产户窄小，若有所伤，浸淫溃烂，日久不敛，宜十全大补汤见劳损，外用白及、白龙骨、诃子、烂蜂壳、黄柏炒，等分为末，先用野紫苏煎汤洗，拭净后，以此搽之，即愈。一法用乌龟壳入干夜合草，塞满壳内，烧烟熏之。

阴户突出证治名阴脱

《大全》云：因趁产劳力，努送太过，致阴下脱，若脱①肛状，或阴下挺，逼迫肿痛，举重房劳，皆能发作，清水续流，小便淋滴，宜用硫黄、乌贼骨各五钱，五味子二钱，为末，掺患处，内服当归散见后。一方用石硫黄三钱，菟丝子、吴茱各二钱，蛇床子钱半，水一大碗煎至半碗，频洗自收。又方用石灰一升，炒极热，汤二升投灰中，适湿澄清，坐浸玉门，斯须平复如故。

一方用铁精研细，以羊脂调，布裹炙热，熨而推纳之，以瘥为度。一方用枳壳二两，去瓤，锉碎，剪断，汤浸良久，即入。

---

① 脱：原作"肛"，据《妇人大全良方·产后门·产后阴脱玉门不闭方论第九》改。

一方用荆芥穗、臭椿树皮、藿香叶等分，煎汤，熏洗之，内服补中益气汤，自收。一方用磁石，酒浸，煅，研末，米糊丸，梧子大，每卧时，滑石汤下四十九丸；次早用磁石酒浸五钱，铁粉二钱半，当归二钱，为末，米饮下。一方用五倍子末，泡汤洗，又用末敷之。〔批〕或用手掬清者，沃淋之。

阴脱治案

丹溪云：一妇产后，产户下一物如手帕，下有帕尖，约重一斤。余思之，此因胎前劳力伤气，或肝痿所致，却喜血分不甚虚耳。其时暮天寒，恐冷干坏了其物，急与炙芪半钱，人参一钱，当归钱半，白术、升麻各五分，三贴连服，其一物即收上，得汗通身乃安。又一妇，产后阴户中下一物，如合钵状，有二歧，此子宫也。必气血弱而下坠，遂用升麻、当归、黄芪大料一贴，服二次后，觉大响一声，视之，其物已收。但因经宿干着席上，破一片如掌心大在席，余思之此非肠胃，乃脂膏也，肌肉破尚可复完，若气血充盛必可生满，遂用四物加人参，与一百贴，三年后复有子。

交接出血治法

交接出血不止，用青布同乱发烧灰涂之，又割鸡冠血涂之。又有肝火动脾而不能摄血者，《千金方》伏龙肝、桂心等分，为末，酒服方寸匙。一方用熟艾紧裹一圈，绢裹纳阴中，内服补中益气及归脾汤见血加伏龙肝煎。

前阴门方

加味四物汤 治阴户肿痛。

当归　川芎　芍药　生地　柴胡　栀子　丹皮　胆草
水煎服。

九味柴胡汤 治肝经湿热下注，便毒肿痛，或小腹胁肋结核。

柴胡　黄芩炒，各一钱　人参　山栀炒　半夏　胆草炒焦　当归
芍药炒　甘草各五分

水煎服。

菖蒲散 治阴户肿痛，月水涩滞。

菖蒲　当归炒　秦艽各一两　吴茱萸制，五钱

为末。每五钱，空心葱汤调下，或水煎服。

《纲目》云：阴户属厥阴，肿痛则气壅血聚，故用此以行心肝之气血，其妙尤在葱汤。

麻黄汤洗方 治妇人阴肿或疮烂。

麻黄　黄连　蛇床子各一两　艾叶一两半　乌梅一个

锉细，以水一斗煎，取五升，去渣，热洗，避风冷。〔批〕凡用洗法，俱宜避风。

《纲目》云：此方妙在麻黄，以其气悍能开窍而通气也。艾叶暖其下。以其疮烂，故又佐以蛇床、黄连、乌梅。

白矾散 治妇人阴肿坚痛。

白矾半两　甘草半分，生　大黄一分

为末，水和丸，如枣大。绵裹纳阴中，日两换，以愈为度。

黑白散 治妇人阴中肿痛。

小麦　朴硝　白矾　五倍子　葱白

共为粗末。煎汤顿洗。〔批〕此方能消热肿。

枳橘熨法 治妇人阴肿如石，痛不可忍，二便不利。

枳实　陈皮各四两

炒令香熟，以绢袋盛之，遍身从上至下及阴肿处，频频熨之，冷则更换，直至喉中觉枳实气，则痛止、肿消、便利矣。

大黄散 治妇人阴痒。〔批〕阴痒总是心肝二火游行。

大黄微炒　黄芩　黄芪炙，各一两　赤芍　元参　丹参　蛇床子　山茱萸各半两

为末。每二钱，食前温酒调服。

硫鲤丸 治阴中生虫，亦治茄子疾。〔批〕生虫由秽恶不洁。外治无非杀虫，内治无非清火养阴。

大鲤鱼一个，去头、皮，入　硫黄一两

黄泥固济，火煅，烟尽为末，米糊丸，桐子大。每二十丸，

温酒下。

广济方 治妇人阴痒不止。

蚺蛇胆　雄黄　硫黄　朱砂　硝石　芜荑各半两　藜芦一钱半

共为细末。以腊月猪脂和如膏，用旧布作缠子如指长一寸半，以药涂之，纳阴中，日一易。易时宜用椒根三五两，水煮稍热，洗，拭干，纳之。

补心汤 治妇人阴户生疮，名曰蜃疮。

人参　茯苓　前胡　半夏汤泡七次　川芎各七钱半　陈皮　枳壳麸炒　紫苏　桔梗　干姜　甘草各五钱　当归　白芍药各一两　熟地一两半

每四钱，加姜、枣煎服。如湿热生虫，去姜、苏、参、梗四味，加苦参、艾叶、桃仁、吴茱、水炒黄连。

藿香养胃汤 治阳明经虚不荣肌肉，阴中生疮不愈。

藿香　薏苡仁　神曲炒　乌药去木　砂仁　半夏曲　茯苓　白术　人参各五钱　荜澄茄　甘草各二钱半

加姜、枣煎服。

塌肿汤 治妇人阴户生疮，或痒痛，或脓水淋沥。

干漆　甘草各三钱　生地　黄芩　当归　川芎各一钱　鳖甲各五分

作一剂，用水数碗煎数沸，去渣，时常洗患处。

阴疮方 治妇人阴疮，与男子妒精疮大同小异。

黄丹　枯矾　萹蓄　藁本各一两　荆芥　蛇床子研极细　白蛇皮一条，烧灰　硫黄各半两

为细末。另以荆芥、蛇床子煎汤，温洗，软帛拭干，清油调涂；如疮湿，作干末掺之。

疳疮方 治妇人因月后便行房，致成湛浊伏流，阴道疳疮，遂生瘙痒无时。

黄芪盐水炙　菟丝子酒浸，蒸　沙苑蒺藜炒　黑牵牛　赤石脂龙骨

为末，蜜丸，梧子大。每二十丸，燕窝蒸酒，澄上清者，吞

下。先用胡椒、葱白作汤，一日二三度淋洗后，服此丸。〔批〕湛浊为经事断续不了了也。以补药配牵牛，以燥湿合通利，何也？

黄芩汤洗方 治妇人阴中生疮。

当归　大黄　黄芩　川芎　雄黄　矾石各二分〔批〕分，音忿，每一分二钱半也。　黄连一分

水煎，洗疮，日三度。〔批〕活血清热，燥湿杀虫。

当归散 治阴挺下脱。

当归　黄芩一两　赤芍五钱半　猬皮烧存性，一钱半　牡蛎煅，一两二钱

为末，每二钱，温酒、米饮任调。忌登高举重。兼服补中益气加升麻、柴胡。

一捻金丸 治阴挺。

元胡　茴香　吴茱萸炒　川楝子去核　青木香各二两

为末，粳米饭糊丸，如桐子大。每三十五丸，空心木香汤调下。〔批〕此是肝家药。

阴挺下脱方

桂心一方作川椒　吴茱萸一两，生用　戎盐二两

上药并炒，令色变，捣罗为末，以绵裹如指大，纳阴中，日再易之，甚妙。

温中坐药 治阴冷。

蛇床子为末　白粉少许

和匀，如枣大，绵裹纳之，自然温热有效。

卷十八 幼 科

目 录

幼科总略

察色论

《金鉴》云：小儿之病，先从面部气色观之，详察五部之色，则五脏之病自昭然可见矣。五部者，额属心，颏属肾，鼻属脾，左腮属肝，右腮属肺也。五色者，青为肝色，赤为心色，黄为脾色，白为肺色，黑为肾色也。如面青主风，面赤主热，面黄主伤脾伤食，面白主虚寒，面黑主痛，多是恶候。总之，五色明显为新病，其证轻；浊晦为久病，其证重。五部色相生为顺。如脾病色黄，此正色也；若见红色，乃火能生土，故为顺也；若见青色，乃木来克土，故为逆也。余病仿此。若气血充实，又遇部色相生，纵有外邪，病亦易治；若久病，气血虚弱，又遇部色相克，则正气不支，病则难治。如天庭青暗主风，红主内热，黑则不治。太阳青亦主风，青色入耳者死。印堂青，主惊泻。风、气二池青，亦主风，紫多吐逆。两眉青主吉，红色主多烦热。鼻赤主脾热，鼻黑则死。唇赤亦主脾热，白主脾寒。左腮发赤主肝有热，右腮发赤主肺热痰甚。承浆青主惊，黄主吐，黑主抽搐。此皆察色之大要，再以脉证参之，庶治得其要矣。

小儿面部图

面部形色赋

察儿形色，先分部位。左颊青龙属肝，右颊白虎属肺。经曰：左右者，

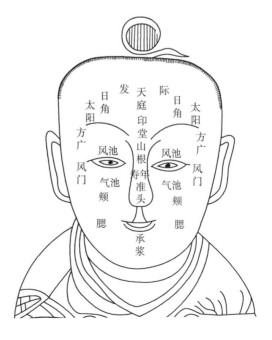

阴阳之道路也。盖五行之位，木旺在卯，金旺在酉，天地之理。阳从左升，阴从右降，故以左颊配肝，右颊配肺，非谓左颊即是肝，右颊即是肺。无过以生杀之理，配木金龙虎之位，以候其脏气之强弱也。天庭高而离阳心火，地角低而坎阴肾水。《周易》以东震西兑，南离北坎，定子午卯酉之四正。盖后天之用，有形者无不由之，故以心配离南之午火于天庭，肾配坎北之子水于地角，亦阳上阴下之义。第据其理而言之，非谓额上即心，唇下即肾也。**鼻在面中，脾应唇际。**《内经》以鼻为面主①，以其位居至中，内通呼吸，生死赖之，所以谓之中也。脾为中土，经曰：中央黄色，入通于脾，开窍于口。又曰：脾胃者，仓廪之本，其华在唇四白。故曰脾应唇际，亦中州受纳之地。**红色见而热痰壅盛，青色露而肝风怔悸。**此概言通面之色。通面为足阳明胃经所主。胃经郁热，面必淡红，热搏津液，定化为痰而壅滞；风邪冲并，面必见青，心神不安，则为怔忡惊悸。**如煤之黑为痛，中恶逆传；似橘之黄食伤，脾虚吐利。**面色黧黑，至凶之候，幸而暴病乍见，实为中恶之征。偶因毒恶之气，从鼻而入，肺先受之，阻遏正气，隧道不通，所以腹痛。邪盛不能自出，反致子乘母位而逆传，如肺传脾，脾传心者是也。橘黄，言其深黄也。脾司运化，乳食不停，何黄之有？由是运化失职，所以食填太阴，脾气凝滞，故深黄上面，必致有吐泻之虞。**白乃疳痨，紫为热炽。**白属肺气虚，子伤累母，所以脾必困而为疳；紫为风热炽，经络受邪，定化为壮热而不已。**青遮日角难医，黑扰太阳不治。**此下逐部分言之。诸书皆误为口角，不知面部无口角之位，不但无此位，证亦全不符。盖小儿中气强者，唇不变色；中气虚寒者，十有九青。此为常候，非难医之证。今证之日角，左额也，犹日之东升而为青色遮蔽，为木蔽阳光，病则必有疑难之虑。太阳，左右两额。太阳为众阳之宗，属火旺夏，气色宜红。今黑色掩蔽，

① 面主：《灵枢·五色》："面王以上者，小肠也；面王以下者，膀胱子处也。"

将有水来克火之象，定见伤残，故不治。**年寿赤光，多生脓血；山根青黑，频见灾危。**年寿，鼻梁也，为气之门户。赤光侵位，肺必受伤，气不流行，则血必凝滞，将有脓血之灾。山根，足阳明胃脉所起。大凡小儿脾胃无伤，则山根之脉不现。倘乳食过度，胃气抑郁，则青黑之纹横截于山根之位，必有绵延啾唧①，故曰灾危。**朱雀贯于双瞳，火入水乡；青龙达于四白，肝乘肺位。**朱雀，赤脉也；双瞳，肾水也。赤脉贯瞳，火乘水位，治宜泻心补肾。青龙，肝木也；四白，肺金也。白珠见青，肝风侵肺，治宜保肺平肝。**泻痢而戴阳须防，咳嗽而拖蓝可忌。**泻属脾病，痢属肾病。脾肾两脏既伤，先后二天并弱，面宜憔悴，今反见红赤，知为虚阳上泛，故曰须防。咳嗽，肺病也；青者，肝色也。由其肺气已虚，肝无所畏，木乘金位，恐其生火以克金，故曰可忌。**疼痛方殷，面青而唇口噤；肝风欲发，面赤而目窜视。**疼痛，腹痛也。寒气侵脾，内肠②无火，一派阴冷，阻抑阳和，故面青而唇噤也。窜视，目直视也。幼科指为肝病，其实太阳本证。盖太阳之脉系目上纲，血虚受寒，则上纲紧急，故目直视。今指为肝风，必用风药耗其津液，反成不救，能知养血，其病必自瘳也。**火光焰焰，外感风寒；金气浮浮，中脏积滞。**通面火光，风寒伤胃，阳明拂郁，表未解也；黄色满面，食伤脾也，运化无功，久成积也。**乍黄乍白，疳积连绵；又赤又青，风邪瘕疢。**黄为脾虚，白为肺弱，脾肺俱伤，无气以运，乳食难消，轻则为积，久则为疳；赤为火色，青为风色，风火相乘，荣血枯燥，筋脉牵强，甚则搐搦而为痉矣。**气乏③囟门成坑，血衰头毛作穗。**小儿禀受精髓不足者，平日脑髓未充，赖气以充之，今大病之后，中气下陷，安保其囟不成坑耶？发乃血之余，血荣则发黑。今头毛如草之颖，知其荣血枯焦也。**肝气眼生眵泪，脾冷流涎滞颐。**眼属肝，肝气实则眵干硬，肝气虚则眵胶粘。寒伤

---

① 啾唧：小毛病。
② 内肠：《幼幼集成·面部形色赋》作"五内"，义胜。
③ 乏：原作"之"，据《幼幼集成·面部形色赋》改。

肝则泪冷，热伤肝则泪热。脾主涎，脾气虚冷，不能收摄，故津液妄泄而滞于颐间，误为脾热，祸不旋踵。**面目虚浮，定腹胀而上喘；眉毛频蹙，必腹痛而多啼。**脾肺两虚，中宫寒肃，以致气不归源，反逆而上，则上气喘急，面目虚浮，因知其内必腹胀。小儿知识未开，于七情六欲毫不相关，何频蹙之有？亦因脏寒腹痛，所以不时啼叫，而频蹙不乐也。**左右两颊似青黛，知为客忤；风气二池如黄土，毋乃伤脾。**左右两颊俱青，客忤之证。由小儿神气怯弱，阳和未充，外邪客气得以乘之，从鼻而入，忤其正气，则口吐青黄白沫，面色变异不常，腹痛喘息者是也。风池、气池，眉上眼下也。风池属肝，气池属胃，如黄土之色，由木胜土衰①，所以真藏色见也。**风门黑主疝，而青为风；方广光滑吉，而昏暗危。**风门，耳前也，少阳经所主，黑则为寒为疝，青为燥为风。方广，眉梢也，亦少阳所主，光亮则吉，昏暗则危。**手如数物兮，肝风将发；面若涂朱兮，心火燃眉。**邪热伤神，手如数物，其指屈伸不定，如数物②之状，速宜疏解热邪，断无肝风之发。淡红为阳明胃经表热，深红为少阴心经里热。面若涂朱，知为心热。心不可泻，惟泻小肠，丙火一清，丁火自息。**坐卧爱暖，风寒之人；伸缩就冷，烦躁何疑。**凡小儿偎入母怀，而藏头密隐，欲人③怀抱者，必恶风寒也。由风寒初入，未能化热，所以坐卧爱暖。邪已入里，则掀衣揭覆，扬手露面，偃胸仰卧，口渴烦躁。由其内外皆热，所以欲就清凉。**肚大脚小，脾欲困而成疳；目瞪口张，势似危而必毙。**脾不运化而肚腹大，肌肉消削而脚小。盖脾主肌肉，由其乳食失节，所以脾困而成疳。膀胱绝而目瞪，脾气绝而口张，其势已危，必无可生之理也。噫！**五体以头为尊，一面惟神可恃。况声之轻重不同，啼之干湿顿异。呵欠连绵，知病之欲作；忽然惊叫，识火之将炜。此察证之准绳，幸拳拳而不悖。**头为元首，故为尊；

---

① 衰：《幼幼集成·面部形色赋》作"复"。

② 物：原脱，据《幼幼集成·面部形色赋》改。

③ 欲人：原作"若入"，据《幼幼集成·面部形色赋》改。

面分五位，惟神是赖，神存则生，神亡则死，盖指眼光而言也。况声有轻重，啼有干湿，安得无辨？凡声微者，知其气不足；声壮者，知其气有余。哭而无泪者实，哭而多泪者虚。呵欠连绵，为阴阳交引，升降不前，知其病之将至；忽然大叫，则是火热扰神，必有壮热之证。倘能依此辨证，亦犹工之有规矩，乐之有六律，是则是效，自不致有望洋之叹矣。

听声论

《金鉴》云：小儿之病，既观其色，又当细听其声。盖笑、呼、歌、悲、呻五声，内应心、肝、脾、肺、肾五脏。五声不和，则知五脏有病之情矣。如心属火，病则声急喜笑；肺属金，病则声悲音浊；肝属木，病则声狂叫多呼；脾属土，病则声颤轻而歌；肾属水，病则其声长细如呻吟。有声有泪声长曰哭，有声无泪声短曰啼。如啼而不哭，则气不伸畅，主腹痛；哭而不啼，则气息心烦，将成惊也。嗄声，音哑也；声重，声浊也，此外感风寒之候。有余之证其气实，故声雄大而壮厉；不足之证其气虚，故声怯弱而轻短。多言与身热皆阳也，阳主府；病懒言与身凉皆阴也，阴主藏。病狂言焦燥者，邪热盛也；神昏谵语者，热乘于心也。鸭声，声在喉中而哑，气将绝也；直声，声无回转而急，气将散也，二者俱为不治之证。医者果能以此察之，则表里脏腑、寒热虚实、诸病之情态，无所遁矣。

审病论

《金鉴》云：小儿有病，贵乎详审。先问起居，次问饮食，又次问二便，而后病源可审。如发热无汗，此邪在表也；内热便硬，此邪在里也。若昼烦热而夜安静，是阴旺于阳分，其病在阳；若夜烦热而昼安静，是阳陷于阴分，其病在阴。喜冷恶热属阳，为热；喜热恶冷属阴，为寒。胃壮者能食，胃弱者不能食。胃干燥者口渴，胃湿盛者口不渴。至于大便稠粘秽臭者，为内有滞热；小便清白不赤，为虚寒。耳梢冷、尻骨冷、四肢发冷者，此痘疹欲发之候；如单指梢冷者，此惊痫将作之征。肚腹热闷主内热，手足厥冷主中寒。故皱眉曲腰啼叫，主内因腹痛；两耳常常发热，主外因风热。保赤者须诚心勘问，对证施治，庶随手奏效矣。

小儿脉法

小儿三五岁，可以诊视。第手腕短促，三部莫分，惟以一指候之，诚非易易。《内经》诊视小儿，以大小缓急四脉为准。余不避僭越，体其意，易为浮沉迟数，而以有力无力定其虚实，似比大小缓急更为明晰。识者谅焉。

四脉主病

浮脉主表病在外，沉脉主里病在内。迟脉主脏病为寒，数脉主腑病为热。五至四至为迟，为寒，为不足浮迟外寒，沉迟内寒，有力实寒，无力虚寒；七至八至为数，为热，为太过浮数表热，沉数里热，有力实热，无力虚热。

四脉主证

浮而有力风热，无力阴虚。沉而有力痰食，无力气滞。迟而有力为痛，无力虚寒。数而有力实热，无力疮疡。

总括脉要歌

太渊一指定安危，六至中和五至亏。

七八热多三四冷，浮沉迟数贵详推。

有力为阳为实热，虚寒无力里何疑。

若能留意于中取，何至望洋泣远歧。

浮而有力实兼风风热皆阳，表之实也，无力阴虚汗雨濛阴荣妄泄，表之虚也。

有力而沉痰食害痰凝食滞，结郁于里也，沉沉无力气凝胸气滞于中，不运化也。

迟而有力多为痛浮迟外痛，沉迟内痛，无力虚寒气血穷气弱血衰，至虚之候。

数脉热多终有力数而有力，实热何疑，疮痍无力热虚攻阴血受伤，虚热所致。

脉证宜忌歌

脉浮身热汗之松阳邪居表，应从汗解，沉细身凉莫强攻无论表里，不堪攻伐。

咳嗽正嫌浮带数浮缓为宜，浮数大忌，细沉肿胀定知凶脾胃虚寒，愈不运化。

沉迟下痢方为吉气血俱伤，最嫌洪数，洪大偏宜痘疹逢阴阳充足，毒不能留。

腹痛不堪浮有力三①阴受病，浮则反常，浮洪吐衄总无功阳火太盛，阴血愈伤。

陶节庵曰：诊脉之要，无论浮沉迟数，但于有力无力中分。有力者，为阳，为实，为热；无力者，为阴，为虚，为寒。至哉斯言也，后贤无忽②。

指纹晰义

陈飞霞曰：幼科指纹，总无正论，且游移不定，莫可稽驳③。有谓不必用者，有用而至于怪诞不经、诬民惑世者，是皆未明纹中之理，所以有用、不用之殊议。请以一得之愚，聊陈其要。盖此指纹，与寸关尺同一脉也。《内经》十二经脉，始于手太阴。其支者，从腕后出次指之端，而交于手阳明支者，即旁支也。从手腕后出食指之端，而交通荣卫于手阳明大肠之经，即此指纹是也。明如景岳，犹谓此纹为手阳明浮络，不知手太阴经起于中腑，而终于大拇之少商，手阳明经起于食指之商阳，两不相值。若无此旁支交通荣卫，不几令太阴、阳明表里断绝乎！况此

---

① 三：原作"二"，据《幼幼集成·小儿脉法》改。
② 忽：原作"忌"，据《幼幼集成·小儿脉法》改。
③ 驳：《幼幼集成·指纹析义》作"考"。

脉可诊，人所不知，其迟数代促，与太渊一毫无异。但脉体差小，由旁支也。指纹之法，起于宋人钱仲阳。以食指分为三关：寅曰风关，卯曰气关，辰曰命关。其诀谓风轻、气重、命危。虽未必其言悉验，而其义可取。位则自下而上，邪则自浅而深，证则自轻而重，人皆可信。只恨复出诡异之说，谬撰惊风门类，致后贤多歧亡羊，反成疑案。惟有识者，知其语言鄙俚，论证荒唐，便能弃置不用。近世医家，不知真伪，不辨是非，习而行之，乃致惑世诬民，祸害婴幼。余虽不敏，粗知经脉，欲为规正。盖此指纹，即太渊脉之旁支也。故纹之变易，亦即太渊之变易，不必另立异说，眩人心目。但当以浮沉分表里，红紫辨寒热，淡滞定虚实，则用之不尽。倘舍此不图，妄执异说以为是，临证不察病源，谬指为人惊畜惊，诳惑愚昧，吾恐有目者，未必不为之眦裂也。

虎口三关部位脉纹图

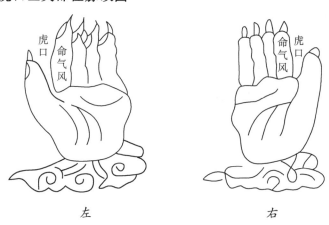

左　　　　右

风关次指第一节，气关次指第二节，命关次指第三节。虎口，叉手处也。男先看左手次指内侧，女先看右手次指内侧。

指纹切要

小儿自弥月而至于三岁，犹未可以诊切，非无脉可诊，盖诊之难而虚实不易定也。小儿每怯生人，初见不无啼叫，呼吸先乱，神志仓忙，而迟数大小已失本来之象，诊之何益？不若以指纹之可见者，与面色病候相印证，此亦医中望切两兼之意也。

看指纹法

凡看指纹，令人抱儿对立于向光之处，以左手握儿食指，以我右手拇指推儿三关，察其形色，细心体认，亦惟辨其表里寒热虚实足矣。盖表里清，则知病之在经在府，而汗下无误；寒热明，则知用寒远热，用热远寒，或寒因热用，热因寒用，因事制宜，用无不当；虚实辨，则知大虚有盛候，大实有羸状，不为假证眩惑，则真虚真实自知，必无虚虚实实之患。于此切要关头，不知体会，但以不经之言欺世诳俗，谓何者为人惊，何者为畜惊，不特无益治疗，而且误人生命，罪莫大焉！

凡看指纹，以我之大拇指侧面推儿食指三关，切不可覆指而推。盖螺纹有火，克制肺金，纹必变色。又只可从命关推上风关，切不可从风关推出命关。此纹愈推愈出，大损肺气，慎之！戒之！

三关部位歌 部位未可以定轻重安危，由古有三关之说，姑存之耳

食指三部寅卯辰，三关之起自前人。
何乃谓之风气命，既有其说亦姑存。
初起风关证未央，气关纹现急须防。
乍临命位诚危急，射甲通关病势张。

浮沉分表里歌

指纹何故乍然浮，邪在皮肤未足愁。
腠理不通名表证，急行疏解汗之按。
忽尔关纹渐渐沉，已知入里病方深。
莫将风药轻相试，仔细从容里证寻。

红紫辨寒热歌

身安定见红黄色，红艳多从寒里得。

淡红隐隐本虚寒，深红乃是热之黑。

神气泰宁，荣卫静谧，定见太平景象。盖黄为中和之气，红乃文明之色。红黄隐隐，景物熙熙，焉有不安之理。寒邪初入皮毛，经络乍滞，所以纹见红鲜，由血滞也。无论内寒外寒，初病久病，一见此纹，总皆寒证。凡人中气素弱，荣卫不充，纹必淡，纹淡而兼红，虚寒之应。至谓深红为热，其理安在？由其寒闭皮毛，腠理不通。盖人身内蕴之气，时与皮毛之气相贯通，无一息之暂停。今寒闭汗孔，内出之气无所泄，郁于皮毛之间，渐积渐厚，而化为热矣。此内出之气为热，非外受之寒能变热也。

关纹见紫热之征，青色为风古所称。

伤食紫青痰气逆，三关青黑祸难胜。

荣行脉中，卫行脉外，热壅经络，阻其阴荣之道，所以纹紫。紫为热炽，千古定评也。少阳甲木，其色本青，肝胆受邪，纹见青色，此伤风候也。但可以风热称之，不可谓惊风，以之误世。夫青者，木之色。《内经》有"在天为风，在地为木"之言。所以风木①同气，肝受风邪，纹必见青，此理最明最显。而幼科偏不言青为风，偏言青为惊，据幼科所论，惊出于心，然青非心之色，何以青为惊乎？此等牵强之说，最为谬妄。紫而兼青，食伤之候。盖食饮有形之物，阻抑中焦，壅遏脾气，不能宣布，故风木乘其困憊而侮之，所以痰气上逆也。疏通壅滞，令其流利可也。倘郁抑既久，脾气愈不运，荣卫愈见涩，则风痰实②热，固结中焦，所以青而兼黑，此抑郁之至也。急宜攻下，庶有生机，误为惊风，百无一救。

淡滞定虚实歌

指纹淡淡亦堪惊，总为先天赋禀轻。

脾胃本虚中气弱，切防攻伐损孩婴。

---

① 木：原作"本"，据《幼幼集成·指纹析义》改。

② 实：原作"食"，据《幼幼集成·指纹析义》改。

小儿禀受阳虚，肌肤皖白，唇舌淡色者，指纹四时皆淡，虽有病，亦止淡红、淡青、淡紫而已。盖淡红虚寒，淡青虚风，淡紫虚热。此等之儿，根本不坚，中气怯弱，无论新病久病，总之归于虚，一毫攻伐，不敢轻用。倘误投克削，覆水难收，悔之迟矣。

关纹涩滞甚因由，邪遏阴荣卫气留。

食郁中焦风热炽，不行推荡更何求。

病邪阻郁荣卫，则运行迟滞，升降羁留，所以指纹推之转涩，全无活泼流利之象。由食饮风热相搏，是为实证。急宜推荡，去其菀莝，其愈亦易。若三关纯黑，推之不动，死证也，十不救一。

纹形主病歌

腹疼纹入掌中心，弯内风寒次第侵。

纹向外弯痰食热，水形脾肺两伤阴。

掌心包络所主，纹入掌中，邪侵内脏，由中气寒也，故为腹痛。纹若弯弓，内外有别。其纹之两头弯向中指，为内为顺证，为外感风寒，治之犹易；其纹弯向大指，为外为逆证，为内伤饮食，治之稍难。形如水字，脾肺不足，食塞太阴，中气怯弱，脾不运化故也。或问指纹惟止一线，安能有水字之形？曰：不观太渊之脉，亦止一线，何以谓阳维阴维，跷阴跷，皆左右弹石，岂非水字之形乎？脉固有左右，安知纹无左右？触类旁通，岂但指纹为然哉。

看病审证

小儿初生，欲知其有病无病，以手捻其头，摸其颅囟，不作声者，为无病；以手指探其口，虽发声而从容哑指者，有病亦轻；若即发声，不哑指者，面色青红带紫，或牙关紧急，不纳乳汁，此落地受寒之甚，风邪入足太阳及足阳明而然也，须急治之，庶可平复。初生之儿，肥胖色嫩，日觉好看者，此其根本不坚，甚非佳兆，且最易感冒风寒。邪入府者，近在第二三日见之，其证吐乳、夜啼、腹鸣，皆此胎风之类，然证犹浅而易治，宜用全身灯火，十不失一。若邪之入藏，远在六七日见之，此即脐风、噤风、撮口风之候。若口噤、舌大、痰壅者，皆不治。盖病传入脏，系心脾肺三经也。此风气甚盛，无所发泄，便形见于喉口、牙关、声音也。凡生下时，身破裂者死，阴囊白者死，阴不起者死，无粪门者死，股间无生肉者死，开口如鸦声者死，粉白花色者死，皮肉不光者死，泣不出声者死，舌如猪肝色者死。面无彩色者夭，脐带短大紫色者夭，生下浑身银白色者夭。生下有齿者大凶，主伤父母，不然必伤自身；生下未裹即撒尿者，杀父母，荡家产，在世终身劳苦。

审颜色苗窍知表里之寒热虚实

夏禹铸曰：凡小儿病于内，必形于外。外者，内之著也。故小儿科惟以望为主，问继之，闻则次，而切则无矣。五脏不可望，惟望五脏之苗与窍。舌乃心之苗，红紫，心热也；肿黑，心火极也；淡白，虚也。鼻准与牙床乃脾之窍，鼻红燥，脾热也；惨黄，脾败也。牙床红肿，热也；破烂，胃火也。唇乃脾之窍，红紫，热也；淡白，虚也；黑者，脾将绝也。口右扯，肝风也；左扯，脾之痰也。鼻孔肺之窍，干燥，热也；流清涕，寒也。耳与齿乃肾之窍，耳鸣，气不和也；耳流脓，肾热也；齿如黄豆，肾气绝也。目乃肝之窍，勇视而睛转者，风也；直视而睛不转者，肝气将绝也。以目分言之，又属五脏之窍；黑珠属肝，纯见黄色，凶证也；白珠属肺，色青，肝风侮肺也；淡黄色，脾①有积滞也；老黄色，乃肺受湿热证也。瞳仁属肾，无光彩又兼发黄，肾气虚也。大角属大肠，破烂，肺有风也。小角属小肠，破烂，心有热也。上胞属脾，肿则脾伤也。下胞属胃，青色，胃有风也。睡而露睛者，脾胃虚极也。面有五位，五脏各有所属。额属心，离火也；左腮属肝，震木也；右腮属肺，兑金也；口下属肾，坎水也；鼻准属脾，坤土也。五脏，里也；六腑，表也。小肠心之表，小便

---

① 脾：原作"府"，据《幼幼集成·一审颜色苗窍知表里之寒热虚实》改。

短黄涩痛，心热也；清长而利，心虚也。胃乃脾之表，唇红而吐，胃热也；唇惨白而吐，胃虚也；唇色平常而吐，作伤胃论。大肠肺之表，闭结，肺有火也；肺无热而便秘，血枯也，不可攻下；脱肛，肺虚也。胆乃肝之表，口苦，胆火也；闻声则惊，肝虚也。膀胱，肾之表，筋肿筋痛，肾之寒气入膀胱也。面有五色：一曰红，红病在心，面红者热；一曰青，青病在肝，面青者痛；一曰黄，黄病在脾，面黄者脾伤；一曰白，白病在肺，面白者中寒；一曰黑，黑病在肾，面黑而无润色，肾气败也。望其色，若异于平日，而苗窍之色与面色不相符，则脏腑虚实无有不验者矣。

肝脏见证

肝者，足厥阴木也。实则目赤大叫，呵欠顿闷；虚则呵欠咬牙。有风则目连劄①，有热则目直视，成疳则白膜遮睛，主怒则性急大叫，哭甚则咽肿，热则大小便难。手寻衣领，手乱捻物，甚则撮空摸床，此丧魂病也。儿病时，目睛视物不转，或目合不开，或哭而无泪，或不哭而泪出，皆肝绝也。

心脏见证

心者，手少阴火也。实则叫哭，发热饮水；虚则困卧，悸动不安。心血足则面色红润易养，心血亏则面色昏黯难养。热甚则津液干而病渴，神乱而卧不宁，喜伏卧。舌破成疮，又为重舌、木舌、舌出不收之病，此属丹瘤、斑疹、龙缠、虎骨、虫疥、燎疮，皆心之证也。如心病久，汗出发润，或舌出不收，暴喑不语，或神昏愦乱，或斑疹变黑，此皆心绝也。

脾脏见证

脾者，足太阴土也，为水谷之海。实则困睡，身热饮水；虚则吐泻、生风；伤湿则为肿、为胀、为黄、为吐泻。故脾痛则腹痛，脾疳则肚大青筋。脾热则口臭唇疮，饮食不为肌肤，吐舌弄

---

① 劄（zhá 闸）：眨眼。

舌，口干饮水；寒则口角流涎，谓之滞颐。气不和则口频撮，虚则肉消而瘦，不喜饮食。伤食则成积，积久则成疳成癖。如脾久病，大肉消，肚大青筋，或遍身虚肿，或吐泻不止，饮食不入，或多食而瘦，或虫出于口，或唇寒而缩，皆脾绝也。

肺脏见证

肺者，手太阴金也。实则闷乱喘促，虚则哽气长出。经曰：寒伤肺。由儿之衣薄受寒也。经曰：热伤肺。由儿之衣厚郁热也。寒热伤肺，则气逆而为喘为咳。肺受风，则喷嚏而流清涕；受寒，则鼻塞，呼吸不利；受热则鼻干，或为衄血；成疳则鼻下赤烂；喘不止则面肿；咳不止则胸骨高，谓之龟胸；燥则渴不止，好饮水，谓之膈消。如肺久病，咳嗽连绵，喘息不休，或肩息，或龟胸，或咳血不止，或鼻孔黑燥①，或鼻孔开张而喘，或泻痢不休，大孔如筒，或面目虚浮，上喘气逆，皆肺绝也。

肾脏见证

肾者，足少阴水也。虚则目畏明，目中白睛多，其颅即解，色㿠白，骨髓不满。儿必畏寒，多为五软之证。尻骨不成则坐迟，髁骨不成则行迟，真阳不足则齿迟，血脉不荣则发稀，心气不足则语迟。热则耳中出脓生疮。如肾病久，身下窜，目中如见鬼状，或骨痿弱，卧不能起，或二便遗失，此肾败也。

小儿热证有七

面腮红，大便秘，小便黄，渴不止，上气急，足心热，眼红赤。此皆实热之证，忌用温补。

小儿寒证有七

面㿠白，粪青白，肚虚胀，眼珠青，吐泻无热，足胫冷，睡露睛。此皆虚寒之证，忌用寒凉。

---

① 燥：原作"煤"，据《幼幼集成·五脏所属之证》改。

论幼科证治得失

冯楚瞻曰：凡为幼科，宜参看方脉诸书。盖幼稚名曰哑科，疾病痛苦勿能告人，全赖治者细心详察。况幼科诸书，理浅言略，难明病源。惟以小儿不节食为执见，最重消磨；更以纯阳之子为定论，恣投寒苦。孰知易停滞者，脾气必虚。若图见小效于目前，便贻大害于日后。况小儿易虚易实。言虚者，正气易于虚也；言实者，邪气易于实也。然邪凑之实，必来正气之虚。若不顾正气之虚，惟逐邪气之实，其有不败者几希！如寒伤荣也，但温养荣阴；风伤卫也，惟辛调胃气。但使荣卫和平而宣行，则客邪不攻而自散，使正气自行逐贼，则邪退而正自安，如浮云一过，天日昭明也。若专投耗气血之猛剂，客邪虽散，正气亦伤，乘虚之邪，将接踵而至矣。岂知正气不至空虚，邪必不能凑而为实耶。至于云纯阳者，无阴之谓也。然小儿特稚阳耳，其阳几何？阴气未全而复败，其阳将何以望其生长耶？况天地之气化日薄，男女之性情日漓，幼稚之禀受日弱。有禀父之阳气不足者，多犯气虚中满；有禀母之阴气不足者，多犯阴虚发热。至于出痘，多犯肾虚内溃之证，此皆先天不足所致，近来比比皆然。若徒效上古，克削寒凉，如肥儿丸、芦荟丸之类，则千中千死，莫能挽也。至云"小儿阳火有余"，不知火之有余，实由水之不足，"壮水以制阳光"，先贤至论。服寒凉，百不一生，古哲格言。以不生之药，投欲生之儿，心何忍哉？凡小儿脾胃自能消谷，今偶有停滞，脾胃受伤，只健其脾胃，而谷自化矣。故方有助脾消化，推扬谷气者；有因命门火衰，生火补土者；有一消一补者；有以补为消者。诚恐宽一分，即耗一分元气也。夫人有生，惟此元气易亏难复，何可轻耗？幼稚之禀尤为易亏，惟必深究先天之薄弱，而从方脉诸书求源探本，以为治斯。能补救当代赤子元气于后天，便亦培植后代赤子元气于先天，而寿世无疆矣。若徒宗上古幼科浅略方论，则犹灌溉树木者，不顾根本，而仅洒润枝叶，欲望其生长尚不可得，而况复加划削者乎？

寿夭辨

头者，诸阳之会，髓之海也。凡儿头角丰隆，髓海足也。背者，五脏六腑俞穴皆附于背。脊背平满，脏腑实也。腹者，水谷之海。腹皮宽厚，水谷盈也。目为肝窍，耳为肾窍，鼻为肺窍，口为胃①窍。七窍无阙，形象全矣。故知肉实者，脾足；筋强者，肝足；骨坚者，肾足；不妄言笑者，心足；不多啼哭者，肺足；哭声连续者，肺实；不久眠睡者，脾实。兼之脚健而壮②，项长而肥，囊小而黑，根株固也；肌肉温润，荣卫和也。而更腮妍如桃，发黑如漆，表气实也；小便清长，大便滋润，里气实也。以上皆为寿相，其儿无病易养。

诸阳皆起于头，颅破项软者，阳衰于上；诸阴皆起于足，腨小脚卷者，阴衰于下。鼻孔干燥，肺枯；唇缩流津，脾冷；发稀者，血衰；项软者，柱折。青紫之筋散见于面者，多病风热。兼之形枯色灰，表虚；泻痢无时者，里虚。疮疥啼哭及多笑语者，皆阳火妄动之候。已上皆为夭相，其儿多病者，难养③。

变蒸辨

幼科谓婴儿生下三十二日为一变，六十四日为一蒸。变者，变生五脏；蒸者，蒸养六腑，长气血而生精神、益智慧也。积五百七十六日而毕。凡遇变蒸，必身有热，或有惊惕，而口面唇舌俱不变色，身热有重轻，而精神与常无异，口中气出温和，三四日间自愈。据其说，以周天三百六十五度，应人身三百六十五骨节，内除手足四十五余骨外，止三百二十数。以生下一日主十段，十日百段，三十二日则三百二十段为一变。而以天一生水，地二生火为次序，则一变肾，二变膀胱，三变心，四变小肠，五变肝，六变胆，七变肺，八变大肠，九变脾，十变胃矣。乃又有以木火

---

① 胃：《幼幼集成·寿夭辨》作"脾"。
② 壮：原作"肚"，据《幼幼集成·寿夭辨》改。
③ 难养：原为小字，据文义改为大字。

相生为言者，则似一为肝、二胆、三心、四小肠、五脾、六胃、七肺、八大肠、九肾、十膀胱矣。复有以木金相克为言者，则又为一肝、二胆、三肺、四大肠、五心、六小肠、七脾、八胃、九肾、十膀胱矣。夫小儿脏腑骨度生来已定，毫不可以移易，则变蒸应有定理。今则各逞己见，各为臆说，则脏腑竟可以倒置，骨度亦可以更张，徒滋葛藤，迄无定论，将使来学何所适从乎？总之，此等固执之言，不可为训。盖天地阴阳之理数，可限而不可限。如五运六气为一定不易之规，而有应至不至，不应至而至，往来胜复，主客加临，尚有应不应之殊。况婴儿之生，风土不侔①，赋禀各异，时令有差，膏藜非一，而以此等定局，以限其某时应变，某时应蒸。余临证四十余载，从未见有依期作热而变者，有自生至长未尝一热者，有生下十朝半月而常多作热者，岂变蒸之谓乎？故凡小儿作热，总无一定，不必拘泥。而以正病作变蒸，迁延时日，误事不小，但依证治疗，自可生全。

[按]小儿月足离怀，脏腑已皆完备，既生之后，长养之机，一息不容有间。百骸齐到，自当月异而日不同，岂有必三十二日而变生五脏，六十四日而蒸养六腑之理乎？

初生门

拭口法

《金鉴》云：小儿初生，须用软绵裹指，拭净口中，继以胭脂蘸茶，清擦口舌齿颊之间，则不生一切口病。古云：儿未啼时，先取秽血。此古人不详体察。盖儿在胞中，以脐带资生，胞中皆是氤氲精气，生长蒸化，并无血脉，儿口之血，从何而来？此说不经，不可为训也。

拭口下胎毒法

陈飞霞曰：小儿初生，于未啼之时，随以甘草汤，用软绵裹

---

① 侔（móu 谋）：等同、相同。

指蘸汤，拭去口中涎沫，然后看儿面色。若身面俱红，唇舌紫赤，知其必有胎毒。每日用盐茶，但不可太咸，以帛蘸洗其口，去其粘涎，日须五六次。此法至神至易，世所不知。凡儿之胎毒藏于脾胃，口中多有精涎，其马牙、鹅口、重舌、木舌皆从此起。每日洗拭，则毒随涎去，病从何来？但胎毒重者，直须洗过周岁方止。如儿面唇淡红，此为胎寒，不可用茶，惟以淡姜汤拭洗，每日一二次足矣。盖姜能开胃，而且和中，最宜于时用。至于古方之用黄连、大黄、朱砂、轻粉开口之法，此时断不可用。婴儿初生，如蛰虫出户，草木萌芽，卒遇暴寒，未有不为其僵折者，每见三朝七日，必有肚疼、呕乳、泄泻、夜啼之证，是皆苦寒伤胃之害也。〔批〕小儿开口方，用穿山甲一片，先以防风二钱、甘草五分煎汁极浓，磨山甲二三匙服之，俟儿出黑屎为验，方可与乳食。可免一切惊搐，屡试屡效。

断脐法

《幼科》云：婴儿初生，先用剪刀向火烙热，剪断脐带；次用火器，绕脐带烙之，当以六寸为度，不可过为短长，短则伤藏，长则损肌。断讫，即以细熟艾一块，敷脐带间，用软绢新绵裹封之，以避尿湿、风邪。

《集成》云：凡断脐带，世俗皆以剪刀断之，最为不妥。但以大纸捻蘸香油燃火，于脐带上烧之令断。盖所以补接其阳气，不但为回生起死之良法，且后日无伤寒泄泻之患。《千金》云：若用剪刀，先放怀中，令暖断之。艾灸脐头三壮，软帛裹之。但脐带中血汁，须当时揉净，然后蒸断为佳。

灸脐法

《圣惠》云：儿生一宿，抱近光无风处，看脐上有赤脉直上者，即于脉尽头处，艾灸三壮。赤脉散则无患矣。

浴儿法

《金鉴》云：断脐后三日浴儿，此法由来旧矣，为革其污也。

临浴时，须择无风密处，适可而止，不可久在水中。冬月恐其受寒，夏日恐其伤热。其为汤之法，宜用桃、槐、桑、梅、柳嫩枝熬成，再加猪胆汁以去其污秽，且能润肌肤，令儿胎疮不生《集成》云：浴时须汤水调和，冷热得其所当，护儿背浴之，恐风寒从背而入。〔批〕《幼科》云：浴汤用猪胆、益母草，不生疮疥；用金银、虎头骨、麝香、丹砂，辟恶气客忤。

不 啼

《幼科》云：小儿落地，不能发声，谓之梦生。如因临产生育艰难，致气闭不通而不能啼者，宜用葱白鞭其背，取辛能通气，击动醒神之义一时无葱，以手轻击亦可。有时值天寒，儿气为寒所逼，亦不能啼，须急用绵絮包裹，抱于怀中，且勿断脐，用纸捻蘸香油，点火于脐带下，往来熏之，令暖气由脐入腹，寒得温散，气得暖通，啼声自出。若气绝无声者，则不救矣。

初生辄死

《千金》云：初生有即死者，视儿口中悬痈前，上腭有泡，如石榴子，以指甲摘破，出血，以绵拭去，发灰糁之。若血入咽，即死。

不 乳

《金鉴》云：儿初出胎，不吮乳者，其故有二：儿生腹中，脐粪未下，能令小儿胀满气短，呕吐不乳，当用一捻金见后蜜水调服；若乳母过食寒凉，胎受其气，儿必腹胀多啼，面色青白，宜用匀气散见后调服。若四肢厥逆者，理中汤见中寒主之。

《汇参》云：呕吐不饮乳，宜用茯苓丸见后调灌。受寒呕吐者，宜用木香、生干姜、茯苓、甘草、木瓜、丁香等分，为粗末，水煎，绵蘸，滴与之。《外台》方：用乳二合，葱白一寸，煎一二沸，去葱，服之即乳。

呃〔批〕呃，音现，不呕而吐也乳无故不乳

《幼科》云：小儿吐乳，乳之又吐者，名呃乳。或因拭口不净，恶秽入腹，宜用槟榔、木香、甘草煎汤与服。如啼哭不乳者，腹痛也，亦胎寒之证，宜木香、丁香、乳香、当归、甘草煎汤与服。如无故不乳，宜问其母之乳汁多少。多者，伤乳，满而自溢，宜少节之，不久自思乳矣；乳汁少者，必有他证，宜细心察之。小儿生下二三日间，忽然不乳，当询问之，勿以不乳作脐风治。盖脐风有多啼、撮口之证，此但不乳耳。〔批〕〔按〕小儿呬乳证，非一端，有宿乳停痰、胃寒胃热之分，不可一例而治。

眼不开

《金鉴》云：初生眼不开，因孕妇饮食不节，恣情厚味，热毒熏蒸，以致热蕴儿脾。眼胞属脾，其脉络紧束，故不能开也。宜用生地黄汤见后煎服，外以熊胆、黄连各少许，滚汤淬洗，其目自开。

悬痈垂

《金鉴》云：小儿喉里上腭肿起，如芦箨芦笋也成水状者，名曰悬痈，此胎毒上攻。须以绵缠长针，留锋少许刺之，泻去青黄赤汁；未消者，来日再刺。刺后以盐汤拭口，以朱砂、硼砂各五分，冰片、朴硝各一字，为极细末，蜜调少许，鹅翎蘸刷口内。时时用之，咽下无妨。

鼻　塞

《汇参》云：初生鼻塞不通，吮乳不得，用猪牙皂角、草乌等分为末，葱涎调成膏，贴囟门。

不小便

《汇参》云：初生不尿者，多因孕母恣食热毒之物，气流胎中故也。宜用葱白三四寸破之，以乳汁半盏煎，灌之。又方以生葱汁、人乳各半，调匀，抹儿口中，须臾即通。一方用车前捣汁，入蜜少许，灌之立通。

《金鉴》云：小儿初生不小便，乃胎热流于膀胱。用导赤散见火门加灯心、黄连、滑石煎服，外用淡豆豉一勺，田螺十九个，葱一大束，捣烂，用芭蕉汁调贴脐上，效。

不大便

《金鉴》云：小儿初生之日或次日即大便者，俗云下脐粪。此肠胃通和，幽门润泽也。若至二三日不大便者，名曰锁肚。乃胎中受辛热之毒，气滞不通。其儿必面赤腹胀，不乳多啼。宜先用朱砂如一大豆许，研细，水飞过，炼蜜调匀，乳汁化服，继令妇人以温水漱口，吮儿前后心、手足心，并脐下共七处，以皮见红赤色为度，须臾自通。

二便不通

《金鉴》云：初生腹胀危急，二便不通，最为恶候，乃胎中热毒太盛而成。急用前口吮儿五心、脐下之法，宜以木通散见后以行其热，再用紫霜丸见后以开其结，庶可望生。若延至七日，肚腹胀硬，常作呻吟，则难治矣。

肛门内合无谷道

《集成》云：俗名闷脐生。粪门有一膜，闷住儿气，故不能出声；以手拍之，则膜破而啼矣。又法以银簪轻轻挑破为甚便，或不能急挑，急以暖衣紧包，勿令放散，用热水浸其胞衣，寒天用火灸之，久则热气入腹，而气内鼓，其膜自破。又有生下无谷道者，乃肺热闭于肛门。急以金银或玉簪，看其端的刺穿之，但不可深，以油纸捻套住，免其再合。

肾　缩

《集成》云：初生肾缩，乃受寒气所致。用硫黄、吴茱各三钱，研细末，捣葱汁调涂脐膜。另以蛇床子烧烟熏之，即伸。

生下无皮身如鱼胚

《集成》云：遍身无皮，俱属红肉。急以早米粉干扑之，候其皮生则止。或因胎毒遍身赤烂者，用清凉膏见火疮不时搽之。又有生下遍身如鱼胚，或如水晶，破则流水，以密陀僧研细末糁之。

藏胎衣法

《金鉴》云：凡藏胎衣，盛在新瓶内，以青帛裹瓶口，择向阳高燥之地、天德月空处，掘地三尺埋之，儿自长寿无疾。若藏之不谨，于儿不利。一云：凡年游白虎，神煞在太岁后一位，加太岁在卯，则白虎在寅。若产后及胞衣犯之，子母皆不利。天德方：如正月在丁，二月在坤，三月在壬，四月在丙，五月在乾，六月在甲，七月在癸，八月在艮，九月在丙，十月在乙，十一月在巽，十二月在庚是也。月空方：如正月在丙壬，二月在甲庚，三月在丙壬，四月在甲庚，五月在丙壬，六月在甲庚，七月在丙壬，八月在甲庚，九月在丙壬，十月在甲庚，十一月在丙壬，十二月在甲庚是也。

剃头

《金鉴》云：小儿满月剃头，须向密室温暖处剃之，为其气血未盈，寒风易入。剃后须用杏仁二三枚研细，入薄荷三叶，再同研，将麻油滴三四点合腻粉拌匀，擦头上，能避风邪，免生疮疖热毒等证。

断乳法

《汇参》云：小儿年至三岁当断乳，而不肯断者，用山栀三个烧存性，雄黄炒、朱砂炒各一钱为细末，入生麻油、轻粉各少许，调匀，候儿睡后，浓抹两眉上，醒来便不食乳。未效，再加黄丹用。〔批〕名画眉方。

初生门方

一捻金　治小儿初生胀满气短，呕吐不乳。

大黄生　黑丑　白丑　人参　槟榔

等分为末，每少许，蜜水调服。

匀气散《金鉴》　治小儿胎受寒气，腹胀多啼，不能饮乳。

陈皮　桔梗各一钱　炮姜　砂仁　甘草各五分　木香三分

为细末，每五分，红枣煎汤调服。

茯苓丸　治小儿呕吐，不饮乳。

赤茯苓去皮　黄连　枳壳炒

等分为末，蜜丸，乳汁调灌。

生地黄汤　治小儿初生眼不能开。

生地黄　赤芍　川芎　当归　天花粉　甘草

水煎服。

木通散　治初生小儿二便不通。

车前仁　萹蓄　瞿麦　木通　赤苓　山栀　滑石飞　黄芩　生甘草　大黄　灯心

煎，或入薄荷同煎。

紫霜丸　治小儿二便不通。

代赭石一两，火煨醋淬三五次　赤石脂一两　杏仁六十粒，炒，去皮尖　巴豆三十粒，去油膜

为细末，饭糊丸，麻子大，日服三丸，白汤下。

胎病门

胎　弱

《集成》云：初生有病，惟胎弱、胎毒二者而已。胎弱者，禀受之不足也。肺气不足，则皮薄怯寒，毛发不生；心气不足，则血不华色，面无光彩；脾气不足，则肌肉不生，手足如削；肝气不足，则筋不束骨，机关不利；肾气不足，则骨节软弱，久不能行。此皆胎禀之病，随其脏气而求之。所谓父强母弱，生女必羸；父弱母强，生儿必弱。故小儿有头破、颅解、气怯，项软头倾，手足痿软，齿生不齐，发生不黑，行止坐立须人扶掖者，此皆胎禀不足之故也。

胎　毒

胎毒者，即父母命门相火之毒也。夫二五之精，妙合而凝，纯粹之精，溶液而成胎，淫佚之火，蓄之则为胎毒矣。盖人生而

静，天之性也；感物而动，人之欲也。成胎之后，其母之关系尤繁。凡思虑，火起于心；恚怒，火生于肝；悲哀，火郁于肺；甘肥，火积于脾；淫纵，火发于肾。五欲之火，隐于母胞，遂结为胎毒。故胎毒之发，如虫疥流丹、湿疮痛疖、结核、重舌木舌、鹅口，与夫胎热、胎寒、胎黄、胎搐之类是也。若夫七日之脐风、百日之痰嗽、半岁之真搐、一周之流丹，此又毒之至盛至烈，而不可解者也。

胎　寒

胎寒者，母孕时，或多服寒凉，或过食生冷，令儿受之。生后昏昏多睡，间或呗乳泻白，此内因也。或百日之内，忽病战栗口冷，手足踡缩，腹痛啼叫，此生后受寒所致。治宜温散，如指迷七气汤、助胃膏俱见后为佳。

胎　热

胎热者，母孕时，喜食辛热炙煿之物，或患热病，失于清解，令儿受之。生后目闭面赤，眼胞浮肿，弩身呢呢作声，或啼叫惊烦，遍身壮热，小便黄涩。若不早治，则丹瘤疮疖由此而至。宜集成沆瀣丹见后徐服解之，以平为度。一方用黑豆、甘草、竹叶、灯心煎，令乳母服之，使入于乳，能通心气，解烦热。

胎　搐

胎搐者，母孕时，曾因惊恐，气传于子，生后频频作搐。其候身热面青，手足搐掣，牙关紧闭，腰直身僵，睛斜目闭，多啼不乳，此乃胎病不治之证。如因身有热而作者，先必啼叫，虽曰胎病，实外因也。宜天麻丸见后，后以六味地黄汤见劳损，滋其化源，久服自愈。

胎　黄

胎黄者，见生下面目浑身皆黄如金色，或目闭，身上壮热，大便不通，小便如栀子汁，皮肤生疮，不思乳食，啼哭不止，此胎中受湿热也。宜茵陈地黄汤、犀角散俱见后，母子同服，以黄退为度。以上俱本《集成》。

胎　赤

《金鉴》云：胎赤，因孕妇过食辛热之物，以致热毒凝结，蕴于胞中，遂令小儿生下头面、肢体赤若丹涂。当以清热解毒汤见后主之。热盛便秘者，蒋氏化毒丹见后主之。

胎　肥

《集成》云：胎肥者，儿生下遍身肌厚，肉色通红，面色亦红，而黑睛多，时时生痰；自满月以后，渐渐肌瘦，五心热而大便难，白睛粉红色。此在胎时，母食甘肥，湿热太过，流入胞中，以致形质虚肥，血分壅热也。宜加减大连翘饮，外以浴体法俱见后浴之。

胎　怯

《集成》云：胎怯者，儿生下时，面无精光，肌肉瘦薄，大便白而身无血色，目无精彩，时时哽气多哕。非育于父母之暮年，即生于产多之孕妇。成胎之际，精元既已浇漓；受胎之后，气血复难长养，以致生来怯弱。若后天调理得宜，十可保全一二，宜调元散见后助之。

胎病门方

集成沆瀣丹　治小儿一切胎毒，胎热，胎黄，面赤目闭，鹅口口疮，重舌木舌，喉痹乳蛾，浑身壮热，小便黄赤，大便闭结，麻疹斑瘰，游风癣疥，流丹瘾疹，痰食风热，痄腮面肿，十种火丹，诸般风搐，并皆神效。

川芎酒洗　大黄酒蒸　黄芩酒炒　黄柏酒炒，各九钱　黑牵牛炒，取头末　滑石水飞　连翘去心　赤芍炒，各六钱　枳壳麸炒　薄荷各四钱半　槟榔七钱，五分童便，洗，晒

和匀焙燥，研细末，炼蜜成丸，芡实大。月内之儿服一丸，稍大者二丸，茶汤化服。乳母忌油腻。但觉微有泄泻，则药力到，

病即减矣。不泄再服，重病日三服，以愈为度。此方断不峻厉，幸母①疑畏，惟胎寒胎怯，面青白者忌之。

陈飞霞曰：此方古书未载，得之异授，诚幼科之神方，作三焦之主治。盖凡脏气流通者，必不郁滞，或受毒于胎前，或感邪于诞后，中气抑郁，故见以前诸证。方内所用黄芩清下焦之热；大黄清中焦之热，又借其有推陈致新之功；上焦之热，黄柏清之，有活血除烦之力，能导三焦郁火，从魄门而出。犹虑苦寒凝腻，复加槟榔、枳壳之辛散，为行气利痰之佐使。川芎、薄荷引头面风热，从高而下趋；连翘解毒除烦；赤芍调荣活血；牵牛利水，走气分而舒郁；滑石清润，抑阳火而扶阴，又能引邪热从小便出。治以前有余诸证，应如桴鼓，真济世良方也。

指迷七气汤　治一切腹痛寒热，多啼不乳等证，皆由阴阳不升降，气道壅塞而然。是方疏利脏腑，神化无比，最宜领会。

广陈皮　青皮　藿叶　桔梗　莪术　香附　法半　上桂　公丁香　益智仁　炙甘草

生姜、大枣煎，母子同服。

助胃膏　治胎寒内钓，胃气虚弱，胸胁胀满，呃乳便青。

白蔻　肉蔻面裹，煨，去油　人参　广木香各一两半　公丁香三钱　藿叶　云苓　焦术　上桂　西砂仁　炙草各一两　沉香二钱　广陈皮一两二钱　山药一两五钱

为末，蜜丸，炒米汤化服。

天麻丸　治胎搐，先以此丸通其经络，次服六味地黄丸。

明天麻姜制　法半　防风　羌活　胆星　僵蚕　全蝎各五钱

为末，蜜丸，钩藤汤下。

茵陈地黄汤②治小儿初生，身黄如金，此胎中湿热。

生地　赤芍　川芎　当归　花粉　赤苓　猪苓　茵陈　泽泻

---

① 母：当作"毋"。
② 汤：原作"丸"，据底本目录改。

生草

加灯心煎，母子同服。

犀角散《金鉴》　治胎黄甚者。

犀角屑　茵陈　花粉　升麻　胆草　寒水石煅　生地　甘草

水煎，不拘时服。

清热解毒汤《金鉴》　治胎赤。

生地　黄连　金银花　薄荷　赤芍　木通　生甘草

加灯心煎服。

蒋氏化毒丹　治胎赤。

犀角　黄连　桔梗　元参　薄荷　甘草　大黄　青黛

为末，蜜丸，灯心汤化服。

加减连翘饮　治小儿胎肥，清解热毒。

连翘　瞿麦　滑石　牛子　车前子　木通　防风　炒栀仁
黄芩炒　荆芥　当归　北柴胡　赤芍　蝉蜕　炙草

竹叶、灯心煎服。

浴体法　治肥胎。

天麻二钱　全蝎　朱砂各五分　乌蛇肉酒浸　白矾　青黛各三钱
麝香一分

共研匀，每用三钱，水三碗，桃枝一握，同煎，温热浴之，
但勿浴背。

调元散　治胎怯。

人参　焦白术　白茯苓　广陈皮　当归　北枸杞　炙甘草
陈粳米

为末，每三钱，龙眼煎汤调下。

脐病门

脐风论证

脐为百风总窍，五脏寒门，道家谓之下丹田，为人身之命蒂。

儿在胎时，口鼻未通呼吸，惟脐间真息，随母之呼吸为呼吸。及其下地，呱底一声，气通口鼻，而胎元之一息不复为用矣。遂寄于脐内一寸三分中虚一穴，左青右白，上赤下黑，中央黄色，八脉九窍，经纬联络，为真息往来之路，坎离交会之乡。凡修炼仙胎，皆从此处立基，所以谓之命蒂。故小儿初生，惟脐之干系最重。断脐之时，不可不慎。或剪脐带太短，或结束不紧，致外风侵入脐中；或浴儿时，率动脐带，水入生疮，客风乘虚而入，内伤于肾，肾传肝，肝传心，心传脾，脾传肺，蕴蓄其毒，发为脐风。其证面赤啼叫者，心病；手足微搐者，肝病；唇青口撮、痰涎壅塞者，脾病；牙关紧急者，肾病；啼哭不止者，肺病。五脏之证，略见一二者，犹可治，悉见者不治。

脐　风

脐风者，由断脐后，为水湿风寒所乘，入于脐而流于心脾，令肚腹胀满，吮乳口松，多啼不乳，此初起之时，速用火攻散之。若至气息喘急，啼声不出，或肚上青筋，吊疝作痛，此胎毒夹风邪入脏，外用火攻，内服指迷七气汤见前胎病。若肚脐青肿，撮口不开，牙关紧闭，口吐白沫，爪甲青黑者，皆不治。

噤　口

噤口之证，眼闭口噤，啼声渐小，舌上聚肉，如粟米状，吮乳不得，口吐白沫，大小便不通。此先看其上腭有点子，即以指甲轻轻刮破，以木香、白蔻仁各五分煎，化下沉瀣丹，利动脏腑，气顺自愈。

锁　肚

锁肚者，由胎中热毒壅盛，结于肛门，大便不通。急令妇女温水漱口，吮儿之前后心，并脐下及手足心共七处，凡四五次，外以轻粉五分研末，蜂蜜少许，温水调服，以通为度。如更不通，以葱白三四寸长，用油抹润，轻透谷道，纳入二寸许，以通为快。若至七日不通者死。

脐风内因外因辨

古人之论脐风，皆谓由于水湿风冷所致。予则以为古论犹未尽也。盖脐风有内外二因，有可治不可治之别。外因者，风湿所伤；内因者，禀父之真阳不足也。其外因者，病发于三四五日之间，病生于六腑，故可治。内因者，必发于六七日之间，病生于五脏，故不可治。曩者夏禹铸有预防脐风之诀，谓三朝一七，看见两眼角黄，必有脐风。不知禀受厚者，生下即满面红黄，乃为吉色，误认脐风，其害不小，此法不确。惟令乳母每日摸儿两乳，乳内有一小核，是其候也。然乳内有核，发脐风者固多，而复有不发脐风者。此法十有七八，亦有二三分不确。但看小儿不时喷嚏，更多啼哭，吮乳口松，是真候也，急宜治之。

脐风外因

《金鉴》云：脐者，小儿之根蒂也，名曰神阙穴。近三阴，喜温恶凉，喜干恶湿。人不知慎重，以致水湿风冷之气入于脐中，儿必腹胀脐肿，日夜啼叫，此脐风之将作也，急用驱风散见后治之。若寒邪深入，已成脐风者，又常视所兼之证为治。如肚腹胀硬，大便不通者，风兼实也，宜黑白散见后。面青肢冷，二便不实者，风兼虚也，宜理中汤见中寒。痰涎壅盛，气高喘急者，风兼痰也，宜辰砂僵蚕散见后。身体壮热，面赤口干者，风兼热也，宜龙胆汤见后。面青呕吐，曲腰多啼者，风兼寒也，宜益脾散见后。若脐边青黑，口噤不开者，是为内搐，不治。儿生七日，血脉未凝，病已中脏，治之无益也。

脐湿脐疮

《金鉴》云：儿生洗浴，不可久在水中任意洗濯。既包裹毕，宜时常留意，勿令尿湿浸脐。如不知慎，遂致肚脐浸溃不干，名曰脐湿，须以渗脐散见后敷之。甚则焮赤成疮，名曰脐疮，须以金黄散见后敷之，庶不致寒湿之气内攻也。〔批〕脐烂成风，用杏仁去皮研敷。一方治脐疮，用大草纸烧灰敷之。

脐 突

《金鉴》云：小儿热在腹中，无所发泄，故频频伸引，睡卧不宁，努胀其气，冲入脐间，脐忽肿赤，虚大光浮，名曰脐突。此乃胎热所致，非断脐不利之过也。内服犀角消毒饮见后，外敷二豆散见后，其肿自消。最忌寒凉之药敷贴脐上，恐寒凝毒热，反为害也。

用火须知火穴

陈飞霞曰：脐风之治，无一成法可遵，虽有疏风攻下之法，莫能济急。独余异授灯火，无论脐风痉搐，以及凶危险证，用药不能挽回者，此火可以生之，久经效验。今世幼科不知火穴，往往错误用之，不但不能逐邪，而反闭关绝险，阻其去路，反致引动风邪，蔽固火毒，致儿身热不退，邪火内攻，每多不救。凡邪之伤人，未有不从三阳经入，驱邪之法，亦必使其从三阳经出。故此火穴，惟三阳有之，欲引其出表，断不使之入里也。敬为图说，并请政于大方。

用火口诀

婴儿全身灯火，诚幼科第一捷法，实有起死回生之功。火共六十四燋，阴符易数，能疏风散表，行气利痰，解郁开胸，配①昏定搐，一切凶危之候，火到病除。用火之时，倘值冬寒，必于房中燃烧明火，使儿不致受寒。灯草大小适中，以麻油染用，令老练妇人抱儿解衣去帽，从左耳角孙起，依次序用之。勿谓火数太多，悯其难受，盖小儿受病，由其经络凝滞，脏气不舒，以火散之，正欲使其大叫大哭，方得脏气流通，浑身得汗，荣卫宣畅，立时见功。此火暗合周天，不可减少，少则不效。

凡风寒痰气闭塞之证，此火实有神功。用火既完，候儿啼哭已定，即用金粟丹见痰饮门半丸，姜汤化服，后以衣裹之，蒙其头面，使之安卧片时，以复其神志，其病如失。

---

① 配：当作"醒"。

脐风火穴图

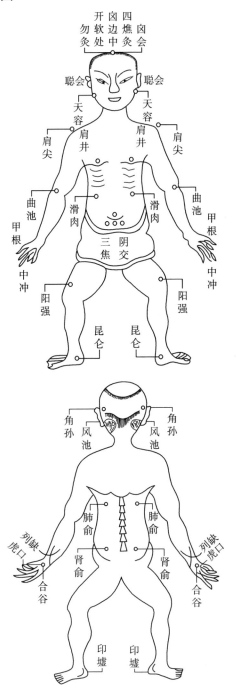

夏禹铸脐风火穴图

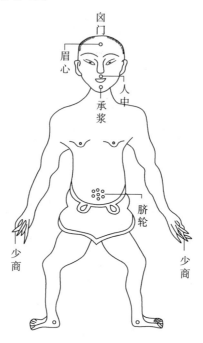

夏禹铸曰：脐风初发，吮乳必口松，两眼角挨眉心处忽有黄色，宜急治之，最易；黄色到鼻，治之犹易；到人中、承浆，治之稍难；口不撮，微有吹嘘者，尚可治也；至唇口收束锁紧，舌头强直，不必治矣。凡见眉心、鼻准有黄色，即用灯火于囟门一燋，人中、承浆、两手大拇指端少商穴各一燋，脐轮绕脐六燋；脐带未落，于带口一燋；既落，于落处一燋，共十三燋，风便止而黄即退矣。

陈飞霞曰：余按古今灯火，惟上全身火，有经有府，有理有法，无有出其右者。第火穴多，恐仓卒之际，在娴熟者不难，倘素未经练者，一时不能用。故附夏氏脐风火于此，庶忙迫之时，可以济急。此火亦曾经验，第不及全身火耳。

脐风火穴

《汇参》云：脐风，惟灸火最捷。然《集成》全身灯火至六十四燋之多，夏氏只十三燋，未免太简。且囟门、人中二火，亦不可轻用。兹特列脐风秘授急救神火，共三十一燋，并考正穴法，详列于后。

角孙 耳廓中间，开口有空，以上耳尖向后折，比贴着发际便是。

风池 耳后脑空下，两枕骨稍低处，发际陷中便是。

囟会 一名华盖穴。认囟软处，四向灸日燋。

天容 耳根下，前开丫处。

肩尖 肩坚骨上即是。

曲池 以手弯曲拱胸，横纹痕尾即是。

合谷 一名虎口。手大指、次指歧骨间陷中，大指耸起，节骨旁略低处是。

中冲 手中指端尖，甲肉间即是。

滑肉 两乳直下，排骨尽处即是。

阴交 认三匝横纹，离脐下半寸是。

肺俞 背脊第三椎下两旁，隔两指即是。

肾俞 脊骨第十四椎下两旁，隔两指便是。

阳强 小儿腿中有横纹，尾上即是。

昆仑 脚眼骨上陷中，细脉动应手处是。

用火次序

《汇参》云：凡灸火，无论男女，皆先从左边灸起。初从左角孙、左风池各灸一燋，次及右角孙、右风池各灸一燋，复从囟四旁各灸一燋，先灸上，次灸左，次灸右，次下，次及左天容、左肩尖、左曲池、左合谷、左中冲各灸一燋，次及右天容、右肩尖、右曲池、右合谷、右中冲各灸一燋，次滑肉左右各灸一燋，次阴交三燋，先灸中平，过离半寸，先灸左，次灸右、肺俞左右各一燋、肾俞左右各一燋，末及左阳强、左昆仑各一燋、右阳强、右昆仑各一燋。灸毕，若得沉睡，醒后吮乳如常，风散病退矣；若醒犹啼叫不乳，以大人巨指，将小儿外劳宫男左女右手背，顺揉三十六遍，即覆掌心劳宫穴灸一燋，无不速效。

宜火诸证

《集成》云：凡人平素产子有脐风，则胎胎不爽。于产下第二日，勿待其发，先以此火散之，百不失一。

凡小儿面青面黑，扭项摇头，仰身擦面，或眼青怒视，或左右斜视，或上下窜视，或两目连劄，或头项牵强，蜷舌露筋，噱风撮口，啼哭咬人，或手如数物，或两手牵引，或两足跳掣，忽扰忽乱，失张失志，但觉神情与常有异者，由从前表里不清，将欲作痉，此火至妙。

伤寒已痉，角弓反张，眼目斜视，左右搐搦，并中恶、客忤、痫证、食填太阴，及一切风闭火闭、痰闭气闭、乍然卒死者，此火最神。

食伤脾胃，肚大青筋，于端午日午时，用全身灯火，复于青筋开叉处，以火截之，一叉一燋，其肚自消。

忌火诸证

小儿四时伤风感冒，身热出汗，大小便调，唇舌如常，口不作渴，此表病，轻证也，疏解之则愈。妄用火攻，轻病重治，反为不妙。

小儿内热，清利之自愈，不可用火。若强用之，不特不能使热邪从里以达表，适足以助热而耗阴，以致身热不退，在夏秋燥令，尤为大忌。

小儿大病久病，身体怯弱，面目青黄，唇口白色，摇头斜视，昏睡露睛，形体消瘦，声息轻微，自汗盗汗，或一切呕吐泻痢，麻痘疮痈，久疟久嗽，失血之后精神疲倦，乳食减少，指纹沉细，六脉无神，此皆虚极之候，切忌火攻，虑其升散也。

一切久热消渴疳证，形骸黑瘦，毛发焦枯，由阴亏血弱虚热所致，误用灯火，愈增其病，慎之。

回生艾火

《集成》云：以前灯火皆为实邪升散之用，并一切怪证，莫可名状者，无不奏功。倘涉久病体虚，忽然精神溃乱，人事昏沉，前火则为不宜，须用回生艾火挽之。盖此火能回失散之元阳，收归气海，固其根蒂，免致离散。其法以生姜切为纸厚薄片，大如指甲，贴尾闾穴脊骨尽处、命门穴在腰脊间前，正对脐，以艾绒按紧，如绿豆大，安姜片上，用火灸之，每穴以三炷为度。灸完，另以姜片贴脐下阴交穴，如前灸之。此火不特小儿可用，凡男妇一切中风、中痰、气厥阴证，虚寒竭脱凶危之候，咸宜用之。起死回生，幸毋忽视。

掐人中合谷并灸中冲之法

凡小儿中恶客忤，以及痰闭、火闭、风闭，乍然卒死，即以全身灯火醒之。倘一时未有其人，即以大指掐人中穴。病轻者，一掐即啼哭而醒；如不应，掐合谷；又不应，掐中冲；若再不应，其病至重，以艾丸如萝卜子大，于中冲穴灸之，火到即活。盖此穴为厥阴心包络之脉，所出其经与少阴心脏相通，艾火一燃，则心中惕然而觉。若灸此火全然不知，则百中不能救一矣。

脐病门方

辰砂僵蚕散　治撮口、脐风、锁肚。

辰砂水飞，五钱　僵蚕炒，一钱　天竺黄五分　珍珠三分　麝香一分

为末，每少许，蜜调，抹儿口内。

龙胆汤　治身热、脐风、撮口。

龙胆草　钩藤钩　北柴胡　黄芩炒　赤芍　炙草　桔梗　白苓五分　大黄纸包煨，一分　大枣一枚

水煎，温服。或加防风祛风，麦冬清心热。一方用赤苓，有蜣螂。

保生汤　治脐风、锁肚、口噤。

防风七分　陈枳壳　制南星五分　小橘红　远志肉四分　茯神　芥穗　桔梗三分　甘草二分　灯心

煎服。

定命散 治口噤。

蝉蜕十四枚，去头、足　全蝎十四个，焙，去毒

为细末，入轻粉少许和研，乳汁调服。

辰砂全蝎散 治口噤。

辰砂水飞，五分　全蝎三枚，头、足全炙，去毒　硼砂研　冰片麝香各一分

为细末，用乳母唾调涂口唇内及牙齿上，或用猪乳少许，调入口内。〔批〕猪乳独主小儿口噤不开。

秘方擦牙散 治口噤。

生南星二钱，去皮、脐　冰片少许

为细末。用指蘸生姜汁，放大牙根，擦之立效。如不开者，将应用之药调和稀糊，含在不病人口内，以笔管插入病人之鼻孔，用气将药极力吹入其关，立时即开。此法有通神之妙，不可不知。

驱风散《金鉴》 治小儿腹胀脐肿，日夜啼叫，脐风将作之证。

苏叶　防风　陈皮　厚朴姜制　枳壳炒　木香煨　僵蚕炒　钩藤　甘草　生姜

煎服。

益脾散《金鉴》 治小儿面青呕吐，腰曲多啼，此脐风兼寒也。

白茯苓　人参　草果煨　木香煨　炙草　陈皮　厚朴姜炒　紫苏子炒

等分为末。每一钱，姜、枣汤下。

黑白散《金鉴》 治小儿脐风，肚腹胀硬，大便不通。

黑牵牛半生半炒　白牵牛半生半炒　大黄生　槟榔　陈皮五分生甘草三钱　元明粉一两

除槟榔不过火，余五味或晒或焙，仍合槟榔为末，同元明粉入乳钵内研细。每服五分至六七分，温蜜汤调下。

柏墨散钱氏 治脐风脐肿。

黄柏末　釜下墨　乱发灰等分

为末。干掺或油调涂。

渗脐散 治小儿脐湿。

枯矾　龙骨煅，各二钱　麝香少许

研细末。干撒脐中。

金黄散　治小儿脐疮。

川黄连二钱半　胡粉　龙骨煅，各一钱

为末。时时敷脐下。一方有枯矾。

异功散　治脐疮。

龙骨煅　薄荷叶　蛇床子各三钱　轻粉五分

为细末。每少许，干抹。

犀角消毒饮《金鉴》　治小儿脐突。

牛子炒，研　甘草　荆芥　防风　银花

水煎热，临服入犀角细末，调匀服。

白芍药汤　治脐突。

白芍两半　泽泻七钱五分　炙草二钱　薄桂一钱五分　薏苡仁炒，研，五钱

每二钱，水煎，空心温服。

三妙散　治脐痈及脐疮。

槟榔　苍术　黄柏

上等分，用生研末，干撒肚脐，出水津淫成片，止痒渗湿。又治湿癣，以苏合油调搽，甚效。

二豆散　治脐突。

红小豆　豆豉　天南星等分　白蔹减半

为细末。芭蕉汁调敷四旁，一日一次，二日二次，小府下白即安。

外消散　治脐突。

朴硝二钱　大黄　牡蛎各五钱

为末。取田螺一枚，洗净，水半小盏，留活，过一宿，用其水调药末一二钱，涂肿处即消。其田螺仍放水中，勿害方效。

简便方

小儿初生，犯撮口脐风、荷包风、鹅口风等证，并齿根边生白点，名马牙。啼哭不吮乳，即看口内坚硬之处，或牙根白点，

将针挑破，出血，浓煎薄荷汤，磨京墨调匀，以指搅过，再以产母乱发少许，裹指蘸墨，满口搽之，仍用新青布蘸温水，展口即愈。

小儿脐风撮口用完全生葱二根，捣烂取汁，又以直僵蚕三个，炒去丝，研细末，以葱汁调匀，涂母乳头上，令儿吮之，或灌儿口内亦可。又法：以艾叶烧灰，填脐上，用帛缚之；若脐带已落，用大蒜切薄片，贴脐上，以艾火灸之，候口有艾气即愈。又法：用牛黄一分研末，竹沥调，滴入口中。又方：用穿山甲尾三片，羊油炙极黄色，蝎梢七个为细末，乳汁调涂乳上，令儿吮之，厚衣包裹，须臾，汗出即愈。

马牙撮口，但看舌上有疮如粟米者是也。以赤脚蜈蚣炙焦研末，敷舌疮上。一方用麝香一分，朱砂五分，螺蛳七个，同捣如泥，涂囟门上，阴干自落，切勿剥去。证重者，将针微刺患处，出血即用京墨磨搽，立愈。

口噤不乳，面黄色，气喘，声不出，由胎气挟热，流毒心脾，故令舌强唇青，聚口发噤。用直僵蚕二枚，去嘴略炒，为末蜜调，纳儿口中。又法：取大蜘蛛一枚，去足，炙焦，研末，入猪乳一小杯，和匀，分作三次，徐徐灌之，神效无比。又法：用天南星一枚煨熟，用纸裹斜包，剪一小孔，透气于口中，牙关自开。

脐突，小儿多啼所致，气动于中，则脐突于外。用乱发灰、枯矾等分为末，敷之，外贴膏药，自消。

小儿脐疮出血及脓，用海螵蛸、胭脂共为末，以油润疮，乃搽药。

脐中出水，此属肠胃积热。宜服平胃散见脾胃加黄连，外用三妙散见前干掺之。

小儿啼哭，脐中出血，用白石脂炒，研细末，干掺之。

惊搐门

惊风辟谬

喻嘉言曰：惊风一证，昔人凿空妄谈，使后世之小儿受其害者，不知千百亿兆。盖小儿初生，阴气未足，性本纯阳，身内易至生热，热盛则生风生痰，亦所恒有，乃以惊风命名，随有八候之目。夫小儿腠理不密，更易感冒风寒，风寒中人，必先入太阳经。太阳之脉起于目内眦，上额交巅，还出别下项，挟脊抵腰中，是以病则筋脉牵强，遂有抽掣、搐搦种种怪异名目。妄用金石脑麝，开关镇坠之药，引邪深入脏腑，千中千死。不知小儿易于外感伤寒，多发壮热，多成痉病。后世四痉八候之说，实则指痉病之头摇手劲者，为惊风之抽掣；指痉病之卒口噤脚挛急者，为惊风之搐搦；指痉病之脊强背反，为惊风之角弓反张。幼科翕然宗之。且伤寒门中，刚痉无汗，柔痉有汗，小儿刚痉少，柔痉多。世俗见其汗出不止，神昏不醒，便以慢惊为名，妄投参、芪、术、附，闭塞腠理，热邪不得外越，亦为大害。所以凡治小儿之热，切须察其本元虚实，察其外邪重轻，或阴或阳，或表或里，但当撤其外邪出表，不当固邪入里也。仲景原有桂枝汤见中风，舍而不用，从事东垣内伤为治，毫厘千里，最宜详细。又：新产妇人去血过多，阴虚阳盛，其感冒发热，原与小儿无别，乃遂相传为产后惊风，尤可笑也。然小儿实有惊病，以小儿气怯神弱，凡卒遇怪异形声，及骤然跌仆，皆生惊怖。其候面青粪青，多烦多哭，尝过为分别，不比热邪塞窍，神识昏迷，对面撞钟放铳，全然不闻者，细详勘验，自识惊风凿空之谬矣。〔愚按〕此论有功千古。陈氏《集成》更详为辨晰，而以刚柔二痉为误。搐又有类搐、非搐诸条分见各门，其治痉法，惟从太阳、厥阴循经治疗，一遵经旨，用海藏、《金匮》等方，诚可为婴儿病痉之准。然钱氏之治，真搐亦曰内挟实热，外感风邪。〔批〕痉病方专主风寒外感，钱氏方则治脏腑自病。心家受热积惊，肝家生风发搐，惟用泻青、泻心、导赤〔批〕泻心、导赤见后夜啼等方，亦未尝用金石镇坠之药，其所云假搐如《集成》类搐者，亦各依本证施治，并未有治惊风之方。今将《集成》治痉诸条，另附痉病门，而辑钱氏、洁古治惊搐并幼科治惊诸方于此，则世之竟言开关镇坠、截风定搐之法以治惊风者，可不禁而自息矣。

舒驰远曰：搐与惊不同。搐为实证、闭证，惊为虚证、脱证，何以验之？当其搐时，即于其旁鸣锣放铳，彼皆懵然不识。惊证虽直视头仰，手足俱张，人于其旁作一咳声，即着一惊，且必面青唇青，便泄清白，宜用参、芪、术、苓、姜、附、半夏、琥珀之类。

真　搐

钱氏云：潮热发搐，在寅卯辰时者，此肝用事之时。身体壮热，目上视，手足动摇，口内生热涎，颈项强急，此肝旺也，当补肾治肝。补肾，六味地黄丸见劳损；治肝，泻青丸见后，用竹叶汤，入沙糖化下。在巳午未时者，此心用事之时，心惕，目上视，白睛赤色，牙关紧急，口内涎出，手足动摇，此心旺也，当补肝治心。补肝，地黄丸注前；治心，导赤散见夜啼，或凉惊丸见瘛疭。在申酉戌时者，此肺用事之时，不甚搐而喘，目微斜视，身热于火，睡露睛，手足冷，大便淡黄水，是肺旺也，当补脾治肝与心。补脾，益黄散见后；治肝，泻青丸；治心，导赤散俱注前。洁古云：脾病肝强，治当补脾，恐木贼害，须宜先泻心肝以挫其强，而后补脾为当。在亥子丑时者，此肾用事之时，不甚搐而卧不稳，身体温热，目睛紧斜，视喉中有痰，大便银褐色，乳食不消，当补脾治心。补脾，益黄散；治心，导赤散、凉惊丸俱注前。洁古云：此因大病后，脾胃虚损，多有是证。

急　惊

《汇参》云：急惊本因热生于心，身热面赤引饮，口中气热，大小便黄赤，剧则发搐。盖热甚则生风，风属肝，此阳盛阴虚也。宜利惊丸见后以除其痰热，不可用巴豆及温药大下之，恐搐，虚热不消也。小儿热痰客于心胃，因闻大声非常，则动而惊搐。若热极，虽不闻声及惊，亦自发搐，于痰涎壅盛，药不可下，命在须臾者，宜夺命丹见痰饮、木香汤下，能裹痰涎从大便出而无粪来，不动脏腑，故妙。

大　惊

张景岳曰：小儿忽被大惊，最伤心胆之气。经云：大惊卒恐，则气血分离，阴阳破散，经络厥绝，脉道不通，阴阳相逆，经脉空虚，血气不次，乃失其常。此《内经》概言受惊之病有如此。矧小儿气血，尤非大人之比。若受大惊，则神气失散，溃乱不堪，斯时收复正气，犹恐不暇，即如朱砂、琥珀之类，不过取其镇坠之意，亦非救本之法。今幼科诸书，皆以大惊之证例作急惊，不知急惊由于风热，慢惊由于脾胃之虚，皆不必由惊而得，而此大惊致困者，本乎心胆受伤，神气陡离之病，当以收复神气为主，宜秘旨安神丸、圃参散俱见后之类。

假　搐

《汇参》云：搐搦反张，斜视而牙关不闭，口无痰涎而气热，未可定以为惊风，恐是伤风、伤食、痘疹等证。《集成》所称类搐十条：曰暑，曰疟，曰痢，曰咳嗽，曰丹青，曰疮痈，曰痘疹，曰霍乱，曰客忤，曰中恶。另见各门，当依本证施治。惟取钱氏伤风、伤食二证，治法于后。

伤风发搐

因伤风后得之，此表证也。口中气出热，呵欠顿闷，手足动摇，治当发散。洁古云：证同大人伤风寒痰之类，当辨有汗无汗、阴阳二证。阴证有汗，大青膏见后；阳证无汗，小续命汤见中风。

伤食发搐

因伤食后得之，此里证也。身体温，多唾①多睡，或吐，不思乳食而发搐。洁古云：脾胃既虚，引动肝风则发搐。当先定搐，羌活、防风煎汤下，泻青丸见后、消食保和丸见饮食，继用异功散见脾胃之类养之，或六君子加钩藤平之。

---

① 唾：原作"睡"，据《证治准绳·幼科·肝脏部》改。

慢惊慢脾

《汇参》云：因大病后或吐泻，或药饵伤损脾胃而成。遍身冷，口鼻气出亦冷，手足瘛疭，昏睡露睛，此脾虚伤风无阳之证。宜栝楼白、甘遂等分，同于慢火上炒焦黄，研匀，每一字，麝香薄荷汤调服，此钱氏治法也，脉有力者宜之。盖湿痰积于膈中，使风火不得开发而身冷，故用栝楼、甘遂劫去湿痰，使风火得伸，而身温、搐止矣。若脉无力者，急当补脾。

夏禹铸曰：世人动曰慢惊，子独曰慢证。盖所以成此证者，由于怠慢之故。或汗多不止，听之；吐泻不止，听之，以致汗多亡阳，吐久坏胃，泻久绝脾，致成难起之证，故曰慢证。何惊之有？惟脾虚也。眼皮属脾，脾败故眼皮不能紧合，而睡则露睛。虚则脾失元气，故两目无神而漂泛。脾败则枯涩无统，故凝滞咽喉，而有牵锯之声。手足为脾胃所司，脾胃败故四肢厥冷，虚必生寒，寒则大便泻青，而小便清利。须知为慢脾之候。若疗惊，则无惊可疗，祛风则无风可祛，除痰则无痰可除，解热则无热可解，惟脾间枯痰虚热相往来已耳。治宜六君子汤见脾胃。肢冷加炮姜，甚者加附子。手足搐搦加肉桂、钩藤钩，入姜、枣，早米煎，或附子理中汤见中寒。〔按〕夏氏此法盖以慢惊慢脾，皆竭绝之候，而疗惊祛风、除痰解热之治，毫不可用，亦为卓识。

吐泻虚风慢脾

《汇参》云：其证面青额汗，舌短头低，眼合不开，睡中摇头吐舌，噤口咬牙，手足微搐而不收，或身冷，或身温而四肢冷，其脉沉微，阴气极盛，胃气极虚。盖由吐泻损脾，病传已极，总归脾虚，故曰慢脾风，曰虚风。以夏氏前法治之，然亦十救一二而已。

小儿大热呻吟医用镇惊清热误治救验出《寓意草》治案

袁仲卿小郎，入水捉蛲蟆为戏，偶扑水中，家人救出。少顷，大热呻吟。诸小儿医，以镇惊清热合成丸散与服。二日，遂至昏迷不醒，胸高三寸，颈软头侧，气已垂绝。求余往诊。其脉止存蛛丝，过指全无，谓之曰："吾从来不惧外证之重，但脉已无根，恐亦难救。主人及客暂请少远，待吾独坐静筹其故。"良久，曰："得之矣。"其父与医者近前询问，余曰："惊风一证，乃前人凿空妄谈，殊无证据，后之小儿受其害者，不知几千亿兆。如此证，因惊而得，其实跌扑水中，感冷湿之气，为外感发热之病。其食物在胸中者，因而不化，当比夹食伤寒例，用五积散治之。医者不明，以金石寒冷药镇坠，外邪深入脏腑，神识因而不清。其食停胃口者，得寒凉而不运，所进之药，皆在胃口之上，不能透入，转积转多，以致胸高而突。宜以理中温剂运转前药，倘得证减脉出，然后从伤寒门用药，尚有生理。"医者曰："鼻而烟煤，肺气已绝，而用理中，得毋重其绝乎？"余曰："所以独坐沉思者，正为此耳。盖烟煤不过大肠燥结之征，若果肺绝，当汗出大喘，何得身热无汗？又何得胸高而气不逼，且鼻准有微润耶？此余之所以望其有生也。"于是煎理中一剂与服，灌入喉中，大爆一口。果然从前二日所受之药，一齐俱出，胸突顿平，颈亦稍硬，但脉仍不出，人亦不苏。余曰："其事已验，即是转机。此为食尚未动，关窍堵塞之故。"再灌前药些少，热已渐退，证复遽减，乃从伤寒下例，以元明粉一味，化水运灌三次，以开其大肠之燥结。是夜，下黑粪甚多，尚不知人事。后以生津药频灌，一日而苏。

慢脾风治案《寓意草》沙宅小儿案附阴病得转为阳不宜过用阴药

卫痒，沙无翼门人，王生之表兄也。得子甚迟，然纵啖冷物。一夕吐食，僵仆不省人事。医以惊风药治之，浑身壮热，面若妆朱，眼吊唇嗾，下痢不计其数，满床皆污。至寓长跪请救。诊毕，谓曰："此慢脾风候也。脾气素伤，更于金石药重伤。今已将绝，故显如此危证，本有法可救，但须七日方醒。恐信不笃而更医，无识反得诿罪生谤。"王生坚请监督其家，且以代劳，且以壮胆。于是用乌蝎四君子汤，每日灌一大剂，每剂用人参一钱。渠家虽暗慌，然见面赤退而色转明润，便泻止而动移轻活，似有欲言不言之意，亦自隐忍。至第六晚，勿觉手足不宁，揭去衣被，喜吞汤水，始极诋人参之害。王生先自张惶，竟不来寓告明，任其转请他医。才用牛黄少许，从前危证复出，面上一团死气，但大便不泻耳。重服余理脾药，又五日方苏。

是役也，王生于前袁仲卿一案若罔见，而平日提命，凡治阴病，得其转为阳病，则不药自愈。纵不愈，用阴分药一剂，或四物二连汤，或六味地黄汤以济其偏，则无不愈，亦若罔闻。姑为鸣鼓之攻，以明不屑之诲。

惊搐门方

泻青丸《集成》　治小儿风搐。

羌活　川芎　黑栀仁　胆草　当归　防风一两　大黄五钱

合为一处，以火烘燥，研细末，蜜丸，青黛为衣，绿豆大，每服一二丸，茶清汤下。〔按〕此即钱氏之方，而分两引用不同耳。钱氏用竹叶入沙糖化下。

陈飞霞曰：此肝经之主药。凡幼科中截风定搐之方，多用金石脑麝，有损无益。惟此方，清心平肝，疏风凉血。如小儿作热不退，将成风搐，或已成风搐，但服此丸，其应如响。余昔游潭州，遇师指授，始能用之。诚幼科截风定搐之第一神方也。

益黄散钱氏　治惊搐脾虚。

陈皮五钱　青皮　公丁香二钱　诃子肉四钱　甘草三钱

加姜、枣煎。此方陈皮和中，青皮下食，丁香去脾胃中寒，诃子开胃消食而止泻也。

利惊丸　治小儿因闻声大惊，而后发搐，搐止如故。

天竺黄二钱　轻粉　青黛一钱　黑牵牛炒，去头、末，五钱

蜜丸，豌豆大。每一岁，服一丸，薄荷汤化下。

秘旨安神丸　治心血虚，睡中惊惕，大惊卒恐。

人参　枣仁　茯神　法半　归身　白芍　橘红　五味　炙草

为末，蜜丸，生姜汤化下。

团参散　方见情志门。

玉枢丹　治热渴发搐，痰涎壅盛，危急之证。

天南星　大半夏各一两，俱用牙皂白矾汤浸七日，研姜汁再蒸　**天花粉**二两　**元明粉**五钱，水化，拌花粉蒸一炷香久　**硼砂**三钱　**雄黄**五分　**麝香**四分　**生甘草**一两

为细末，滴水丸，朱砂为衣，金银、姜皮、灯心煎汤下。

《汇参》云：此家传妙方，有起死回生之功。

保命散秘方　治一切惊搐，痰涎壅盛，手足抽掣，直视神昏，夜啼昼倦，吐乳泻白，种种恶证。

珍珠　**牛黄**三分　**琥珀**五分　**胆南星**　**白附子**　**蝉蜕**炙　**僵蚕**　**茯苓**　**茯神**　**皂角**　**防风**二钱　**冰片**　**麝香**三分　**天竺黄**　**橘红**　**薄荷**　**生草**　**朱砂**一钱　**天麻**三钱　**礞石**三钱，煅，研　**全蝎**十个，酒洗，瓦焙

为细末，神曲糊丸，芡实大，朱砂为衣。每一丸，钩藤钩一钱、薄荷三分，煎汤下。

牛黄散①《金鉴》　治小儿热痰壅塞，时发惊悸，眼目上翻，手足瘈疭。

牛黄一钱，细研　**朱砂**一钱，水飞，研　**天竺黄**二钱　**麝香**五分　**蝎梢**一钱　**钩藤钩**二钱

共研匀。每服一字，新汲水调下。

钩藤饮《金鉴》　治小儿热盛作搐。

人参　**全蝎**去毒　**羚角**　**天麻**　**炙草**　**钩藤钩**

水煎服。内热痰盛，应减人参。

大青膏钱氏　治伤风发搐，阴证有汗。

天麻　**白附子**末，生用　**青黛**　**蝎尾**去毒，生研　**乌梢蛇肉**酒浸，焙，研末，各一钱　**朱砂**研　**天竺黄**各二钱　**麝香**二分

生蜜和膏，每服一豆许月内儿减半，薄荷汤化下。

钩藤饮子钱氏　治小儿吐利，脾胃亏损，虚风慢惊。

钩藤钩七钱五分　**蝉蜕**　**僵蚕**炒黄　**防风**　**人参**　**麻黄**去节　天

---

① 散：原作"丸"，据文义改。

麻　蝎尾炒去毒,各五钱　炙草　川芎各二钱半　麝香一钱,另研

为细末,每二钱,姜三片,煎寒多加附子。

杂病门

客忤

《集成》云:小儿客忤,由真元不足,神气未充,故外邪客气得以乘之。经曰:邪之所凑,其气必虚。不治其虚,安问其余?忤者,谓外来人畜之气,触忤其儿之正气也。或因生人远来,或因六畜暴至,或抱儿戏骑牛马,或父母骑马远归,未及熏衣即抱其儿,则马汗不正之气从鼻而入。经曰:五气入鼻,藏于心肺。则正气受忤,此外因之客忤也。其证口吐带青黄白沫,面色变异,喘急腹痛,反侧不安,手足瘛疭,但神不昏乱为异耳。外用涂囟法,内服摄生饮俱见后。复有内因客忤,或儿平日所喜者,乃戏而夺之;平日所畏者,乃戏而恐之;凡亲爱之人,及喜食之果,玩弄之物,心之所系,口不能言,一时不得,遂逆其心志。如昏昏喜睡,寤不醒醒①,不思乳食,即其证也。宜先顺其心志,内服沉香安神丸见后并惺惺散见热病。〔批〕一方治小儿客忤,不能言,用桂心、细辛等分为末入口中。

盘肠气痛

盘肠气,幼科称内吊者是也。皆因胎气郁积,壅塞荣卫,五脏六腑无一舒畅,其气不能升降,筑隘肠胃之间,抵心而痛,辘辘有声,吐恶,干啼,口开,手足皆冷。宜疏散通气之剂,调中散见后及木香丸见腹痛。

啼哭拗哭

小儿百日一周之内,神安意静,不妄笑而多哭者,易养。如日夜啼哭不止,为母者心诚求之,渴则饮之,饥则哺之,痛则摩

---

① 醒醒:《幼幼集成·新立误搐类搐非搐分门别证》作"惺惺"。

之，痒则抓之。其哭止者，中其意也；如不止，当以意度之。盖小儿初生，性多执拘，凡所亲狎之人，玩弄之物，一时不见，其心不悦而哭，谓之拗①哭。宜急与之，勿使怒伤肝气致病也。如昼夜大哭不止者，肝热也，宜泻青丸见惊搐；日夜啼哭，身热烦躁者，心热也，宜导赤散见夜啼。俱用灯心汤服。

夜　啼

小儿夜啼，有数证。如脏寒腹痛而啼者，外证。面青手冷，腰曲不伸，口不吮乳，宜加减当归散，或钩藤饮俱见后，腹痛。心热烦啼者，面红舌赤，或舌苔白涩，无灯则啼稍止，见灯则啼愈甚，宜导赤散见后加麦冬、灯心，甚则加川、连、胆草。神不安而啼者，睡中惊悸，抱母大哭，面色紫黑，此神虚也；又有吐泻，及大病之后夜啼不止，亦由心血不足，俱宜安神丸见后。

客忤方

摄生饮　治一切卒中。

制南星　木香　法半夏　石菖蒲　苍术漂　炙甘草　生姜三片

水煎，热服。

沉香安神丸　治内因客忤。

人参　白术　广皮　枳壳　桔梗　青礞石煅　炙草　沉香　辰砂飞　川连

蜜丸，麦冬汤下。

涂囟法　专治客忤等证。

灶心土一钱　明雄黄五分　真麝香半分

共为细末，枣肉和匀，捏作一饼子，照囟门宽窄为式，以饼贴囟门上，取艾绒作豆大一粒，灸，三炷即止。

搐鼻法　治伤风寒，头目不清，并治客忤。

川芎　藿叶　藜芦　元胡　丹皮　辰砂飞，各二钱

---

① 拗：原作"拘"，据《幼幼集成·啼哭证治》改。

共为细末，以少许吹鼻中，得嚏则邪气出矣。

盘肠气痛方

调中散　治小儿盘肠气痛。

青木香　楝子　没药　云苓　肉桂　青皮　莱菔子　枳壳
槟榔　炙草等分

入葱白二寸，盐一钱，水煎，空心服。

白豆蔻散《金鉴》　治盘肠气。

白蔻仁　砂仁　青皮醋炒　陈皮　香附米炒　炙草　莪术等分
为末，每一钱，紫苏煎汤下。

钩藤饮《金鉴》　治小儿脾寒腹痛，多啼。

川芎　当归　茯神　白芍炒　茯苓　炙草　木香　钩藤
加红枣煎服。

加减当归散　治小儿受寒湿之气，小腹绞痛，外肾红肿，并腹
痛啼哭等证。

当归　吴茱　肉桂　川芎　木香　黑姜　小茴　炙草
水煎。临用加盐少许，空心温服。

夜啼方

导赤散　治心经有热，一切烦啼不安皆效。

木通一钱五分　生地二钱　枯芩一钱　甘草五分　竹叶十四片

加灯心十茎，水煎热服。本方去枯芩、竹叶，加黄连，名泻
心导赤散。

十味安神丸　治神虚惊悸，至夜则啼。

人参　茯神　麦冬　淮药　龙齿煅　辰砂水飞　寒水石水飞
甘草　冰片　赤金箔

共为末，蜜丸，灯心汤下。

简便方

小儿心热夜啼，用朱砂五分，牛黄一分，共为末，每二分，
犀角磨汤调下。又方：用青黛研细筛过，每服二分，灯心十茎，
煎汤调服。

小儿百日内外，夜啼用蝉蜕四十九枚，剪去前半截，用后半截，焙干研末，每服四分，钩藤汤下《金鉴》用薄荷汤。又方：用朱砂一分，蝉蜕十四枚，去翅、足，焙干，共研末，调蜜涂母乳头上，令儿吮之。纳儿口中亦可。

小儿夜啼，无论有余不足，以五倍子研末，口中唾津，和作饼子，纳脐中，以带扎之，效。又方：用灶心土研末二钱，朱砂飞过一钱，麝香少许，共为末，蜜丸，绿豆大，每五丸，白水调下。又方：用灯花五个，研末，搽乳头上，令儿吮之。〔批〕如无灯花，灯草烧灰亦妙。赵氏加灯心煎汤，乳汁送下。

夜啼，见灯即止者，此为点灯习惯，乃为拗哭，实非病也。夜间切勿燃灯，任其啼哭，三两夜自定。

肢体病门

头项囟

《集成》云：小儿头囟之证，多由脾胃而得。又头为六阳之会，七窍居焉，故小儿之头，四时宜凉。但见头热，即有病生，宜预防之。

解 颅

解颅者，谓头缝开解，而颅不合也。是由禀气不足，先天肾元大亏。肾主髓，肾亏则脑髓不足，故颅为之开解。其候多愁少喜，目白睛多，面㿠白色。若成于病后者，多凶。宜久服六味地黄丸见劳损，外用封囟法见后。

囟 肿

囟门肿起，或因乳哺不时，饥饱无度；或寒或热，乘于脾家，致脏腑不调，其气上冲，为之填胀。囟突而高，如物堆垛，毛发短黄，骨蒸自汗。然亦有寒气冲上而肿者，则牢实坚硬；热气冲上而肿者，则柔软红色。又有因包裹严密，盖覆过厚，阳气不得外出，亦令赤肿。皆宜封囟法见后。热肿者，泻青丸见前惊搐；寒肿者，参苏饮见感冒。有生下即肿者，用黄柏末水调，贴足心。

囟　陷

囟陷，有因泄泻久而气血虚弱，不能上冲脑髓，故下陷如坑。此乃胃虚脾弱之极，宜急扶元气。若与枕骨同陷者，百无一生。此中有禀精血不足而陷者，有因久病而陷者，然枕陷尤于囟陷。三者皆肾元败绝之证，俱宜参苓白术散见脾胃，或八味地黄丸见中寒。

天柱骨倒

小儿有体肥容壮，不为瘦悴，孰知形体过肥，中气愈弱，是盛于外而歉于内也。忽然项软倾倒，此肝经风热也，小柴胡加粉葛、当归治之。有因久病之后，或泄泻日久，然颈项倾侧，名天柱骨倒，最为危候，宜速救真元，十全大补汤见劳损加鹿茸。有生下颈项软者，胎气不足也，由禀父之肾元虚败，宜峻补先天，补肾地黄丸见后与六君子汤见脾胃间服。以上三条，俱系真阳大败之候，为小儿之恶证，保救真元是其大要。外以生筋等药见后贴之可也。

龟胸龟背

龟胸者，胸高胀满，形如覆掌。多因乳母多服五辛、酒、面、炙煿之物，或夏月热乳、宿乳与儿。盖小儿肺气最清，为诸脏华。盖日久痰滞则生风热，肺受火邪则胸骨胀起。麻痘之后，多有此证。宜杏仁煎见后，以清肺降火。龟背者，生下失于保护，客风入于骨髓；或儿坐早，劳伤气血；或咳嗽久，以致肺虚，而肾亦无所生，肾主骨，风寒乘虚入于骨髓，致精血不能流通，故成龟背。宜松蕊丹见后，外以龟尿涂法，此从前所论证治也。龟胸，取龟尿涂胸；龟背，用涂背脊，以其走窍通骨也。取尿法，见本草介部。〔批〕一云治龟背，宜龟尿调首乌末，涂背上。骨节火灸自愈。

陈飞霞曰：余按龟胸有治，龟背乃不治之证。前人证治，似犹未善。虽曰客风入骨，坐早劳伤，咳嗽肺虚，然未究其病源，只就现在者言之。尝见小儿禀受真元足者，即赤身裸体，当风露坐，从未有客风入骨。坐早劳伤，咳久而病龟背之证，惟其受父母精髓不足，元阳亏损者多有之。盖小儿龟背，正在命门之间，渐次骨节浮露，其腰如弓，实因骨痿不能支撑之故，岂风邪之为患哉？此证百不救一，原无治法，而前人所立松蕊丹，反用麻黄、大黄、独活、防风一派攻伐之药，适足以速其殇耳。鄙意宜以六味地黄丸见劳损加上桂、鹿茸，救其先天，复以四君、六君之类，扶其胃气，或可保全于万一，舍此别无良策也。

五 软

此乃胎元怯弱，禀受精血不足，不耐寒暑，少为六淫所犯，便尔五软见焉。五软者，头项、身体、手足、肌肉、口软也。然头项软，肝肾病也。肝主筋，肾主骨，肝肾不足，故头项软而无力。手足软，脾胃病也。脾主四肢，脾胃不足，故手软而懒于抬，脚软而懒于步也。身体软，阳虚，遍身羸弱而不能强立也。口软者，气虚，舌出而懒于言。肌肉软者，肉少皮宽，肌体虚尪之象。总之，本于先后天不足，宜补肝肾及升举脾气。胃为五脏六腑之化源，倘得脾胃一旺，则脏气有所禀，诸软之证，其庶几矣。宜六味地黄丸见劳损加肉桂、鹿茸，补中益气汤见劳倦。

五 硬

谓手硬、足硬、腰硬①、肉硬、头硬也。仰头取气，难以动摇，气壅疼痛，连于胸膈，手心、足心冰冷而硬者，此阳气不荣于四末也。经曰：脾主四肢。又曰：脾主诸阴。今手足冷而硬，独阴无阳，为难治。若肚筋青急，木乘土位也，急宜六君子汤见脾胃加炮姜、肉桂、柴胡、升麻以补脾平肝。若面青而小腹硬者，不治。如系风邪，依中风法治之，宜加减小续命汤见中风。

---

① 腰硬：原脱，据《幼幼集成·五软五硬证治》改。

语 迟

五脏有五声，心之声为言。若见稍长，应语而语迟，由在胎时，母卒惊怖，内动儿脏，邪盛于心，心气不和，舌本无力，故语迟也。如心气不足，五六岁不能言者，宜菖蒲丸见后。病后虽有声而不能言，此肾虚不能上接于阳也，宜兼服六味地黄丸见劳损。〔批〕一方治小儿四五岁不语，用赤小豆末酒调，敷舌下。

行 迟

小儿周岁，腰骨盛，乃能行。骨是髓养，禀受气血不足者，髓不充强，故骨不盛，至数岁不能行，宜六味地黄丸加鹿茸、五加皮、麝香，更加虎骨或加黄芪、当归。脚细无力，行立不得，或骨热疳劳，肌肉消瘦，宜柴胡饮见后。服后，澡浴用苦参、茯苓皮、苍术、桑皮、白矾各五钱，葱白少许，煎浴。避风。

齿 迟

齿者，骨之余，而髓之所养也。小儿禀受肾气不足，不能上荣，髓虚不能充于骨，安能及齿？故齿迟也。宜六味地黄丸见劳损主之。

发 迟

足少阴肾经，其华在发。小儿禀少阴之血气不足，即发亦疏落不生。亦有因头疮而秃落者，皆由伤血。血伤，故不能荣于发也。宜巨①胜丹见后。《本草》：取甑气水，朝朝抹头上，主长毛发。一方用陈香薷二两，水一盏，煎汁三分，入猪脂半两和匀，日日涂之。

发 黄

钱氏：小儿长大不行，行则脚细；齿久不生，生则不固；发久不生，生则不黑，皆属血气虚也，宜大剂补之。《千金翼方》治发黄，用腊月猪脂和羊屎灰、蒲灰等分傅之，三日一傅，至黑止。

---

① 巨：原作"苣"，据底本目录改。

又安师方，破故子，不拘多少，炒熟为末，用地黄汁石器内煎成膏，为丸，每服二十丸，盐汤下。

肢体病①门方

封囟法 治解颅。

天南星

不拘多少，以姜汁炒枯，研细末，醋调，涂于绢帛上，烘热，贴囟上，以合为度。

又法，用鹿茸、防风、白及、柏子仁各五钱为末，乳汁调作饼，贴囟门上，一日一换。

又法：治囟陷，用猪头骨炙黄为末，鸡蛋清调敷之，效。

生筋散 治筋软无力，天柱骨倒。

木鳖子六个 蓖麻子六十个，并去壳

研如泥。先抱头起，以手摩其颈，令热，唾津调涂颈项。

又法，治项软，用生附子去皮二钱，生南星去皮、脐二钱，共研末，摊贴患处。

杏仁煎 治小儿肺受热邪而患龟胸。

锦大黄酒蒸、晒，九次 天门冬去心 杏仁去皮尖 淮木通各一钱二分 桑白皮 葶苈 石膏煅，各八分

水煎，临卧服。蜜丸，徐服，亦妙。一方有百合。

松蕊丹张涣 治小儿龟背。

松花烧，焙 枳壳炒 独活 防风各一两 大黄酒制 前胡 麻黄去节 桂心各五钱

为末，蜜丸，米饮下。

菖蒲丸钱氏 治小儿心气不足，不能言语。

人参五钱 石菖蒲三钱 丹参二钱 天冬去心 麦冬去心，各一两 赤石脂三钱

为末，蜜丸，温酒下。《直指方》有当归、川芎、朱砂。

---

① 病：原脱，据底本目录补。

柴胡饮 治小儿脚细无力，行立不得，或骨热疳劳，肌肉消瘦。

干地黄生　白芍各一两

为末，入巨胜子一合，研，胡粉五钱，同研匀，蜜丸，黍米大，每十丸，黑豆汤下。量儿大小加减，并化涂头上。

补肾地黄丸《集成》　治先天不足，肝肾虚者通用。

熟地黄一两　怀山药一两　山萸肉　嫩鹿茸二两　粉丹皮一两　淮牛膝二两　白云苓一两　宣泽泻一两　北五味一两　补骨脂一两

上为末，蜜丸，绿豆大。每服三钱，淡盐汤，空心下。

巨胜丹　张涣　治小儿发迟。

当归酒洗，焙　干地黄生　白芍各一两

为末，入巨胜子一合，研、胡粉五钱同研匀，蜜丸，黍米大，每十丸，黑豆汤下。量儿大小加减，并化涂头上。

调燮诸法

襁褓

《集成》云：婴儿初生，肌肤未实，宜用旧棉护其背，亦不可太暖，更宜素见风日，则血气刚强，肌肉致密。〔批〕《千金》论云：小儿用父旧衣，小女用母旧衣，勿使新棉过厚，令儿肚热。生疮发暗，皆自此始。若藏于重帏密室，或厚衣过暖，则筋骨软脆，不任风寒，多易致病。衣衫当随寒热加减，但令背暖为佳。亦勿令其汗出，恐致表虚风邪易入。乳哺亦不宜过饱，所谓"忍三分饥，吃七分饱。频揉肚，少洗澡"，皆至言也。凡寒则加衣，热则减衣。过寒则气滞，而血凝涩；过热则汗泄，而腠理疏，以致风寒易入，疾病乃生。更忌解脱当风，易于感冒。然风和日暖，又当抱出游戏于阴地。草木不见风日，未有能坚持者。又不可以日置地上，令肚着地，以致脾胃受寒，腹痛泄泻。慎之。

凡在春天，勿与护顶裹足，以致阳气不舒，因多发热。即至年长，下体勿用过暖。盖十六岁前，血气方盛，如日方升，惟真阴未足，下体主阴，得清凉则阴易长，温暖则阴易消也。

乳 哺

《集成》云：儿初生，借乳为命。善为乳母者，夏不欲热，热则致儿吐逆；冬不欲寒，寒则致儿咳嗽。怒乳则上气颠狂，醉乳则血热腹痛。新房而乳，则瘦瘠交胫不能行；新浴而乳，则发吐伤神，冷热不调，停积胸膈，结为痰饮，遂成壮热，壮热不已，乃成风痫。儿啼未足，遽以乳哺，气逆不消，多致吐逆。有孕而乳，致儿黄瘦、肚大脚小，名曰魃〔批〕魃，音忌病。总之，乳母能慎寒暑、恚怒、厚味炙煿，庶乳汁清和，儿不致病，否则阴阳偏胜，气血沸腾，乳汁败坏，必生诸病。若屡服药饵，则脏腑多伤，必变败证，不可不知。夫人以脾胃为主，故乳哺须节，节则调养，过则损伤。夏天忌热乳，冬则忌寒乳，皆宜捏去宿乳，而后与之。凡食后不可与乳，乳后不可与食。小儿脾胃怯弱，乳食并进，难于消化，初得成积，久则成癖成疳，皆乳母不慎之过。

论小儿阳有余阴不足之误

张景岳曰：世谓小儿为纯阳之体，多宜清凉之治。此说最为误人。经云：女子二七、男子二八，而后天癸至。夫天癸者，阴气也。小儿之阴气未至，故曰纯阳，原非阳气有余之谓，特稚阳耳。稚阳之阳，其阳几何？使阳本非实，而误认为火，则必用寒凉，妄攻其热，阴既不足，又伐其阳，多致阴阳俱败，脾胃俱伤，又将何所借赖而望其生乎？

论小儿无补肾之误

又曰：王节斋曰：小儿无补肾法。谓男至十六始肾而充满，既满之后，妄用亏损，则可用药补之。若受胎禀之不足，则无可补。禀之原足，又无待于补也。不知小儿之阴气未成，即肾虚也。或父母多欲，而所禀水亏，亦肾虚也。阴既不足，而不知补之阴，绝则孤阳亦灭矣。何谓无可补耶？此义惟薛①立斋独得之。余因得

---

① 薛：原作"薜"，形近而讹，据文义改。

子之迟，且屡获治之之效，故笔诸此，以为艰于嗣者之一助云。

论小儿药饵之误

又曰：小儿气血未充，一生盛衰之基全在幼时，此饮食之宜调，而药饵尤宜慎也。今世幼科既不知此大本，又无的确明见，而惟苟完目前。凡遇一病，无论虚实寒热，悉以散风消食、清痰降火、行滞利水之剂，总不出二十余味，一套混用，谬称稳当，何其诞也？夫有是病而用是药，则病受之；无是病而用是药，则元气受之。小儿元气几何，能无阴受其损而变生不测乎？又见有爱子者，因其清瘦为虑，而询之庸流，不曰痰火，必云食积，每以肥儿丸、保和丸之类，使之常服。不知肥儿丸之苦①寒，最败元气；保和丸之消导，极损胃气。谓其肥儿也，适足以瘦儿；谓其保和也，适足以违和耳。即如抱龙丸之类，亦不可轻易屡用。予曾见一富翁之子，每多痰气，或时惊叫，凡遇疾作，辄用此丸，一服而愈。彼时以为神丹，如此者十余次，及其长也，则一无所知，凝然一痴物。岂非暗损元气所致耶？故必有真正火证痄热，乃宜肥儿丸及寒凉等剂；真正食积胀满，乃宜保和丸及消导等剂；真正痰火喘急，乃宜抱龙丸及化痰等剂。即用此者，亦不过中病则止，非可过也。倘不知此，徒以肥儿、保和等名，欲借为保障，不知小儿之元气无多，病已伤之，而医复伐之，其有不萎败者，鲜矣！

勿轻服药

初诞之儿，未可轻药。盖无情草木，气味不纯，原非娇嫩者所宜。且问切无因，惟凭望色，粗疏之辈，寒热二字且不能辨，而欲其识证无差，不易得也。凡有微病，不用仓忙，但令乳母严戒油腻荤酒，能得乳汁清和，一二日间，不药自愈。所谓不药，为中医也。每见愚人，儿稍不快，即忙觅医。练达者，或不致误；疏略者，惟以通套惊风药治之。此无事之中反能生事，伐及无辜，

① 苦：原作"若"，据《幼幼集成·药饵之误》改。

病反致重。父母见其无效，势必更医，卒无善手，相与任意揣度，曰风、曰痰、曰惊、曰热，前药未完，后药继至，甚至日易数医，各为臆说，汤丸叠进，刻不容缓。嗟乎！药性不同，见识各异，娇嫩肠胃，岂堪此无情恶味扰攘于中？不必病能伤人，而药即可以死之矣。余每见不听劝戒杂药妄投者，百无一救。哀哉！

火攻无故慎用

《集成》云：初诞之时，有于头额之前、发际之间灸之者，又有以灯火遍身烧之者，彼以为能截风路，不知适足以大开风门。盖火攻由儿有病不得已而用之，无故而用，伐及无辜，诸病自兹始矣。戒之。

浣衣不宜夜露

《集成》云：凡浣儿衣，不可露于星月之下，易惹邪祟。如偶失收，当用醋、炭熏过，方可衣之。有鸟，名天地女，又名隐飞鸟，最喜阴雨夜过，飞鸣徘徊。其鸟纯雌无雄，善落羽毛于儿衣中，令儿作病。不可不谨。

临病乳食宜节

《汇参》云：凡小儿有病，即宜少与乳食。若似惊搐，即宜断乳。如饮食，只与米饮一勺。必欲食乳，须先将乳挤去，然后以空乳令吮，否则乳下喉中即成顽痰，虽神丹无效。俟少安时，渐与乳，可也。又搐搦，不可用手把握，但扶持之，否则风痰遂入经络，手足口拘挛，致成废疾。

乳母口腹宜慎

凡临病家诊视小儿，无论病之轻重、证之顺逆，稍长者，令其本身忌口，乳子即令乳母忌口，严禁荤酒油腻，酸咸辛辣，但可香茶白饭，稍用蜜饯糖食而已。盖乳房为胃经所主，饮食入胃，腐化精微而为荣血，贮于冲脉，冲脉载以上行，遂变赤为白而为乳汁。小儿赖此为命，与乳母气候相关，吉凶与共。是以母食热，子受热；母食寒，子受寒；母食毒，子中毒。又惟荤酒油腻、甘肥凝滞之物为尤甚。故凡小儿有病，但得乳母忌口，以及房劳、寒暑、喜怒，谆谆致慎，即不药亦能自愈。不观藜藿之家所育之儿，肥实壮健而少病，病亦易愈。彼无甘肥凝腻，口腹清淡，所以病少而易愈。若膏粱之家，乳母纵啖荤酒，及儿有病，医虽用药得法，其如乳汁不清，胃口油滞，不能宣布药力，所以多病难医。此至紧至要关头，为医者所当明白劝戒，勿令病家自误。

小儿饮食宜慎

小儿在胎之时，冲脉运血以养之，及其产下，冲脉载血以乳之，乳为血化，所以儿之脾胃，独与此乳汁相洽，其他则非所宜矣。故小儿一周二岁，只可饮之以乳，切不可铺以谷食。盖谷食有形之物，坚硬难消，儿之脾气未强，不能运化，每多因食致病。倘乳少必欲借谷食资养者，须以早米炒熟磨粉，微入白糖，滚汤调服，不至停滞。至于肉食，尤为有害，不宜食早。所以小儿病后，必不可妄用荤腥，只可素食调理。或一月半月，待其脾气已健，始可少与清汤，仍不得过用肥甘。盖肥甘之物，不但不能益儿，适足以致病。医者能知此意，治病必不掣肘；病家能守禁忌，断无反复之虞。余临证四十年，实知之深见之确，端本澄源，莫切于此，不得不剖心相告，后贤幸留意焉。

小儿病后食复治验

昔余一堂弟，年八岁，因病伤寒几死，得遇明者保全，稍能步履，医嘱严忌荤腥，予伯母当面承诺。忽一日，私以烂肉一碗与之，病人登时食尽，夜即变证，四肢厥冷，口吐白沫，喉内痰鸣，两目直视而绝。余伯与医者惊惶无措，莫测其由，因询曾食何物，伯母坚辞无有，医者无可下手，遂辞去，幸食肉时为予窥见，此际不敢直言，特取山楂，炒研细末，浓姜汤调，灌数次。以山楂多服，最能通利，故耳。五更果得大泻，所下油腻胶滞之内，精肉犹存，人事倏清，复为之调理，畅脾而安。此等暧昧，使非余之目击，即至儿死，彼必不肯直言，医者亦不知其何以变证而死。可见妇女误事之祸，如此其烈也。笔之，以为姑息者戒。

《集成》外治九法^①

疏　表

小儿发热，不拘风寒饮食，时疫痘疹，以葱一握，捣烂取汁，少加麻油在内，和匀，指蘸葱油摩儿之五心、头面、项背诸处，每处摩擦十数遍，以厚衣裹之，蒙其头，略疏微汗，不令其大汗。此法最能疏通腠理，宣畅经络，不伤正气。成良法也。

清　里

小儿发热，至二三日，邪已入里，或乳食停滞，内成郁热。其候五心烦热，睡卧不安，口渴多啼，胸满气急，面赤唇焦，大小便秘。以鸡蛋一枚，去黄取清，入麻油，略与蛋清等，再加雄黄细末一钱，搅匀，以妇女乱发一团，蘸染于小儿胸口拍之。寒天以火烘暖，不可冷用。自胸口拍至脐轮止，拍半时久，以发敷于胸口，布扎定，一炷香久取下。一切诸热，皆能退去。倘身无热，惟啼哭焦烦，神志不安者，不必蛋清，只用麻油、雄黄拍之，仍敷胸口，即时安卧。此法多救危险之证。〔批〕蛋清能滋阴退热，麻油、雄黄能拔毒凉肌。

解　烦

小儿实热之证，及麻疹毒盛热极，其候面赤口渴，五心烦热，啼哭躁扰，身热如火，上气喘急，扬手掷足，一时取药不及，用水粉一匙，以鸡蛋清调匀，略稀涂儿胃口及两手掌心，复以小酒曲十数枚，研烂，热酒和作二饼，贴两足心，以布扎之，少顷，其热散于四肢，心内清凉，不复啼扰。

开　闭

小儿风痰闭塞，昏沉不醒，药不能下，甚之灸火亦不知痛，

---

① 集成外治九法：原脱，据底本目录补。

此因痰塞其脾之大络，阻其阴阳升降之隧道，原非死证。用生菖蒲、生艾叶、姜、葱各一握，共入石臼内，捣如泥，以麻油好醋入内，炒热，以布包之，从头项、胸背、四肢乘热往下熨之，其痰自豁，倏然而醒。此法不但小儿可用，凡闭证皆效。

引　痰

小儿咳嗽，上气喘急，有升无降，喉中牵锯有声，须引而下行。用生白矾一两，研末入醋内，即化为水，以面粉或米粉调和如胶，作二小饼，贴两足心，布包一宿，其痰自下。

暖　痰

小儿胸有寒痰，不时昏绝，醒则吐出，如绿豆粉浓厚，面带青色。此寒极之痰，前法不能化，惟以生附子一枚，生姜一两同捣烂炒热，布包熨背，必及胸前，熨完将姜、附捻成一饼，贴于胃口。良久，其痰自开。

纳　气

小儿虚脱大证，上气喘急，真气浮散，不得归元，诸药莫救。用吴茱萸五分，胡椒七粒，五味子一钱，研极细末，酒和作饼，封肚脐，以布扎定，其气自顺。

通　脉

小儿忽尔手足厥冷，此表邪闭其经络，或风痰阻其荣卫，又或大病之后，阳不敷布于四肢。速用生姜煨熟，捣汁半小杯，略入麻油调匀，以指蘸姜油摩儿手足，往下搓、擦、揉、捩，以通其经络。俟其热回，以纸拭去之。又凡小儿指纹滞涩，推之不动，急以此法推活之，不论阴阳虚实皆效。

定　痛

小儿胸中饱闷，腹时疼痛，一时不能得药，用食盐一碗，锅内炒极热，布包之，向胸腹从上熨下。盖盐走血分，故能软坚，所以止痛。冷再炒热，熨，痛定乃止。男、妇气痛皆同。

幼科预宜修制应用丸药九方

消风丸　方见痫证。

凡疏通腠理，清解表邪，启发皮毛，流利经络，病之初起者用之。

集成金粟丹　方见痰饮门。

凡开关通窍，下气利痰，醒昏定痉，一切危急者用之。

集成沉瀣丹　方见幼科胎病门。

凡导滞清热，降火利膈，解胎毒，去积热，通利二便用之。

泻青丸　方见惊搐门。

凡退热平肝，清表里，定痉搐，解烦退热，表里两急者用之。

理中丸　方见中寒门。

凡脾虚中寒，面青腹痛，寒呕寒泻，四肢厥冷，一切虚寒者用之。

三仙丹　方见痢疾门。

凡饮食过多，有形之物填塞中焦，及痢疾，大便不通，一切宜攻下者用之。

太极丸　方见瘟疫门。

凡遇疫疠流行，小儿发热昏沉，甚则发搐者，时疫也，宜用此。

坠痰丸　方见痰饮门。

凡痰饮壅塞胸膈，以及不省人事，长幼，一切痰闭者用之。

开闭丸　方见少阴前篇。

凡寒闭以致二便不通，及一切痰闭者用之。

卷十九　痘　疹

目　录

痘门总略

痘疹原于胎毒论

朱纯嘏曰：痘出五脏，麻出六腑，前哲言之不穷其本，后学传之不究其源，千有余年，习为成语，无有辨其非者。不知命门凝成于有形之初，则胎毒蕴蓄于有形之始。盖命门体也，五脏用也，相须而生者也。鼻之气通乎肺，如遇痘疹之气，鼻闻其气则传于肺金，肺金传肾水，肾水传肝木，肝木传心火，心火传脾土，一昼夜随天运转一周天；次早脾土复传肺金，肺再传于肾，肾再传于肝，肝再传于心，心再传于脾，随天运又一周天，五昼夜五周天将五脏传遍，痘疹之时气自外而达内，命门之胎毒从内而发外，至六日而微热，至七日而身热大作矣。自出之痘疹，无形之气传染也；种出之痘，有形之痂引导也。若夫自出之疹，亦无形之气传染也。统言之，则为胎毒；分言之，胎毒之中又有阴阳之别焉。当其阳施阴受之始，成胎凝结，先有命门，阴阳互藏于命门之内。感痘之气，化而出痘；感疹之气，化而出疹。何也？是盖阴为痘而阳为疹也。总之，命门者，胎毒始藏之密处也，体也；五脏者，迎接时气之传递也，用也。胎①毒发出而为痘，则胎毒之静而阴者尽矣，一发不复再发矣。若出正痘之后，隔三五月，或半年、一年及七八年之久，如感时气出疹，胎毒发出而为疹，则胎毒之动而阳者亦尽矣，一出亦不复再出矣。命门居脊骨之前，两肾列于两旁，脂膜护之，为一身之主宰。凡出痘与疹而腰不痛者，顺也。痘疹初发即腰痛者，命门毒盛也，未可以云吉也。

痘疮根源论

上古之世，未闻痘疮之说，亦无治痘之书。至汉时建武年间，伏波征边染毒，军中遂生此疾，传入中国，当日不知是何病证，因其生长收藏，尖圆红晕，有似于痘，故名之耶。后世诸家皆据《内经》"诸痛痒疮，皆属心火"之言，为治痘之要领。殊不知痘

---

① 胎：原作"贻"，形近而讹，据文义改。

疮之与诸疮，相隔天渊也。诸疮之证，未成形，可解毒、可内消；已成形，可攻破，既破可生肌。如痘，不可解毒、内消、攻破也。自发热三日之后始见痘苗，放苗之后又三日而出齐，出齐之后次第长浆。上由面部，次及身上，再则胀及脚下，务期稠脓充满，徐徐回水结痂，大约于十二日之中收其成功。聂氏久吾曰：痘之生死，判于浆之有无，有浆毒从外散故生，无浆毒留内攻故死。脓浆既成，结痂又厚，色又苍蜡，此顺证也。

痘分十二日论

治痘计日，有十二日之期，乃按天时十二月也，其中有至理存焉。发热三日应正、二、三月，见苗以至出齐应四、五、六月，长浆以及足浆应七、八、九月，回水结痂应十月、十一二月也。世人不明造化之理，而乃除去发热三日不算，乃于初见痘苗之日算起，乃曰：出三日，长三日，灌浆三日，回水结痂三日，是将十五日作十二日也，何其不明之甚也。若曰出三日者，无大关系，犹可混得过去。若谓长三日，则长何物？殊不知，长者长浆也。既云长浆又曰灌浆，不亦重叠而言之乎？庸医执此当长浆三日之际，总不言浆，且曰：长得痘之颗粒好，亦不用药催浆。及后面部转褐色，乃回水之候，彼方用药催浆，痘不甚稠密，尚可延捱。若毒火内盛及气血虚弱，鲜有不误事者，此皆长三日之一言，误其时日，不能催其长浆以致脓浆不成，变证蜂生，虽有明医，难保其后矣。

出痘按十二日之期，必连发热三日而算，应天时十二个月令。有春令发生，夏令长养，秋令成熟，冬令收藏之义。若痘出稠密，倘为风寒所束，出得迟滞，三日不能出齐者，透一日以象闰月也。能明此闰之法，则长浆不能及时充满，而用药催浆，亦可透一日以象闰月，则痘浆未有不成者也。余故曰：其中有至理存焉。

起势论

聂久吾曰：看痘之顺逆，更有精微之理，又不拘①于稀疏稠密中论也。此在心中之巧，眼法之高，看痘粒之逐时起发长大。早

---

① 拘：此字前原衍"拘"，据文义删。

辰看之，如白菜子样大；午间看之，如糜子粒大；夜来看之，则有高粱米大，此言初见痘苗之起势也。及至出齐，虽有先后之不同，细看其起发长大，生机勃然，总属一样。至于长浆，必先由痘粒之晕脚起长开盘，既已开盘便见痘疱之内浆，即随之而长浆。既长矣，稠脓随之而上，三日灌浆之期不差时刻，而脓浆已充满矣。夫所谓起者，起发之义也；所谓势者，天地生物之机，物各以其类而生生不已，其机不停滞也。痘证得此，不特稀疏者为顺，即稠密者亦归于顺矣。故学看痘者，先要明起势之理，细看起势之形，其中又有尖、圆、红、润四者之分别焉。若证不顺，则生机已滞矣，又乌有此勃然兴起之形象也哉。

七晕辨老红、紫红、红紫干枯、淡红、焦红、铺红、淡白

朱纯嘏曰：痘出而根脚有晕，其名有七焉。痘粒之尖圆者，气充也，实也；痘粒之平塌者，气弱也，虚也。若以晕言之，老红、紫红、红紫干枯、淡红、焦红、铺红、淡白，此七晕之分也。

老红者，晕色红而老，不乍红而乍淡，亦不带紫，此老红之晕。必发热三日始见痘苗，身体必平和，不甚热，必能饮食，二便必调，精神必清爽，此顺证也。

紫红者，痘色深红而带紫，必发热二日即见痘苗，身必热而微烦躁，以败毒和中散见后发热主之。看其出齐，即用清毒活血汤见后养浆，催其长浆，浆足亦归于顺。

红紫干枯者，初见痘苗，即见如此晕脚，其证多逆。必发热一日即见痘苗，报痘必稠密，必发热蒸蒸，烦躁昏闷，唇焦口渴，此危候也。若大便燥结，小水黄涩，此毒火内盛，宜急下之，以清毒火，用败毒和中散加熟大黄，毒火少减。看其出齐，以清毒活血汤催其长浆，浆在汛起，尚为可救。若仍前干枯，外证不减，痘乃平塌，中有黑脐，必不可治。

淡红者，晕脚四围淡红，有娇艳之色，以纸灯照之。若有红色，将来必变淡白，此乃气血俱虚。初出痘时，寒凉切不可用，或身不退热，微有烦躁，以败毒和中散去芩、连、紫草茸，加羌活、苏叶、

白芷以托其苗，俟其出齐，以千金内托散_{见后养浆}催其长浆，浆足仍归于顺。若先误用寒凉，晕转淡白，急用参归鹿茸汤_{见后养浆}以救之，缓则成灰陷矣。此淡红之晕，易于变淡白，不可不知。

焦红者，初见痘苗，顶乃先焦，根脚红紫有芒角，不见滋润，晕脚不固，且又带红紫干枯。此乃毒火内盛，急用败毒和中散倍加芩、连、紫草茸以托之。俟其出齐，热不减，烦躁昏闷，水浆不入，不可救矣。若外证少减，急以清毒活血汤催其长浆。浆足仍归于顺，此神而明之，存乎其人也。

铺红者，痘无红晕，通身皮肉尽红，痘粒淡白。由毒火内盛，气不能统血，散漫于皮肤之间。神清能食，痘稀者可治，昏沉者不治矣。

淡白者，痘之根脚四围无一丝红色，止见淡白之痘，而不见其有晕，此因气血两虚或久病大病之后。初见痘苗，用加味参苏饮_{见后发热}以托之。俟出齐，即用千金内托散催其长浆。如浆不足，用参归鹿茸汤催之，今日不足，来日再催。余曾治此证，竟有十二日成满浆者，不可委而去之也。

伏陷辨

隐而不出，谓之伏；出而伏塌，谓之陷。如遇伏而不出之证，先审察其报痘之的确，或二三颗，或五六颗，此为出痘之明证。否则止有身热，乃杂病，非出痘也。余曾治一伏证，用败毒和中散_{见后发热}去芩、连、紫草茸，加羌活、苏叶、白芷煎服，本日即出三五十颗，来日依方再服，通身俱出。至于出齐，又看其虚实寒热用药，催其长浆，以收全功。倘不明宣托之法，势必郁遏于内，而顷刻告变矣。

陷乃痘已出齐，顶不高耸，尽皆平塌，盖缘毒盛气虚，当细看晕脚。实热者，以清毒活血汤_{见后养浆}主之；虚寒者，千金内托散_{见后养浆}主之。万一浆不能满，倍加参、芪以攻之。今日不满，来日再攻，攻不见满，急用大剂参归鹿茸汤_{见后养浆}以催之。

子来救母论

痘有先出，当长浆之际，俱皆平塌，内无脓浆，复又身热，于平塌之空处，又出细小痘粒，比先出之平塌者又觉多些，此乃子来救母，吉兆也。子之行浆，不须三日充满，随出随灌，随灌随足，子浆充满，毒已化其大半，母浆亦渐次成脓矣。先凶后吉，所谓子来救母乎。

浊虚流清清中出浊论

浊处者，何一家之中，或有男女三五，其先出之痘，或稠密，或夹浮萍，先或伏而出之甚难，后或陷而灌浆不易也，此皆感天地阴阳之浊气所致，因以出之不顺，须极力救之，乃可得生。其中间有不得生者，是浊气之中又有邪气夹杂，阴阳鼓舞，暗操必死之权，气化流行，显定无生之案。所谓浊处者，以此或其家本有世德，天地气化，五日换一候，十五日换一气，浊气逐渐分散，南风吹则望北行，北风起则向南走，东西亦然向之。所谓浊气者，今得时令转移，气候更换，遂出清正稀疏之痘，可以不药而愈。所谓浊处流清者，以此又有先前所出之痘，稀疏磊落，胃强能食，二便调，精神爽，睡卧安稳，灌浆又满，结痂依期，整日不避风寒，安然无事，其家视为泛常，不用明医调理，及至后出之痘。不知时令转移，气候更换；又不知报痘部位，稀疏稠密；更不知伏而不出之难，陷而不起之逆。因循懈怠，顷刻告变，所谓清中出浊者以此。

逆证十三条蒙头、盖面、托腮、锁项、云锦铺胸、云锦铺肩、前后补服、断桥、虾蟆瘟、无根、枯树挂蛇、玉带横腰、形如瓜瓠

蒙头，一也。面部身上及手足俱稀疏，独头上以至发际形若蚕种，逆也。

盖面，二也。他处俱稀疏，独面上形若蚕种，无丝毫空处也。

托腮，三也。他处俱稀疏，独两腮颊及地角相连一片，形若蚕种也。

锁项，四也。他处俱稀疏，独项间形若蚕种也。

云锦铺胸，五也。他处俱稀疏，独胸前一处，上连咽喉之下，下及两乳之间，形若蚕种也。

云锦铺肩，六也。他处俱稀疏，独两肩及后颈窝，形若蚕种也。

前后补服，七也。他处俱稀疏，独心窝之下，肚脐之上，脊背凤翅骨下，腰之上，前后如穿补服样，或方或圆一片，形若蚕种也。以上七证若稠密，有地界，又当别论。

断桥，八也。他处俱稠密，不分地界，独脊背腰之上下，及脐之上下前后，不见痘粒，犹桥梁之中断也。若上下别处所出之痘，有地界，犹可望生。

虾蟆瘟，九也。遍身上下稠密，不分地界，惟胸腹之间不见痘粒，有似虾蟆形象。若稀疏者，又当别论。

无根，十也。通身上下稠密，不分地界，独两手心、两足心无痘。盖手足为诸阳之本，无痘阳绝也。若通身稀疏，又当别论。

枯树挂蛇，十一也。有单挂，有双挂，有挂在手肱者，有挂在腿股者，他处俱稀，独挂处如蛇形之缠绕而稠密也。倘稀疏有地界，又当别论。

玉带横腰，十二也。他处俱稀，独后及腰周围如玉带形，密如蚕种，阔不过二寸者是也。倘或稀疏，又当别论。

形如瓜瓤，十三也。痘初见标，尚未出齐，以及将出齐之际，痘不见起发，而面部腮颊以及两目俱皆肿胀，形如瓜瓤，此毒气内盛。先攻脾肺，烦躁顿闷，不省人事者，必不可救。

种 痘

《金鉴》云：痘，胎毒也，伏于有形之始，因感而发，为生人所不能免。然其发也，或染时气，或感风寒，或因饮食，或由惊恐，以病引病，为患多端，变更莫测，此其所以为难也。古有种痘一法，起自江右，达于京畿，究其所源，云：自宋真宗时，峨眉山有神人出，为丞相王旦之子种痘而愈，遂传于世。其说虽似渺茫，然以理揆之，实有参赞化育之功，因时制宜之妙。盖正痘感于得病之后，而种痘则施于未病之先；正痘治于成病之时，而种痘则调于无病之时日。自表传里，由里达表，既无诸证夹杂于其中，复有善方引导于其外，熏蒸渐染，胎毒尽出，又何虑乎为患多端，变更莫测，以致良工束手耶？此诚去险履平，避危就安之良法也。

选　苗

苗者，痘之痂也。种痘者，全资乎此，以为胎毒之引导，关系匪轻。选苗时，宜留神细察，不可轻忽。其中有可用者，有不可用者，惟在痘之顺与不顺别之。痘之不顺者，出不尖圆，色不红润，浆不充满。所落之痂黑暗而薄，此天人合病，内外合邪所致，此等痘苗断不可用。痘之顺者，始终无夹杂之证，出于尖圆，色则红润，浆则充满。所落之痂，疮蜡光泽，肥大厚实，此得天地阴阳之正气，极顺之苗也，收而用之，效如响应。然必亲目睹方可，否则宁置而不用也。

蓄　苗

种痘，必资于苗，而苗之可恃在气。若遇热，则气泄；日久，则气薄；触污秽，则气不清；藏不洁，则气不正，此蓄苗不可不慎也。如遇好苗，须新瓷瓶收贮，上以物密覆之，置于洁净清凉之所。在春天者，一月之痂可种，冬令严寒，四五十日尚可种。盖寒则气收，热则易泄故也。

天　时

种痘贵得天时，天时之正莫过于春，春为万物发生之际，天气融和，不寒不热，种之得痘，自随其气而发生，此正、二、三月之时所以可种也。若交夏之后，六阳尽出地上，人之阳气亦皆外浮，暑热烁金，受病者众，斯时种痘，儿何以堪，此四、五、六月之时所以必不可种也。至若秋令，天气清淑收敛之时，虽遇可种之儿，而无引毒之具，此七、八、九月势有不能种也。至于十月，名曰小春，虽亦可种，然斯时寒气固结，纯阴用事，不若俟冬至后一阳鼓动，借其生生之气种之甚吉，此十月之所以可种，犹不若十一、十二月尤可种也。如遇可种之时，或有非时不正之气，常人感染则成时疫，小儿调理未遑，只宜稍避，俟时气平定，再为议种，方保万全。亦有未种之时，天时甚正，既种之后，忽尔寒暄不时，此又人事所遇不齐，偶尔变气，出乎意外者也，则宜屋中适其寒温，顺会天时，常烧避秽香，饮食起居更加谨慎，可保无恙耳。

择 吉

下苗之日，必择成日、开日、栽种日，及合天月二德日正、五、九月在丙，二、六、十月在甲，三、七、十一月在壬，四、八、十二月在庚则吉，倘三者不能兼备，即成开之日亦可。若值人神所在之日十一日在鼻，十五日在遍身，忌，不可种。

水苗种法

种痘之时，要细阅小儿气血冲和，脏腑均平，内无热痰、食积所伤，外无六淫之气相侵，方可用上好痘痂种之。〔批〕朱氏曰：一切冰麝等味，俱不可用。一岁者用二十余粒，三四岁者用三十余粒，置于净瓷钟内，以柳木作杵，研为细末，以净水滴三五点入钟内，春温用，冬热用，干则再加水几点，总以调匀为度，不燥不湿。用新棉些须，摊极薄片，裹所调痘屑在内，捏成枣核样，以红线拴定，仍留寸许，长则剪去，将苗纳入鼻孔，男左女右，不可令小儿用手拈弄，或被嚏出即塞入之，恐泄苗气。种必以六个时辰〔批〕朱氏云：未周之儿种六个时辰，周岁外种十个时辰为度，然后取出，天气严寒，多留数刻，时令温暖，早取数刻。取出之后，其苗气渐次而入，传递五脏，至七日始发热，发热三日而苗见，见苗三日而出齐，出齐三日而灌浆，浆足三日而回水结痂，大功成矣。

旱苗种法

其法用银管长五六寸，曲其颈，研痘痂极细，纳于管端，按男左女右，对准鼻孔吹入之，至七日亦发热。今时多用此法，盖取其简便捷入，不致脱落。而有透泄苗气之患也。第恐后人用之不善，轻吹之，则不骤入；重吹之，则迅烈难当，且恐流涕过多，苗随涕去，往往不验，所以终不若水苗种法，和平稳当也。

种苗不出

小儿五内壮实，不受苗气，艰于传进，不发者亦有之。更有胎毒深邃，潜藏内蓄，苗气传至不能引出而不发者亦有之，俱当俟逾十一日为度，过此不发。然后察天时和顺，再为补种亦可。然亦有终身不出者，但见之少耳。

自 出

种痘以七日为期，五脏传遍，始发热者，常也。或有至九日、十一日而发者，此传送迟缓之故，亦无足虑。若发热于五日以前，此时苗气尚未传至，其毒何由而发？必因种后适逢天行时气，小儿感染而成，是乃自出之痘，非关苗气引出者，不可不知。

信 苗

种痘发热以前，小儿面部上忽出颗粒似痘，名曰信苗，此痘之将发毒气之标也。〔批〕朱氏云：种痘三五日之后，男左女右，颈项之下，与咽喉相隔不远，微有小疙瘩，此痘苗必发之候。色红而软，听之自消。若红紫坚硬，有如鱼目者，急以银针挑破，外用明雄黄、紫草各等分，为细末，油胭脂调上，则无恐也。

调 摄

种痘之在调摄，最为紧要，自始至终，不可稍忽。如避寒热，慎饮食是也。天气严寒，盖覆宜暖，勿使受寒，恐被寒触，则痘不得出。亦不可过于重棉叠褥，使热气壅滞，致痘不宣发。天气温暖，盖覆宜适中，恐客热与毒相并，致增烦热，亦不可轻易着单露体，使寒邪外侵，阻遏生发之气，此寒热所以贵得其平也。人之血气，必借饮食生化，痘之始终，全赖乎此。若饮食亏少，气血何所资助？所以吮乳之儿不多乳、不缺乳，能食之儿勿餐辛热炙煿，勿啖生冷寒凉，不过饱，不过饥，此饮食所以贵得其平也。至于举止动作，既不可任意骄纵，亦不可过于拂逆，惟在调摄之人，耐其性情，兢兢业业，善为保护。不但慎于既种之后，且当慎于未种之先；不但慎于见苗之初，尤当慎于落痂之后。种痘者，宜谆谆诚焉。

饮　食

朱纯嘏曰：痘自发热，虽未见痘苗，必当避风寒，忌荤酒，止可与稀粥淡饮素菜而已。〔批〕乳母同此例。

痘已出齐，当思长浆之计，虽日用药提浆，尤宜借荤腥以助胃气，如鸡、鹅、鲫鱼、羊肉、白面馒首之类〔批〕鸡宜肥母鸡，凡食物，皆忌盐与醋、酱，一日二三餐俱好。如小儿未尝饮食，与乳母食之。倘僧家出痘，并有一种素食之痘，见荤作吐者，用春笋尖并香菇炖豆腐，不用盐，少加香油与食，亦有起发之力。如冬笋，乃不上林之笋，不可用也。

豆①浆充足，回水结痂之时，鲜鱼、鸡、鹅、羊肉俱不可食，宜用母鸭炖烂，少着些盐以和之，吃两三日之后，可食猪肉，须拣选好公猪，方免发毒。

万密斋曰：世俗于收靥之时，即杀鸡食之，或与姜椒之类，谓其和暖。殊不知鸡属巽，能动风；姜椒味辛，能助火。脾胃强者无害，弱者反助火邪，以致发痈伤胃，口舌生疮，渐成坏病者有之矣。又或宜温而过热，宜凉而过寒，皆为犯禁，不能生变，切宜谨慎。

朱纯嘏曰：出痘口渴，滚白水温服。若爱吃清茶，宜雨前细嫩陈久者佳。

禁　忌

《金鉴》云：种痘之家，房中最要洁净，切忌冲犯；最喜明亮，不可幽暗。择老成耐事之人，经过小儿出痘者，令其调护，

---

① 豆：当作“痘”。

不离左右，一切禁忌俱当谨遵。勿詈骂呼怒，勿言语惊慌，勿对梳头瘙痒，勿嗜酒歌乐。凡房中淫液气、妇女经候气、腋下狐臭气、远行劳汗气，烧头发、烧鱼骨、吹灭灯烛、硫黄、柴烟、葱、蒜、酒醉、沟渠污浊俱不正之气，悉宜避之。更当预嘱其左右之人，倘值迅雷风烈暴雨之变，尤宜安定，勿使儿惊，其帏帐宜谨，盖覆宜密，切勿暴动生风，房内常烧避秽香见后，勿使间断。再令人谨伺其门，不许僧道、师巫、生人、孝服之人入室。一一遵守则吉，稍有疏忽，每致败事。

辟 秽

万密斋曰：痘儿房户内外，常须烧苍术、大黄，以避不正之气，但二味气味恶劣，不可使痘儿闻之，更不可焚烧诸香，恐其助火透入关节也。其诸厌秽，房事最毒，酒次之，五辛又次之，死尸之气烈于粪秽，狐狸之气甚于犬羊。凡被房事生产、月经所厌，以大枣烧烟；被酒所厌，以葛根、茵陈烧烟；五辛所厌，以生姜烧烟；死尸疫疠厌，以苍术、大黄烧烟；狐狸、犬羊厌，以枫树球烧烟，各可解也。如遇风雨，须烧枫树球，以避湿气。

痘初起时忌用寒凉解毒

聂久吾曰：自有方书以来，治痘之家不止数百，然皆详于已出之后，略于未出之先，深言速出而稠密之危，不言留中而不出之祸。不知已出之毒，外寇也；未出之毒，内寇也。出速而稠密者，外攻也；留中而不出者，内攻也。内寇与外寇势孰急，内攻与外攻祸孰烈。故痘已出而死者，多在旬日之外；痘不出而死者，必在六日之内。徒御外寇而不知逐内寇，自古以来，诸贤之为计疏矣。然其失安在？惟在痘未出时急于解毒，缓于逐毒也。不知未出之时，毒不可解，但当汲汲逐之出外。余深悟此理而明鉴其失，故长顾远虑，为未出以前诸证设法分晰虚实寒热以施治。实热者，宜发其壅滞以逐毒出外；虚寒者，补助其气血以逐毒出外。至于遽用寒凉、遏毒内攻致变等弊则谆谆告诫，不厌再三，一以救前人之失，一以开后学之迷，虽岐黄复起，不易吾言矣。

时令当出痘时，小儿或有发热稍缓，其热或作或止，其红点或隐隐未见，疑似之间，不如且勿服药，姑少待之，但避风、忌荤、调护之而已。所谓不轻治，正所以深治之也。若误信庸医，投以清凉解毒之剂，阻遏其势，即所以迫之内攻而祸速矣。故犯此者，多有报痘数日，即烦闷惊搐而死，此解毒之剂杀之也。盖痘毒禀于胎元，藏于命门，一旦感时令之气，触发于内，其势猛锐欲出，断不可御，必借气血载毒出外，成浆结痂，然后毒散而功成。非若诸疮之毒，可以骤然而解也。故解之于既出之后，是顺其欲散之势，犹为近理。若解之于未出之先，是遏其猛锐欲出之势，其祸甚迫，譬若初决之堤，水势排山而来，而欲捧一坏①土以塞之，有是理乎。

炮制鹿茸法

朱纯嘏曰：气血之属，莫过于鹿茸。鹿乃纯阳之兽，值夏至一阴始生，即解角养茸〔批〕鹿乃八月始交孕，至次年五月而生，夏至鹿角解，十一月麋角解，麋茸小而又瘦，不入药用。茸之始长，一日大如粟，三日大如茄，五日上即开丫，七日又开一丫，九日又长一丫，十一日又长一丫，八丫俱备，高有三尺许，俗云八丫鹿角。鹿茸、茄茸最上，外皮有黄毛，中有一包紫红，得之最难收拾。余在边外蒙古，与射鹿者买得一茄茸，来即于锅内烧滚水二大碗，将茄茸炮于滚水之中，随即取出，迎风吹之；俟其稍凉，又入原锅滚水中再炮；半刻又取出，迎风吹之。如是七八次，其茸中之紫血方坚实如角。后带归京，都用以灌痘浆，其效如神。若不煮炮，生必臭烂，煮炮不得其法，则茸中紫血爆破流出。此乃蒙古收拾鹿茸之法，可称尽善尽美。若药肆中所售干茸，外有黑皮坚硬，中却无坚实之茸，皆因煮炮不得法，急于一次炮熟，火力煎熬太急，爆破流出紫血，故中空无茸，或间有半茸者。〔批〕鹿外肾全副，大能补助阳道。老人修合，补药内煮熟，饼烂为

---

① 坏：疑作"抔"。

丸，服之竟能种子。

皂刺山甲非常试之药

久吾聂氏定清毒活血汤、千金内托散二方，内并无皂刺、山甲〔批〕皂角用尖，山甲用前足甲片。余治坏证，浆不得成者，或用此以攻烂之，令其脓水淋漓，亦可起死回生。但此不得已而权用之，非常试之药也。

犀角解毒不宜用于痘门

犀角在疹门为必需之药，在痘门为无用之材。盖痘当初出及出齐之时，其毒火惟有托之出外，催其长浆，若以生犀角解毒，则其毒不得宣发而成浆矣。〔批〕朱氏云：灌浆时忌用白术、茯苓、半夏，恐其燥干津液，脓浆不成，至浆靥时方可用。自丹溪有犀角地黄汤，彼盲而无知者，以为真能解毒，不论痘之顺与险逆，气血虚实寒热，概用犀角解毒，相习成风，不知犀角专入心经，大寒之物，故疹门为必需之药。若痘始赖毒火以见苗，继赖毒火以出齐，中赖毒火以长浆、足浆。始焉解毒则痘苗冰伏不出，继焉解毒则痘必冰伏不能出齐，中焉解毒则毒火冰伏不能运化而成浆、足浆。惟久吾聂氏订清毒活血汤，用生芪、生地、当归引酒炒芩、莲入气血两途，使不凝滞，运化毒火而成浆，此精思熟虑神妙之方也，故特表而出也。

论用葛根汤

万密斋曰：时师治痘，方其发热，但知用葛根汤。一见红点，便禁而不用，此不知权变者也。如痘见热除，表里无邪，所以不可用葛根汤。若痘已见形，热甚不退，此毒深于内，尚恐葛根力小，不足胜任，宁可止而不用耶。

出痘形证

《金鉴》云：痘证初起，见证大抵与伤寒相似。其候身体发热，不时惊悸，口鼻气粗，两眼发眬，惟中指独冷，耳尻不热，耳后有红筋，皆其候也。

出痘五脏形证

痘疮之毒伏于五脏，故内出何脏，外即应之。如呵欠顿闷，肝证也；咳嗽有痰、喷嚏泣涕，肺证也；惊悸烦躁，面色红赤，心证也；喜睡自利，乍冷乍热，手足稍凉，脾证也；尻凉耳凉，肾之平证也。肝痘之形为水泡，其色青而小；肺痘之形为脓泡，其色白而大；心痘之形，其色赤而小；脾痘之形，其色黄浅而大；至于肾经，不宜有证，若水不胜火，其色黑者，非吉兆也。万氏云：若尻耳发热，则邪伏肾经矣，须用黄柏、泽泻、猪苓、赤苓之属。

痘形顺逆

痘形，气为之也。气胜毒，则毒为气驱，其毒解矣，故顺；毒胜气，则气为毒蚀，其气竭矣，故逆；气毒相平，则势界于险，惟在医者调治得宜也。如始出之形，顶尖而根圆，此气胜毒，为顺也；若隐如蚊咬，或如热沸、寒粟、蚕种，此毒胜气，为逆也。起胀之形，渐绽充肥，此气胜毒，为顺也；若顶平不突，板实不绽，此毒胜气，为逆也。成浆之形，根红敛束，痘壳完固，此气胜毒，为顺也；若壳软皮薄，则必痒塌，此毒胜气，为逆也。结痂之形，痂如螺壳，先结先落，后结后落，此气胜毒，为顺也；若痂薄如麸，溃烂粘聚，此毒胜气，为逆也。此痘形顺逆之大略也。

痘色顺逆

痘色，血为之也。血胜毒，则毒为血载，其毒化矣，故顺；毒胜血，则血为毒滞，其血涸矣，故逆；血毒相平，则势界于险，亦在医者调治得宜也。始出之色如桃花，而渐加滋润，此血胜毒，为顺也；若初出即淡白干紫，晦而不亮，此毒胜血，为逆也。起胀之色，顶渐放白，根红光润，此血胜毒，为顺也；若顶色灰滞，根血散漫，或地脚深红，此毒胜血，为逆也。生浆之色，白而渐黄，苍而淳厚，此血胜毒，为顺也；若灰干不润，或浆薄清稀，此毒胜血，为逆也。结痂之色，苍如粟壳，此血胜毒，为顺也；若痂色麸白，此毒胜血，为逆也。疤痕之色，红润凸起，为顺；

若淡白黑紫，平凹无突起之状，皆为不顺之色也。

痘色老嫩

痘之一证，自始至终，喜老恶嫩。如苍浮娇艳，此色之老嫩也；肥实浮虚，此形之老嫩也；浓浊清稀，此浆之老嫩也；薄软坚厚，此痂之老嫩也。总之，老者多顺，易于成功；嫩多险逆，难于施治也。

痘形疏密

头面、清阳、元首、颈项、管龠、咽喉、胸背，乃脏腑所附，惟稀疏者吉。至于手足，无甚关系，虽多亦不为凶。疏固是顺，若见阳证谵妄、大渴大热、唇口燥裂、烦扰不宁、大小便秘等证，此毒壅遏不出，虽疏未为吉也。密固是逆，若铺排磊落，大小匀净，精神、寝食及二便如常，虽密亦未必凶也。

面部吉凶

《金鉴》云：面为诸阳聚会之所，其部位各有所属，欲识痘出之吉凶，须按部位验之，则立判矣。如额属心位，自印堂以上，发际以下，至日月两角，若先见点、先作浆、先结靥者，皆恶候也，以心为君主，义不受邪，先见于此位者，乃毒发于心，故非吉兆也。左颊属肝，右颊属肺，若两颊先见红点，磊落分明者吉；如相聚成块，地界不清，肉体肿硬者凶。盖肝藏魂，肺藏魄，枭毒侵犯则魂魄将离，安望其有生意乎？颊下属肾，自承浆以至两颐，先见、先灌、先靥者吉，诚以此位虽系肾部，而三阴三阳之脉皆聚于此，先发、先灌、先靥者，乃阴阳和畅，故可治也。至若鼻属脾脏，位在中央，所最忌者，准头先出、先靥也，盖脾土荣养于四脏，若毒发于脾，是脾败矣，脾败则四脏亦随之而败，即缠绵时日，亦不过苟延性命而已。若夫耳为肾窍，又少阳相火之脉行耳前后，故凡耳轮先见红点者，乃毒火燔灼，难以扑灭，非吉兆也。最可喜者，口唇四围先出、先灌、先靥也，以阳明之脉侠口环唇，胃与大肠主之，多气多血之处，无物不受，故主吉也。此脏腑部位之要，须详察于平时，庶能权宜于临证也。

面部吉凶图

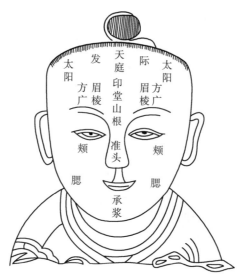

八卦方位报痘图　男从左起女从右起

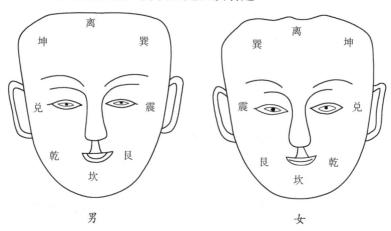

男　　　　　　女

歌曰：看痘先分部位，乾宫出，起定轻；坎宫不美，艮三分；震上纵，凶现成；巽上先，来必重；离宫凶，有十分；坤宫七数，兑四分，此诀急言人听。

稀痘方

三豆汤　预服此方，能解痘毒，不损元气。

一八四四

赤小豆即红饭豆　黑大豆　绿豆各一升　生甘草三两

以三豆淘净，同甘草以长流水煮，豆熟为度，去甘草，将豆晒干，以元汁再浸，再晒，汁尽为度。取豆与儿任意食之。

稀豆汤 预食能稀豆。

大鼠一二只，去皮煮食

未种苗之先，取鼠食之，鼠性善穿，专治疮瘘，稀豆甚验。

蔡名庄曰：此方虽诸书未载，然余家数世用之，痘从无盛者。

发热门

发热论

舒驰远曰：经云：痘禀于阴而成于阳。所谓禀于阴者，以痘为先天真阴中之胎毒也；而成于阳者，以痘必需阳气为之运送，而后能成，亦阴借阳生之义也。方其初，痘苗一发，真阳先发，则头身发热，三日而苗现，此为阳气鼓动，蒸松肌肉以透苗，苗齐则热退，乃真阳内伏，交会于阴，而后方能供其所用也，并非邪从外解者比。迨至运水，复发热三日，乃真阳至是复出，熏腾津液而运水，水足则阳仍复而热退。及其养浆，则真阳仍然出现，而复发热，以化毒成脓，三日脓成，则热仍退而阳伏。浆既足，又必借热以干之，否则不能结痂。痂落后，又发热三日，蒸化斑点，谓之烧斑，否则斑不能化。俗医谬谓误食咸物，乃由不识此理耳。所谓痘禀于阴而成于阳者如此。然则治痘始终以扶阳为第一义。其清解之法，必因实邪不得已而行之，切不可误用。若误于齐苗时，则水不能足而顶陷。顶陷者，阳气虚也，法当大补阳气，否则补不能起，且必厥逆复痛，阴寒起而证变矣。若误于养浆时，则脓不能成而痒塌。痒塌者，火衰也，法当参、芪、苓、术、附、桂、鹿茸、鹿胎、鹿鞭等药，否则寒战咬牙，吐泻交作，不可为矣。至于身凉而脓不干，痂落而斑不化者，皆由清热解毒之过也。所言不可清者，正热也，乃真阳发见于外，用以成其功也。然又有邪热与正热不同，不可不辨。邪则伤正，足以害痘，又不可不治其邪，当分经辨证，随证施治。

正热邪热辨

正热者，阳气熏蒸，自内达外，手足温和，喜露头面，不恶寒，其势和缓，时热时退，时有微汗，人事清爽，饮食有味，二便如常。所谓内外无邪，不必施治虽然无邪，不可玩视，仍当相其本气，轻剂扶阳助胃，不致有失，方为妙算。邪热者，风寒之邪自外而入，怫郁阳气，憎寒壮热，四肢冷而无汗，法当视所见证属于何经，依据六经定法，分经用药，以解外邪，然必小心体贴，不可伤正。

发热证治

朱氏云：发热之初，若身热和缓，或热或退，神清气爽，饮食如常，则不必用药发汗，但戒荤忌风，调护而已。其或憎寒壮热，头痛咳嗽，鼻流清涕，多因外感，则宜发散。体气壮实者，用加味升麻葛根汤见后汗之。体气怯弱者，用加味参苏饮见后汗之。然不可出汗太多，恐表虚难起浆也。既经发汗，而身热渐缓，儿颇安静者，其痘出必稀少，此为顺候，且勿服药，以待其报苗。〔批〕万氏云：痘疮浑身宜热，独耳尻二处宜凉，手足宜温，若反冷者，此脾胃虚弱也。《金鉴》云：发热和缓，身不甚热，毒轻也。身微微有汗，表和也。

汗后身热不退谵语烦渴

发汗之后，或身热不退，而烦躁谵语，口渴饮水〔批〕《金鉴》云：此是毒盛郁伏难出，阴证也，宜用败毒和中汤见后清之。切不可过用寒凉分两急于峻攻，恐芩、连性寒冰伏其毒，始焉出之不快，继焉灌浆又难，或减芩连分两，或用芩而不用连，或芩连俱不用，是在临时斟酌。倘大便秘涩，加酒蒸熟大黄微利之；倘外感风寒，即于本方去芩、连，加羌活、白芷、苏叶发散而兼托痘，来日必然报苗，其中自安也。服此烦躁少减，即止勿服，听其痘外出，则诸证必减退安静。

发热谵妄

万氏云：痘疮发热，妄有所见而谵语者，或昏昏好睡，梦中呓语喃喃，或狂走寻衣摸床，皆毒气内攻，神室不清所致，急用镇心解毒之药，以辰砂导赤散见后主之，服后神清者吉，不止者凶。

发热腰痛腹痛

朱氏云：发热之时，有腰痛、腹痛而烦闷者〔批〕《金鉴》云：腹疼，毒伏于脾也。腰疼，毒伏于肾也，此其毒气诚重，只用败毒和中散见后主之。大便秘者，加酒蒸大黄微利之，听其痘出外，则内痛自止。然后看其痘，或稠密，或红或紫，或焦黑干枯，急于方内加芩、连、紫草茸，以清血分之毒火，切不可纯用寒凉并犀角、生地，以阻遏其毒出之势，立致内攻告变。

发热腰痛

《金鉴》云：凡痘当发热，时而腰痛者，最为恶候。盖腰为肾之府也，毒火亢极，真阴不能胜邪，故频频作痛，须用加味归宗汤见后速泻其毒，不使传于肾经，庶可望生。治若少缓，毒火冲炽，痘必干枯紫黑，肾阴绝，则难救矣。

发热三四日痘尚不出

朱氏云：发热稍轻，至三四日，而痘尚隐隐不出，最要详察，不可认以为毒轻痘少，慢不加意。若发热和缓，精神清爽，饮食如常，出痘少而点数明，痘粒尖圆，渐见长大红活，此为毒轻痘少无疑矣。

热轻倦怠

身热虽轻，至三四日而倦怠嗜卧，不思饮食，所报痘苗，形影淡白，点粒不明，此非痘少毒轻，乃气血虚弱，送痘不出之故。急用温中益气汤见后以托之，甚者必连服二三剂，痘始出齐，其痘必多。若因其安静，袖手玩视，不急托痘出外，延至五六日，外毒气攻内，须臾告变，不可救矣。

痘出身热不解

万氏云：痘疮之热，毒火为之。未出之先，毒火在内，故发热于外；既出之后，其毒发外，热当尽退，毒本轻而痘亦稀也。若痘既出，热仍不退，是毒积于中，未可为轻，急用解肌化斑汤_{见后}升托之，服药后热能渐退，方可言吉。更不退，其痘累累而出，始虽稀而终必渐密，最怕生出他证，或狂妄，或泄泻，或腹痛，或瘙痒，或失声，或错喉干呕，或喘促黑陷，皆不可治。朱氏云：痘正出时，身不热者为佳，或微热亦无妨，惟大热者可忧。若出齐而壮热蒸蒸，更可忧，其痘必稠密，晕必红紫，或带干枯，宜用调元化毒汤_{见后}主之，方内参、芪去之，俟其痘不紫、不干枯，再入参、芪以补助气血，催其长浆，屡试屡验。

毒火热蒸当靥不靥

朱氏云：毒火未解，亦有发热蒸蒸、当靥不靥者，退其热则痘自收，宜用清表败毒汤_{见后}，一剂而身热立退，痘自收而结痂矣。或用沙糖半酒钟，滚水调服，名甘露回天饮，恐毒盛者未必效。

毒盛发热

结痂后复又身热，或烦渴，胸腹、手足、头面俱热，二便秘赤，余毒盛也，用大连翘饮_{见后}以解毒。若解迟，必生痘毒矣，但此方不可过用。若发热稍缓，头热面不甚热，手心脚心热，手背脚背不热，精神困倦，大小便利者，虚热也，宜补中益气汤_{见劳倦}主之。

余毒发热

痂落还元，或痂落一半后，忽然遍身大热，此余毒欲发痈也。或头顶、胸背、四肢有一二处热更甚者，即痈之所在也。此因脓浆不满，结痂又薄，速收速落者有之，急用大连翘饮_{见后}解毒退热，连进一二剂，方可内消。

邪热过胜不可尽除治验

舒氏云：凡邪热通胜者，于法固宜急驱其邪，然不可尽除其热，乃于邪退之后，仍宜轻剂，扶阳助胃，方无后患。曾医一证，齐苗时，身热烦躁，口渴饮冷，不恶寒，大便闭，小便涩，苗色赤而暗滞，颗粒小若针尖，此为邪热过胜，胃有结燥。吾用牛子、蝉蜕以解外热，生地、紫草茸以解血分之热；重用大黄，少佐芒硝以荡结燥。服一剂大便通，热势略杀；再投一剂，泄下二次，热净身凉，苗转红活光壮。是夜复加烦躁，啼叫不已，问其故，不能自达，然而苗色不佳，此何故耶？余细筹之，乃悟到痘书有云：热不可尽除，此为大黄过剂，损伤里阳，以致不能运送苗气，不能发越于外，转为内逼，所以愤闷不安，莫可明言。急投温中助阳补气之剂，一服而安。

发热门方

升麻葛根汤《金鉴》　治初起发热，宜此发透表邪。

升麻　葛根　赤芍　生甘草

加芫荽煎。

此痘疹初起发热两得之良方也，随证加佐使之品，方为尽善。

加味升麻葛根汤聂氏　治痘证初起，发热恶寒，外感咳嗽，体气壮实。〔批〕《金鉴》云：用升麻葛根汤加防风、荆芥。

葛根　升麻　牛子炒，研　川芎　苏叶　桔梗　山楂肉　赤芍　防风　甘草

加姜煎。

加味参苏饮聂氏　治初起发热无汗，体气怯弱。

人参　苏叶　前胡　川芎　楂肉　桔梗　茯苓　粉葛根　陈皮　半夏　牛子炒　甘草

加姜煎。

败毒和中散聂氏　治发汗后，身热不退，烦躁谵语，口渴饮水。

连翘　防风　荆芥　黄连　牛子　桔梗　枳壳　前胡　紫草茸　川芎　升麻　木通　麦冬去心　蝉蜕十二只，闰月加一只，洗净，

去头足　甘草

生姜、灯心同煎。便秘，加熟大黄。毒火盛，加酒炒黄芩。

归宗汤《金鉴》　治痘证初起，壮热头汗，二便秘结，烦躁谵语，狂乱大渴，毒火炽盛之证。

大黄　生地　赤芍　山楂　青皮　木通　荆芥　牛子炒

加灯心煎。

加减消毒饮《金鉴》　治痘疮热蒸有汗，属里热者。

升麻　牛子炒　山豆根　紫草　连翘去心　生地　赤芍　川黄连　甘草

入灯心煎。

辰砂导赤散万氏　治痘疮发热谵妄，神识不清。

人参　川连　栀仁　白术漂　淮通　麦冬去心　辰砂另研

加灯心煎，入竹沥调辰砂末服。

加味归宗汤《金鉴》　治痘疮发热腰痛。

归尾　赤芍　元参　大黄生　羌活　荆芥　青皮炒　山甲炙　生地　山楂　牛蒡子炒　木通

水煎服。

温中益气汤聂氏　治热轻倦怠，气血虚弱，送痘不出。

人参　白术　黄芪　防风　归身酒洗　茯苓　楂肉　木香　川芎　白芷　官桂　炙草

加姜、枣煎。

解肌化斑汤万氏　治痘出身热不退，毒气未透。

升麻　粉葛　淮通　牛子　桔梗　花粉　骨皮　芥穗　黄芩　川黄柏

水煎，热服。大便结，加紫草茸。

调元化毒汤聂氏　治痘出稠密，壮热不退。

生黄芪　归身酒洗　牛子炒　人参　白芍酒洗　木通　连翘　黄芩酒炒　防风　荆芥　川连酒炒　桔梗　前胡　蝉蜕十二只，去头足　红花酒洗　紫草茸酒洗　生地黄酒洗　楂肉　甘草去皮

加姜煎。

清表败毒汤聂氏 治毒火不解，发热蒸蒸，当靥不靥。

骨皮 麦冬去心 花粉酒炒 牛子炒 连翘 当归 猪苓 泽泻 黄芩酒洗 生甘草

水煎，热服。

大连翘饮聂氏 治痘疮毒盛发热。

连翘 牛子炒 山栀子酒炒 柴胡 当归 赤芍 荆芥 防风 木通 车前子 黄芩酒炒 飞化石 蝉蜕十二只，去头足 甘草

加姜煎。

报点门

形色论

舒驰远曰：看痘之法，看其形色，以验吉凶。有形有色，吉之兆也；无形无色，凶之征也。其初出也，颗粒稀疏，磊落分明，谓之有形。若见三五成串，粘聚模糊，或密如蚕肿，小若针尖，皆为无形。所谓色者，以红活光润为佳，若枯黑紫赤，暗滞不明，乃为无色。迨至开盘之后，又有形色验气血，气则验于形，血则征于色，而其虚实，较若列眉。久吾聂氏云：气体天而亲上，血体地而亲下。其高起之泡，气之位也，上也，气宜充焉；四围根脚，血之位也，下也，血宜附焉。泡顶尖圆而形光壮，是气充而居其亲上之尊也；四围根脚而色红活，是血附而安其亲下之分也。气居其尊，血安其分，而后和顺交会，载毒外出，此最吉之痘，可勿药而愈也。若顶陷，是气虚而不能充，法当补气；四围根脚色不红活，是血虚而不能附，法当补血。真阳虚实，亦无红晕，甚至通身晄白，身凉不温，法宜大补其阳，不当专以血虚为言。其有通顶红色而成血泡者，此非血之独盈，乃由气亏失其居尊之常，故血得以妄行，僭居其位，急宜大补其气，气充则必居其在上之位，而血自安其在下之分，不得泛滥妄行而泡转白矣。世人不识此理，见其血泡，谬谓血热，而用凉血解毒之剂，致令气愈亏而毙愈速也，不亦悲乎！至于调养气血之法，其气独虚者，固宜专补其气，

不宜兼补其血，盖阳不能从阴，阴愈长而阳消也。其血虚者，多由胃气亏损，元气不足所致，故补血必当兼补其气，盖阴必从阳生，阳生则阴长也。愚谓先辈此论，诚为看痘要诀，后人无庸置喙然，而看痘必当外看形色，内察本气，彼此勘订，而后的对证用药，无不各当。

报点吉凶

万氏云：单粒报点者稀疏，双粒出现者稠密。热退见苗者顺，夹热放苗者险。痘已出透而热不减者逆，颗粒大而尖圆红润者吉。颗粒大小不一，微见尖圆红润者半吉。颗粒十分之中有一分大，则有二分小，不见尖圆红润者凶。〔批〕痘之出齐，以脚心为验，脚心有痘，则出齐矣。若痘出稀疏者，不必拘，但以身不热为出齐。

报点顺逆

朱氏云：发热至三四日报痘，形如大粟，口、鼻、腮、耳、年寿之间，先发数点，老红润泽者最吉，不必服药。若身热一二日即出痘，先发于天庭、司空、印堂等处，或一齐涌出而稠密，或干枯而带紫黑，或成片不分颗粒，或顶平塌而彼此粘连，不惟毒火内盛而气血凝滞，亦不能收束毒火，以致毒火肆行，此证十难救一，急宜活血养气而化毒，用调元化毒汤见后发热。方内人参看证加减。腹痛，去参、芪，加炒枳壳。大便久秘，去参、芪，加酒蒸大黄。若血气与毒火俱旺，脉又洪数，归、芍减之，仍去参、芪不用。

报痘证治

舒氏云：其人本气无亏，饮食二便如常，精神爽慧，手足温和，其候无内证矣。再看其痘有形有色，真佳兆也，可以勿药。即令无形无色，但见内外无证，亦不足虑，只须相其本气，调养气血，扶脾开胃，助其运灌，成功亦无难者。若其人饮食不下，二便不调，烦躁闷乱，昼夜不宁，即其痘有形有色，而其证亦甚，可忧也。务宜小心体贴病情，斟酌用药，是必病去而人事饮食俱康，方可成功。若其内证既重，痘又稠密成串，暗滞不明，真危候也。粗工不得其法，则立毙其生，其法为何？若察其本气虚寒，头重颈软，手足厥逆，便泄清白，法宜参、芪、术、附、鹿茸、鹿鞭之类，大剂陡进；若泄不止，另制肉蔻末、龙骨末加入药内化服；呕逆，更加砂仁、白蔻、丁香、半夏、吴茱之类，务令泄止阳回，精神爽朗，饮食渐进，方可得生。〔批〕虚寒泄泻一证。若察其真阴素亏，胃火素亢，外见壮热烦躁，渴欲饮冷，小便短赤，法宜当归、生地、栀子、麦冬、石膏、紫草、牛子、蝉蜕，外解热毒，内救津液，务令津回渴止，人事安静，痘转红活光壮，而后改用调理之剂，以助运灌可以成功。〔批〕阴虚火亢一证。若更兼舌苔干燥，喷热如火，腹满恶热，大便闭结，甚至谵妄，急当行驱阳救阴之法，荡除结燥，以存津液，少缓则无及矣。是必重用大黄、芒硝、枳壳、当归、生地、紫草茸、牛子、蝉蜕，使结去津回，舌润身安，痘起盘红而后改方调理，方能成功，噫亦危矣。〔批〕燥热便闭谵妄一证。

痘出不快

朱氏云：痘色红紫干枯，或密如蚕种，或一片不分颗粒，身热，大便秘而出不快者，此毒火郁滞，气血不能行也，宜用调元化毒汤见前发热去参、芪，小加川芎清之，或加熟大黄微利之。有痘色淡白，饮食减少，身凉肢冷，尿清便滑而出不快者，此气血怯弱，不能送毒外出也，宜用温中益气汤见前发热。有声重鼻塞，咳嗽恶寒而出不快者，此风寒蔽之也，宜用加减参苏饮见前发热发散之。有因邪秽所触，隐伏而出不快，平塌而顶不起，其痘必作痒，宜平和汤见后解之，外烧红枣、苍术以辟其气。仍看痘色晕脚，伏则宜之，陷则补之。

痘出先期后期

万氏云：痘发热三日而出，常期也。出而稀者，不须服药。如发热一二日即出者，此毒气太甚，冲击荣卫，一齐涌出，难以制服，大凶之象，必欲治之，不过消毒救里，使无陷伏耳，宜消毒快斑汤见后。如过期四五六日始出，此血气本虚，不能载毒使出，当补中托里发表，宜增损八物汤见后。若应出不出，外感风寒闭遏者，当发散之，宜加减参苏饮见后。曾经吐泻里虚不能快出者，宜加减调中汤见后。如发热烦躁，狂妄大渴，唇燥舌裂，此毒气壅并，留而不泄，毒火郁于三焦，荣卫不行，上下不通而死矣。若热甚，腹胀气粗，烦躁闷乱，大便秘结，此毒火内蓄，急以消斑承气汤见后解之。〔批〕《金鉴》云：痘出而热减身和者，毒已宣发透彻也。痘出身仍发热者，此毒气未尽透也。

痘出稠密宜疏通荣卫

陈氏曰：痘疹轻者，作三四次出，头面稀少，胸前则无，以清阳之分不可错乱也。至于四肢，虽为阳之本，乃身之役使、卒伍、卑贱之职，故不畏其多也。若遍身稠密琐碎，急为解毒，疏通荣卫，令气得其均，血得其活，一齐起发，庶无干枯黑瘆之变，用疏毒快斑汤见后随证加减治之。〔批〕头面诸阳之会，胸前诸阳之聚，脏腑受气之区。

痘出如蚕壳蛇皮蚤斑蚊迹

万氏云：凡痘初出，须看相去远近。若相去三五寸一粒者，轻证也。一二寸者，颇密。如二三成丛者，必密而重，其候多变痒塌。如蚕之壳、蛇之皮者，此气至而血不随也，当行气补血，宜祛风匀气散见后。如蚤之斑、蚊之迹者，此血至而气不随也，当凉血补气，宜参芪和气饮见后。

痘形带艳预防破痒

痘疮出，形如平日正色者吉。痘色带艳而赤，其候多皮嫩，易破痒不可救，即宜用疏风固表清毒之药，以防其变，使血气充实，邪火渐退，正气不亏，光壮干收，如期不乱可也，宜固阳散火汤见后解毒固表。

痘形焦黑毒在血分，皮嫩浇薄毒在气分

痘疮初出，所喜明润而鲜，坚实而厚。若头焦带黑，此毒在

血分，不急治之，久则变黑，宜凉血解毒汤见后，解散血中之邪。若皮嫩浇薄，此毒在气分，不急治之，则痒塌而死，宜加味固阳散火汤见后。

圈红嘌红铺红

舒氏云：痘书谓，宁教有色而无形，休教有形而无色。是痘以色为主，色以红为贵，而红有圈红、嘌红、铺红之别。圈红者，一线红圈，紧附于根窠之下，最佳兆也。嘌红者，根下血色隐隐，出于部外，其势走散而不附气，乃由气虚不能统摄，法宜大补其气，气充则必紧附根窠，而不走散矣。铺红者，一片平铺，遍身无痘之处皆红，所谓地界不分者是也。若证兼壮热无汗，口渴，不恶寒，法主葛根、牛子、紫草、生地、甘草、地骨皮。若更口臭舌干，不大便者，更加大黄以除内结，务令热退身凉，地界分清，而后改用平补之剂，以调理之。

锡光痘

有通身㿠白而无红晕者，俗名锡光痘。身凉不温，乃为阳虚阴象也，法当用参、芪、术、附、鹿茸等药大补其阳，阳足则身大热而根窠红绽、脓稠浆足，厥功告成矣。曾于邻姓见有此证，医以为血虚不能附，不为补火殖土，则阳不能回，而红晕不见，身不发热，而浆不能干，因放爆竹，一笑而逝，此阳从上脱也。可见红晕，亦真阳之验，不可专以血言。

珍珠痘大痘茱萸痘

万氏云：痘疮起发，其形不一，有紧小而充实者，俗呼珍珠痘，此痘易壮、易靥。有粗大而饱满者，俗呼大痘，此痘早壮、迟靥。有四围起、中心落陷者，俗名茱萸痘。此痘有吉凶、有轻重，稀者轻而吉，密者重而凶。盖因中气不足，时日未到，但四围起发，而中心尚是好肉，未得起发耳，时日既到，自然充拓而成浆，轻稀者不须治，重密者用解毒化斑汤见后。

涵水戴浆干黑萎黄

初见痘苗，颗粒之中便涵清水，此名涵水。尚未出齐，独有一二颗于众痘之中乍起，发而有黄浆，此名戴浆。及当长浆之时，脓浆未成而痘脚干枯，痘顶黑陷，此名干黑。脓浆未满而痘之根脚平塌，若有黄浆之样，此名萎黄。以上四证，皆危险之候，特表出之，临证者辨之，不可不早也。

紫浮萍

朱氏云：痘名浮萍，如浮萍之丛聚也。名之以紫，因其色而名之也。此证时气出痘，十之中必有二三。紫浮萍者，或二三十颗聚成一片，或五七十颗聚成一堆，甚至百十颗凑合一处，而根脚亦紫色一片，其萍之颗粒独小，周围之正痘独大，有三五处者，有七八处者，有十几处者。凡遇此证，若当长浆之时，内服清毒活血汤见后养浆倍加生黄芪，倘受得补即用人参；外用明雄黄研末，以滚水泡绵胭脂取浓汁调搽，日三次，则毒气尽行拔出。正痘长浆，彼亦长浆，打成一片，不论三五七八处之多，俱皆成浆，按期亦如正痘回水，至于按破，脓水淋漓，外用松花粉掺上，可以收功。倘元气虚弱，亦有浮萍几处，其色淡红或淡白，当用千金内托散见后养浆以催浆。如浆不满，即用参归鹿茸汤见后养浆大补气血，浆成而毒解矣。

夹斑夹丹夹疹

聂氏云：痘有夹斑而出者，初见痘苗一二颗，其空处及遍身所出，俱红赤小豆而无头粒，不见高耸，多随出而随没。有夹丹而出者，初见痘苗一二颗，遍身红赤或片如云头突起，俱宜元参升麻汤见后麻疹一二剂，散其游火，其斑丹自退而痘自出，即出亦不甚稠密。又有夹麻疹而出者，初见痘苗数十颗，遍身通红，碎碎纷纷形如出麻疹，其实大痘夹疹而出，是痘为正出，而疹不过脾肺之游火，亦随夹之而出，亦宜元参升麻汤加桔梗、酒炒黄芩一二剂，宣托其疹，尽出而消散，正痘自依期出透，亦不甚稠密也。

钱氏云：痘只一样为善，若已现形间有碎密如芥子者，此夹斑也；皮肉鲜红成块，此夹疹也。皆毒火熏烁于内，故使斑疹夹出于外，急宜解毒，使斑疮消散，痘得独成，宜荆防解毒汤见后。

解毒疹

朱氏云：痘浆饱满，初转褐色，此回水之候也。忽然通身大热，当看脐之四围及腰间，如有小红颗粒，此乃出解毒疹，又名盖痘疹。宜用宣毒透疹汤见后以尽托之出外，后用大连翘饮见前发热一剂而痊。

贼　痘

贼痘者，较之正痘，颗粒独大，先微含水，浆中脐有黑色，后必带累众痘，不得依期长浆，名之为贼。〔批〕痘疔根脚微肿，外形独大；贼痘外形虽大，根脚不肿，以此为别。凡见贼痘，即以灯心蘸清油于顶上淬之，其毒即化。若一二颗则可，倘或出多，恐其灯火难受，可用拔毒散见后搽之，日三四次，亦能解毒。如淬之不退，搽之不起，不能成其大浆，则不可救矣。此言贼痘之多也。

痘　疔

痘之有疔，毒气凝结而成也。顺证必不生疔，阴逆之证多有之，在乎明者之善于灯火、挑拨、拔毒、化毒四者而已。凡初见痘苗，外形独异，根脚独大，硬而不软，始则以灯火淬之，再用明雄拔毒散见后搽之。如此不消，则以银针挑拨疔头，必出紫血，用棉花擦净其血，随用四圣膏见后填入疔内，自然化毒去疔，脓水淋漓，烂去疔脚矣。〔批〕用独蒜艾灸法亦可。

倒装证

有足下先报痘苗，次于手梢又见一二颗，后又于臀上见一二颗，此名倒装证，痘中罕见。余曾治此，仍用败毒和中散见前发热去茸、连、紫草茸，加羌活、苏叶、白芷、升麻以宣提之，服一剂，上部即现痘苗，次日又服，上身通出。

出而复隐

舒氏云：痘证有出而复隐者，其证甚危，乃为外薄不正之气，苗触之而复隐。主用紫背荷叶，以其得震卦仰盂之象，能升发生生之气，且芳香可以却秽。若无汗，如①羌活；体气怯弱者，加参、芪；血虚者，更加当归；火旺血热气滞者，加猪尾血、紫草、陈皮。

男子年长出痘

《金鉴》云：男子自十六岁后，皆谓之年长。嗜欲情开，元精走泄，又遇痘毒之火冲②炽，则真阴亏损，水虚不能制火。故每至行浆之际，口渴心烦，鼻衄咽痛，不能成脓结痂者有之，不可妄用寒凉。五六日前，只用宜参麦清补汤见后调治。至七八日，如脓浆下行，急宜攻浆，以参归鹿茸汤内调鸡冠血酒俱见后养浆治之，但得浆行，庶可无虑。

水痘赤痘

朱氏云：水痘、赤痘，形色与正痘相似，其实非正痘也。夫所谓水痘者，灌浆时全是水泡，毫无脓浆。所谓赤痘者，初出形色红而微带赤，灌浆仍是清水，是即水痘之一类也。此因脾肺素有湿热，外感风寒，风湿相搏，寒热相并，而脾肺之湿热尽发，出于皮毛肌肉之间。初出亦发热，头疼，呕吐，既出即上浆，浆满即结薄痂而愈。此虽无关利害，然易于惑人，故详辨之。

《金鉴》云：水痘发于脾肺二经，由湿热而成，初起以大痘相似，面赤唇红，眼光如水，咳嗽喷嚏，唾涕稠粘，身热二三日而始出，其状尖圆而大，内含清水，易胀易靥，不作脓浆。初起宜荆防败毒散见感冒，继以加味导赤散见后治之。

水痘露丹

陈氏云：水痘易出易靥，温之则痂难落而成烂疮，切忌姜葱辣物，并沐浴冷水，犯之则成疮疥水肿，自始至终，惟小麦汤见后

---

① 如：疑作"加"。

② 冲：原作"仲"，据《医宗金鉴·痘疹心法要诀》改。

为准。又小儿生后百日内、半岁已上，忽然眼胞①红肿，面皮黯色，夜间烦啼，脸如胭脂，此因伏热在内，发之于外。初则满面如水，痘脚微红而不壮，出没无定，次至颈项②，赤如丹砂，名为露丹，以三解散见后疏散也。

报点门方

加减参苏饮万氏　治痘应出不出，由外感风寒，元府闭塞。

人参　苏叶　葛根　陈皮　前胡　白芷　桔梗　枳壳　羌活防风　炙草

竹叶十片煎。〔批〕朱氏此方无葛根、枳壳、前胡，有川芎。

平和汤聂氏　治痘因邪秽所触，隐伏不出，平塌作痒。

人参　当归　桔梗　白芍　苏叶　生黄芪　防风　白芷　官桂　沉香　檀香　乳香　藿香

生姜一片，煎服。

治毒快斑汤万氏　治痘一二日即出，此毒气太甚。

桔梗　荆芥　防风　赤芍　黄芪炙　牛子　归尾　元参　连翘前胡　淮通　花粉　炙草

水煎服。

增损八物汤万氏　治痘过期而出，气血虚弱。

人参　白术　炙草　当归　川芎　牛子　荆芥　赤芍　连翘防风　桔梗　葛根　炙草

水煎，热服。

加减调中汤万氏　治因吐泻，中气痿弱，痘出不快。

人参　白术　炙芪　木香　薄桂　云苓　法半　广皮　炙草

生姜煎服。

消斑承气汤万氏　治毒火郁遏，应出不出，大便秘结，宜下。

大黄　枳壳　厚朴　黄芩　黄柏　栀仁　连翘　木通　炙草

---

① 胞：原作"饱"，据《幼幼集成·水痘露丹证治》改。
② 项：原作"顶"，据《幼幼集成·水痘露丹证治》改。

生姜煎，热服。热甚者，加芒硝、紫草。

疏毒快斑汤万氏　治痘出琐碎，独密。

人参　防风　荆芥　连翘　牛子　归尾　桔梗　赤芍　炙甘草

灯心煎。随证加减。

祛风匀气饮万氏　治痘出如蚕壳蛇皮，由气至而血不随也。

人参　川芎　当归　赤芍　麦冬　防风　青皮　荆芥　木香薄桂　炙草

水煎，空心服。

参芪和气饮万氏　治痘出如蚕斑蚊迹，由血至而气不随也。

人参　黄芪炙　连翘　牛子　黄芩酒炒　葛根　蝉蜕　归身淮通　桔梗　炙草

水煎服。

固阳散火汤万氏　治痘出色艳而赤，宜防痒塌。

人参　炙芪　炙草　升麻　归尾　防风　生地　木通　荆芥

大枣三枚煎。

加味固阳散火汤万氏　治痘出皮嫩浇薄，毒在气分，宜防痒塌。

炙芪　人参　白术　云苓　归尾　防风　升麻　木通　荆芥炙甘草

大枣煎。

凉血解毒汤万氏　治痘出头焦带黑，毒在血分，防变黑陷。

京赤芍　归尾　生地　淮通　牛子　连翘　紫草茸　桔梗红花　山豆根　生甘草

水煎，入烧过大粪一钱，调服。

解毒化斑汤万氏　治痘四围起发，中心陷下不起。

人参　炙北芪　归尾　川芎　牛子　防风　连翘　荆芥甘草

水煎，入烧过人屎服。冬月加薄桂。

当归活血汤《金鉴》　治痘疮干枯。

当归　川芎　赤芍　生地　红花　紫草　黄芩　黄连　大黄

水煎服。

九味神功散《金鉴》　治痘证铺红。

人参　生芪　紫草茸　红花　前胡　牛子炒　甘草　白芍酒炒
生地

加大枣煎。

荆防解毒汤万氏　治痘出夹斑、夹疹。

人参　防风　荆芥　枯芩　牛子　知母　黄柏　元参　升麻
熟豆膏　连翘　甘草

淡竹叶煎服。

宣毒透疹汤聂氏　治解毒疹。

葛根　前胡　荆芥　防风　连翘　牛子　枳壳　木通　桔梗
酒黄芩　薄荷　甘草

淡竹叶、灯心同煎。

参麦清补汤《金鉴》　治男子年长出痘，不宜寒凉，五六日前，
以此方调治。

当归　川芎　花粉　白芍酒炒　生地　人参　生芪　前胡　牛
子炒　红花　山楂　麦冬　甘草　桔梗

加姜煎。

加味导赤散《金鉴》　治水痘。

生地　木通　连翘　黄连　滑石　赤苓　麦冬　甘草
加灯心煎。

小麦汤《集成》　治小儿水痘。

滑石　骨皮　生草　人参　大黄　知母　羌活　葶苈子
加小麦十四粒煎，热服。

三解散《集成》　治小儿露丹。

人参　防风　天麻　郁金　白附　庄黄　枯芩　僵蚕　全蝎
枳壳　薄荷　京芍　甘草

灯心十茎煎服。

拔毒散聂氏　治痘疔、贼痘、紫浮萍，其效如神。

明雄黄不拘多少，研细末　绵胭脂

滚水泡，取胭脂浓汁调雄末，点疔头上。

四圣膏聂氏　治痘疔圣药。

珍珠生研　豌豆烧存性　乱发烧灰　冰片各等分

用油胭脂和成膏，先将金银簪拨开疔口，将药填入疔内，即转红活。

《金鉴》方：绿豆、豌豆各四十九粒各烧灰存性，珍珠一分，煅，头发一分，烧灰，共为细末，以绵燕脂水调和成膏，搽法同。

燕脂膏《金鉴》　治痘攒聚于耳高骨，名曰蒙蔌。此毒火发自肾经，其证最恶。

升麻煎浓汤，去渣，用棉燕脂于汤内揉出红汁，再加雄黄细末，调匀贴患处。

猪尾膏《金鉴》　治痘出攒聚于唇内，名曰锁唇。轻则焦裂肿痛，重则板硬干黄，此毒火发于脾脏也，急以泻黄散合猪尾膏服之，外用燕脂贴法。

取小雄猪尾尖血十数滴，和梅花冰片少许调于煎剂内服。附泻黄散：即犀角、黄连、生地、青皮、木通、石膏、丹皮、荆芥、牛子、大黄、红花、紫花地丁，灯心水煎服。

起胀门

起胀论

舒驰远曰：痘至开盘时，痘渐长大，头面腮颐亦渐肿起，谓之起胀〔批〕凡痘起胀，毒浮于外为顺；不起胀，其毒窝伏为逆。至脓成浆足，痘回头而肿亦渐消，斯为胀收。盖缘痘毒自内达外，此时尚在荣卫肌肉之间，浑而未化，所以痘起胀，而头面肌肉亦随之而起胀也。迨至脓成浆足，周身毒气尽皆化入疮窠之内，所以毒从脓化，则痘回头而胀自收，亦由内气充实，脾胃强健，乃得有此。若当起胀而不起者，乃由元气内虚，不能运送，法当依据本气，而用大补之剂，务令内气充拓，在毒外出，则盘自开而胀自起。若痘未起胀而头面预肿〔批〕痘未起胀，头面预肿者，乃为元虚浮肿，非起胀也，痘毒惟借元气为之运送，其人元气虚弱，不能运送，故痘不得起胀，而头面反见虚肿，见其虚肿，知其痘必不能起胀也，法当相其本气，大用补剂，使内气充足，则虚肿消而痘自起。其有表邪壅盛而头面预肿〔批〕表邪壅盛，头面甚肿者，法当分经辨证，对证用药，以散其邪，使邪退肿消而痘自起。其有痘既回头而胀不收〔批〕痘既回头，肿胀不消者，乃由元气虚弱，不能摄毒，余毒遗于荣卫肌肉之间，未得尽皆化入疮窠之内，所以其胀不收，法宜陡进参、芪、桂、术，务令阳气充足，余毒尽化而成收敛，庶无后患。

出有先后，发有迟早，毒有浅深

万氏云：时俗以三日发热，三日出形，三日起发，此鄙论也。盖毒气有浅深，元气有厚薄，出之先后，壮亦因之，大抵不出五六日间耳。如毒浅气厚者，其起发常易；毒深气薄者，至五六日始壮者有之，未可以常期准也。俗医见其起发之迟，不辨毒之浅深，概谓五气不足，妄用补脾之剂，殊不知曾因吐泻不能食者，补脾以助长可也。若无吐泻能食，本根坚固，复用补药，不免党邪为患，非徒无益，而又害之。

起发先期后期

痘疮起发，只在六七日，谓之得中，盖自发热算起，正当六七日也。如未及期而骤发，此毒火太甚，荣卫气虚，直犯清道而出，谓之邪气太过，法当固表解毒，以防痒塌之变，宜黄芪芍药汤见后。如过六七日不起发，此脏腑虚弱，毒留于中，壅塞不出，谓之正气不及，法当托里解毒，以防倒陷干黑之变，宜内托护心散见后。

起胀证治

痘疮自起发之后，血化为水，水化为脓，至此脓已成，毒已化矣。饮食如常则吉。若当起发，壳中出清水，此气至而血不随也，治之当益其荣，宜四物化毒汤见后。或内含清水，平塌不起，此血至而气不随也，当益其卫，宜保元化毒汤见后。或窠囊浮肿，中含清水，如水泡之状，此气血俱虚，不能制毒，反为毒逼，渐变痒塌，治之当托其毒，固其荣卫，使无痒塌，以十全化毒汤见后主之。亦有饮食如常，六腑充实，若见空壳清水之证，虽能收敛，未免发为痈毒，不可不早治之。

朱氏云：痘出齐后三日内，其时十分紧要，其形色证候最宜精察。盖痘证全要痘浆充满，方可保无虞。急于此三日内，观其痘之形色，分别寒热虚实，用药调治，以为灌脓计。其浆满而痂厚者上也，浆未满而痂薄者次也，必有变证生焉。其最下者，遍身俱水泡，其水泡三四分而间有五六分脓浆者，犹可望生，后必有痘毒三四处，痘毒成而得生矣。更有最下者，密不成颗，串成一片，而皮下又有脓浆，又或泡密而溃烂，脓水淋漓，此生机也，惟干枯无浆，或薄浆只有二三分者，必致痒塌而死。是以出齐而调治灌浆，如拯溺救焚，刻不容缓。

起发手足不透

痘疮宜视手足何如。若手足循序起发，此脾胃素强，毒气得越，不必忧虑。若遍身俱起，手足起不透，此脾胃本弱也。盖脾胃主灌溉四肢，今既虚弱，不能行其津液，使毒得越，所以手足起发不齐，宜补脾快斑汤见后助长可也。

寒热饮食失宜

凡痘起发之时，遇久阴雨不能起发，宜平胃快斑汤见后以燥其湿。若遇天气暄热，盖覆太厚，以致毒火郁遏，不得发越，此壮火食气，反虚其气，宜白虎快斑汤见后。若误食生冷，以致脾虚不能起发者，宜理中快斑汤见后。如内伤饮食，腹中饱闷或痛，以致中气郁遏，不能起发者，宜宽中快斑汤见后。

起发目不闭

痘疮起发，头面浮肿，有不闭目者，但观其痘之轻重疏密。

轻疏者，目虽不闭，亦不妨碍；重密者，其目宜闭，不闭者凶。盖眼封鼻塞，神气内固而不外驰，吉兆也。但遇封眼之时，必待其收靥而后渐开方可。若未及收靥，渐生瘙痒，面肿消目开者，大凶。

肉肿疮不肿

《金鉴》云：痘当起胀时，自头及身，渐次同痘浮起，此气领血，载毒外发也。如头身之肉先肿，皮色赤艳，而痘疮不肿，此为毒邪有余，不受正制，宜用羌活救苦汤<small>见后</small>。若皮色淡红，及气血不足，不能拘摄毒气以成脓，宜用参归大补汤<small>见后</small>。更有通身皮肤尽赤，此为毒火炽盛，煎灼血分，宜用归宗汤<small>见前发热</small>。

顶含黑水

舒氏云：有根无红晕，预[①]含黑水者，乃阳气大虚，阴气凝而不化也。法宜桂、附姜炒，芪、术、参、苓、鹿茸等药大剂连进，自必根窠渐红，黑水渐化，脓成痂结，无余义矣。

头带白浆

万氏云：痘由红点而水泡，由水泡而脓泡，而结痂，有自然之序。初起发时，头带白浆，此疫疠也，不可治。

水　泡

舒氏云：水泡者，内含清水，皮薄而明，泡有大小，痘粒成串，则为大泡，不成串则泡小。经云：气热生水。水泡者，气分有热也，愚谓不然。其初皆由阳气熏腾而上水，水既上，犹借阳气蒸化而成脓，今谓气热而误用黄芩、泽泻等药，致令气愈亏，而脓愈不能成。吾常治水泡之证，重用参、芪、桂、姜、术、附等药，则水泡渐以成脓，而为脓泡，再投前药数剂，则脓干成痂，无余义矣。

朱氏云：痘出齐而长浆，顺证，决无水泡间杂。惟险逆之证，

---

① 预：疑作"顶"。

则有水泡多少之不同，大约长浆之际，三分之中有一分水泡，犹可望生。若通身全是水泡，必变痒塌而死。此皆因元气内虚，不能送毒成脓，以致毒伏于内，水溢于外，泛滥于皮肤之间，不作浆而作水泡，甚至有水泡大如蚕者，通身一样，不可救矣。

水泡转为白陷

脓泡失治则破烂流浆，水泡失治转为白陷，陷则难为力矣。其法仍宜参、芪、桂、附、鹿茸等药重剂连进，务令顶起浆行，方可成功。看其旁有小颗粒现出，圆足饱浆者，谓之子救母，最吉兆也。

灰泡转为灰陷

灰泡者，乃顶含黑水，阴气凝而不化也，失治则转为灰陷，陷则不可再矣。急宜大补元气，助阳御阴，务令顶起浆成，或有线浆者，亦可得生，否则变为痒塌而死。

白陷转为灰陷

朱氏云：痘出稠密，其色淡白，根无红晕而顶陷者，白陷也。甚则迟延一二日，转而为灰陷，皆因气血虚寒，不能运化毒气以成浆，故陷也。倘乘白陷之时，大补气血，即用千金内托散见后养浆或参归鹿茸汤见后养浆二三剂，即成大浆矣。如失其时日，变为灰陷，乃气血虚寒之极，急用参归鹿茸汤倍加参、芪，再添随证药味，连进二三剂，犹可望生。余治此证，屡用此方建功，方内鹿茸，必不可少。

血泡转为血陷

舒氏云：血泡乃为气亏失其居尊之常，而血得以妄行，僭居其位，急宜大补其气，气充则必居其在上之位，而血自安其在下之位分，不得泛滥妄行，而化毒成浆矣。血泡失治，转为血陷，其法仍不外大补其气，气充则陷可举而脓可成。

朱氏云：血泡不能成浆，此气虚不能统血，宜用参芪汤见后大补其气，失治则气愈虚而成血陷。然治之亦不外是方，服一二剂，即化成浆矣。

紫泡转为紫陷黑陷

紫泡者，其证有二。一则由其气亏，而血得以泛滥妄行，色见青紫者，亦阴气凝而不化也，其证必身倦，微恶寒，舌苔滑白，法宜重用芪、术、参、桂、附子、鹿茸等药，而脓可成。失治则转为紫陷，仍宜前法大剂连进，不至歇手，亦可成脓。一则焦枯紫赤，外见口干恶热，小便短，大便硬，法宜凉血解毒，失治则转为黑陷。若周身未至尽陷，根脚略有红活之意者，阴尚未亡，尚有生机，法当重用凉血解毒兼行内托，但得线浆，亦可成功。若周身尽成黑陷，根脚无红晕，阴精已竭，固不可治。即未尽陷而根脚干枯无活色者，皆不可治。如其人内气充实，饮食尚健，二便调和，人事清爽，明者当前，特出手眼，相其本气，审其津液，按法用药，或者可冀侥幸于万一。噫！亦危矣。

紫陷转为黑陷

朱氏云：紫陷之证，痘稠密红紫，身必发热，呼吸气粗，根脚紫晕而顶陷，此乃毒火内盛，欺侮元气，燥焦荣血而陷也，宜用清毒活血汤见后养浆，倍加生芪、芩连以治，并倍紫草茸。当其紫陷时，不过一二剂而痘立起。如失于清补，变为黑陷〔批〕痘中有黑脐，为黑陷，亦有误服温补而变黑陷者，此毒火亢极，内攻已深，须用前方加减救治，或可十全一二。

血陷紫陷不同

血陷与紫陷不同。血陷虽红，不带紫色，气平身凉，属虚证；紫陷属热，身必发热，呼吸气粗。二证须细心体认。

朱氏云：凡治五陷，攻浆莫缓。一剂不足，再剂攻之；再剂不满，三剂攻之，必俟浆足，然后歇手。若乃迟缓，则浆不成而变证蜂生，不可救矣。

起胀门方

黄芪芍药汤万氏　治痘起发太快，毒火作祟。

人参　炙芪　白芍　黄芩酒炒　连翘　防风　牛子　桔梗　粉葛根　芥穗　炙草

淡竹叶十片煎。

内托护心散万氏　治痘起发太迟，正气不足。

人参　归身　防风　黄连酒炒　黄芩　黄柏酒砂　牛子　芥穗淮通　化桂　蝉蜕　炙草

水煎服。

四物化毒汤万氏　治痘已起发，气至而血不至，壳中出清水。

当归　川芎　生地　白芍　麦冬去心　牛子　淮通　甘草薄桂

灯心煎服。

保元化毒汤万氏　治痘血至而气不至，内含水，色不起。

人参　炙草　当归　芥穗　川芎　薄桂　牛子　防风　赤芍炙草

粳米一撮煎。

十全化毒汤万氏　治血气俱虚，痘窠浮肿，中涵清水如水泡。

人参　白术　茯苓　川芎　当归　白芍　熟地　炙芪　薄桂牛子　葛根　炙草

姜、枣煎。

补脾快斑汤万氏　治痘疹手足起发不透。

人参　炙芪　防风　防己　杨柳枝　炙草

水煎服。

平胃快斑汤万氏　治痘值天时久雨，湿滞不能起发。

苍术　陈皮　川朴　羌活　防风　薄桂　猪苓　茯苓　炙草

水煎，空心服。

白虎快斑汤万氏　治痘值炎天，误用盖覆，致毒火郁遏腠理，不能起发。

人参　熟石膏　麦冬去心　葛根　升麻　竹叶　生草

粳米一撮煎。昏迷者，加辰砂。

理中快斑汤万氏　治痘证误伤生冷，不能起发。

人参　白术　茯苓　化桂　炮姜　木香　炙草

姜、枣煎。

宽中快斑汤万氏　治痘证误伤饮食，中气郁遏，不能起发。

陈皮　法半　白术　枳壳　神曲　楂肉　砂仁　川连　木香
川朴　青皮　连翘　炙草

生姜煎。

羌活救苦汤《金鉴》　治痘证肉肿疮不肿。

蔓荆子　羌活　牛子炒　升麻　生芪　川芎　连翘　桔梗　人
中黄　白芷　防风　荷叶

水煎服。

参归大补汤《金鉴》　治痘证肉肿疮不肿，气血不足之证。

人参　当归　黄芪　甘草　白芷　川芎　防风　紫草茸　山
楂　厚朴　桔梗

加生姜煎。

参芪汤聂氏　治血泡不能成浆，气虚不能统血。

人参　炙芪　官桂　炙草

加生姜煎。

保元化毒汤《金鉴》　治气血虚弱，痘顶平塌不能起胀。

人参　黄芪炙　当归　山楂　炙草　穿山甲炒　白芷　木香
僵蚕炒，研　川芎

加煨姜煎。

养浆门

养浆论

舒驰远曰：治痘紧要，在于养浆，浆成则毒化，浆不成，痘
斯坏矣。故自发热、见点、运水、起胀，逐步调理，无非经荣养
浆之道也。若夫颗粒尖圆，根窠红绽，身微热而精神爽慧，此上
等痘也，可以勿药而浆自成。苟形色平常，全凭用药，扶阳助胃，
以养其浆，最患者无热，热则真阳出，而用事以化其毒，故曰：

化毒惟借阳气养浆。最喜身热，其热固不可不及，然亦不可太过。不及者，阳气有所不足，不能蒸化其毒，法当助阳；补气太过，则气血受其煎熬，其毒不能浑化，法当养阴济阳。必须阳气冲和，流露阴血，翕然随之，而后两相交感，则浆行而毒化矣。至于偶受外感，或内伤饮食，或痰饮咳嗽，或为牙疼，或为喉痹，或为虚寒腹痛，或为毒火闭结，概宜分经辨证，察其本证，看其舌苔，问其饮食，喜凉喜热，验其二便，或利或闭，而后寒热虚实，确有所据，按法施治，无不各当。

灌浆顺逆

《金鉴》云：灌浆顺证，因气盈血附，其毒易化，不期行而自行，其痘先起发者，先灌浆，自头面以及周身，由红转白，血变成浆，渐渐充满光泽，至浆老，则苍如黄蜡色，而显结痂之形矣。如浆清不浓，及不按期而浆行迟者，皆气血虚也。浆行收早者，是毒热盛也。软薄者，恐其易于破损，则气易泄而浆难成，痘根赤艳，热在血分，则毒未尽化，水泡夹杂于痘中，因脾虚多湿也。若其色紫黑，或灰白而浆不行，非枭毒内蕴，锢滞气血，即虚弱不能领载其毒。或稠密不分颗粒而干枯，或痘出稠密而眼目不闭，或起发时其目已闭，行浆时目忽复开，此皆灌浆逆证也。

浆成变证

万氏云：痘疮至成脓泡，此收功之时，手足常要和暖，过热过寒者变也。人事常要安静，烦躁闷乱者变也。六腑常要充实，忽吐利者变也。声音常要响亮，忽喑哑者变也。饮食要渐进，忽不食而反作渴者变也。色要苍蜡，形要饱满，忽灰白平塌者变也。痘要安和，忽痒痛者变也。或触风寒，或犯禁忌，或伤饮食，或误服汤丸，当详察其所因施治。

浆不成

朱氏云：气血充满则毒化为脓，脓之不成，其说有二。毒气炽盛，则血燥而凝，故不能运化而成脓。元气虚弱，则血寒而缩，亦不能运化而成脓。痘晕红紫或带干枯，此毒火内盛而血燥，必不成脓，急用清毒活血汤见后倍加芩、连、紫草茸以救之。痘色淡白，泡不尖圆，根无红晕，此气虚而缩，必不成脓，急用参归鹿茸汤见后救之。若鹿茸难得，则以千金内托散见后救之，然终不若鹿茸建功迅速也。

倒　陷

倒陷者，痘顶从前俱尖耸，当行浆之际，忽然中脐下陷，看其痘色，辨其寒热虚实，急用药催其长浆，浆成则毒解矣。

漏　浆

万氏云：凡痘最要皮囊坚厚，包裹完全。若疮头有孔，脓水淋漓漏出，堆聚干枯，其色灰白如天泡疮及癞疮之形。或清水无脓，无因自破，水出干黑，未有能治者矣。

朱氏云：此元气虚弱，肺气不固也。其漏之孔，在痘粒顶上微有小孔，浆从此漏出，急用松花粉糁上，堵其小孔，结其厚痂，亦外治之圣药。

根窠无晕

《金鉴》云：痘至成浆时，若气血交会，必有一血线紧附根下，如珍珠置于燕脂之上，粒粒光彩，此正形也。设平日气血虚弱，当灌浆时，顶虽血满，根下全无红晕，以芎归保元见后主之。虚甚者，以参归鹿茸汤见后主之。

空壳无浆

痘至行浆时，头面周身外虽胀，而内实无浆，名曰空壳，当别虚实治之。如根色淡白者，此血虚不能化毒成浆也，宜千金内托散见后。根紧而紫者，此气行血滞，毒热伏于血分而不能成浆也，宜加味四物汤见后治之。

朱氏云：此证一名空仓，急宜用药攻浆，如实热兼毒火内盛者，以清毒活血汤见后攻之。如虚寒，以千金内托散或参归鹿茸汤见后攻之。

板 黄

《金鉴》云：板黄者，谓灌浆时浆未得平，忽然黄色突起，干燥坚硬，盖因枭毒肆害脾乡，故气滞血凝，难以灌溉也，须用清毒活血汤见后治之。倘得痘起，尚可望生，若头面、颈项、眼眶、唇上及周身黄色者，则不治也。

黑如葡萄

朱氏云：浆满之时，或为寒所束，一时痘俱紫黑如葡萄色，不必惊惶，即以上肉桂磨熟水，或煎汤与服，立见如旧。

痘疮抓破出血枯干成坑

万氏云：痘疮抓破之证不一，有破而出血者，阳疮也，宜当归活血饮见后。有破而无水便干枯者，此陷伏也，要疮复灌、肉复肿为佳，内服托里回生散见后。有破而成坑者，此内陷也，内服托里回生散，外用白龙散见后敷之。

痘疮出血

痘疮当靥不靥，或时出血，此与顽疮不收相同，内服大补汤见后，外以蚕茧散见后敷之。

痘疮破损不能干水

痘疮破损，肿灌作痛，不能干水，名痔蚀疮。一名阳疮。犯着即出血不止，乃难治之证。内服大补汤见后，外敷蚕茧散见后。若逡巡不治，以致灌伤筋骨，穿膜破空，夭人生命者多矣。

溃 烂

朱氏云：脓浆充满而溃烂，作臭秽气，多因痘出稠密，浆足而溃烂流脓，此脓成毒解，不必妄加调治，宜用松花粉敷之。若身热不结痂，宜清表败毒散见前发热主之。若气血虚者，宜温表调中汤见后。

万氏云：凡痘成脓之后，过期不靥，浑身溃烂，以致粘席粘衣，用白龙散见后、败草散见后衬贴铺床最佳。

额 烂

万氏云：痘疮起发养浆，额上似沸汤所浇之象，皮薄易破，不成颗粒，大片损烂，此因失下之过，毒火熏蒸，渐延两颊，破损水出而干，似靥非靥，则阳脱阴留，徒增烦闷呻吟而死矣。

破损不灌

凡痘稠，最难为臂、膊、腰、臀之间，其处久着床席，展转挨磨，若非坚厚，鲜有不破者，但破须要肿灌。若焦干枯黑，如火烧汤泼之状，必死。又见手足破烂成片而不灌者，亦死。

擦破焦干

朱氏云：痘浆务期充满，若不满而燥痒，擦破出血，随即焦干，如锅焦样。又有一种长浆不浓，浑身俱是淡白水浆，形如灯笼，及回水之际，燥痒异常，擦破随即焦干，形如蛇皮，皆必死之候也。

擦破焦干治验

舒氏曰：有擦破焦干之证，又非阴气凝而不化者，此乃毒火结而不化也，其证身热烦躁，痘色干黑顽硬，暗滞无红，此毒火实盛，熬竭阴精，最为恶候，不可治。若擦破者少，用药及时，亦尚可为。曾医黄氏翁年逾七旬，抚一孤孙，同时出痘，痘同一证，毒气稠密，色紫赤而无润泽，形缩小而不开胖，间有一二擦破焦干者，其证舌干口臭、渴欲饮冷、壮热不大便。吾用牛子、蝉蜕以解外毒；生地、紫草清其血分之热，以救津液；重用大黄，少佐芒硝，夺其内毒，以救内焚。各服三剂，泄下数次，舌润身凉，苗转红活，焦干者渐有红晕，乃改用芪、术、当归、甘草二剂。忽见寒战咬牙，其家张皇，余曰：不妨，此为痘出过多，阳气精津运用不及，而有此虚寒之象。于是倍用芪、术，更加肉桂、附子、鹿鞭数剂，寒战止而身微热，痘顶起而毒成脓。其焦黑者，亦皆有线浆，又数剂而成功矣。

《金鉴》云：色者，血之华也，血和则滋润光莹，血耗则干燥枯竭。痘之毒火入于血分，轻则焮红，甚则焦枯，治以救血为急，宜当归活血汤见前报点。

养浆门方

清毒活血汤聂氏　治痘晕红紫干枯，血燥毒火内盛，不能成浆。

紫草茸研末　当归酒洗　前胡　牛子　木通　桔梗　生地酒洗　连翘　人参　生白芍酒洗　黄芩酒炒　黄连酒炒　生芪　甘草　山楂肉

生姜煎。

烦渴者，去参、芪，加麦冬、花粉。

参归鹿茸汤聂氏　治泡下尖圆，根无红晕，气虚血缩，不能成脓。

鹿茸酒炙　黄芪炙　甘草　人参　归身酒洗

龙眼肉、生姜同煎，入好酒对服。如九、十月之间，厥逆寒战者，可加桂、附。

千金内托散聂氏　治血气虚弱，根无红晕，不能成脓。

人参　归身酒洗　黄芪炙　川芎　楂肉　木香　白芍　官桂　防风　白芷　厚川朴　炙草

生姜、龙眼肉煎酒和服。

芎归保元汤《金鉴》　治痘疮根窠无晕。

人参　黄芪炙　当归酒洗　川芎　炙草

用龙眼水煎服。

加味四物汤《金鉴》　治空壳无浆。

生地酒洗　川芎　白芍酒洗　当归酒洗　紫草茸酒洗　连翘

水煎服。

鸡冠血酒《金鉴》　治痘色不起，气血大虚，不能成脓。

大雄鸡一只　白酒一杯，炖温

刺鸡冠血数点，滴入杯中和匀调，煎药服。

如参、归、鹿茸大补气血之剂，皆可加入。

当归活血饮万氏　治痘疮抓破出血。

归尾　红花　黄芩酒炒　连翘　炙北芪　人参　骨皮　牛子　甘草

灯心煎服。

托里回生散万氏　治痘疮破而无水，即便干枯者。

炙芪　当归　连翘　薄桂　牛子　炙草

水煎服。

大补汤万氏　治痘疮破烂复灌，元气伤残不能收靥。

人参　炙芪　归身　连翘　薄桂　牛子　炙草

大枣煎。

温表调中汤聂氏　治气血虚弱，痘疮破烂。

炙芪　人参　茯苓　白术　官桂　川芎　防风　白芷　丁香　当归身　干姜　熟附子　炙甘草

生姜煎。

白龙散万氏　治痘疮浑身破烂。

干牛粪烧灰

取中间白者研末，筛过敷烂处。

败草散万氏　治痘疮破烂。

茅屋上烂草烧灰

研细筛过，铺于席上，任其展转，此草多受霜露，功能解毒。

蚕茧散万氏　治痘疮破烂，水不能干，犯之出血。

蚕蛾茧空者，不拘多少

以白生矾捣碎入茧内，炭火煅之，待矾汁干，研末，干掺疮上即安。

收结门落痂附

收结论

舒驰远曰：收者，浆回而胀收也；结者，脓干而痂结也。收结如法，内外无证，厥功告成矣。浆回而胀不收者，真阳虚而不能化其毒也。脓成而痂不结者，身无热而不能干其脓也。故脓浆充满之时，必宜蒸蒸发热，则胀渐收而痂渐结也。所谓痘禀于阴而成于阳者，岂非于兹热而有所明验乎。夫热者，正热也，乃真阳发见于外，用以化其毒而干其脓也。正热不可清，恐伤其阳，而邪热不可不清，不清，其邪与余毒相搏，其毒加炽，阻遏经输，余毒愈不得化，邪与毒搏结而不化，无由开解，是肠痈之所由生也，急宜清热解毒，其法仍不外分经辨证，对证用药，务令邪热清而经输自行，热毒解而余毒自化。良工心苦斟酌于邪正之间，得当于开解之法，神乎其技矣。

收结之证

《金鉴》云：痘应收靥结痂之期，必先如黄蜡，后如栗壳之色，痂似旋螺高起。先老者，先收靥结痂；次老者，次收靥结痂，循上而下，循次而结痂。润有光，身和无病者，上也。若浆虽足而色不苍，过期而浆不靥，或痘颗溃烂，痒抓损伤，痂色紫黑而不即脱者，次也。或痂形麸薄，如煤之黑，或淡白无光，粘连不脱，脱而干枯不润，或痘不待收靥，而皮若剥去者，逆也。

回水之候

朱氏云：痘至十日、十一日之间，脓浆足而色苍蜡者，必且发热蒸蒸，此回水之候也。盖真阳运化，其水自然消烁而收靥。倘元气不足，精神困倦，食少溏泻，不能及时回水，当靥不靥，此虚寒也，必身凉手足冷，须大补气血以助其收结，宜温表调中汤见前养浆主之。

水　靥

痘靥时有外溃，而脓水淋漓者，谓之水靥。用房上多年败草末攒上，即结痂矣。荞麦粉铺上亦好，松花粉更佳。

倒　靥

此证有二。当长浆之时，不能及时用药，及至回水结痂之际，浆不能充足于中，靥必平塌于外，此亦危证，宜急用攻浆之药。

如实热兼毒火内盛，则以清毒活血汤见前养浆倍加参、芪以攻之。如虚寒不能载毒出外而足浆，急用千金内托散见前养浆或参归鹿茸汤俱见前养浆，虽至十二日之久，犹可望其足浆。

万氏云：痘疮成脓之后，结为螺靥，此毒从外解。若不能结痂，反成腐烂，和皮脱去，此毒气倒陷入内也。若中气不足者，急用温中托里汤见后，服药后破者，仍然肿灌，无痘处又复出一层，谓之补空，俗云翻生痘也，此正气不亏，邪气不留，虽过期延日，不致为害。如头面不肿，空处不补，灾切近矣。

当靥不靥，不宜过寒过热

万氏云：凡痘当靥不靥，须要详审，不可忽略。若冬寒之时，盖覆少薄，被寒风郁遏不能靥者，宜桂枝解毒汤见后疏解之。如夏月衣被太厚，热气熏蒸不能靥者，宜去其衣被，少令清凉，用甘露解毒汤见后清之。

收靥不齐或因泄泻或因便秘

泄泻气虚不能靥者，此因收靥不齐，俗呼坐浆干也，不须妄治。如元气素弱，以致难靥，宜参归化毒汤见后解之。倘一向大便秘结，里热太甚，不能靥者，宜当归解毒汤见后微利之。

头足靥迟

阳生者，以阴成之；阴生者，以阳成之。经曰：孤阳不生，孤阴不成也。故凡痘疮收靥，自人中平分上下，发际以上，阳之阳也，谓之孤阳；足膝以下，阴之阴也，谓之孤阴。所以痘之收靥，至此二处，每每迟留，不能便干，不可服药，听其自然则吉。

落痂证治

《金鉴》云：痘已结痂，循序脱落，瘢痕润泽，充满红活者上也。若瘢痕干燥，余毒未尽，留于血分，其色紫黑，痂不尽脱者，次也。如痂已脱落，其瘢色纯白不红，此血脱虚甚也。浮光色紫，此毒焰外炽也；干枯黑暗，此毒锢血死也，或元气虚乏，形体羸瘦，痘痂日久不脱者，皆非吉兆也。〔批〕周身之痂落尽，额膝之痂落迟，不妨。头为孤阳，膝为孤阴，必待阴阳相济，其痂自落。

热毒郁于血分

痘至结痂之后，当落不落，其证干燥不润，根色红艳，渴欲饮冷，烦急不宁，此毒热郁于血分也。宜用凉血解毒汤见后主之，热清而痂自落矣。

热在肌表

痘当落痂之后，宜落不落，其痂一半掀起，一半咬紧，证见身热干燥、肌肤红赤，此热在肌表之证，宜荆防解毒汤见前报点主之。

余毒未尽

痘当落痂之后，瘢痕或紫、或黑、或焦，证见通身壮热，烦渴不宁，皆因灌溉时浆未充足，毒未尽化故也。均宜黄连解毒汤见火门加生地、连翘、丹皮、金银花、甘草主之。

血有余热

痘当落痂之后，瘢凸不平，色赤而艳，或发热，或作痒，皆血有余热，复外感于风故也，宜解毒防风汤见后主之。

气血两虚

痘当落痂之后，其瘢凹而不起，色白不红，证见精神困倦、饮食懒少，此气血两虚也，宜十全大补汤见劳损主之。

痂壳自残

万氏云：收靥之后，痂壳自残，若粘着皮肉不脱，乃表虚也，尤当禁忌，不可因循，恐生他变，宜调元固本汤见后治之。又有收靥之时，其痂不落，昏昏喜睡者，此脾胃虚也，宜健脾开胃，以调元清神汤见后醒之。〔批〕收靥好睡，乃毒解神虚，此常事也，若无他证，不必用药。

麻　面

舒氏云：麻面之由，实为痘未充拓，陷于皮毛之内，凡落一痂，自有一孔，吾常于其灌浆时用药，极为排托送出皮毛之外，自无麻面之患。

收结门方落痂方附

温中托里汤万氏　治痘疮尚未收靥，忽然倒陷，中气虚也。

人参　炙芪　牛子　归身　连翘　薄桂　青皮　木香

枣三枚煎。

桂枝解毒汤万氏　治痘为风寒郁遏，不能收靥。

薄桂　赤芍　牛子　防风　蝉蜕

加姜、枣煎。

甘露解毒汤万氏　治痘值天时炎热，暑气熏蒸，不能收靥。

猪苓　泽泻　麦冬　淮通　条芩　骨皮　薄桂　连翘　炙草

水煎，热服。

当归解毒汤万氏　治里热太甚，大便秘结，不能收靥。

生地　当归　火麻仁　枳壳　连翘　大黄酒洗　紫草茸

水煎，空心服。

参归化毒汤万氏　治元气虚弱，不能收靥。

人参　炙北芪　当归身　牛蒡子　炙甘草

水煎服。

回浆饮《金鉴》　治痘疮当靥不靥，皮嫩浆薄，元气不足，虚证。

人参　黄芪炙　茯苓　白术土炒　何首乌炙　白芍炒　炙草

加煨姜煎。

凉血解毒汤《金鉴》　治毒郁血分，痘痂干燥，烦渴不宁。

当归　生地　紫草　丹皮　红花　连翘　白芷　川连　桔梗　甘草

加灯心煎。

解毒防风汤《金鉴》　治痂后血热，外感风邪作痒。

黄芩　生地　连翘　牛子　荆芥　防风　甘草　银花　赤芍　升麻

加姜煎。

调元固本汤万氏　治痘痂粘肉不脱，表虚之证。

人参　炙芪　归身　蝉蜕　炙草

生姜、大枣煎。

调元清神汤万氏　治痘痂粘肉不脱，昏沉好睡，脾虚之证。

人参　炙芪　归身　麦冬去心　陈皮　枣仁炒　川连炒　炙草
大枣煎服。

痘门杂证

惊搐

聂氏云：身热至二三日，或痘欲出而未出，或初见报痘一二颗，忽然惊搐大作，不必惊惶，惟审寒热虚实而用药。若幼儿发热，未见痘苗，医者不知是痘，误作惊搐施治，或投以寒凉，或以驱痰之药峻下，阻遏其毒，使不得出，而反内攻，其儿必死。故未出痘之儿，遇有此证，即当细心审问，恐是出痘，权以清解散见后宣发之，痘出而惊搐自止。有内毒本盛，外为风寒所束，郁滞而不得出，以致惊搐者，宜用苏解散见后发散之。有气血虚弱，不能送痘出外，而惊搐狂躁者，宜用温中益气汤见前发热以托之。

表邪食壅火壅发搐

舒氏云：热盛发搐，为表邪闭固，苗气不得外达所致，得汗则解。解而复作者，表邪尚未去也，宜从所见外证，依法表散。亦有宿食壅积而发搐者，吐之、消之则愈。食壅与表邪有辨，脉浮主表，沉为食积，更于舌苔以及胸腹各处审别，自能中肯。又有火壅经络，津枯血燥，荣卫蹇滞，以致苗不得透而发搐者，其证必大热大渴，舌干口臭，恶热喜冷，法宜柴胡、葛根内加花粉、连翘、生地、竹茹之类。搐与惊不同，搐为实证、闭证，惊为虚证、脱证。详见"幼科惊风论"中。

虚热发搐

万氏云：痘已收靥，余热不退而作搐，此大虚之候，多不可救，宜宁神汤见后合抱龙丸见痰饮，去麝香，倍加人参服之，轻者可愈。

毒火发搐

痘出发热作搐，此常候也。若收靥之后，忽然作搐者，乃疮发未透，毒火内侵也，然此发于收靥之际，血气之衰，治之颇难，宜清神散火汤见后。药对病者可治，若连发不已，死证也。

寒战咬牙

朱氏云：痘已出齐而咬牙者，不必治。咬牙只用攻浆之药，攻其长浆，浆足而自然不咬。若浆已足，手足微有动意，非寒战也，此乃浆满作痛，吉兆也。至于寒战咬牙，但凡八九日而浆不足者有之，此真气外发，而内虚寒也，盖肺寒则寒战，胃寒则咬牙，以建中汤见后大补之。今人谓有热咬牙而热战者，此烛理未明，妄立议论耳。余昔在都门见一幼童出痘，浆已充满八日之间，忽然咬牙，余想痘已充满而咬牙，定非寒也，不敢用清凉之药，将一雪梨切作五六片，令其食之，则不咬牙矣，此热咬牙之一明验也。故聂氏有云：七八日间有属热者，若八九日后，属热者寡矣。

万氏云：痘疮已成浆，或寒战，或咬牙，单见一证者可治。盖寒战因疮出太甚，表虚而振振摇动也，宜养卫化毒汤见后。若咬牙者，必肝火甚，其牙相戛而鸣也，宜清神化毒汤见后凉解之。若吐利而手足冷者，宜回阳化毒汤见后。

痘出直视咬牙

朱氏云：痘正出时，忽然双目直视，牙关紧咬，此因调护不谨，为风邪所袭也，且勿轻用驱风峻猛之剂，以姜附汤见后微汗之。

发热振战①

万氏云：痘疹所忌者，寒战。如发热之时，憎寒振振战动者，

---

① 振战：原作"作战"，据底本目录改。

其人表气素虚，痘疹欲出不出，留连于肌腠之间，邪正相战，故作振战，火之象也。宜柴葛桂枝汤见后升散之。

战栗妄语

痘欲收靥之时，痂皮圆净时，或战栗，语言谬妄，此为正气将复，不能自持，不必忧疑，须臾自定。

厥 逆

《金鉴》云：痘中厥逆之证，有因气血虚寒发厥者，有因毒热郁闭发厥者。爪甲色白、小便清利、其痘色更见灰陷、泄泻不食等证，此外阳衰，内阴盛，乃寒厥也，以加减陈氏木香散见后主之。寒甚者，附子理中汤见中寒主之。若爪甲色红、小便赤涩、其痘色更见紫黑、烦躁闷乱等证，此系阳毒内攻，热极反寒，是热厥也，宜栀子金花汤附火病大金花丸内。里实，宜承气汤见痉病。万氏云：阳极似阴，手足厥冷，宜承气化毒汤见后。

虚证厥逆

万氏云：收靥之后，手足厥冷、六脉沉细，此元气太虚，用调元生脉散见后温之。稍用寒凉，必致坏事。

发 喘

《金鉴》云：五脏之气，皆统于脾。若为邪干，则肺气窒塞，气道不利，故发为喘也。实者，声粗有力而长；虚者，声微无力而短。痘初发热，以至既出之后，或喷嚏频频，或鼻流清水，此风寒客肺而喘也，杏苏饮见后主之。有食热痰积，上冲作喘者，此火炎肺金也，宜凉膈白虎汤见后治之。泄泻后，元气下陷，此脾气不足而喘也，宜人参白术散见消渴门。有痘浆灌至半足，忽倒靥而喘者，此中气大亏也，参归鹿茸汤见前养浆主之。

夹 痰

痰乃津液贮留胸中而生，盖痘毒之火，耗炼其津液，上壅气道，喉中作声，宜清气化痰，不可骤用金石之药，恐伤其气，以加味二陈汤见后主之。若灌浆时见此证，则禁用二陈汤，但于助浆剂中少佐清气化痰之品，如保元化毒汤见前起胀加橘红、贝母、桔①梗、麦冬甚妥。

朱氏云：痘出稠密，浆不甚满，饮食多减，痰液盛多，宜养胃开痰汤见后。

发　渴

《金鉴》云：渴由毒火燔灼，内伤津液而作。如初起发热即大渴者，里热盛也，宜葛根解毒汤见后。痘出稠密，色艳作渴者，此血热毒盛也，宜凉血解毒汤见前收结。成浆津液外泄而作渴者，宜人参麦冬散见后。靥后脾虚，内伤津液而作渴者，宜生脉六均汤见后。

发热作渴

万氏云：凡发热作渴，因痘毒内蒸，销其津液，故令口干而渴。微者，频以炒米汤与之，切不可以冷水、冻柿、梨、柑、西瓜、菱角之类与食，反伤胃气。亦不可以椒汤与饮，恐生疮毒而有他变。渴甚不止，宜葛根解毒汤见后。

靥时大热烦渴

痘疮始终要有微热，不可尽去。若收靥之时，反大热作渴，烦躁，此毒在内，更防伏陷，急用生津凉血葛根汤见后以清之。

余毒未尽大渴大泻

朱氏云：痘已回水，结痂脱落大半，每夜饮水三五碗，饮一次，泻一次，一二十次不止，此乃余毒未尽，故作大渴大泻，与以加味四苓散见后一剂，其泻立止，随用知母石膏汤见后与服，其渴亦减。可见痘后大渴引饮，必有余毒，余火隐伏于内，当用清凉之剂以解胃中毒火，庶变证不生也。

毒气泄泻

朱氏云：毒气作泄泻者，其泻必色黄臭秽，肚腹多不痛。毒气作吐泻者，其吐必酸刺而有声，神气不甚因^①倦，泻必黄色臭秽，腹亦多不痛，此则毒气由吐泻而去。所谓吐泻为顺候，其不必止者，惟此一证耳。

寒热泄泻

万氏云：痘疮自起发之后，大便要坚，虽三四日一次，亦无妨。小便常要清利，若小便赤少，宜四苓新加汤见后。或有忽然泄泻，宜分寒热治之。如伤食内热，用胃苓和中汤见后；若受虚寒，用附子理中汤见中寒。

靥时泻痢

收靥之时，忽然泄痢如脓血痂皮之物，此脾强肾弱，为顺候，痢尽自愈，不可强治。若不分水谷，此肾强脾弱，为逆候，用炒米汤送豆蔻丸见后，痢止则吉，不止则凶。

养浆忌泻

舒氏云：养浆最忌作泄，泄则中气馁不能运送，泄则阳气伤不能化毒，必当预为堤防，早为调护，健其脾胃，助其阳气，不致有此，方为妙算。若泄利不止，急当重用参、芪、桂、附、苓、术、鹿茸、诃、蔻、龙骨之类，极为兜涩，务令泄止阳回，方可成功。经云：阳回利止则生，阴尽利止则死，何以验之？其人手足温和，精神爽慧，饮食加健，斯为阳回，佳兆；若利虽止，其人依然厥冷，饮食不下，烦喘不安，躁扰不宁，此阳未回，乃阴尽立死之候，不可治也。

呕吐泄泻

万氏云：凡痘疮发热，有呕吐者，有泄泻者，有吐泻兼作者，不可骤止，令毒上下得出，但痘疮现形，吐泻即止者，吉兆也。如久不止，先以理中汤见中寒门，即仲景理中汤去炮姜，加升麻，服后吐泻既止，更服调中汤见后，使脾气实，其痘易壮易靥也。若

---

① 因：疑当作"困"。

三焦火盛者，又当甘凉之剂解之，不在此例。

痘至成浆之时，不宜吐泻。如吐而无物，恶证也，此因冲任之火上冲于胃，直犯清道而逆出之，为不治。若吐而有物者，用养胃化毒汤见后和之。泄泻黄臭，小便赤涩属热者，宜香连化毒汤见后。若泄泻清冷属寒者，宜理中化毒汤见后。如泻久不止，不论冷热，皆宜止之，通用理中化毒汤吞豆蔻丸见后。

吐有毒火胃弱

朱氏云：吐而酸苦有声，吐讫反爽快者，毒火上越也，栀连二陈汤见后主之。吐而有物无声，不酸不苦，吐讫困倦不思饮食者，胃气弱也，参砂和胃散见后主之。

泻有毒火虚寒

泻而粪黄臭秽，小便赤涩，毒火下奔也，痘晕必红紫，加味四苓散见后主之。泻而粪色淡白，更兼滑利，乳食不化，此虚寒也，痘晕必淡白，参苓白术散见脾胃主之，兼用豆蔻丸见后。脾气虚弱而泄泻者，术苓调脾散见后主之。

腹痛呕吐

感寒停食作痛而呕吐者，其痛多连绵不已，幼童啼哭必甚，多在脐以上痛，面白唇淡，手足冷或吐泻交作者，用升消平胃散方见后主之。胃气弱而中寒呕吐者，参砂和胃散见后主之。

毒气腹痛

朱氏云：毒气作腹痛者，痛稍延缓，有作有止，多在脐以下，或连腰而痛，面必红，唇必紫，手足不冷，败毒和中散见前发热主之。若大便燥结，两三日不解，加熟大黄微利之。

万氏云：痘疹腹痛，即是毒气内攻，便当托里化毒为上，不可逡巡，以生他变。如饮食如常而腹痛者，宜化毒汤见后。如大便秘结，烦躁作渴而腹痛者，宜三黄解毒汤见后。若泄泻腹痛者，宜建中托里汤见后。〔批〕发热腹痛，其证最险，用人参败毒散托之，服后痛止者吉，不止者凶。

疮成无脓腹痛

万氏云：痘出之初腹痛，乃是毒气；疮成无脓而腹痛，未可以为毒也，当审其大便饮食何如。倘若未得大便，此燥屎在里而痛，宜化毒汤微利之，不可拘于"首尾不可下"之说，坐以待变也。若因误伤生冷作痛，宜理中化毒汤见后温之。

靥时腹痛

朱氏云：当靥时忽然作痛，其痛着在中脘，此毒气凝滞瘀血而作痛也，宜清毒活血汤见前养浆主之，然此证甚少。

衄血呕血

鼻衄之证，毒气上攻于肺，鼻血流出而毒气亦随之以解，宜服清肺饮见疹门，将来痘出必稀。有初发热而呕血者，呕后神清气爽，痘粒仍尖圆红晕，此毒气因呕血而去也，此时不必用药，姑少待之。

血不可妄动

万氏云：人身之血，不可妄动，痘初报苗以及出齐之后，痘疹之火，熏烁于内，迫血妄行，随火而动，或从口出，或从大小便出，皆死证也。但从鼻出者，或有可救，宜元参解毒汤见后清之。若烦躁闷乱，出血不止，此阳痘出血之证，多不可治。

诸痒证治

《金鉴》云：经曰：诸痒为虚。又曰：火微则痒。治者须当分别。〔批〕万氏云：火邪作痒，与伤寒汗不出作痒同，非痒塌之例也。如痘方出而身痒者，此邪气欲出，腠理严密，其火游溢往来，故不时作痒，加味升麻葛根汤见后主之。灌浆时，痘色淡白平塌、便溏懒食、浆清作痒者，此脾胃弱，气血虚也，十全大补汤见劳损主之。如秽气触犯而暴痒者，外用避秽香见后熏之，内服内托散见后，送毒外出，庶无内攻之患。〔批〕朱氏云：触犯秽气作痒，宜烧苍术、红枣、黄茶叶以解之。至于将敛而作痒者，此脓成毒化，荣卫和畅也，与疮疖将痊作痒者同论，不必服药。

内虚作痒

朱氏云：痘当长浆之际，及脓浆不充满之时，以至回水之候作痒异常，皆属内虚，急宜大补气血，助其足浆。晕若红紫，即用清毒活血汤见前养浆倍加参、芪。若晕脚淡红以及淡白，即用千金内托散见前养浆倍加参、芪，或参归鹿茸汤三方俱见前养浆，亦倍加参、芪。

舒氏云：若灌浆时作痒者，势必无大热，大热则不痒，必其痘顶平塌陷，其色淡白或淡色，宜用参、芪、术、附、肉桂、鹿茸之类，助阳补气，俾顶起浆足，自然止痒。

阳虚作痒

舒氏云：发热见点之时，遍身作痒，此为卫阳虚，不能充拓腠理，苗欲出而不得出，游移于皮肤之内而作痒，宜用桂枝、干葛、甘草、黄芪、白术、附子、肉桂助阳解表之剂，外用胡荽酒对姜汁，麻巾蘸，带热擦之；或用大纸捻照之，引开腠理，苗出而痒自止。

阴虚血燥作痒

有真正阴虚血燥而作痒者，其苗色燥而紫赤，其形缩小而不开胖，口干舌燥，小便赤涩，法主生地、阿胶养血润燥，丹皮、紫草以解血热，牛子、蝉蜕以解外热，则痘转红活光壮，胖自开而痒自止。

火衰作痒不宜用消风止痒熏法

凡痒者总为阳虚，故曰火衰作痒，火实作痛。其火衰者，切不可妄用消风活血等药，致令阳愈亏而证愈坏。时医见痒，令用荆芥穗、艾叶等烧烟熏之，亦能暂止，彼以为消风止痒之法，用之有验，殊不知大谬不然。痘证之痒，并非风热，熏之亦暂止者，总以火衰喜热故也。

诸痛证治

万氏云：诸痛为实，诸痒为虚。谓之实者，邪气实也；谓之虚者，正气虚也。盖痘疮始终，气以载之，血以养之，气血充实，则禁锢其毒，不得横行，所以紧实而为痛也。

《金鉴》云：诸痛为实。又曰：热盛则痛。皆缘痘毒之火未能尽解，故不时作痛也。痘初出痛者，因毒未发透也，升麻葛根汤见前发热主之。痘出稠密而作痛者，毒盛血热也，加味四物汤见后主之。若收靥时痛甚闷乱者，不治。〔批〕朱氏云：脓浆先满，内实作痛，吉兆也。

发热身痛

舒氏云：初发热时，遍身疼痛者，乃由外受之邪壅盛，阻滞经络，苗不得出，法宜分经用药，使邪去苗见而痛自止。若痘出齐而身疼痛者，则视其形色，察其本气用药，以助灌运脓成，毒化而痛自止。若浆满而痛者，非身痛也，乃毒气实盛，尽攻疮窠而作胀痛，法宜重用参、芪、桂、术、鹿茸等药大补之剂，助其元气，以尽化其毒，顶足其浆，则胀自收而痛自止。

〔按〕毒盛而重用温补，似宜相其人之本气虚实寒热何如，未可拘为定例。

浆足身痛治验

痘书有谓浆足而痛者，用白芍一味，煎汤服之，痛自止，此非法也。盖痘必以托出为主，反用收敛，使毒气不得尽化，必有后患。以理揆之，且必结痂更缓。曾医邻家一证，痘出稠密，色紫赤而不红活，遍身疼痛。更奇者，两腿各见青紫埂一条，约宽二指，缠至膝下，其处手不可近，触之则痛剧，其腿膝上下，除此埂外，截然无痘，殆所谓枯树挂蛇者是也〔批〕枯树挂蛇一证。其人体气坚实，身壮热而不恶寒，二便调和，饮食虽不甚健，尚能吃粥二小碗，此乃本体阳旺，兼之外邪实盛，阻遏荣卫。吾用桂枝、牛子各一钱，以通荣卫而逐外毒；当归五钱助荣活血；紫草茸一钱以解血分之热；茯苓、桔梗各一钱利气和中。服二剂，痘已开盘运水矣，其两腿埂上亦皆运水，转为白埂，明亮如吹猪肠。〔批〕若脾虚便泄，厥逆恶寒，恐不可为。根脚仍有红晕，其痛渐减，因其热胜多火，不用鸡、鱼，但令食鹅以助浆，药用芪、术、当归、生地各五钱，紫草茸、桔梗、甘草各一钱，日服三剂。三四日白埂转为黄埂，则脓成而痛又减，再加茯苓、何首乌各三钱，数剂成功。

口疮臭烂

朱氏云：痘出稠密，口舌必多破烂，但不宜作臭秽气。若在长浆之际，极力攻浆，不必忧口舌之破烂，倘毒火内盛攻于口齿，上下唇焮肿，口舌牙床皆糜烂且有臭气。此时急用清毒活血汤见前养浆去人参，加花粉、煅石膏，服一二剂，臭秽自除。如值回水之候，急用大连翘饮见前发热去木通、车前、滑石，加酒炒黄连、熟石膏、薄荷、麦冬、花粉、桔梗，连进一二剂，可免牙疳之患。若浆不足，服此臭秽不除，愈加破烂串开，是牙疳已成，再加胡连，又将煅过芦荟末一分，入于前方调服，奏功迅速。

口喷秽气

《金鉴》云：毒火侵于脾胃，故口出臭味，令人难近。盖出痘全赖脾胃以为根本，今为毒火侵害，则根本受伤，不急救之，必致脾胃溃烂而成大害，须以归宗汤见前发热治之，秽减庶可望之。

口气腥臭

万氏云：痘初出时，口中之气腥臭冲人，此胃中邪火熬煎，故令有此，急与清金泻火汤见后解之。此证之变，或失声，或喘，或干呕，皆其候也。

口疮咽痛

凡痘未出而发热不止，昼夜烦躁，口舌生疮，唇裂咽痛，此毒熏蒸之甚，急用黄连解毒汤见火门合甘桔汤见咽喉治之，服药不效者，多凶。

凡痘疮未有咽喉不痛者，如烟窗之状，火焚于下，焰升于上，焉有不痛，宜鼠粘子汤见后，外用一圣散见后吹之。

朱氏云：痘出稠密，毒火上炎，咽喉必痛，初见痘标之时，不必专治咽喉，惟有托痘一法，倍加桔梗以利之。若当长浆之际，以利咽解毒汤见后与提浆药相间服，外用玉锁匙见后吹入咽喉，甚效。

咽喉痹痛治验

舒氏云：曾医一证，养浆时咽喉痹痛，饮食不能下，其人恶寒腰痛，身重欲寐，舌苔白滑，三四日不大便，吾见其少阴证，具知为阴寒挟饮，上攻咽喉，其大便为寒闭不通，将来大便定是溏泄。方用生附、熟附、半夏、人参、白蔻、白术、炮姜、胡椒同煎服，外用生附末吹其咽喉，日服二剂，果泄溏粪二次，痹痛渐止，饮食稍进；前药内加黄芪，再投三四日，咽喉全愈，脓浆充足，而成功矣。若其恶热喜冷，舌干口臭，乃纯阳无阴之证，内当服牛子、射干、三黄等药，外宜吹黄连、冰、麝等末，反此俱杀之矣。

痘毒第一防眼

万氏云：痘疮之毒，第一防眼，所以古人用护眼之法，以黄柏膏见后涂之。若眼内有红筋萦缠，或眼肿闭，多生眵泪，急泻心肝之火，宜蝉花散见后清解之。

封　仓

朱氏云：痘出稀疏，何必以封眼为顺候。若稠密，必须封闭两目，使元气内固，名曰封仓。若两目炯然，决难成浆，如五陷之证，仍照治五陷之药，极力攻浆，两目自然封固，仓不期封而自封矣。

舒氏云：痘书谓痘出稠密，封眼者有救，不封眼者无救，其说于理未达。但言痘出稠密，起胀者有救，不起胀者无救，其理确不可易。封眼者，盖缘眼弦多痘，其痘起胀而眼必封。若眼弦无痘，虽起胀而眼仍不封。然而眼封不开，势必转增烦闷，饮食无味，亦甚为所苦。吾常于眼弦多痘者，当起胀时，用药极为排托，外用胭脂脓汁，新笔频洗眼弦，务令遍身起胀而眼常开，则内无烦躁，人事清爽，饮食有味，更易成功，且痘后无眼患。

眼闭不开中有红累

朱氏云：有未出痘之先一二月之内，两目羞光，怕见太阳，今又出痘，痘已收结，惟两目紧闭不开，宜用乳酥油搽两眼，缝润其黏滞自开。若目中有红累，以清毒保目汤见后服之，一剂不愈，可服二三剂。如有翳膜，即以清毒拨翳汤见后，缓缓磨之。

失声

朱氏云：痘当长浆之际，及脓浆充满之时，忽然失声，缘因痘浆起胀，颗粒饱满，出入气粗，呼吸碍于会厌，故声不响亮，总以浆足为吉。若浆不充满，又失其声，形色改变，皆非吉兆。

《痘书》云：痘出而声不变者，形病也；痘未出而声变者，气病也。痘出而声不出者，形气俱病，将欲治之，诚难为力。咳嗽而失声，非此同论。

呛水

痘当长浆之际，饮水而呛，不必治其呛水，惟有催其足浆，浆足其呛自止。至于回水之时，浆又不足，变证自然呛水。若形色改变者，不治。

烦躁

《金鉴》云：痘证始终以安静为吉，但有烦躁，必生他变。盖烦者，心愤也；躁者，身扰也。皆由毒火大盛，神不能静也。痘未出而烦躁，是为表郁，以加减消毒饮见前发热主之。痘已出而烦躁，是为血热，以凉血解毒汤见前收结主之。若养浆时，顶平清稀而烦躁，是气虚也，以加味保元汤见后主之。收靥后而烦躁，是血虚也，以加减四物汤见后主之。

万氏云：痘疮以安静为贵，此表里无邪，不必服药。但有烦躁，必毒气相并，表里不宁，宜审谛之。如搔抓不宁，疮痒也；心神不宁，里热也；呻吟不宁，疮痛也。非折肱之手，莫能识其病情。

心虚神乱

万氏云：痘密成浆之时，或昏睡呼之不醒，口中喃喃妄语，如被邪祟之状，不必惊异，此因脓血出多，心脏空虚，神无所依，养血安神，病当自退，宜宁神化毒汤_{见后}，与安神丸_{见后}相兼服之。

腹胀气喘得之伤食

痘疮顺正，表里无邪，脓血已成，可无患矣。忽然腹胀气喘，色变烦闷者，必伤食得之也，何以知之以其疮正故耳，宜消导之，助脾化毒汤_{见后}。

汗出痰多

朱氏云：足浆之后，有身凉而汗不止者，归芪汤_{见后}主之。足浆之后，儿小痰多，用白附子，熟水磨服。

手足心热

万氏云：落痂之后，精神困倦，饮食减少，或手足心发热，或手足凉，痘之底盘不高，且又白色内虚之候也，宜补中益气汤_{见劳倦}主之。

气血两虚寒热似疟

又有痂落之后忽然畏寒，畏寒之后复又身热，似疟非疟，此乃气血两虚，宜用补中益气汤加酒炒白芍、姜制半夏，一服立愈。

痘　蛆

舒氏云：此由阳虚不能化毒，无热不能干浆，以致溃烂不收，脓水臭秽而生蛆，法宜内服助阳补气之剂，外用蛆药为末掺之，其水即干，蛆自化而成收结。

《金鉴》云：痘疮溃烂生蛆，宜服蝉花散_{见后}。外以寒水石为末掺之，亦可止疮脓之臭。

痘证吐蛔

万氏云：伤寒吐蛔，责之胃寒；痘证吐蛔，责之里热。由热毒拂郁①于里，或不能食，蛔无所养而涌出，宜黄连止蛔汤见后。

痘门杂证方

清解散聂氏　治痘未出，而作惊搐。

防风　荆芥　蝉蜕十二只，去头足　桔梗　川芎　前胡　连翘
干葛　紫草茸　升麻　淮木通　黄芩酒炒　楂肉　牛子　黄连酒炒
甘草

加姜煎。

苏解散聂氏　治内毒本盛，外为风寒所束，痘不得出而作
惊搐。

防风　荆芥　蝉蜕十二只，去头足　川芎　前胡　升麻　紫草
茸研末　木通　紫苏　连翘　牛蒡子　羌活　楂肉　白芷　粉葛根
加姜煎，热服。

宁神汤万氏　治痘后作搐，至危之候。

石菖蒲　茯苓　黑栀仁　川连　淮木通　人参　炙草
加灯心煎，竹沥人参汤对服。

清神散火汤万氏　治收靥之后，疮毒未透，忽然作搐。

淮通　元参　麦冬　川连　当归　人参　茯神　炙草
水煎，去渣，以辰砂末调服。便秘，加酒蒸大黄。自利者，倍
人参。

建中汤朱氏　治痘至八九日，浆不足而寒战咬牙。

人参　炙芪　干姜炒　肉桂　白术炒　归身　川芎　公丁香
大附子制　炙草

加姜煎。

养卫化毒汤万氏　治痘出太甚，表虚作战。

人参　炙芪　桂枝　归身　炙草　生姜　大枣
水煎服。

清神化毒汤万氏　治肝火甚而咬牙。

---

① 拂郁：愤冈；郁闭。拂，通"怫"。

升麻　生地　麦冬　淮通　防风　炙草

灯心十茎煎。

回阳化毒汤万氏　治寒战吐利，手足冷。

人参　化桂　白术　云苓　附子　炙草

大枣煎，温服。

此方亦治阴极发燥，手足大热。

姜附汤朱氏　治痘出直视咬牙。

白附子三钱　老生姜二钱

浓煎灌下，微汗即愈。

柴葛桂枝汤万氏　治痘将出而憎寒振战，此毒气留连于腠理之间。

柴胡　葛根　羌活　人参　防风　桂枝　牛子　炙草

淡竹叶十片煎。

加减陈氏木香散《金鉴》　治痘证寒厥。

人参　肉桂　茯苓　半夏姜制　白术土炒　丁香　肉豆蔻面裹煨　诃子肉面裹煨　炙草　木香煨

加生姜煎。

承气化毒汤万氏　治阳极似阴，手足厥逆。

小枳实　紫厚朴　川大黄酒炒　尖槟榔　生甘草

生姜三片煎，热服。

调元生脉散万氏　治痘后手足厥冷，脉微沉细，虚极之证。

人参　炙芪　白术　归身　麦冬　五味　化桂　附子

生姜、大枣煎服。

杏苏散《金鉴》　治痘证，风寒客肺作喘。

苏叶　枳壳麸炒　桔梗　葛根　前胡　陈皮　甘草　半夏姜制　杏仁去皮尖，炒　茯苓

加生姜煎。

凉膈白虎汤《金鉴》　治痘疮，火炎肺金作喘。

薄荷　连翘　石膏生　黄芩　栀子　大黄　朴硝　甘草

加粳米煎。

加味二陈汤《金鉴》 治痘火耗津，痰气上壅，喉中作声。

麦冬 前胡 栝楼仁 陈皮 半夏 茯苓 枳壳炒 桔梗 杏仁炒，去皮尖 黄芩 甘草

加姜煎。

养胃开痰汤聂氏 治痘出稠密，浆不甚满，饮食减而多痰。

人参 白术 茯苓 桔梗 建莲去心，炒 楂肉去核 陈皮 法半 炙草

加姜煎。

葛根解毒汤《金鉴》 治痘证初起，发热作渴。

葛根汁 升麻 花粉 甘草 生地 麦冬去心 茅根汁

加灯心煎。〔批〕万氏加酒炒黄芩。

人参麦冬散《金鉴》 治痘证成浆，津液外泄而作渴。

人参 白术土炒 甘草 葛根煨 麦冬去心 升麻

加糯米煎。〔批〕万氏此方有花粉、黄芩，无升麻、糯米，竹沥、乳汁对服。

生脉六均汤《金鉴》 治靥后脾虚，内伤津液作渴。

人参 五味 麦冬去心 陈皮 茯苓 半夏姜制 白术土炒 炙草

加乌梅煎。

生津凉血葛根汤万氏 治收靥忽然大热大渴，里有热毒。

干葛 花粉 骨皮 归尾 淮通 连翘 牛子 黄芩酒炒 柴胡 竹叶 人参 炙草

水煎，热服。

加味四苓汤聂氏 治余毒未尽，大渴大泻。

猪苓 木通 泽泻 黄芩酒炒 黄连酒炒 赤苓 牛子炒 车前仁炒

加灯心煎。

知母石膏汤朱氏 治余毒未尽发渴。

知母 熟石膏 竹叶 麦冬 连翘 牛子炒 黄芩 黄连 生地 淮通 花粉 葛根 甘草

水煎，热服。

四苓新加汤万氏　治痘已起发，小便赤少。

猪苓　泽泻　赤苓　淮通　滑石　连翘　淡竹叶　甘草梢

水煎服。

胃苓和中汤万氏　治痘已起发，忽然泄泻，或伤饮食。

猪苓　泽泻　白术　云苓　陈皮　诃子肉　黄连　木香　升麻　藿叶　炙草

粳米一撮煎。

豆蔻丸万氏　治痘证久泻不止。

肉豆蔻煨　木香煨　西砂仁炒　白龙骨煅　柯子肉煨　赤石脂各五钱　白枯矾七钱半

共末，面糊丸，米饮化下。

调中汤万氏　治吐泻既止，速调中气。

人参　炙北芪　焦白术　白芍　木香　陈皮　炙草

加大枣煎。

养胃化毒汤万氏　治成浆时，胃虚呕吐有物。

漂白术　广陈皮　白云苓　西砂仁　川连姜制

加姜煎。

香连化毒汤万氏　治泄泻色黄臭秽。

木香　黄连炒　猪苓　白术　炙草

灯心煎。

理中化毒汤万氏　治泄泻胃寒清冷。

人参　白术　云苓　炮姜　炙草

大枣煎。

参砂和胃散聂氏　治呕吐困倦，胃气虚弱。

人参　砂仁　半夏　陈皮　白术　云苓　藿香　甘草炙

煨姜煎服。

栀连二陈汤聂氏　治呕吐酸苦，毒火上越。

黄连炒　茯苓　栀子姜炒　半夏　陈皮　炙草

加姜煎。

加苓调脾散聂氏 治脾气虚弱泄泻。

白术 茯苓 神曲炒 白芍酒炒 扁豆去壳，姜汁浸，炒 砂仁炒 香附炒 厚朴 炙草

煨姜、枣煎。可加人参。

升消平胃散聂氏 治感寒停食，腹痛作泻。

川芎 香附炒 苍术炒 紫苏 厚朴 藿香 砂仁 陈皮去白 大麦芽炒 山楂去核 炙草

煨姜煎。

化毒汤万氏 治痘证初起，毒气内攻腹痛。

粉葛 白芍 青皮 木香 枳壳 楂肉 连翘 炙草

水煎，热服。

三黄解毒汤万氏 治痘证初起，烦渴便秘腹痛。

黄芩酒炒 黄连酒炒 紫草茸 红花 枳实 木通 槟榔 大黄酒炒

水煎，热服。

建中托理汤万氏 治痘证初起，因泄泻而腹痛。

人参 升麻 干葛 茯苓 枳壳 桔梗 川芎 柴胡 独活 炙草

生姜煎，竹沥对服。

元参解毒汤万氏 治痘初发热，毒火熏蒸而见鼻血。

元参 枯芩 炒栀仁 桔梗 生地 葛根 芥穗 炙草

水煎，入茅根汁，浓磨京墨调服。

加减升麻葛根汤《金鉴》 治痘疮方出作痒。

升麻 葛根 防风 淡豆豉 赤芍 桂枝 甘草

水煎服。

内托散《金鉴》 治痘疮暴痒。

黄芪炙 人参 川芎 当归 白芷 木香煨 桔梗 厚朴 炙草 肉桂 防风

加姜、枣煎。

避秽香《金鉴》 治秽气触犯，痘疮暴痒。

苍术　大黄　茵陈

二味锉细，枣肉为饼，置炉中烧之，能避秽气。

一方无茵陈，锉细片，炉中烧之，亦能避秽。

加味四物汤《金鉴》　治痘出稠密作痛，毒盛血热。

当归　赤芍　荆芥　防风　红花　丹皮　牛子　川芎　生地
连翘

水煎，热服。

清金泻火汤万氏　治痘出口气腥臭。

知母　生地　枯芩　熟石膏　桔梗　栀仁　麦冬　紫菀　木
通　花粉　甘草

鲜桑叶煎，竹沥对服。

鼠粘子〔批〕鼠粘子，即牛子也**汤**万氏　治痘出，咽喉作痛。

鲜射干　桔梗　连翘　牛子　甘草

水煎，入竹沥和匀服。

一圣散万氏　治痘出咽喉痛。

苦参不拘多少，切片，焙干研末，每用一二分吹之，甚效

若不早治，咽喉肿塞，水入则呛，食入则呕，咽哑失声，救
之迟矣。

利咽解毒汤聂氏　治痘当长浆，咽喉疼痛。

山豆根　麦冬　牛子　元参　桔梗　防风　甘草

加姜煎，温服。

玉锁匙聂氏　治痘证咽喉疼痛。

硼砂一钱　朴硝五分　僵蚕三条　片脑一分

共为细末，以竹管吹之。

蝉花散万氏　治痘出两目肿闭，多生眵泪。

蝉蜕　密蒙花　黄连酒炒　归尾　淮通　川芎　龙胆草　柴胡
黑栀仁　白豆蔻　防风

竹叶煎服。

黄柏膏万氏　治痘预护其眼，免致痘疮入目。

厚川柏一两　粉甘草二两

二味研为细末，以新绿豆五合，新汲水三碗，浸豆一昼夜，去豆，入红花一两煮之。其水约减二碗，又去红花，然后入前二末，慢火熬成膏。每用厚涂眼胞上下，则痘疮不入矣。

清毒保目汤聂氏　治痘已收结，目中有红累。

柴胡　连翘　栀仁炒　黄芩　芥穗　防风　赤芍　牛子　蝉蜕
当归　川芎　升麻　薄荷　桔梗　甘草

入灯心煎。

清毒拨翳汤聂氏　治痘已收结，目中有翳膜。

黄连酒炒　当归酒洗　花粉酒蒸　桔梗　川芎　防风　薄荷
柴胡　牛子　草决　羌活　甘菊　蒙花　木贼　生地　白蒺藜去刺
谷精草　葛根　栀子酒炒

加姜煎，食远服。

加味保元汤《金鉴》　治痘证气虚烦热。

人参　黄芪炙　当归酒洗　炙草　白芍炒　麦冬去心　枣仁炒研
水煎服。

加减四物汤《金鉴》　治痘证血虚烦躁。

人参　当归　麦冬去心　生地　栀子炒　白芍炒
水煎服。

宁神化毒汤万氏　治成浆后，脓血去多，心虚神乱。

人参　当归　生地　麦冬　淮通　石菖蒲　赤芍　栀仁
灯心煎服。

安神丸万氏　治证同前。

川连炒　归身　茯神　远志肉　石菖蒲　炒枣仁　炙甘草
共为末，猪心血捣匀为丸，辰砂为衣，灯心汤下。

助脾化毒汤万氏　治饮食过伤，抑遏脾气，腹胀而喘。

陈皮　法半　川朴　枳壳　苏子　萝卜子　槟榔
加姜煎。

归芪汤聂氏　治浆后身凉，汗出不止。

当归身　蜜炙北绵芪　酸枣仁炒研
白水煎服。

黄连止蛔汤万氏　治痘证吐蛔，属里热。

人参　白术　附片　川连　黄柏　乌梅　川椒

水煎服。

［按］此即椒梅理中加减也，里热似不宜。

蝉花散《外科》　治痘烂生蛆虫，及夏月诸虫咬伤，臭恶不可近者。服之虫皆化而为水，苍蝇亦不敢近。

蝉蜕洗净，焙　青黛澄去灰，各五钱　蛇蜕一两，烧存性

共为细末，每服三钱，酒调下。外以生寒水石研细末，掺之而愈。

痘后门

痘后妄补之证

朱氏云：痘收已过十二日，两目自开，黑白分明，能食安睡，可以不必用药，医乃以安睡为疲倦，连用黄芪二三剂以补之，服后大渴，饮水不止，时饮时小便，彼家延余诊视，余曰：此补之过也，因过补而余毒未尽，留滞胃中，故作烦渴，若不及时清解，则变证蜂生。余用知母石膏汤见前杂证，彼医以为药味寒凉，仍以参芪投之，不三日，两目复闭，医膜遮盖瞳①人，然后知妄补之误。

痘后余热

万氏云：痘既收靥，毒解热当除，如余热不已，非毒气之余烈，必元气之素虚，惟以脉证辨之。实热者，宜知母解毒汤见后；虚羸者，宜黄芩调元汤见后。

痘后大便不解

朱氏云：痘后有三五日或七八日，不大解，不论身有热、无热，看其元气壮实，即以大连翘饮见前发热去木通、车前、滑石，

---

①　瞳：原作"瞳"，据文义改。

加枳壳、熟大黄以下之。

痘后呕吐不食

痘后忽有呕吐，不思饮食，若形气瘦削，此虚寒也，急用参砂和胃散见前杂证加煨姜以温之。若误用升消平胃，其证必死。

痘后冷汗身凉

痘后身凉，冷汗不止，形气虽实，精神稍觉疲倦，此阴阳交战，宜用归芪汤见前杂证加浮小麦饮之，汗止身温，屡试屡效。

痘后拘挛

万氏云：痘后手足忽然拘挛，不能屈伸转运，乃血少不能养筋，或被风寒水湿所致，不可用发散耗血之药，只宜当归桂枝汤见后，补脾养血，手足自和。

痘后喘急

痘疮之后，反咳嗽喘急，乃毒火流入肺中，自当清金降火，宜宁肺汤见后保肺解毒。服后嗽不止，胸高肩息者，不治。

痘后血病

收靥后忽见血证，不论衄血、吐血、溺血、便血，皆由毒入于内，迫血妄行，急宜凉血地黄汤见后止之。服药不止者，不治。

痘后痢疾

朱氏云：此痘后之变证也，亦不多见。若夫麻疹之后，热毒注入大肠，百中当见二三。久吾聂氏于麻疹方内立有清热导滞汤见疹门以下之，余曾遇此证，亦用此方一剂，里急后重即除，血痢自止，但疹后热毒多可用寒凉，痘后须要固元气，总以胃强能食者，为可治之。

痘后便脓血

痘后便腹①血，腹中间或作痛〔批〕此证亦有不作腹痛者，不

---

① 腹：疑作"脓"。

作里急后重，其所便之血以清水试之，搅动浮有痘痂样，此因肠胃有痘，收结滑下，此亦无妨，可用大连翘饮见前发热清解之。若痘后肠胃发痛，必先作腹痛，痛熟内溃，脓血亦自注下，不过二三日，腹痛自止，仍用前方清解之，一剂即止，不可多服。切不可大黄下之，盖痘毒既破，须固元气为要也。

痘后丹瘤

万氏云：赤火丹瘤，恶候也，流移红肿，其痛手不可近，痘后有此，必因蓄火太甚，不能发泄，郁于肌肉之间，故发而为丹。从头上起，过心即死；从足下起，过肩即死。内服元参化毒汤见后解之，外用磁锋砭法见外科。

痘后瘾疹

痘后瘾疹，因毒火未尽发，藏于皮肤之间，或因搔抓而成，或受风寒相搏而成，皆此吉兆，盖欲其发泄，无使停留，以变他证耳。如发之太甚，内服防风败毒散见后，外以益元散见暑门拭之。

痘后疳疮

舒氏云：若回浆时，其周身上下忽尔尽收，此收结太速，余毒不及化，必有后患，速收之后，通身肌肉皆赤者，乃为邪热外薄，搏其余毒，郁于肌表，而不能化，其后必发疳疮。若流脓水而蔓延者，内用牛子、甘草、银花、蝉蜕、黄芪、白术、当归、紫草、何首乌、土茯苓之类，外用芦荟、黄柏、松香、枯矾、茧壳灰、麝香等为末，麻油调涂，自愈。

痘后口疳牙疳

痘毒发口疳牙疳，其口内紫赤，喷热臭秽者，方用芦荟、黄连、绵茧灰、麝香等末吹之。若口内淡白，舌苔滑而不热者，寒凉药切不可用，方宜姜附六君汤见脾胃加南星、川椒，外用生附子煎浓汁，频频润口，自愈。

痘后阳毒

痘后紫赤结硬一块者，为毒发也。顶高焮赤者，为阳毒，外用黄柏、白芷、倍子共为末，水酒和蜜，调敷膏药盖顶，内服羌活、银花、黄芪、白术、当归、生地、甘草、乳香等，托里排脓，出头后去羌活，加首乌、茯苓，多服自愈。

痘后阴毒

虚寒之人，回浆时忽尔泄泻数次，而痘速收者，未化之毒入于内，或结为阴毒，结硬一块，漫肿无头，皮色不变，其人舌苔白滑，身倦恶寒，外用生附子、生南星、生半夏、光草乌、薄桂、姜黄等为末，沙糖调敷，内用姜附六君汤见脾胃加南星、薄桂，多服以内消而愈。

半阴半阳之毒

毒有半阴半阳者，其初仍是漫肿无头，皮色不变，或顶上略有红色，治宜从前阴毒法。若阴多阳少，用前药，其毒可以随阴而俱消。若阳多阴少，仍用前药，以破其阴，阴尽阳回，则脓成而毒破，前药内再加黄芪、首乌、乳香，多服自然脓尽收功。

痘后毒火攻目

朱氏云：痘后坏眼一证，前贤着论皆言目中有痘，惟久吾聂氏以为，非有形之痘，乃无形之毒也。盖有形之痘发于咽喉者有之，发于口舌者有之，然外痘起胀，内痘亦起胀，外痘收靥，内痘亦收靥，惟入眼之毒，必作于收靥之时，与咽喉口舌之痘迥异。缘因痘出稠密，先借五脏之真气，送毒出外以成浆，若气血两虚，毒火内盛，不能送毒成浆，浆既不成，又不充满，至收靥之时，毒火上炎，攻于两目，始焉外证，身热头更热，头疼两太阳更疼，眼胞必肿，紧闭不开，热泪长出，眦脓粘滞，急宜清毒保目汤见前杂证，连服二三剂，以解上攻之毒火，庶可免目患。亦证非寒凉而误用桂、附，不虚而误服补剂，至收靥之时，火热上炎，攻于两目，急用清毒保目汤注前，以解上攻之毒火。如红肿太甚，翳肿遮蔽，急用清毒拨翳汤见前杂证，连进一二剂，翳膜自退。如或气血两虚，又兼毒火内盛，亦宜用此方，从容调治，切不可过用寒凉及眼科点磨等药。又有一法，用蝉蜕猪肝散，每日清晨，用公猪肝七尖四两，兔粪八枚，蝉蜕二十四只去头足，先将兔粪、蝉蜕、清水二大碗入于瓷罐内，慢火熬滚，令其性味俱出，后将猪肝七尖黑羯羊肝更佳，切成薄片入于汤内，一刻即熟，先饮汤，后食肝，汤散兼治，约两月之久，可以消散翳膜一半，百日可获全愈。戒恼怒暴躁、煎炒辛热之物。

余毒入眼

舒氏云：余毒入眼而生翳障，若非毒有浅深不同，其治亦因之而有难易，要在看其痘斑。若痘虽收，其根脚红盘，历历可指，是痘毒虽入而未深也，其翳可以勿药而自落，切不可误用蝉蜕、兔矢等药，更引其毒尽攻入眼，转令其翳愈不得落。若根脚红盘与痘俱收尽，皆没于无有者，其毒归入且深也，眼中之翳迥非寻常，若再误用蝉蜕、兔矢，其眼必瞎。余因悟到一法，用药翻红盘，兼以排托余毒，务令其盘个个现出，眼中之翳不必治而自落，此上乘法也，屡试屡验。方用黄芪一两，紫背荷叶五钱，法制神曲八钱，白术、茯苓、人参洋参亦可、薄桂、菟丝饼、枸杞各一两，甘草五钱，共为末，水化服。若有火者，去薄桂，加生地、土茯苓各一两，日服末药二三次，外服鲜虾或鲜鱼汤，翻出红盘而翳障自落。

痘后眼疳痘风眼

痘后眼疳及痘风眼，其上下眼弦俱烂，红湿不干者，方用口津磨石燕，艾烟熏干，取三钱乌梅肉，五倍子、芦荟、枯矾各一钱，黄连、铜绿各五分，麝香一分，共为末，乳汁二匙，对麻油一匙，调搽上下，眼弦自愈。此方甚验，缠久不愈，甚至十余年者，皆可治。

痘后门方

知母解毒汤万氏　治痘后余邪作热。

知母　生地　熟石膏　骨皮　黄芩酒炒　牛子　升麻　花粉　甘草

淡竹叶煎。

黄芩调元汤万氏　治痘后虚热倦怠。

人参　黄芩酒炒　麦冬　归身　炙草

姜、枣煎。

当归桂枝汤万氏　治痘后血少及手足拘挛。

人参　当归　川芎　白芍　炙芪　苍术　黄柏　炙草　桂枝

姜、枣煎，水酒对服。

宁肺汤万氏　治痘后邪火侵肺咳嗽。

知母　牛子　沙参　生地　骨皮　麦冬　熟石膏　生阿胶　前胡　白芍　炙草　桑叶

枇杷叶煎，竹沥对服。

凉血地黄汤万氏　治痘后毒火流行，伤阴动血。

川连　归尾　生地　元参　栀仁炒　生草

莲蓬壳烧灰，煎服。鼻血，加丝茅根、桑叶。吐血，加熟石膏、知母、童便、香附。尿血，加木通、滑石。便血，加秦艽、槐角、荆芥；再不止，加蒲黄、生藕节、生柏叶。

元参化毒汤万氏　治痘后余毒，十种火丹。

元参　归尾　生地　红花　连翘　骨皮　熟石膏　赤芍　防风　淮通　荆芥　甘草

竹叶煎。

防风败毒散万氏　治痘后身发瘾疹过多。

防风　京赤芍　绿升麻　粉葛根　生甘草

灯心煎，热服。

妇女痘疹门

妇女痘疹证治

万氏云：妇女痘疹发热，经水非期妄行，此毒火内蕴，扰乱血海，迫经而然，宜元参地黄汤见后或四物汤见血门，合黄连解毒汤见火门，以凉血为主，必欲其止，如久不止，中气虚弱，致生陷伏者有之。

发热经水适来

发热之时，经水适来，此积污得去，毒亦轻解，须止之。若过四五日不止，此热邪乘血室之虚，迫血妄行，宜先服小柴胡汤见呕吐，加生地以清血室之热，后用十全大补汤见劳损，以补气血之虚，令其尽出，易壮易靥。

发热经水适断

发热经水适断，宜早服柴胡四物汤见后，以防血室空虚，毒邪乘虚而入，致生他变。若憎寒壮热，神识不清，妄言妄见，此为热入血室，宜四物汤见血门合导赤散见火门，与安神丸见前杂证相间服。

痘疹闭经

女子闭经，血室不行，冲任之间已多积垢，一旦痘疹之火郁于命门胞户之中，当出不出，毒邪留伏，致生乖戾者有之。故发热之初，即当涤除停垢，以桃仁承气汤见肋痛主之，后以四物合匀气散见后调理之。

痘疹崩漏未止

女子一向崩漏未止，气血已虚，若当天行痘疹，必不能任其毒，惟宜十全大补汤见劳损大补气血为主。痘出白灰平陷，难发难靥者，更加熟附。

起发之时天癸忽动

起发泡浆之时，天癸忽动，人但知恐被秽气触犯正气，不知自身之血，不足为厌，第血出而气亦虚，毒邪乘虚陷入于里，惟元气素壮能食者，必无他变。如气虚食少之人，未有不成陷伏者，宜十全大补汤主之。甚者，加熟附、鹿茸。

经水忽行暴哑不言

女子出痘，经水忽行暴哑不能言。盖心主血，舌乃心之苗，血去则心虚，心虚则少阴之脉不能上荣于舌，故卒然失音不语。先以当归养心汤见后养其心血，利其心窍，自然能言，后以十全大补汤调之。

月事大行痘不起发

月事大行，其痘不起发，不光壮，不饱满红活，顶平灰白色，或青而干黑，此里虚之候，痘复陷入也，宜十全大补汤与夺命丹见后相间服。其痘胖壮红活，或痘空中再出一番，大吉之兆。若加腹胀喘满，谵妄闷乱，寒战咬牙，足手厥冷，必死。

孕妇出痘

孕妇出痘，始终以安胎为主，不可触动其胎。初发热时，以参苏饮见感冒发之，痘出现后，多服安胎饮见后为佳，起发收靥迟，十全大补去肉桂。

朱氏云：孕后出痘，先以托痘为标，次以保胎为本，仍用加味升麻葛根汤见前发热加酒炒黄芩、土炒白术，以保胎元，至长浆之时，痘晕之老红以及紫红，必用清毒活血汤见前养浆。若痘晕淡红以及淡白，必用千金内托散见前养浆倍加参、芪，去肉桂，外加白术，以固胎元。

室女出痘

室女出痘，若发热之际，报苗之时，长浆之顷，忽然天癸暴至，不必惊惶，惟按发热之际，则用加味升麻葛根汤见前发热。或元气素弱，则用加减参苏饮见前报点。或腹痛，加酒炒香附，以和其气。不必因其天癸暴至而妄加施治，但须用药取其长浆充足，调其回水结痂。

妇女痘疹方

元参地黄汤万氏　治妇女痘疹作热，经水不依期而行，此妄动也。

生地　元参　丹皮　升麻　栀仁　蒲黄炒　生甘草

灯心煎。

柴胡四物汤万氏　治妇女经水方净，适逢痘疹作热，宜此升提。

人参　柴胡　条芩　归身　川芎　生地　白芍　骨皮　麦冬
知母　竹叶

加姜煎。

四物合匀气散万氏　治妇女疏通经水之后，宜此调其气血。

归身　川芎　京赤芍　生地　木香　楂肉　炙草

水煎。不拘时服。

当归养心汤万氏　治妇女痘疹经行之后，忽然暴哑。

人参　拣冬　升麻　归身　生地　炙草

灯心煎服。

夺命丹万氏　治痘方起发，正值经期，其血大下，以致陷伏，宜
此与十全大补汤间服。

麻黄蜜酒炒黑　升麻　山豆根　红花　牛子　连翘　蝉蜕　紫
草茸　人中黄

共为末，酒蜜和丸。薄荷叶煎汤化服。

安胎饮万氏　治孕妇痘已出现，以此固其胎气。

人参　白术　条芩　熟地　川芎　当归　白芍　西砂仁　苏
叶　陈皮　炙甘草

姜、枣煎。

保胎方聂氏　治孕妇出痘腰痛。

归身　川芎　茯苓　玉竹　续断　杜仲炒　黄芩酒炒　白术土
炒　甘草

水煎服。

麻疹门

麻疹论

舒驰远曰：经云：痘禀于阴而成于阳，麻禀于阳而成于阴，

此阴阳互根之妙也。麻乃先天真阳中之胎毒，然必得阴与之交感而后能生其化，故曰成于阴也。方其初发热三日，必周身漐漐，微似有汗而苗乃见。汗者阴之液，发热而漐漐者，阴阳交感施化之验也。苟非有漐漐之汗，则荣卫干涩，腠理闭固，其苗何由而得出耶？及其齐苗，务令颗粒红活鲜明，是乃荣血附随其气，毓成佳硕，而精华发见于外也，其后以渐回塌，塌后之暴悍余氛亦必由交感而化，阴得之而为斑迹。斑迹者，阴血之所为也，不欲其速收，恐其余毒复返入内，必有后患，是功成于此，岂非成于阴乎。所谓麻禀于阳而成于阴如此，然必内外无邪，方能成功。邪则伤正，有害于麻，法当分经辨证，依法定方，使邪去而正无害，则荣卫和顺，阴阳交会，无所往而不得之矣。

麻疹论证

朱纯嘏曰：麻疹原于胎毒，不论富贵贫贱，人人皆有，但其中有轻重清浊之分，所以出疹有顺、险、逆三证。盖由天地有非常之气，即有非常之令，鼻闻其气，传入于肺，肺复传于各脏，渐次传入命门，夫然后五脏之邪气，内侵命门之胎毒，外透正疹，从此而发矣。疹发而热毒之气上蒸于肺，肺主皮毛，实受其毒。发热之初，虽似伤寒，而肺家见证独多。咳嗽喷嚏、鼻流清涕、眼胞肿胀、眼泪汪溢、面肿腮赤、口干唇焦、身有微汗、气不甚粗、身不焦热，则疹出必轻。若气喘鼻干，更有鼻煽作呕，惊搐，狂躁无汗者，最重。

《金鉴》云：疹非一类，有搔疹、瘾疹、温疹。盖痘疹皆非正疹也，惟麻疹则为正疹，亦胎元之毒也。发热二三日或四五日，始见点于皮肤之上，形如麻粒，色若桃花，间有类于痘大者，此麻疹初发之状也。形尖疏稀，渐次稠密，有颗粒而无根晕，微起泛而不生浆，此麻疹见形之后也。须留心调治，不可一毫疏忽，较之于痘，虽稍轻，而变化之速则在顷刻间也。

麻疹轻重

《金鉴》云：麻疹出时，若气血和平，素无他病者，虽感时气，而正能制邪，故发热和缓，微微汗出，神清气爽，二便调匀，见点则透彻散没，不疾不徐，此易治之轻证。若素有风寒食滞，表里交杂，一触阳邪火旺之气，内外合发，而正不能制邪，必大热无汗，烦躁口渴，神气不清，便闭尿涩，见点不能透彻，收散或太急速，此为重证难治。

麻疹顺逆

朱氏云：凡出疹发热，三日见标者为顺，迟至五六日不见标者，为逆。神清气爽者为顺，昏沉者为逆。病家知禁忌者，逆可转顺；不知禁忌者，顺亦变逆。

毒气轻重

凡疹证鼻出血者，毒重；口出血者，毒尤重；二便出血者，毒更重而危。初起手足心如火热者，毒重；初起脚冷如冰者，毒更重。

麻疹论治

《金鉴》云：麻疹出，贵透彻，宜先发表，使毒尽达于肌肤。若过用寒凉，冰伏毒热，则必不能出透，若致毒气内攻，喘闷而死。至若已出透后，又当用清利之品，使内无余热，以免疹后诸证。

朱氏云：初发热时，必当发表，见标之后，发表而兼清凉，通身上下通红，总成一片，手足之处，上下相同，无有间处，此为出透，可用清凉解毒之剂，不必兼用发表之药，一解即愈。

万氏云：凡麻初起时宜发散，次清利，次养血。盖发散则风热散，清利则肺气清，清热则心火熄，免致金受火克。然麻出自六腑，属阳，热盛则阴分受伤，血多虚耗，首尾当滋补阴血为主，泻心火、清肺金为要，不可少动其气。〔批〕麻出六腑，以讹传讹，辨详朱氏痘疹，原于胎毒论。所以人参、白术、半夏燥悍之品，皆不可轻用，即升麻升动，阳气上冲，亦不可多用。

〔按〕痘疹皆原于胎毒，胎毒皆蕴于命门，阴阳互藏于命门之内。其静而阴者，发出而为痘；动而阳者，发出而为疹。若谓痘为阴而疹为阳也，则当矣，朱氏辨之甚晰。至阳热盛则阴分受伤，次宜滋补阴血，万氏此论亦不可少。

痘疹未出证治

《金鉴》云：痘疹非热不出，故出时身先发热。表里无邪者，热必和缓，表气松动，则易出而易透。若兼风寒食滞，其热必壮盛，毒气郁闭，则难出而难透，治宜宣毒发表汤见后主之，内有交杂之证，亦照本方加减。

朱氏云：凡疹初未见标之时，先必身热、头疼、咳嗽，或作吐、作泻，或鼻塞不通，或流涕喷嚏，眼胞肿，腮赤，烦躁不宁，细看两目根下颈项连耳之间，以及脊背下至腰间，必有三五红点，此乃疹之报标，屡试屡验者也，宜用宣毒发表汤见后加荑荽煎，以托之出外，疹出而吐泻自止。盖热蒸胃则吐，热冲大肠则泻，此乃疹之常候，不必拘定吐泻，虑其不止也。〔批〕眼光足指冷，或眼中红丝累累，或手揩眉目、鼻面俱是麻候。

麻疹见形证治

《金鉴》云：麻疹出后，细密红润为佳，有不透彻者，须察所因。如风寒闭塞，必有身热无汗、头疼呕恶、疹色淡红而黯之证，宜用升麻葛根汤见痛证发热，加苏叶、川芎、牛子。因毒热壅滞者，必面赤身热，谵语烦渴，疹色赤紫滞黯，宜用三黄石膏汤见火病。又有正气虚弱，不能送毒出外者，必面色㿠白，身微热，精神倦怠，疹色白而不红，以人参败毒散见感冒主之。

朱氏云：凡出疹见标之后，形似麻粒，大粒而尖，稀疏磊落，再后成片，红色滋润者顺。若神清气爽者，更顺。若初起一时涌出，不分颗粒，深紫色者险，黑色者逆，不可视为泛常，不可用药失次，不可过于攻表，不可骤用寒凉。调治之法，避风忌荤，兼忌秽污，惟在用药宣发其毒，以尽出之于外，虽红肿之甚，状类漆疮，亦不足虑，以其出之于外，即可免失内攻，调治得宜，百不失一。否则，杀人亦如反掌矣。

舒氏云：凡痘证重在养浆，麻证只要齐苗。苗齐功居八九，其后不过调理而已。形色喜鲜明而嫌暗滞，不妨其多，总要出得透，透则内无留毒矣。

麻疹收没证治

《金鉴》云：麻疹见形三日之后，当渐次没落，不疾不徐，始为无病，若一二日疹即收没，此为太速。或因调摄不谨，或为风寒所袭，或为邪秽所触，以致毒反内攻，轻则烦渴谵狂，重则神昏闷乱，急宜内服荆防解毒汤见后，外用胡荽酒熏其衣被，使疹透出，方保无虞。当散不散者，内有虚热留滞于肌表也，其证潮热烦渴，口燥咽干，切不可纯用寒凉之剂，以柴胡四物汤见后治之，使血分和畅，余热悉除，疹即没矣。

万氏云：麻疹出没，三日而始尽，常以六时为准，子后出者，午时即收，午后出者，子时即收。每日出二次，乃阳生阴成、阴生阳成，造化自然之数，凡此旋出旋收者轻。若一出连绵三四日不收，乃阳毒太甚，大青汤见后解之。

麻疹发热不出

万氏云：麻疹发热六七日不出，此皮肤坚厚，腠理闭塞，又或为风寒所袭，急宜麻黄汤见湿门去杏仁，加蝉蜕、升麻，外以胡荽酒见后、苎麻刮之。如毒甚于里，伏而不出，大便秘结者，凉膈散见火病加牛子，发而解之，再不出者，不治。

麻疹毒遏不出

朱氏云：有一种疹，初出时眼胞肿白夹赤色，声哑，唇肿掀翻，鼻干鼻掀，气喘口燥作渴，腰疼腹痛，人事昏沉，口鼻出血，躁乱狂叫，二便出血，此系毒气郁遏于内，名曰闭证，最为难治，宜宣毒发表汤见后，内加酒炒黄芩、麻黄。若能托疹出外，渐次而出，犹可望生，若不出现，则无望矣。

热毒塞肺苗不出现治验

舒氏云：从侄经千年三十出疹，初热时心中烦躁，腹内疼热，甚为危剧，彼因问及三豆汤见前稀痘方可服乎？余曰：可急煎服。于是心腹烦热乃解，苗不出现，人事晕眩，咳逆喘促，鼻𦜁煽动，详察其证。知其为热毒壅塞于肺，肺壅则津液不行，肌窍不开，苗故不见。因用黄芩以清里热，阿胶、麦冬以润肺燥，桔梗开提肺气，柴、葛、牛子、薄荷清解外热，甘草缓中，杏仁定喘，服二剂，苗虽出透而色皆紫黑，人事更觉沉重，饮食不下。麻书有云：淡红者生，紫黑者死。此为内热甚而血结，其证极于危险，且兼舌干口臭、恶热喜冷、声音响亮诸证，仍用黄芩、麦冬、阿胶以清内热而润肺燥，加以丹皮泻血中之热，合红花之活血者，以散血结，蝉蜕、牛子解其外毒，黄连、甘草解其内毒，连进三剂，人事渐安，饮食渐可，紫黑渐退，而麻疹塌矣。然有阴邪内盛者，苗亦紫黑，法宜驱阴回阳，其证舌润不渴，声低息短，恶寒喜热，与此不同。

身热不退

《金鉴》云：麻疹出透，其热当减，倘仍大热者，此毒盛壅遏也，宜用化毒清表汤见后治之。疹已没而身热者，此余热留于肌表也，宜柴胡清热饮见后治之。

烦渴谵妄

麻疹烦渴者，乃毒热壅盛也，盖心为热扰则烦，胃为热郁则渴。疹未出者，宜升麻葛根汤见痘门发热加麦冬、花粉；已出者，宜白虎汤见暑病。没后烦渴者，竹叶石膏汤见暑病。谵妄乃毒火太盛，热昏心神而然。疹未出者，三黄石膏汤治之；疹已出者，黄连解毒汤三方俱见火门治之。

喘　急

喘为恶候，麻疹尤忌之。如初出未透，无汗喘急者，此表实怫郁其毒也，宜麻杏石甘汤见后发之。疹已出，胸满喘急者，此毒气内攻，肺金受克，宜清气化毒饮见后清之。若迟延失治，以致肺叶焦举，则难救矣。

咳　嗽

万氏云：麻疹初发热时，未见出疹，咳嗽百十声不已，上下喘急，面浮目胞肿，时卧时起，此火毒内蒸，肺叶焦举，宜甘桔①汤见咽喉加石膏、知母、牛子主之。

《金鉴》云：麻疹发自脾肺，故多咳嗽。若咳嗽太甚者，当分初没治之。初起咳嗽，此为风邪所郁，以升麻葛根汤见痘门发热加前胡、桔梗、苏叶、杏仁治之。已出咳嗽，乃肺为火灼，以清金宁嗽汤见后主之。

失　音

《金鉴》云：失音者，乃热毒闭塞肺窍也。疹初失音者，元参升麻汤见后主之。疹已发而失音者，加减凉膈散见后主之。疹没后哑者，儿茶散见后主之。

呕吐泄泻

麻疹呕吐，由于火邪内迫，胃气冲逆，须以竹茹石膏汤见后和中清热，其吐自止。泄泻乃毒热移入肠胃，传化失常。疹初作泄者，以升麻葛根汤见痘门发热加赤苓、猪苓、泽泻主之。疹已出而作泻者，以黄连解毒汤见火门加猪苓、木通主之。

万氏云：麻疹发热吐泻，纯是热证，乃火邪内迫，毒在上焦则吐，毒在下焦则泻，毒在中焦则吐泻并作。单泻，黄芩汤见吐利；吐而兼泻，黄芩加半夏汤见呕吐；自利，里急后重，黄连解毒汤见火门合天水散见暑门，即六一散。

痢　疾

朱氏云：麻疹作痢，谓之夹疹痢，因毒热未解，移于大肠所致，有腹痛欲解，或赤或白，与赤白相兼者，悉用清热导滞汤见后主之，不可轻剂、涩剂。

----

① 桔：此后原衍"梗"，据《幼幼集成·万氏痘麻》删。

衄 血

《金鉴》云：肺开窍于鼻，毒热上冲肺气，载血妄行，则衄作矣。然衄中有发散之义，以毒从衄解，不须止之，但不可太过，过则血脱而阴亡。衄甚者，宜用发灰散见后吹入鼻中，内服犀角地黄汤见血门，其血可止。

喉 痛

《金鉴》云：疹毒热盛，上攻咽喉，轻则肿痛，甚则汤水难下，最为可虑，表邪郁遏，疹毒不能发舒于外，致咽喉作痛者，元参升麻汤见后主之。里热壅盛，或疹已发于外而咽痛者，以凉膈消毒饮见后主之。

舒氏云：麻疹之证，常兼咳嗽及咽喉痛。咳嗽治法，已详痘门；咽喉治法，以甘草、桔梗为主，相证加减。若红肿恶热，口渴尿赤，宜加黄连、生地、牛子，外用蕲艾、蛇床子研末，新烟铜盛燃，吸烟，取出痰涎，咽痛渐愈。若不恶热，舌苔白滑，宜加半夏、南星，外用蕲艾、半夏、南星研末，吸咽，取涎。若声音重浊，更加阿胶、玉竹、鸡子白之类。若不红肿，舌苔滑而冷，不渴，恶寒喜热，宜用半夏、南星、附子、肉桂之类，外用香油蘸大纸捻照其后颈，或用生附子末吹之，自愈。凡此不过但引其端，而未详其法，非略也，用法不外六经，验证重在本气，痘门已详，彼此可以相通，毋庸复赘。

三焦热壅口渴喉痹气喘不利治验

舒氏云：曾医天瑞之子，大热大渴，舌干口苦，咽喉肿痹，气喘腹痛，下利红白，小便赤热，苗色紫而暗滞，此为火邪充斥三焦，俱为热壅伤津而渴，触肺而喘，上攻而为喉痹，下迫而便红白。精津血脉受其煎熬，故苗色不红活。口苦者，少阳之里热也。方用柴胡、黄芩清解少阳，大黄通泻三焦实热，栀仁引三焦之火屈曲下行，生地、紫草以解血分之热，杏仁定喘，桔梗开提，甘草和中，服一剂，诸证略杀，但腹痛未减，小便如故，是夜用辰砂六一散二钱，桔梗煎汤化服，使桔梗通天气于地道，则气不滞而壅自疏，六一散开支河，以泻小肠之热，一服而小便通，腹痛即愈。次日苗转红活，诸证俱已，于是方中减去柴胡、黄芩、大黄、栀仁，更加当归、茯苓，数剂而全愈矣。

阴寒喉闭泄泻治验

曾医老庚者，年二十七，夏月出疹，头身微热，苗色淡红，咽喉痛甚，时医误用柴、葛、牛子、甘、桔等药，转加作泻，大泻数次，疹顿沉没，咽喉转闭，口不能言，人事恍惚，眩晕欲绝，时天有在坐，余谓之曰：此证全是一团阴寒在里，若用疹家通套药，必不可生。天有曰：何以言之？余曰：若内实有热，苗当紫赤，何以淡红？且咽喉虽痛，而不赤肿，又无烦渴恶热等证，明明肾脏虚寒，阴火上攻也。且阳和布令，百体顺昌，麻疹属阳，必纯阳始得出透。见点之时，如萌牙初吐，遇阴惨肃杀之气，摧残所生，靡有孑遗①。今值此阴邪横发，埋没真阳，而疹不沉没者，几希矣。惟是陡进附子、干姜、半夏、甘草、白术、茯苓、黄芪、肉桂，温补兼行，以驱阴回阳，俾驳劣悉返冲和，乃得收功再造，危乎微乎。

烦躁口渴唇烂而肿真寒假热治验

曾医国先之孙，苗色淡红，烦躁口渴，唇烂而肿，清涎成流，饮食不思，小便短，大便闭。余细察之，此内阴寒而外假热也。其人恶寒，身倦欲寐，舌苔滑而冷，口虽渴而喜饮热，且不能多，小便短大便闭者，此清涎上涌，津液逆而不降也。方用附子、白术、茯苓、半夏、吴茱，服一剂。苗危略转，人事饮食亦渐就康，再投一剂，口唇全愈，清涎亦不吐矣，大便初硬后溏，旋即又行转红白痢。吾知其里邪从下行矣，但小便仍短，方中重用肉桂末入药内，化服三四剂，诸证皆愈而成功矣。

---

① 孑（jié）遗：残留。

麻色淡白，心血不足

万氏云：麻发于心。红者，火之正色。若麻色淡白，心血不足，宜养血化斑汤见后。色太红艳或微紫，或出而太甚，并宜大清汤见后，黑者不治。

过服寒凉吐食

朱氏云：其人素禀虚弱，当出疹之际，过于发散，出透之后，过用寒凉解毒，以致虚极骨瘦，神疲而无红色，不能多食，多食即吐，急以参砂和胃散见痘门杂证去半夏，加麦冬以补之。

误用辛热口鼻气臭

疹初见标，尚未出透，失于清解，误用辛热，以致毒蕴于胃，口鼻出气腥臭，必生牙疳，宜用化毒清表汤见后加石膏治之。

奶　疹

小儿甫生一月，及半岁一岁之间，时值天热，或出奶疹、痧疹、风瘾等证，不在正疹之列，亦不由于胎毒所致，此外感风热而出，乃皮肤小疾。常见出一次又出，及连出不已者，无关利害，如要服药，微用疏风清热之剂，一服即愈。

疹家四忌

一忌荤腥煎炒。疹初出时，以至出齐之日，俱忌荤腥，即素菜亦忌煎炒，恐助胃火，致成大害。昔人云荤痘素疹，诚哉！是言也。

二忌恣食生冷热物。疹初出时，以至出透之日，未免口渴烦躁，想饮冷水，不妨少饮些须，以解其烦渴。若有荸荠、秋梨，并柿饼有霜者，不妨与食之，切不可与粥及米汤、糕饼、糖饴、面食、荔枝、蜜饯之类，食之恐助毒火。倘有饮食粥，用滚白水半大钟煮饭，粕小半钟和匀温服。

三忌风寒。当疹出时，必须谨避风寒，若风寒感重，疹出即收，要其再出，难为力矣。慎之，慎之。

四忌房帏厌秽，人之生育。当疹出之时，各宜小心谨慎，洁净内外，勿使秽污气息触犯，出疹男女慎之。

医家三忌

一忌骤用寒凉。当疹初出之时，虽有身热、烦躁口渴等证，即以宣毒发表汤_{见后}，少加酒炒黄芩以清之，切不可即投黄连、黄柏、栀仁等大寒之药，恐冰其毒而疹不得出，致贻后患。

二忌误用辛热。疹初出时，或有呕吐者，是火热蒸于胃也；或饮食稍作冷者，此热极似寒也。若以呕吐而误用苍术、丁香、砂仁暖胃平胃，手足作冷而误用桂枝、肉桂温经回阳，是抱薪救火也。只宜宣毒发表，疹透而诸证自除。

三忌兼用温补。疹初出时，有泻而不止者，其毒火亦因泻而减，此固无妨，倘或泄泻过甚，则用加味四苓散_{见痘门杂证}，一服立愈，切不可用参、术、诃、蔻补涩之剂，以图速止。若误用之，重则腹胀喘满不救，轻则变为休息痢，缠绵不已也。

麻疹出净之后，泻红黄色者，乃内有伏热，仍宜加味四苓散服之，不可兼用补涩温剂。

小儿麻疹治案_{二条}

邓洪生曰：一小儿麻疹初起，误服辛温药，助其火邪，烦渴便闭，致麻疹不出，证势危笃，迎余治之，随用清阳汤_{见后}一剂，服后大便出，再剂麻疹亦出。此儿受病久而元气已伤，但恐有变证，予旋里时属其预防，亦不必惊惶。夜半果烦躁大作，麻仍不收没，凝滞在皮肤之间，予复疹①视，此血虚也，用养阴汤_{见后}二剂而愈，盖养阴所以配阳也。

余赤崖曰：有一小儿麻疹，更数医，证势反剧，求余往视，面白目闭，身热口渴，小便短少，是外感内郁为患，用清解汤_{见痘门杂证}，一剂稍安。次日又烦渴，余复诊，才知发麻证也，取纸光照之，果隐隐出麻疹矣，遂用清阳汤_{见后}数剂而愈。

---

① 疹：疑作"诊"。

年大妇女麻疹案

余赤崖曰：曾医一妇人麻疹，未经诊视，但人头目昏晕，精神疲惫，遂与温补药二剂，其证转剧，喘促烦闷不眠，延至四五日，势在危急，旋诊其六脉，数甚显，系元气弱而致火盛也。用逍遥散见热病加黄连，服一剂，喘始定而得眠，随视其脸色，竟麻疹满面，透及周身，初不料其妇年大而欲出麻也，遂服清凉汤药数剂愈，良可知问证发药者，鲜不误事矣。若不细诊其脉色，安知其寒热虚实，此妇之所以得生者，是皆逍遥散之力也。凡为医者，慎之。

麻疹门方

宣毒发表汤聂氏 治麻疹发热、咳嗽头疼、流涕喷嚏、或鼻塞、或作吐泻。

升麻 葛根 前胡 桔梗 枳壳炒 荆芥 防风 薄荷叶 木通 连翘 牛子炒 甘草 竹叶

加芫荽煎。

天气热，加酒炒黄芩。天气寒，加麻黄。

化毒清表汤聂氏 治麻疹已出，红肿太甚。

前胡 干葛 知母 连翘 元参 桔梗 黄连酒炒 黄芩酒炒 薄荷 栀仁炒 牛子炒 花粉 骨皮 甘草 木通 防风 犀角 竹叶

加灯心煎。渴，加麦冬、石膏。便秘，加酒炒大黄。〔批〕朱氏云，疹已出透，用生犀角磨，井水和药服，大能解毒。

朱纯嘏曰：余治麻疹，始以前方表之，继以后方清之，总遵此二方加减，逐日变化。未透则前、葛、荆、防为必用之药，既透则可去之。气喘，除升麻。便秘，加熟大黄。疹色干焦，加生地、归尾。紫黑，加红花、紫草茸。

解毒快斑汤孟氏 治疹已现一二日，宜用。

连翘 牛子炒 荆芥 防风 生地 楂肉 蝉蜕 黄芩 桔梗 川芎 葛根 归尾 紫草 甘草

西河柳同煎，再入生犀角汁和服。

荆防解毒汤《金鉴》 治麻疹收没太速，毒反内攻。

薄荷 连翘 荆芥 防风① 黄芩 黄连 牛子炒研 大青叶 犀角 人中黄

加灯心、芦根水煎服。

柴胡四物汤《金鉴》 治麻疹当散不散，虚热留滞肌表，宜此和其血分。

白芍炒 生地 川芎 当归 人参 柴胡 竹叶 骨皮 炒知母 黄芩 麦冬去心

姜、枣煎。

大青汤万氏 治麻疹当收不收，色红而紫，阳毒太甚。

鲜大青 元参 生地 熟石膏 知母 木通 骨皮 荆芥 生草

淡竹叶煎服。

胡荽酒万氏 治麻疹发热不出，以此发之。

胡荽俗名芫荽，四两

切碎，以好酒二杯，壶内炖滚，方入胡荽在内，盖定，勿令泄气，以苎麻蘸酒，遍身刷之，使疹易出，真神方也。

柴胡清热饮《金鉴》 治疹已没而身热，余热留于肌表。

柴胡 黄芩 赤芍 生地 麦冬 骨皮 知母 甘草

生姜、灯心煎。

清气化毒饮《金鉴》 治疹出之后，胸满气急之证。

前胡 桔梗 栝楼仁 连翘 桑皮炙 杏仁炒，去皮尖 黄芩 大麦冬去心 黄连 元参 甘草

芦根水煎。

清肺饮孟氏 治疹出五六日，余毒留于肺胃，咳嗽气喘，外热不退之证。

石膏煅 生地 柴胡 麦冬 元参 桔梗 陈皮 僵蚕炒 黄芩炒 归尾 知母炒 甘草

---

① 防风：原作"黄风"，据《医宗金鉴·痘疹心法要决》改。

竹叶、灯心煎。

清金宁嗽汤《金鉴》　治麻疹已出，肺为火灼咳嗽。

橘红　前胡　生甘草　杏仁去皮尖，炒　桑皮　黄连　栝楼仁　桔梗　浙贝去心

加姜、枣煎。

加减凉膈散《金鉴》　治疹已发而失音。

薄荷叶　栀子生　元参　连翘　苦桔梗　甘草　麦冬　牛子　黄芩

水煎服。

儿茶散《金鉴》　治疹没后而声哑。

硼砂二钱　孩儿茶五钱

共为末，凉水一盏，调药一匙，服之。

竹茹石膏汤《金鉴》　治麻疹火邪，内迫胃气，冲逆呕吐。

半夏姜制　赤苓　陈皮　竹茹　石膏煅　甘草

生姜煎。

清热导滞汤聂氏　治疹已出透，身热未退，毒气流注而成痢。

黄连酒炒　黄芩酒炒　白芍炒　枳壳　青皮　楂肉　槟榔　厚朴姜汁　当归　陈皮　连翘　甘草　牛子炒

竹叶、灯心、生犀角末同煎服。红血，加红花、地榆、桃仁炒去皮尖。若秘涩后重，加酒炒大黄。

发灰散《金鉴》　治疹后衄血不止。

乱发少壮无病人头发，皂角水洗净油气

焙干，用新瓦罐填入令满，净瓦片盖口，盐泥封之，炭火围罐之半，煅一炷香久，取出候冷，研细，吹鼻中。或用发灰二分，童便七分，酒三分，调服亦可止血。

元参升麻汤聂氏　治疹毒郁遏，不能发舒于外，咽喉作痛。

荆芥　防风　升麻　牛子炒　元参　甘草

水煎服。

凉膈消毒饮《金鉴》　治疹已出透，里热壅盛咽痛。

荆芥　防风　连翘　薄荷　黄芩　栀子生　牛子炒　芒硝　生

大黄 甘草

灯心煎。

败毒饮《金鉴》①　治疹后口臭口疮，咽喉疼痛。

生地　丹皮　柴胡　桔梗　薄荷　连翘　牛子炒　黄柏蜜水，炒　花粉　黄芩酒炒　元参　赤芍　银花　甘草

竹叶、灯心、熟石膏煎，再入生犀角汁和服。

二圣散孟氏　治麻疹咽喉肿痛，不拘初起收时，皆可用。

苦参三钱　白僵蚕二钱

共为细末。以竹管吹入，不过三二次即愈。

养血化斑汤万氏　治疹色淡白，心血不足。

人参　当归　生地　红花　蝉蜕

生姜、大枣煎服。

调元健脾保肺汤孟氏　治疹后面色清白，唇淡气弱。

白苓　人参　炙芪　丹皮　白芍酒炒　沙参　陈皮　当归　百合　苡仁炒　麦冬　炙草

莲肉煎。

麻杏石甘汤　治痘疹烦喘渴燥，如疹初出未透，无汗喘急为恶候。用此表其怫郁之毒。〔批〕用此表其怫郁之毒。

麻黄　杏仁　甘草炙　石膏倍用

等分，加蜡茶一钱，水煎，温服。

清阳汤　治火邪妄动，致烦渴便秘，麻疹不出之证。

防风　荆芥　前胡　桔梗　元参　连翘各四分　升麻　薄荷　牛蒡子　枳壳　黄芩　木通　淡竹叶各三分　麦冬一钱　甘草一钱五分

上药用生姜一片，灯心七根，水煎服。

养阴汤　治麻疹不收，凝滞在皮肤之间，而又烦渴，此血虚故也。

地黄生　当归　白芍各七分　荆芥　川芎　薄荷各三分　牛蒡八分，炒　元参　连翘各五分　麦冬七分，去心

水煎服。次剂加川连一钱五分。热甚加栀仁。

---

① 金鉴：底本目录作"朱氏"。

卷二十

目　录

六淫杂治

风寒暑湿相搏

凡人肝脾肾三经气虚，为风寒暑湿相搏，流注筋络，一遇气候变更，七情不和，必至发动，或肿满，或顽痹，憎寒壮热，呕吐，霍乱自利者，宜四蒸木瓜丸见后。

肝肾受风

项急筋强，不可转侧，肝肾二脏受风者，宜宣木瓜二个，去瓤，入乳香、没药各二两在内，原盖盖合，线缚定，饭上蒸三四次，烂研成膏，每二钱，入生地汁半盏、无灰酒二盏，暖化温服。

手足风痹

用黄蜂窠大者一个、小者三四个，烧灰，独头蒜一碗，百草霜一钱半，同捣敷上，一时取下，埋在阴地处。忌生冷荤腥。

冷风痹气

寇氏曰：用醇酒三升，拌蚕砂五斗，蒸热铺暖室席上，令病者以冷痹处就卧，厚覆取汗。不愈，间日再作一次，须防昏闷。

中风偏痹半身不遂

用麻黄以汤煎成糊，摊纸上，贴不病一边，上下令遍，但除七孔，其病处不糊，外用竹虱即天厌焙，为末，三钱，老人加麝香一钱，研匀，热酒调服，就卧。须臾，药行如风声，口吐恶水，身出臭汗如胶，乃急去其糊纸，温麻黄汤浴之，淡食、将息十日，手足如旧。

破伤中风

用小足十指甲，香油炒研，热酒调服，汗出自愈。

破伤中风肢强口噤

腰脊反张，四肢强直，牙关口噤，用鼠一头和尾烧灰细研，以腊月猪脂和敷疮上。牙关紧不能开，用蜈蚣一条焙干，研细末擦牙，吐涎立苏。

狗咬破伤风

人参不拘多少，盏子盛，桑柴火上烧令烟绝，研为末，掺疮上，用盏子合，仍以鱼鳔煮烊封固。

治破伤风妙方

《婴童百问》云：县尹张公尝言，吾有一妙方，治破伤风如神。用人家粪堆内蛴螬虫一枚烂草房上亦有之，捉住其脊，待其虫口中出水，就抹在疮口上，觉麻即汗出，立愈，其虫仍埋故处，勿伤其命。后试果验。

阴寒直中肾经两胁作痛

《秘录》云：其证手足指甲尽青，囊缩蜷曲，此寒邪从肾入肝，肝气欲绝，故筋先受病也，方用白术、当归、人参、熟地、山茱萸、附子、肉桂煎服。

中暑亡阳汗出不止

此阳尽从汗出，当急补其阳，方用当归、黄芪，加桑叶三十片，煎。以桑叶有补阴之功也。

中暑卒倒身如火烧紫斑烂然

此毒气太盛，色见纯紫，方宜元参、升麻、荆芥、黄连、黄芩、麦冬、天冬、青蒿煎服，三剂全愈。

燥热之极已生膊郁之证两胁胀满不可左右卧而又不能起床

《石室秘录》云：此肝经血少而胃气干枯，肾气亦竭，骨中无髓，渐成痿废，方用熟地、枣皮、麦冬、五味、人参、白芍，水煎服。

热极一身无肉嗌干面尘体无膏泽足心反热

此血干而不能外养，精涸而不能内润，宜用当归、白芍、川芎、熟地、麦冬、牛膝、人参，桑叶三十片，煎服。

燥证善惊腰不能俯仰癞疝目盲眦突

此证皆肾病也，宜用熟地、桑叶、枣皮、沙参、白术、甘菊花煎服。

附　方

四蒸木瓜丸　治证注前。

宣州木瓜四个，切盖，剜空　一个入黄芪、续断末各半两，一个入苍术、橘皮末各半两，一个入乌药、黄松节即茯神中心木末各半两，一个入威灵仙、苦葶苈末各半两，以原盖盖定，用水酒浸透，入甑蒸熟，三晒三浸三蒸，晒干捣末，以榆皮水和丸，梧子大。每五十丸，温酒、盐汤任下。

五官杂治目、鼻、耳、齿、舌、喉、蛾风、物哽

疳疾余毒入目

用谷精草、石决明、牡蛎、蛤粉、夜明砂、木鳖子去油各等分为末，每用一钱，取猪肝一块，竹刀剖开，入药在内，麻扎煨熟，连汁与食，不过十服，眼愈而疳亦愈。是方亦可治大人青盲，小儿痘后斑疹余毒入目。

痘疮入眼成翳

以鳝鱼系其尾，倒垂，从项下割破些少，取生血点于翳上，白鳝尤佳。若翳凝，硼砂末点之。

打伤眼睛

打扑损伤，眼胞赤肿疼痛，用生地黄、芙蓉叶等分，捣烂敷眼胞上；打伤眼睛突出，即揉进，用生猪肉一片，将当归、赤石脂末少许掺肉上，贴之去毒血即愈。

铁屎入目

铁屎暴入目内，用真磁石吸之自出。

目生萝卜花

用大莱菔一枚，剜空，入鸡子白一个，种于土内，俟开花结子后，取出鸡子白，细研，加火煅炉甘石一钱、熊胆五分、冰片一分五厘，共为细末，蜜和点眼，每日一次，七日全愈。

烟丝烟渣入目

烟丝入目，口含冰水即愈。烟渣入目，切勿将汤洗，愈洗愈痛，恐至瞎眼，用乱发或棕缨，缓缓揉之即愈。

小蝇飞尘入目

灰尘、小蝇入目，口向后唾数声即愈。飞尘入目，用盐与豆豉置水中浸之，以目视水，其尘自出。

虫生弦烂

目上下胞属脾，脾有风湿，则虫生弦烂，用新瓦炙蚕砂为末，少加雄黄、麻油调敷。

目上红泡

目上皮突生红泡，悬如鱼胆，取蜘蛛丝搭过屋者，缠之即脱。

明目枕

用苦荞麦皮、黑豆皮、绿豆皮、决明子、菊花同作枕，至老目明。

人中赤烂瘙痒

鼻外人中赤烂瘙痒，用雄猪头骨烧存性二两，辛夷散见鼻病二两，同为细末服之；又服补中益气十余剂，自尔除根，不可作肺热治。一方用旧毡帽烧灰，盐青果核烧灰，麻油调，日搽数次自愈。

鼻大如拳

鼻大如拳，疼痛欲死，此肺金之火也，方用黄芩、甘草、紫菀、百部、门冬、麦冬、苏叶、花粉，水煎服，四剂自消。

冻耳成疮

冻耳成疮，用柏叶三两，微炙为末，杏仁四十九枚，汤浸去皮，研成膏，乱发一两如鸡子大，食盐、乳香各五钱，细研，黄蜡两半，清油一斤。先煎令沸，即下乱发，以消尽为度。次下诸药，令焦黄，滤去渣，更以重绵滤过，再以慢火煎之，后下乳香、黄蜡等，搅令稀稠得所，瓷器盛贮，以鹅翎涂之。

诸虫入耳

《方便集》云：虫入耳中，以菜油少许滴入即死。或虫入左耳，掩右耳，人宜凝神屏气，少顷即出。不可爬挖，恐其虫愈入矣。

诸虫入耳，取猫尿滴入耳中，其虫自出。若用麻油滴之，虫死难出。取猫尿法，生姜擦鼻，其尿自出。恶虫入耳，用稻草烧灰淋汁，滴入耳中，其虫即死而出。川椒为末浸醋，滴入即出。

耳中有物有核

物不得出，用麻头，剪令头散，蘸牛胶于上，着耳中，粘物引出。

耳中有核如枣大，痛不可忍，以火酒滴入，仰之半时即可抽出。

油 耳

患腋气者，耳内多有油涩，用大田螺一个水中养之，候靥开，以巴豆肉一粒，针挑放入螺内，仰顿盏中，夏月一宿，冬月五七宿后，自然成水，取擦腋下，绝根。

打伤牙动

用蒺藜根烧灰，贴动牙之上，即坚牢如故。

齿落重生

取雄鼠剥去皮，以硇砂擦上，三日肉烂化尽，以骨于瓦上焙干为末，揩落处，齿立生；或取未开眼嫩鼠三四个，外用白芷、白及、青盐、细辛、当归各五钱，研为末，入熟地五钱，研如泥，作一饼，包鼠在内，湿纸裹，文武火烧烟尽，取出细研。每一两，入麝香少许研匀，先以针挑齿落处，令血出，却涂药在上，不可见风。忌酸咸之物，其齿自生。

断　舌

凡大人、小儿偶含刀在口，割断舌头，用鸡子白软皮袋住舌头，以破血丹救之。天花粉三两，赤芍二两，姜黄、白芷各一两，为末，蜜调涂舌根以断其血，即以蜜调黄蜡，稀稠得所，敷在鸡子皮上性软，能透药故也，常勤添敷，三日舌接回，方去鸡子皮，仍用蜜蜡勤敷，七日全安。愈后舌硬，以白鸡冠血点之即软。〔批〕破血丹。

续舌仙丹方下云：人有被人咬断舌尖者，先用人参一两煎汤，含漱半日，漱完后已，再用龙齿末三钱，人参、麦冬各一钱，血竭三分，冰片三分，土狗一枚，地虱十个，各炙焙为末，乘参汤漱口完时，即以此末，自己用舌蘸之，使令遍，不可将舌即缩入，放在外边片刻至不可忍，然后缩入三次，则舌伸长矣。

穿断舌心血出不止

自行跌扑，穿断舌心，血出不止，以鹅翎蘸米醋，频刷断处，其血即止，仍用蒲黄、杏仁、硼砂少许为末，蜜调成膏，含化。

舌断能生

用活蟹一支，炙干为末敷之，此方至神至验。

蛾　风

蛾风一时无药救急，即用柴灰汤冲服，数杯立效。

又方，用火酒拍颈，以苎麻下刮，或即起突，磁针刺破，仍含酒吮出血，将盐蛋泥封上，即刻开关。又一①方用生射干头磨醋，以帛裹箸头蘸洗，喉中痰出尽，自消。

一方，用芝麻梗将一头烧着，以口衔住上头，如吃烟然，吸

---

① 又一：原作"一又"，据文义乙转。

卷二十　一九三九

数口即破。

一方，用木鳖子研末，装入烟袋内燃着，吹之即破，此方经验。

缠喉风

缠喉风，热结喉肿，透于外，且麻且痒者，急用牵牛鼻绳烧灰，吹之甚效。

咽喉生疮

咽疮层层如叠，不痛，日久有窍，出臭气，废饮食，用臭橘叶煎汤，连服必愈。

诸骨哽喉

凡骨哽喉中欲死者，用白凤仙子与花研水一大呷，以竹筒灌入咽中，其物即软自出，不可经牙，或为末吹之。苎麻根杵烂为丸，如弹子大，哽骨仗此煎汤化下。以犬吊一足悬起，取其涎，徐徐咽下或用沙糖调服，此方神效。贯众浓煎盏半，分三服连进，片时，一咯骨自出。金银花根捣碎，米醋浓煎，以有嘴瓶盛之，口衔瓶嘴，仰面吸药，勿令沾牙。威灵仙煎汤，或榖①树叶捣汁服二味皆能软骨。诸骨刺喉，栗子内薄皮烧灰存性，研末吹入即下。

鱼骨哽，细茶、五倍子等分为末，吹入立愈。食橄榄即下，或用其核为末，顺流水下。不能饮食者，吃二三次即愈此方屡效。鱼骨在肚中刺痛，煎吴茱汁一盏饮之，骨软而出。

鸡骨硬②，狸骨煮汁服。

兽骨硬③，磨象牙水咽下，或虎骨为末，水调服。

吞肉骨，硼砂一小块洗净，含化即消。

谷贼稻芒哽喉

谷贼、稻芒、糠粃藏于米内而误食之，滞于咽门，将鹅吊一

---

① 榖（gǔ 谷）：原作"榖"，形近而讹，据文义改。榖树，即楮树。
② 硬：疑作"哽"。
③ 硬：疑作"哽"。

足，取涎，徐徐咽下即消，或取荠头草嚼亦妙。马牙硝研细，绵裹五分含咽，以瘥为度。

竹木蚕丝哽喉

竹木屑哽喉，故锯烧赤，淬酒热饮，或铁斧磨水下。

篾刺喉，灯草烧灰一撮，用好膏药一张，将灰放在膏中，就外向内痛处贴之，一晚即消。

蚕丝绕喉不出，取自己乱发烧灰，白汤调服一钱。旧油梳烧为末，酒调服。

误吞蜈蚣田螺

误吞蜈蚣，吃生鸡血，须臾以清油灌口中，即吐出，继以雄黄末，水调服以解毒。田螺哽喉，用鸭一支，以水灌口内，少顷倒悬，令涎出与服，其物即化。

五金哽喉

铁钉、金银、铜钱诸物，但多食肥肉，自随大便而下。盐橄榄烧灰研末，水调下即出此方经验极多。误吞金银，将陈大麦去芒刺，炒研作粉，用黄糖少许拌食，一日三次，三四日即解①，不②可吃粥饭，不可饮汤水。误吞银者，以黄连甘草汤解之。水银灰服之，金银自消。误吞金者，真轻粉一二两，为细末，水调下，能令金从大便出。凡误吞五金，饴糖半斤啖之，砂仁一两，煎汤服之，其物自下。吞铜者，荸荠研烂服之，铜自化；多食胡桃，铜自烂。〔批〕小儿误吞铜器，醋浸荸荠，食之则出，陈者更佳。吞针及铁，用磁石研末，黄蜡熔化为丸，如豆大吞下；或用蚕豆同韭菜吃之，俱从大便而出。吞铜钱，烧炭末，白汤调服，数匙即出。蜀葵花即一丈红十朵，水煎服自消。吞钱及钗镯，饴糖二斤渐渐食之。吞钱哽喉，取鸡冠血入喉，用铜盆盛水置面前，将冷水向小儿一喷，钱即吐落水中。

---

① 解：原脱，据《奇效简便良方·中毒急救》补。
② 不：《奇效简便良方·中毒急救》作"只"。

小儿吞钉治案

景岳云：王氏一子，甫周龄，其母以一鞋钉如蘑菇样者持与戏，误吞入腹，其父呼号求救。余记《本草》云铁畏朴硝，乃用活磁石一钱，朴硝二钱，并研为末，令以熬熟猪脂，加蜜和调，与之尽吞，至夜解下一物，润滑无棱，药护其外，拨而视之，钉在其中矣。盖硝非磁石不能使药附钉，磁石非硝不能逐钉速出，非油则无以润，非蜜则未必吞，合是四者，则着者着，逐者逐，润者润，同功合力，始克有济，故笔之以资学者之识。

诸物哽喉方

三因方　治诸物哽喉。

薤白一味

煮令半熟，以线缚定，手执线头，少嚼薤白咽之，意度薤白至哽处，便牵线引哽物即出。

景岳方　凡诸骨哽于喉中，当借饮食之势涌而吐之，使之上出为妙。若势入既深，必欲推下者。

饴糖一大块

满口吞而咽之，或用韭菜煮略熟，勿切断，吞下一束，即裹而下。

四肢杂治

手足如锥刺

手足如锥刺痛，生大黄磨醋，抹痛处，数次愈。神效。

膝风作痛

用草乌、细辛、防风等分为末，掺靴鞋中及护膝内，能除风湿，健步履。若以此掺鞋内及草鞋内以水微湿掺之，能治远行脚肿。

又方，用菊花、陈艾作护膝，素患风膝疼痛者，则久自除。

脚气攻注

董守约病脚气攻注，用田螺水养，去泥，捣烂敷两股，便觉冷气趋下至足，既而亦安。

脚膝疼痛

寒湿脚气，腿膝疼痛，行步无力，用胡巴酒浸一宿焙、破故纸炒香各四两为末，以木瓜切顶上瓢，入药于内，令满，仍以顶合上，签定蒸熟，捣烂为丸，空心温酒下。

脚气肿痛

用白芷、白芥子等分为末，姜汁和涂。

又方，用皂角、赤小豆等分为末，酒醋调匀，贴肿处。

两脚红肿

两脚红肿放亮，其热如火，用马钱子磨水敷之，一日一次，其痛即止。法以此证名流火。

脚上转筋

用黄蜡半斤熔化，涂旧绢帛上，随患大小阔狭，乘热缠脚，贴当足心上，便即着袜裹之，冷即易之，仍贴两足心。

手足心肿

用椒、盐末等分，醋和敷之。

妇人足跟痛

《金鉴》云：足跟乃督脉发源之地，足少阴肾经从此过，若三阴虚热，则足跟疼痛，宜用大剂六味地黄丸料煎服，以峻补其水。若痛久不愈，肿溃流脓者，宜服八珍汤俱见劳损，以大补其气血。

妇人脚指缝坏痛

用黄连、黄柏、黄丹、荆芥微炒，等分为末，掺指缝内，布扎缚之，自然平稳不痛名金莲稳步膏。

行路足肿远行足起泡

用草鞋尿浸半日，以砖一块烧烘，置草鞋于上，将足踏之，令热气入皮内即消。

远行足起泡，水调生面，涂之即平。

两胯打伤破

骑马两胯打破，用鸡蛋清作膏药，贴之即愈。

足生鸡眼

《金鉴》云：生在脚指，形如鸡眼，故俗名鸡眼。根陷肉里，顶起硬凸，疼痛步履不得，或因缠脚，又或鞋窄远行之故，宜贴加味太乙膏见痈疽外治滋润之，或用紫玉簪花根捣烂贴涂，以油纸盖之。又骨皮、红花等分研细，香油调敷，效。

一法，用葱剖开，将有汁沫一边贴鸡眼上包住，数次自消。

心腹腰胁胸腋身体杂治

九种心痛

九种心痛及腹胁积聚滞气，用干漆一两，炒研末，醋煮面糊丸，梧子大，每服五丸至七丸，热酒下。

卒得心痛急心痛

卒得心痛，用东引桃枝一握切碎，以酒一升，煎半升，顿服。

又方，画地作"王"字，撮中央土，水和服一升，良。

急心痛，厚些木耳一两，焙干为末，白酒下，三服全愈。

急心疼痛，用猪心一枚，每岁入胡椒一粒、盐煮食即愈。

心气刺痛

用青木香、皂角炙各一两，为末，糊丸，白汤下。

又方，用胡椒四十九粒，乳香一钱，研匀，男用生姜，女用当归，煎酒下。

冷气心痛

冷气抢心切痛，发即欲死，或久患心痛，时发者，用莪术醋煮、木香煨各一两，每服半钱，淡醋汤下，可除根。

厥心痛

厥心气痛不可忍，用郁金、附子、干姜为末，醋糊丸，朱砂为衣，男酒、女醋下。

热厥心痛

或发或止，身热足寒，久不愈者，先灸太溪①、昆仑穴，引热下行，内服金铃子、元胡子各一两，为末，每三钱，温酒下。名金铃散。

食积心痛

用神曲一块烧烘，淬酒一大碗服。

冷气心痛，用烧酒入飞盐，饮之即止。

中恶心痛

用苦参三两，苦酒升半，煮八合，分二服。亦治饮食鱼肉菜等毒。

心痛难忍

用姜黄一两，肉桂三两，为末，每一钱，醋汤下。

又方，用晚蚕砂一两，滚汤泡过，滤净，取清汁服，立止。

又方，治一心痛，用大川芎一整个，为末，烧酒服之。一个住一年，两个住两年，大效。

又方，用绿豆二十一粒，胡椒十四粒，研匀，热酒、白汤任下。

心痛暴亡

因火者，用炒栀子、白芍各五钱，煎汤服之，下喉即愈。

又方，用贯众、白芍、栀子各三钱，甘草二钱，水煎服，即愈。

如因寒者，用人参、白术、肉桂、附子、甘草、熟地、枣皮、

---

① 溪：原作"谿"，据《本草纲目·木部·楝》改。

良姜，水煎服。［按］心痛而用贯众，以其能祛邪也。

阴寒直中肾经心痛欲死

呕吐不纳食，下利清水，此寒邪犯心而脾胃交绝，急宜用人参、良姜、附子、茯苓、白术、丁香，此方专入心以逐邪，返元阳于顷刻，心定而诸邪自退。

中暑卒倒心痛欲死

此暑邪凌心，犯为膻中也。方用青蒿、黄连、人参、茯神、白术、香薷、藿香、半夏，水煎服。此方妙在青蒿同用，直入膻中，逐暑无形，所以止痛如响耳。

心腹冷痛

以布裹川椒安痛处，用熨斗熨之，令椒出，汗即止。

又方，治心腹痛，用紫曲、香附、乳香等分为末，酒服。

阴毒腹痛

用露蜂房三钱烧存性，葱白五寸，同研为丸，男左女右，着手握阴卧之，汗出即愈。

腹中虚痛

用白芍三钱，炙草一钱，夏月加黄芩五分，恶寒加桂枝一钱，冬月大寒，再加桂一钱，水煎服。

急肚痛

用本人头发三十根，烧灰酒服，即以水调芥子末，封在脐中，大汗如雨，即安。或用炒盐，乘热布包，熨痛处，立止。

霍乱腹痛

霍乱转筋，腹痛甚者，用败小梳一枚，烧灰酒服，永瘥。

又方，用木香末一钱，木瓜汁一盏，入热酒调服。

又方，用小蒜、食盐各一两，捣敷脐中，灸七壮，立止。

或肚腹脐下绞痛，用木瓜五钱、桑叶三片、枣肉一枚，水煎服。

小腹切痛

宋丞相王郇病小腹切痛，百治不效，用附子、硫黄、金液丹之类，亦不瘥，张驸马取妇人油发，烧灰研筛，酒服二钱，其痛立止。

腰腹诸痛

用焰硝、雄黄各一钱，研细末，每点少许入眦内，即安。名火龙丹。

绞肠痧

用明矾三四钱，滚水调匀，温服即效。

又方，先将两臂用麻绳或钱刮下其恶血，聚指头上，以针刺其十指离甲一分半处，出血即安。

又方，以苎麻或钱蘸热水，先于颈项刮之，次刮两手臂及手足四弯处，务刮起红紫泡，以针刺出血即愈，忌即服汤水。《方便集》已验。

又方，用荞麦面一撮，炒黄，水烹服。

又方，用童子小便，服之即止。

缠腰痧

一时腹中疼痛，眩晕昏迷，觉腰间如绳缠者，急以真菜油一杯灌下，一吐即愈。

湿气腰痛

用车前草根七棵①，连须葱白七棵，枣七枚，煮酒一瓶，常服，终身不发。

冷气腰痛

冷气腰痛及身体俱痛，用元胡子、当归、桂心等分为末，酒服三四钱，随量频进，以止为度。

---

① 棵：原作"科"，音近而讹，据文义改。

一方，用鸡子白，水煮熟后，用硫黄少许，如下盐然，食之则愈。

肾虚腰痛

用豶猪心一枚，切片，以椒盐淹之，去腥水，入杜仲末三钱，荷叶包煨食之，酒下。

胁下一点痛

胁下一点痛，上至胸口，则必欲卧，发则大便里急后重，频欲登圊，小便长而数，或吞酸，或吐水，或作泄，或阳痿，或厥逆，或得酒少止，或得热少止，但受寒食寒，或入房，或怒，或饥，即时举发，一止则诸证悉安，如无病人状，甚则日发数次。服温脾胜湿、滋补消导诸药，皆微止随发，此乃饥饱劳逸，内伤元气，清阳陷遏，不能运用所致，用升麻葛根汤见感冒合四君子汤见脾胃，加柴胡、苍术、黄芪煎服，服后仍饮酒一二杯助其药力，即愈。

胁骨痛

胁骨疼痛，用枳壳麸炒一两，桂枝五钱，为末，每二钱，姜、枣汤下。

胸膛一点痛

凡人胸膛软处一点痛，多因气及寒起，或致终身，或母子相传，俗名心气痛，非也。乃胃中有滞耳，名心脾气痛，宜独步散见五卷心痛门。

腹皮麻木

腹皮麻木不仁者，多煮葱白，食之自愈。

皮里作痛

皮里作痛，不问何处，以何首乌末、姜汁调涂，帛①裹住，火

① 帛：原作"帠"，形近而讹，据文义改。

炙鞋底熨之。

浑身骨痛

浑身骨痛，用破草鞋烧灰，香油和，贴痛处立止。

遍身痒极

遍身发痒，意欲以刀割之快甚者，方用人参、当归、荆芥煎服无参以黄芪代之。

身热如火大烧不退

产后身热如火，皮肤粟起，用桃仁为末，以腊月收贮猪脂调敷，日一易之。人身大烧不退，用陈米研末，井水冷冲服。

腋　气

经曰：肝有邪，其气留于两胁，俗名狐臭，有窍，诸药鲜能除根，只堪塞窍耳。用铜青好者，不拘多少，米醋调成膏，先用皂角煎汤，洗净腋下，以轻粉掺过，即以上膏涂之，立效。五更时，取精猪肉二大片，以甘遂末拌之，挟腋下，至天明，以甘草一两，煎汤饮之，良久泻出恶物，倾①在荒野之外，恐秽气传人。依法三五次即愈。

一法，用枯矾、蛤粉、樟脑、冰片、麝香共为细末，糯米饭和饼，乘热挟两腋下，待冷去之，臭随饼去，永不再发。

气血杂治

气　痛

男妇气痛，不拘新久，用威灵仙五两，生韭根二钱半，乌药五分，鸡子一个，好酒一盏，炭火煨一宿，五更视鸡子壳软为度，去渣温服，以干物压之，侧睡向气块边，渣再煎，次日服。

走注气痛

走注气痛，忽有一处如打扑之状，痛不可忍，走注不定，静

---

① 倾：《万病回春·体气·治腋气》作"须"。

时其处冷如冰雪，此皆暴寒所伤也，以白酒煮杨柳白皮暖熨之。若有赤点，针出血甚妙，大凡诸卒肿急痛，熨之皆效。

又方，用酽醋拌浮小麦炒热，袋盛熨之。

血气刺痛

用红花子一升，略捣碎，以无灰酒拌湿，暴干，再研为末，蜜丸，空心酒下。

脾元气痛

脾元气痛，发歇不可忍，用桃仁二两，吴茱一两，同炒焦为度，去吴茱，取桃仁，去皮尖研末，葱白三茎煨熟，浸酒服。

肺病咯血

用杏仁四十粒，以黄蜡炒黄，研末，入青黛一钱，作饼，用柿饼一个，破开包药，湿纸裹煨熟，食之效。

吐血不止

用荆芥连根洗净，捣汁半盏服之。或荆芥干穗为末，用生地汁调敷亦可。

一方，用白鸡冠花，醋浸，煮七次，为末，每二钱，热酒下。

心虚咳血劳心吐血

心虚咳血，用沉香末一钱，半夏七枚，入猪心内，以小便湿纸包，煨熟，去半夏食之。劳心吐血，用糯米半两，莲子心七枚，为末，酒调服，立瘥。

咳嗽吐血

用桑白皮鲜者一斤，米泔浸三宿，刮去黄皮，锉细，入糯米四两，焙干为末，每一钱，米饮下。

衄血不止

用槐花、墨鱼骨等分，半生半熟，为末吹之。

肠风下血

秋采楮皮，阴干为末，每三钱，或入麝香少许，日再服。

大肠下血

用葫芦瓢烧存性、黄连等分为末，每二钱，空心温酒下。

又方，用丝瓜一个烧研，槐花减半，为末，每二钱，空心米饮下。

肠风脏毒下血

用猪大肠一条，入芫荽在内，煮食之。

肿满蛊胀杂治

水肿胀满

用赤尾鲤鱼一斤，破开，不见水及盐，以生白矾研末五钱，入腹内，湿纸包裹，外以黄泥封涂，放火内煨熟，取出去纸泥，用米粥同食。食头者，上消；食身尾者，下消。一日用尽，屡试屡验。

水气肿满

用大蒜、田螺、车前子等分熬膏，摊贴脐中，水从小便旋旋而下，数日即安，愈。

水肿喘促

用生大戟一钱，荞麦面二钱，水和作饼，炙熟为末，空心茶服，以大小便利为度。

身面猝肿

用猪肝一具细切，醋煮食，勿用盐。

大腹水肿小便不利

用苍耳子烧灰、葶苈末等分，每二钱，白水下，日二服。

中满腹胀旦食不能暮食

用未着盐水猪血，滤去水，晒干为末，酒服取泄，甚效。

水气蛊胀

用楮实子一升，水熬成膏，入茯苓末三两，白丁香末两半，捣丸，白水下，从少至多，以小便清利、胀减为度。

虫臌

小腹作痛，四肢浮肿，面①色红带点如虫蚀之状，方用雷丸、当归、鳖甲、地粟粉鲜者取汁、神曲、茯苓、车前子、白矾煎服。

血臌

方用水蛭炒黑为末，当归、雷丸、红花、枳实、白芍、牛膝、桃仁，水煎服。

腹胀如鼓前后不通

熊彦诚病前后不通，腹胀如鼓，众医莫措，遇一异人，曰：此易耳，奉施一药。即脱靴入水，探得一大螺，曰：事济矣。以盐和壳捣碎，帛系脐下一寸三分，曾未安席，忽然暴下。归访异人，无所见矣。

十种水气

《食医心镜》云：鳢鱼俗名乌鱼，一名七星鱼一斤以上者，和冬瓜、葱白作羹，治十种水气。

肿疾通治

肿疾一切，不拘新久，暴风入腹，喘促短气，用楮皮及枝叶一大束，切片，煮汁酿酒，不断饮之，不过三四日即退，亦可常服。

隔食反胃杂治_{附哽呕哕呃}

隔食翻胃

《方便集》云：用年久石灰炒熟为末，醋调成丸，如黄豆大。每服七丸，姜汤送下，三次即愈。

一方，用靛青叶晒干收好三钱，姜一钱，水一碗，煎至一茶

---

① 面：原脱，据《石室秘录·数集·内伤门》补。

杯；另用米一酒杯，煮粥一碗，俟前药煎熟，服后即将粥吃下，不必吃饭，又将药再煎，过半日又服，仍以粥投下，三日三服即愈，不可吃他药。每日吃粥二三碗，十日方可吃饭，百日不可吃盐，倘吃盐，病反则难治。

噎食不纳

噎食不纳，用糯秆梢烧灰，滚汤一碗，隔绢淋三次，取汁，入丁香一枚，白蔻半枚，米一盏，煎粥食，神效。

一方，用荜澄茄、白蔻等分为末，干舐之。

隔食腹胀翻胃

五六月取老姜数斤，盛以竹篓或麻布袋，浸粪缸内，七日取出洗净，竹刀刮去皮，切片，悬挂阴干，为末。每三钱，好酒调下，三服全愈。

气　哽

用老酒于饭甑上蒸过，待热，先饮酒，后吃饭。

反胃吐食

用蚕茧十个煮汁，蒸鸡子三枚，以无灰酒下，日二服，神效。

张文仲《备急方》云：昔患反胃，奉御调治，竟不能疗。一卫士云：服驴溺即效。遂服二合，只吐一半，再服二合，食粥便定。宫中患反胃者五六人，同服之，一时俱愈。

反胃呕哕

用干枣叶一两，藿香五钱，丁香二钱半，每二钱，姜三片，水一盏，煎服。

一方，用枇杷叶去毛炙香、丁香各一两，人参二两，每三钱，姜三片，煎服。

呕逆不止

用火酒一杯，新汲水一杯，和匀服，甚妙。

瘟病发哕

用枇杷叶炙香去毛、茅根各半斤，水四升，煎至二升，稍稍饮之。

产妇水气凌肺作呕不已

方用人参、白术、麦冬、茯苓、苏子煎服，名补土宁喘丹《秘录》方。

水气凌心胞之络呃逆不止

宜分消其水湿之气，而呃逆自止。方用茯神、苍术、白术、苡仁、芡实、半夏、人参、陈皮、丁香、吴茱煎服，一剂即止。

呃逆不止，用黄蜡烧烟，熏之立止。一方，用硫黄烧烟嗅之。一方，用荔枝七个，连皮核烧存性，为末，白汤调下，立止。

产后呃逆

产后呃逆，三五日不止，用陈壁泥窠三五个，水煎呷即咒子窠。

又呃逆，用干柿一个，切碎，以水一盏，煎六分，热呷。

泻痢杂治

骤泻不止

骤然水泻，日夜不止，五月五日采苎麻叶，阴干为末，每二钱，冷水调下，勿食热物，能令人闷倒，小儿半钱。亦治冷痢白冻。

脏寒泄泻

体倦食减，用猪大肠一具，去油洗净，以吴茱末填满，缚定蒸熟，捣丸，米饮下。

霍乱吐泻

出路应急方：用路旁草鞋一只，去两头不用，洗三四次，煎水一碗，滚服之，即愈。

泄泻暴痢

用大蒜捣，贴两足心，或贴脐中亦可。

血痢腹痛

日夜不止，以芸苔菜叶捣汁二合，入蜜一合，温服。亦治肠风下血。

湿热泻痢

用六一散加炒紫曲五钱，为末，蒸饼和丸，白汤下。

下痢赤白作渴呕逆

下痢赤白作渴，得水又呕逆者，用楮叶炙香，饮浆半升，浸至水绿色，去叶，入木瓜一个切，纳汁中，煮二三沸，细细饮之《幼科》。

赤白下痢

腊月取猪胆百枚，俱盛黑豆于内，入麝香少许，阴干，每用五七厘，为末，生姜汤调下。

又方，用干姜、好墨各五两，为末，醋浆和丸梧子大，每三四十丸，米饮下，日六七服。

又方，用鸡冠花酒煎服，赤用红，白用白。

又方，用诃子十二枚，半生半煨，去核，焙为末，赤者生甘草、白者炙甘草汤下。

血痢不止

用胡连、乌梅、灶心土等分为末，腊茶清下。

又方，用凤尾草根即贯众五钱，煎酒服。

久痢不止

用当归二两、吴茱一两同炒，去吴茱，用当归为末，蜜丸，米饮下。

一方，用茄根烧灰、石榴皮等分为末，以沙糖水服。

一方，用醋浸荸荠，食之则止，陈久者更佳。

休息痢

用獭猪肝一具，切片，又用杏仁四两炒，于净锅内，一重肝，一重杏仁，入童便二升，文火煮令干，取食之，日一次。

一方，用豆腐醋煮食之。

噤口久痢

病势欲危，用金丝鲤鱼一尾，如常治净，入盐、酱、葱白、胡椒四钱，煮熟，置病人前嗅之，欲吃随意，连汤食一饱，病即除根，屡治有验。

下痢噤口

用肥皂一枚，以盐实其内，烧存性，为末，用少许入白米粥，食之即愈。

噤口痢，用大田螺三枚捣烂，入麝香三分，作饼，烘热贴脐中，半日热气下行即思饮食。此方加吴茱一分，可治痢疾呕逆。

瘴　痢

老少瘴痢，日夜百余度者，取干楮叶三两为末，每服方寸匙，乌梅汤下，日再服。

产后痢血

产后下血痢不止，用乌鱼骨、烧绵灰、血余灰各等分，为末，每服一钱，煎石榴皮汤调下，热服。

产后下痢赤白，里急后重，腹痛，用桃胶即桃树上油焙干，同沉香、蒲黄等分，为末，每二钱，食前米饮下。

妊娠痢疾方

鸭蛋汤　治妇人胎前、产妇赤白痢。

生姜年少者百钱重，老者二百钱重，取自然汁　鸭子一个，打碎入姜汁内，搅匀

共煎至八分，入蒲黄三钱，煎五七沸，空心温服，立效。

二①黄散　治妊娠下赤白痢，绞刺疼痛。

鸡子一枚，乌鸡者佳，倾出清，留黄用　黄丹一钱，入鸡子壳内，同

---

① 二：原作"三"，据底本目录改。

黄搅匀，以厚纸糊牢，盐泥固济，火煨干

研为细末，每二钱，米饮下。一服愈者是男，二服愈者是女。

二便杂治

尿　血

用土内朽竹根，不拘多少，洗净煎汤服，数碗立止。

又方，用水芹菜捣汁服。

一方，用人指甲五分，乱发钱半，烧灰研末，每一钱，空心温酒下。

一方，用香附、新地榆等分，各煎汤，先服香附汤三五呷，后服地榆汤至尽，未效再服。

郑赞寰曰：汪御章年十六，常患尿血，屡医不效，余以白蜡加入凉血滋肾药中，遂愈。

小便血淋

用乌贼骨末一钱，生地汁调服。

又方，用乌贼骨、生地、赤苓等分为末，每一钱，侧柏叶、车前仁煎汤下。

一方，用苦荬菜一握，水酒各半，煎服。

血淋苦痛

用乱发烧存性二钱，入麝香少许，米饮下。

一方，用香附、陈皮、赤苓等分，水煎服。

一方，用桃树上油炒木通、石膏各一钱，水一盏，煎七分，食后服。

男妇血淋，用多年盖酒坛箬叶，每用七个烧存性，入麝香少许，陈米饮下，日三服。

小便卒淋

用葳蕤一两，芭蕉根四两，水二碗，煎一碗，入滑石二分，分三服。

老人五淋身热腹满

用小麦一升，通草二两，水三升，煎二升，饮之则愈。

小便白浊

用陈冬瓜子仁炒为末，每空心，米饮下五钱亦治白带。又方，用楮叶为末，蒸饼丸，白汤下。

肾虚白浊，用肉苁蓉、鹿茸、白苓等分为末，米糊丸，枣汤下。

卒不小便

用杏仁二十一枚，去皮尖，炒黄研末，米饮调下。

小便不通腹胀如鼓

用田螺二枚，盐半匙，生捣，傅脐下一寸三分即通。

又方，用猪胆连汁，笼阴头一二时，汁入即通。

又方，用葱白连叶，入蜜捣烂，合外肾上即通。

小便不利脐腹急痛

用牛蒡叶汁、生地汁各二合，和匀，入蜜二合，每一合，以水半盏，煎三五沸，调滑石末一钱服。

小便不利

用败蒲席烧灰七钱，滑石二钱为末，饮服方寸匙。

又方，用桑螵蛸三十枚炙黄，黄芩三分，水煎服。

小便不通

用干箬叶一两烧灰，滑石五钱为末，米饮下。

又小便不通急胀，用苦葫芦子三十枚炒，蝼蛄三个焙，为末，每一钱，冷水服。

又方，用陈久笔头烧灰水服。

又方，用芦粟根二两，萹蓄两半，灯心百茎，每两半，长流水煎服。

又方，用栀仁十四枚，独头蒜一枚，沧盐少许，捣烂贴脐及囊，良久即通。

小便闭

以水银一滴，置手掌内，用指挞开如泥，不见星为度，后以银簪脚挑少许放马口内，其便立通。如便出不止，即以升提药煎服。

燥证尿涩胀甚欲死

燥证干甚，小肠细小，不能出便，胀甚欲死，宜用熟地、茯苓、枣皮、车前子、麦冬、五味、牛膝、刘寄奴煎服。

水湿结在膀胱点滴不能出

其证目突口张，足肿气喘，此肾气无权不能行于膀胱也。宜通其肾气而膀胱自通，方用熟地、枣皮、车前子、茯神、肉桂、牛膝、山药、苡仁煎服。

尿白如注小腹气痛

用茶蒌内箬叶，烧存性，入麝香少许，米饮下。

小便频多

用白茯去皮，干山药去皮，又白矾水瀹过，焙干，等分为末，每二钱，米饮下。

小便不禁

用赤石脂煅、牡蛎煅各三两，盐一两，为末糊丸，盐汤下。

遗尿，用白矾、牡蛎等分为末，每服方寸匙，温酒下。

产后小便不禁

用鸡尾毛烧灰存性，每一钱，酒调，日三服。

二便不利

用紫花扁竹根即射干，生水边者佳，研汁一盏，服之即通。

又方，捣葱白和醋，敷小腹上，以艾灸七壮自通。

二便不通，用雄鼠屎为末敷之。

产后遗粪

用燕窠中草烧为末，酒调下半盏。《广济方》亦治男子。

前阴杂治

阳强不倒

此虚火炎上，而肺金之气不能下行，不可用黄柏、知母，致倒而不能复振；用元参三两，麦冬三两，肉桂三分，水煎服。

脱精走阳

男女脱精而亡，当之之时，切不可离身，仍然抱住，男脱则女急自提其丹田热气，哺送男口；女脱则男急自提其丹田热气，哺送女口，一连数口呵之，阳必重回。方用人参数两，附子数钱，乘热灌之。一方用人参、附子、黄芪、熟地、麦冬、五味。

孙真人曰：此证亦可用人抱起坐定，以笔管通其两头，入病人喉内，使女子以口气尽力呵之，不必拘定妻妾也。

肾　漏

玉茎不痿，精滑无歇，时时如针刺，捏之则脆，此名肾漏。用破故纸子、韭子各一两，为末，每三钱，水煎，日三服则愈。夏子益方。

阳痿不兴

用蜂窠烧灰，新汲水服二钱，可御十女《蚰蜒神书》。又方治阴寒痿弱，用蜂房烧灰，夜傅阴上，即热起。

前阴肿痛

用鸡翅烧灰为末，空心粥饮调下二钱，患左取右翅，患右取左翅。

飞丝缠阴

飞丝缠阴，肿痛欲断，以威灵仙捣汁浸洗，有人病此得效。

阴虱疮

此疮一名八脚虫，生于前阴毛际内，由肝肾气浊生热，兼淫欲失洗不洁而成。瘙痒难忍，抓破色红中含紫点，宜服芦柏地黄丸即六味地黄丸加芦荟五钱，蜜炒黄柏一两，外用针挑破去虱，随擦银杏无忧散见后，易愈。〔批〕《方便集》云：白果仁嚼细频搽之，用槟榔煎水熏洗。又方，用烟油同雄黄搽之。若毛际内如豆如饼，发痒结于蜡皮者，杨梅毒也，法见杨梅毒。

妇人阴疮 阴挺、阴肿、阴蚀、阴脱、阴㿗

此证俱生于阴器内，如阴中挺出一条如蛇形者，名为阴挺。由脾经虚弱，或产后遇怒受风所致。初宜逍遥散见热病加荆芥、防风，次宜朝①服补中益气汤见劳倦，倍用升麻，晚服龙胆泻肝汤见火病，外以蛇床子煎汤熏洗。如阴户忽然肿而作痛者，名为阴肿，又名蚌疽，由劳伤血分所致。宜四物汤见血门加丹皮、泽泻、花粉、柴胡，或服秦艽汤见后，外用艾叶一两，防风六钱，大戟五钱，煎汤熏洗。如阴器外生疙瘩，内生小虫作痒者，名为阴蚀，又名䘌疮，由胃经积郁所致。宜四物加菖蒲、胆草、黄连、木通服之。若寒热与虚劳相似者，虫入脏腑也，宜逍遥散吞送芦荟丸见虫证，早晚各一服，外以溻痒汤见后熏洗，复以银杏散见后塞入阴中，杀虫止痒。如阴户开而不闭，痒痛出水者，名阴脱，由忧思太过所致，宜逍遥散或归脾汤见血病，俱加柴胡、栀子、白芍、丹皮。由产后得者，补中益气汤加五味子醋炒、白芍，外俱用荆芥、枳壳、诃子、文蛤，大剂煎汤熏洗。如子宫脱出，名为阴㿗，俗名㿗葫芦，由气血俱虚所致，宜补中益气汤去柴胡，倍用升麻，加益母草，外以蓖麻子肉捣，贴顶心，再用枳壳半斤，煎汤熏洗。

前阴方

银杏无忧散 治阴虱疮。

---

① 朝：原作"干"，据《医宗金鉴·外科心法要诀·下部》改。

水银铅制　轻粉　杏仁去皮尖，捣膏　芦荟　雄黄　狼毒一钱
麝香一分

除水银、杏仁膏，共研筛细，再入银杏同研匀，先以石菖蒲煎洗之，用针挑破去虱，随用津唾调搽，使药气入内，愈不复发。切忌牛、犬、鳖肉。

秦艽汤　治妇人阴肿。

秦艽六钱　石菖蒲　当归三钱　葱白五个

煎，食前服。

溻痒汤　治阴蚀。

苦参　狼毒　蛇床子　当归尾　威灵仙五钱　鹤虱草一两

用河水十碗，煎数滚，滤去渣，贮盆内，乘热先熏，待温，投公猪胆汁二三枚，和匀，洗之甚效。

银杏散　治阴蚀。

轻粉　雄黄　水银铅制　杏仁一钱，生用

各研后，和一处，令匀。每五分，用枣肉一枚和丸，用丝绵包裹线扎，将药入阴内，留线头在外，如小解时，将药取出，解完复入内，一日一换，四五个自愈。

经血杂治附血气血风

经候过期

血滞，经候过期不行，丹溪用杜牛膝捣汁大半钟，元胡末一钱，香附、枳壳末各五分，调服。

经水不调

妇人经水不调或血崩，用野芥菜一把，以生蛋黄母鸡①一只，于门闩上吊死，去毛、肠，以芥菜入鸡内，铜盆煮烂，去菜，服之效。此方经验。

---

①　母鸡：原作"鸡母"，据文义乙转。

月水不通

用清茶一瓶，入沙糖少许，露一宿服，虽三月，胎亦通，不可轻视。

又方，治月经久闭，用晚蚕砂四两入砂锅内，炒黄色，以无灰酒一壶煮沸，澄去沙，每温服，一时即通。

月水不止

用梅叶焙枯、棕榈灰等分为末，每二钱，酒调下。

红崩不止

用紫苏叶，以二面俱红鸡一只，和清油炒，饮酒者酒炒。

又方，用贯众八钱，荆芥一两炒黑，腹痛加小茴、元胡，为末，酒送下。

又方，用苍耳子烧灰存性，以四物汤煎服。

日久红白崩不止

用白木槿花酒炒，一两半、梅寄生、白鸡冠花〔批〕鸡冠花，红崩用红，白崩用白，红白崩用红白、琉璃壳各一两，川柏、阿胶炒珠、蒲黄、侧柏叶各五钱，水酒各半，煎服立效。

又方，治红白崩，腰痛不可忍，用百鸟不踏、月月红、黑豆、乌苞根，乌骨鸡一只，共前药炒七次，去火毒，红崩白酒炆下，白崩红酒炆下。

血崩不止

用老丝瓜烧灰、棕榈烧灰等分，盐酒或盐汤下。

又方，用甜杏上黄皮，烧存性为末，每三钱，空心温酒下。

又方，用蚕退纸〔批〕蚕退纸，即已出蚕苗壳纸也。一用蚕茧一张，剪碎炒焦，槐子炒黄，等分为末，酒服立效。

又方，用荆芥、麻油，灯上烧焦为末，每二钱，童便调下。

又方，用棉花子铜器炒，烟尽为末，每二钱，空心温酒调下。

又方，用百草霜二钱，狗胆汁拌匀，分作二服，当归酒调下。狗胆亦阳中阴药，同百草霜必妙。前方棉子暖下元而止血。

崩中腹痛不止

以毛蟹壳烧灰存性，或以早黄麻根烧灰为末，俱用米饮调下。〔批〕蟹壳、黄麻，俱有破血之能。

赤白带下

用葫芦瓢炒存性，莲房煅存性，等分研末，每二钱，白水下，以有汗为度。

又方，用连皮草蔻一枚，乳香一块，面裹煨焦，同面研末，每二钱，米饮下，日二服。

妇人白带

用白鸡冠花晒干为末，每旦空心酒服三钱赤带用红者。白带不止，用槐花炒、牡蛎煅等分为末，每三钱，酒下。

血结腹胀

妇人血结，小腹满如鼓状，小便微难而不渴，此为水与血俱结在血室，用大黄、甘遂、阿胶各二两，水升半，煎半升，顿服，其血自下。

血气刺痛

用香附炒一两，荔核烧存性，五钱为末，每二钱，米饮下。

又方，治血气刺痛，经候不调，用元胡去皮醋炒、当归酒炒各一两，橘红二两为末，酒煮米糊丸，空心艾醋汤下。

血风①头痛

女人血风头痛，用草乌头、栀子等分研末，捣葱汁，调涂左右太阳及额上，勿过眼，忌风。

血风攻脑

妇人血风攻脑，头旋闷绝，忽尔倒地，不知人事，用苍耳苗取嫩心，阴干为末，酒服一钱，其功甚效。

---

① 风：原作"气"，据下文改。

胎产杂治

胎动欲产日月未足

以全蛇蜕一条，绢袋盛，绕腰系之，立安。

又方，取槐树东引枝，令孕妇手把之，即易生。

难　产

妇人难产，用桃仁一个劈开，一片书"可"字，一片书"出"字，合定吞之即生。

又方，取弓弩弦以缚腰，及烧弩牙令赤，内酒中饮之皆取法于快速之义也。

一法，用伏龙肝细研，每一钱，酒调服，其土从儿头上戴出，妙。

一法，令产妇以自己发梢含于口内，恶心即下。此方亦治胞衣不下。

生产不顺，用蛇蜕一条全者，蚕退纸一张，入新瓦罐内，盐泥固济，烧存性，为末，煎榆白皮汤，调下一钱，三服，觉痛便生。

又方，用蛇蜕一条全者烧灰，入麝香一字，酒调下二钱，面东服。如横生逆产，以余渣涂所出手足即顺。

又方，用大朱砂于端午日晒起，不得着雨，以百日为度，研为细末，取腊月兔脑髓为丸，如绿豆大，欲产时粥饮下一丸，良久便生。其药男左女右，手中握出，是方其应验若此。

又方，用蓖麻子十四粒去壳，朱砂、雄黄各钱半，蛇蜕一尺，烧存性为末，浆水饭丸弹子大。临产时，先用椒汤淋洗脐下，次安药一丸于脐中，用蜡纸数重覆上，以帛束之，须臾生下，急去药，一丸可用三次。名催生万金不传遇仙丹。

难产横生

口中念无上至圣化生佛，百遍自顺。

又方，用兔毫笔头三枚烧灰，金箔三片，以蜡和丸，酒下。

一法，用铜秤锤烧赤，淬酒下。

横生逆产胞衣不下

用蛇蜕炒焦为末，向东酒服一刀圭即顺。

一方，治逆产，以手中指取釜下墨，交画儿足即顺。

又方，用黄丹涂儿足下。

死胎不下

以利斧煅赤，置酒中，待温饮之，其胎自下。

又方，用三家鸡卵各一枚，三家盐各一撮，三家水各一升，合煮，令产妇向东饮之，立出。

又方，用黄牯牛粪涂母腹上，立出。

又方，以牛粪炒令大热，入醋半盏，以青布包裹，于产母脐上下熨之，立下。

胞衣不下

取产母鞋底炙热，熨大小腹上下二七次即下。凡欲产时，必先脱常所着衣，以笼灶，胞衣自下仍易产。一法，取夫单衣盖井上，立出。

胞衣不下，困极腹胀杀人，用土狗一枚，水煮二十沸，灌入喉内即出。

又方，用黑豆二合炒透，烧红秤锤同豆淬，将豆淋酒，化下益母草丸。

一方，用无名异〔批〕无名异，即漆匠煎油的干子为末三钱，以鸭蛋白调匀碗贮，次用老米醋一茶杯热滚，和药同服，其胎衣即缩，如秤锤样下来；不下，再服三钱，万无一失。

又方，用芡实叶大如盘者，取完全无破损，晒干备用，凡用，以一皮扯作三块，水煎浓汁对酒服，姜汤亦可，其胞衣即裂为三块而出；若扯作二块，即裂为二块而出。此方得之万天纯，屡试屡验。

又闻临川世医黄在田，下胞衣用红菱叶，其法与前方同，功效亦同，屡试屡验。

舒云：凡用此二方，必察其果为胞衣未下者，方可用。若遇骈胎，必俟母气来复再产，不可妄投。

催生屡验

令人取路上草鞋一只一云只用鼻梁上绳，洗净烧灰，童便和，酒调下二钱，得左足者男，右足者女，覆者死，侧者有惊，果是神奇，用此送催生丸尤妙。

一云，用路上草鞋鼻子，烧灰酒服。〔批〕《大全》云：理固难通，事实殊效。

催生难产神效，用败兔毫笔头一枝，烧为灰，研烂，捣生藕汁一盏，下之立产。若产母虚弱及素有冷疾者，恐藕冷动气，即于银器内，重汤暖过后服。

又方，用铜钱烧令通红，放酒中饮之。

又方，用车轴脂吞大豆许两丸。

又方，取槐树东枝，令产妇抱之易产。

因病下胎

妊娠因病下胎，用桂心、栝楼、牛膝、瞿麦各五分，当归一钱，水煎服。

又方，用牛膝一两，酒一钟，煎七分，分二服。

又方，用麦芽一升为末，和水煮二升，服之即下，神效。

又方，用附子二枚为末，以醇苦酒和，涂右足，下之亦良。

又方，取鸡子一枚，以三指撮盐放鸡子中，服之立出。

又方，用蟹爪二合，桂心、瞿麦各一两，牛膝二两，研末，空心温酒下一钱。

毒药堕胎

毒药堕胎腹痛者，用生扁豆去皮为末，米饮下，或煎浓汁，或为丸亦可。

子 鸣

《心悟》云：妊娠腹内自鸣，系小儿在腹内哭声也，又谓之腹内钟鸣。古方用鼠穴中土二钱，加麝香少许，清酒调下；或用黄连浓煎，呷之即止。但黄连性寒，麝香开窍，不宜轻用。此证乃脐上疙瘩，儿含口中，因孕妇登高举臂，脱出儿口，以此作声。令孕妇曲腰就地，如拾物状，一二刻间，疙瘩乃入儿口，其鸣即止，可服四物汤见血门加白术、茯苓一二剂，安固胎气。

子 喑

《心悟》云：妊娠至八九月，忽然不语，谓之子喑，但当饮食调养，不须服药。黄帝问曰：人有重身九月而喑，何也？岐伯对曰：胞胎系于肾，肾脉贯系舌本，故不能言。十月分娩后，自能言也。

［愚按］肾脉贯系舌本，因胎气壅闭，肾脉阻塞，故不能言，自应调摄以需之，不必惊畏，或用四物汤加远志数剂亦可。倘妄为投药，恐反误事，慎之。

产后儿枕刺痛

用寒水石即软石膏、煤炭，烧酒淬七次，煅为末，每一钱半，粥饮调服，未止①再服。名黑白散。

产后腹胀

产后腹胀不转，气急，坐卧不安，以麦芽一合为末，和酒服，良久通转，神验。

产后恶露不绝

用桑根锯截取屑，醇酒调服，日三。

又方，用桑白皮煎水饮之。

又方，取乱发如鸡子大，灰水洗净，烧存性为末，酒调服

---

① 止：原作"上"，据《素问病机气宜保命集·妇人胎产论·黑白散》改。

二钱。

又方，以铁秤锤烧赤投酒中，酒准五升温服，或当归三两煎，对服。

产后血晕

以苎汁与产母服之，将苎麻与枕。腹痛，以苎安腹上，即止。

产后血闭血脉

产后血闭不下，用益母草汁一盏，入酒一合温服。

产后血胀，用芭蕉根捣汁，温服三合。

产后鼻衄

急取绯线一条，并产妇顶心发二茎，紧扎中指节上，即止。无药可治，亦禳厌之一法也。

产后吐脓血又复发斑

《秘录》云：此或感受暑热之气，未及发出，又因身虚而火势不能一时尽发，故血热妄行而身生斑点，方用人参、当归、川芎、麦冬、荆芥、元参、升麻煎服。

乳病杂治

乳卸 即乳悬

《心悟》云：乳头拖下，长一二尺，此肝经风热发泄也，用小柴胡汤见湿病加羌活、防风主之，外用羌活、防风、白芨烧烟熏之，仍以蓖麻子四十九粒，麝香一分，研烂涂头顶心，俟乳收上，即洗去，此属怪证，女人盛怒多得之，不可不识。

《金鉴》云：此证名乳悬，产后瘀血，上攻两乳，细长下垂过腹，宜浓煎芎归汤见妇科〔批〕一方芎、归各用一斤，浓煎，不时饮之，以其余药熏鼻，则瘀散，乳即上升，如不升者，用前涂头顶法。

吹 乳

吹乳用大车头边油垢，丸如桐子大，每五十丸，温酒下。

又方，螃蟹去足，用盖烧存性为末，每二钱，黄酒下。

吹乳未成脓者，用鼠粪二十一粒，研为细末，冷水调服，立效。

吹乳肿痛，用生半夏一个，葱白半寸，捣和为丸，绵裹，左患塞右鼻，右患塞左鼻，神效。

吹乳作痛，用贝母末吹鼻中，大效。

妒 乳

妒乳生疮，用蜂房、猪甲中土、车辙中土，各等分为末，苦酒和，敷之。

又方，用①芙蓉花或叶干为末，掺之。

乳 痈

又方，用仙人掌草一握，小酒糟一块，生姜一大块，同研烂，入桂末少许，炒，酒服，渣罨患处。

又方，用捣米捶二枚，炙令热，以絮及故帛拓乳上，以捶更互熨之，瘥止。

乳痈初起，用水杨柳根皮捣烂贴之，其热如火，再贴遂平。

又方，用乌药磨酒吃，立效。

乳头生疮

乳头生小浅热疮烂痒，以芙蓉花或根或叶干为末，掺之。

乳头裂痛

取秋后冷落茄花裂开者，阴干烧存性，水调涂。

乳 痒

用墙头烂茅、荆芥、牙皂等分煎水，频熏洗之。

乳汁不通

用白僵蚕末二钱酒服，少顷，以芝麻茶一盏投之，梳头数十

---

① 用：原作"月"，据《济阴纲目·乳病门·妒乳》改。

遍，乳汁如泉而出。

一方，用鲤鱼一头研末，每一钱，酒调下。

又方，用天花粉炒黄为末，每二钱，以红饭豆煎浓汤调服，日二次，其乳汁自然流溢。

乳 少

用乌油麻炒，入盐少许，食之自多。

男子乳房壅肿

男子乳房忽然壅肿，乃阳明之毒也，方用槐花、蒲公英、花粉、芥子、附子、柴胡、白芍、通草、木通炒、栀仁、茯苓，水煎服。

疮毒杂治

破伤风疮

用生南星末，水调涂四围，水出有效。

指头肿毒

指头肿毒痛甚者，用乌梅肉和鱼鲊捣封之李楼方。

疔肿恶毒

用门斗灰罗细，以独头蒜或新蒜染灰擦疮口，候疮自然出水少许，再擦之，少顷即消散也。

遍身热毒

遍身生热毒，痛而不痒，粘着衣被，欲卧不得，用菖蒲三斗，晒干为末，铺席上卧之，仍以衣被覆之，既不粘着，又复得睡，数日，其块如失。

疮愈复发

凡疮已愈复起泡，红不结痂，用陈腊肉油，擦之立效。

疮隐入腹

小儿涂疮入腹，腹胀而喘，用雄黄解毒丸见咽喉加竹叶、灯心，煎汤饮之，如得利下黄涎，疮仍出肤，以沆瀣丹见幼科服之。

小儿无故疮隐入腹，忽然痰喘，用连翘、人参、甘草、橘红、川芎、黄连、木通、白芍、竹沥对服。

疮陷发搐

小儿疮陷发搐，用泻青丸见火病加姜虫、全蝎，服完遍身皮肉红者，疮始出也。

无名肿毒诸般火丹

无名肿毒，单用龟板一味，烧灰存性为末，黄酒冲服。

一法，用干姜一片，面粉包煨为末，调贴患处即安。

无名肿毒，诸般火丹，热疮湿疮，取阴地蚯蚓粪四两，皮硝二两，共研末，新汲井水浓调，厚敷患处，干则易之。

诸疮收口掺药

李氏治一患背疽大溃，五脏仅隔一膜，皆谓必死，后用鲫鱼去肠，实以羯羊粪，烘为末，干掺疮口上自收。

年久顽疮不收口，用龙眼肉不拘多少，男患用女人口涎打湿，女患用男人口涎打湿，嚼烂成膏，贴患处即愈。

合口生肌药

用山上白牛粪经风雨漂白者为末，抹上三五次即愈，此药至贱极效。

神治小儿热疮

用鸡蛋五枚，煮熟去白，专取蛋黄，再用乱发一团如鸡子大，同入锅内，以炭火熬之，初甚干，次则发焦，乃有液出，久熬则液渐多，而黄发俱化而成液，以黄发尽为度，取起冷定，涂疮上，即以苦参末掺之，此神方也。

小儿头生疖毒

用蓖麻子二两去壳，松香一两，先研蓖麻子，以不见点为度；

后下松香，和研如泥，瓷碗盛之。凡遇小儿疠毒，以绵纸摊①开，加②膏药贴毒上即愈。

神治小儿软疖

小儿软疖年久不愈者，用臭橘即枳壳一个，剜去瓤，磨令口平，以面糊涂搭枳壳四围，贴于疖上，于偏旁安一灯草以通脓水，则脓自出，愈后臭橘自脱，更无痕迹。此方不独治软疖，凡年久顽疮臁疮，不能收口，依法用之，则无不愈者。无鲜橘，即用干枳壳亦可。

小儿软痛

用鸡蛋一个，开一小孔，滤去清大半，以燕窠泥研末纳孔内，后入家艾三四叶，再用燕窠泥盖孔上，外以黄泥包裹，置炭火上煅过存性，候冷，去泥研末，麻油调敷。

鲫鱼仙方

治对口一切白色阴毒，用活鲫鱼一尾，生山药一段，一样长，白糖二钱，同捣极烂，敷上神效。又治瘰疬及乳痈初起，加腊糟同捣敷之。

人身救急便药

凡小毒肿痒，红颗红片之类，即用本人口涎抹之，或梦醒之涎更妙。随抹随干者毒重，频抹亦可救急。又偶然破皮见血，即用本人清鼻涕涂之，立刻生肌最效。

情志怪病

痴 呆

张景岳曰：痴呆证，或以郁结，或以事不遂，或以思虑疑贰惊恐而渐致，或言辞颠倒、举动不经，或多汗，或善愁，其证千

---

① 摊：原作"挪"，形近而讹，据文义改。
② 加：原作"如"，形近而讹，据文义改。

奇万怪，无所不至。脉必或弦或数，或大或小，变易不常。此其逆气在心，或肝胆二经气有不清而然。但察其形体强壮，饮食不减，别无虚脱等证，则悉宜服蛮煎见后治之，最稳最妙。然有大惊猝恐，偶伤心胆而致失神昏乱者，当以速扶正气为主。

《石室秘录》云：呆病抑郁不舒，用人参、柴胡、当归、白芍、法半、甘草、生枣仁、南星。呆病如痴，虽有祟凭，亦有痰气，方宜人参、白术、茯苓、法半、芥子、附子、白薇、菟丝子、丹砂煎服。

离魂异病

凡人自觉形作两人，并行并卧，不辨真伪，此由肝虚邪袭，魂不归舍，名曰离魂。用人参、龙齿、赤苓各一钱，水煎，调飞过辰砂末一钱，卧时服，一夜一服，三夜后真者气爽，假者化矣。一方有茯苓，无赤苓、龙齿。

发狂见鬼发狂不知人

发狂见鬼，乃虚也，用人参、白术、半夏、南星、附子大剂灌之自愈。发狂不知人而不见鬼者，乃热也，用人参、白芍、白芥子、法半、南星、黄连、陈皮、甘草。

寒证发狂

得之气郁不舒，怒气不能发泄，去宜祛痰为主，而佐以补气之药，人参、茯神、白术、法半、南星、附子、菖蒲，水煎服。或加柴胡尤妙。

心疯发狂

用狗肝一具披开，以黄丹、硝石各五钱，研匀擦在肝内，用麻缚定，水一升煮熟①，细嚼，以本汁送下。

花癫羊癫

此肝木枯槁，内火燔盛，脉必弦，出寸口。法当用平肝散郁

---

① 熟：原作"热"，据《杨氏家藏方·诸风下·癫痫方一十五道》改。

祛邪之味，柴胡、白芍、当归、栀仁、甘草、茯苓、菖蒲、麦冬、元参、芥子，水煎服。羊癫忽然卧倒，作牛马之声，口中吐痰如涌，人参、白术、法半、南星、肉桂、附子、陈皮、甘草，水煎服。

癫痫痰迷食炭

《秘录》方，用柴胡、白芍、人参、法半、芥子、胆星、附子、茯神、菖蒲，水煎服。

产后癫狂讴歌唱曲

用当归、地黄、苏木、红花、桔梗、广皮、茯神、远志、甘草、前胡、半夏，水煎服。

产后惊悸

产后风邪，心虚惊悸，用猪心一枚，以豉汁煮食之。

服蛮煎　新方。能行滞气，开郁结，通神明，养正除邪。此方性味极轻极清，善入心肝二脏，大有奇妙。

生地　麦门冬　芍药　石菖蒲　石斛　川丹皮极香者　茯神各二钱　木通　知母各一钱半　陈皮一钱

上药水一钟半，煎七分，食远服。

如或痰胜多郁者，加贝母二钱。阳明火盛，内热狂叫者，加石膏二三钱。痰盛兼火者，加胆星一钱五分。便结胀满多热者，加玄明粉二三钱调服，或暂加大黄亦可。气虚神困者，加人参随宜。

头面怪病附脑眉发

头面肿大看人缩小

头面肿如斗大，看人小如三寸，饮食不思，呻吟如睡，此痰也。用瓜蒂散吐之而头目之肿消，又吐之而见人如故矣，后用人参、白术、茯苓、甘草、陈皮、半夏煎服。

痰嗽面肿不寐

宋徽宗宠妃病痰嗽，面肿不寐，李防御治之，三日不效，当诛。李技穷忧泣，忽闻市人卖嗽药，一文一贴，吃了今夜得睡，色淡碧，李市之，恐猛悍，先自试无害，遂并三贴为一以进。妃服之，是夕安寝嗽止，而肿亦消。帝大悦，赐值万金。李不知其方，惧得罪，访市人，重价求之，乃蚌①壳煅粉，少加青黛也，以淡荠水加麻油数滴调服。《圣惠方》白蚬壳研粉，米饮调服，治咳嗽不止。

天白蚁

头中如蛀虫响，名曰天白蚁，用茶子为末，或茶芽亦可，吹入鼻中立止。

控脑砂

《金鉴》云：此证内因胆经之热移于脑髓，外因风寒凝郁火邪而成，鼻窍中时流黄色浊涕，宜奇授藿香丸见鼻。若久而不愈，鼻中淋沥，腥秽血水，头眩虚晕而痛者，必系虫蚀脑也，即名控脑砂。宜用丝瓜藤近根三五尺，烧存性为末，每三钱，食后黄酒送下。〔批〕外用桃叶作枕。但此证久则必虚，当以补中益气兼服。

雷头风肿

雷头风肿，不省人事，用地肤子同生姜研烂，热酒冲服甚效。

头内奇痒

头内奇痒，渐至发落，用芦荟、苦楝等分研末，吹入鼻内，数次即愈。

头风畏冷

一人病头风，首裹重绵，三十年不愈，以荞麦粉二升，水调作二饼，更互合头上，微汗即止。

---

① 蚌：原作"蜂"，据《本草备要·鳞介鱼虫部·蛤粉》改。

头痛连目

头痛连目，用鼠粘子、石膏等分研末，茶清调服。

脑痛眉痛

脑痛眉痛，用谷精草二钱，地龙三钱，乳香一钱，为末，每半钱，烧烟筒中，随左右熏鼻甚效。

眉毛动摇

眉毛动摇，目不能交睫，唤之不应，但能饮食，用蒜三两杵汁，调酒饮即愈。

头皮虚肿状如裹水

头皮虚肿，薄如蒸饼，状如裹水，以口嚼小麦面敷之。

食物入脑

卒食物从鼻缩入脑中，介介痛不出，以牛脂或羊脂，如指头大，纳鼻中，吸取脂入，须臾脂消缩入，则物逐脂俱出。

头发挂树

陈藏器曰：生人发挂果树上，则乌鸟不敢来。又人逃走，取其发于纬车中，转之则迷乱不知所适。乱发烧灰，亦治尸疰。猪脂调涂，小儿燕口疮。

五官怪病 耳目口鼻喉舌齿

眼中长肉

眼内长肉二条，长一寸，如线香之粗，触出于眼外，此乃肝胆之火。法用冰片一分，硼砂半分，黄连、甘草各一分，为细末，人乳调少许，点肉尖上，觉眼珠火泡出，一时收入而愈。后用白芍、柴胡、炒栀子、甘草、白芥子、茯苓、陈皮、白术煎服。

眼赤鼻张毛发如铁

有人眼赤鼻张大喘，浑身出斑，毛发如铜铁，乃热毒气结于下焦也。用白矾、滑石各一两为末，水三碗，煎减半，连饮服尽即安。

鼻中红线

有人鼻中生红线一条，长尺许，少动之则痛欲死，急用硼砂、冰片各一分，研为末，以人乳调之，轻轻点在红线中间，顷刻即消。

睛垂至鼻

人睛忽垂至鼻，入黑角塞，痛不可忍，或时时大便血出甚痛，名曰肝胀。用羌活煎汁，服数盏自愈。夏子益方。

鼻中毛长

昼夜可长一二尺，渐渐粗圆如绳，痛不可忍，摘去复生，此因食猪羊血过多所致。用生乳香、硇砂各一两，为末，饭丸梧子大，每空心临卧时吞服十丸，水下，自然退落矣。

耳闻战斗

耳中闻蚂蚁战斗声，乃肾水虚耗，用白芍、柴胡、栀子、熟地、枣皮、麦冬、芥子，水煎服。

耳中痒极欲死

耳中痒极，必以铁刀刺其底始快者，此肝肾之火结成铁底于耳中。方用龙骨一钱，皂角刺一条烧存性，冰片三分，雄鼠胆一枚，调匀后，以人乳再调，如厚糊样，将此药尽抹入耳中，必然痒不可当，不可搔抓，痒定自愈。

耳内长肉

耳内忽长肉一条，手不可近，色红带紫，此肾火也。方用硼砂一分，冰片一分，点之立化为水，后用六味丸大料饮之，二剂全愈。

口内生球

《心悟》云：一人口内生肉球，有根，如线长五寸余，形如钗股，吐球出，方可食饮，以手轻捻，痛彻至心。因用疏风降火药，每服加麝香五分，仍用麝香、冰片各三分，黄连一钱为末，一日夜吹五六次，三日根化而愈。

齿 历

丹溪治齿黄黑，由骨髓气血不能荣盛，谓之齿历。用石膏、砂锅各为末二两；白芷、青盐、升麻、细辛各一钱；麝香五分，为末。每早取少许擦牙，温水漱吐。名白牙药。

齿 䘌

《金鉴》云：由风热客于手足阳明二经而成。初起牙龈宣肿觉痛，遇风痛甚，常作歪口吸气之状，牙龈腐孔，时出臭脓水，久则齿龈宣露。初宜清胃汤见衄血门加羌活，外用白马悬蹄少许，以绵裹之，塞入脓孔甚效。

牙齿渐长

牙齿日渐长，难开口饮食，髓溢所致。用白术一味为末，水和服，及煮水含漱，自愈。

齿间壅肉

《医统》云：宋汪丞相之宠，好食厚味，一日热大作，齿间壅出有肉，渐大胀满，口不能闭，水浆不入，一医用生地汁一碗，牙皂角数挺，火上炙热蘸汁，令尽为末，敷壅肉上，随即消缩。

莲花舌

《心悟》云：莲花舌，皆心火炽盛所致。先用水洗去舌上白垢，若有黑处，以小刀点破，去瘀血，吹冰片散，服甘桔汤俱见喉病门加黄连。其证靠牙而起，数峰中不可针，宜针两旁，针中间恐伤舌下根，伤则不能收功。

舌出不收

心经热甚，其伤寒热毒攻心，或伤寒后不能调摄，往往有之。如心经热甚者，用珍珠末、冰片等分敷之。

一法，用人中白加冰片，鹅毛刷舌上，收后仍用黄连煎汁呷之。伤寒后不能调摄、吐舌者，用巴豆一粒，去油取霜，纸捻卷之，内入鼻中。自收产后舌出不收，用丹砂末敷之，暗掷盆碗作坠声，惊之自收详见妇科产后门。〔批〕舌吐不收，名曰阳强；舌缩不能言，名曰阴强。伤寒阴阳易病，舌出数寸者死。

《石室秘录》云：知吐出不能收者，乃阳火强盛之故，以冰片少许点之，即收后，用黄连、人参、菖蒲、柴胡、白芍水煎，二剂可也。

生疮吐舌

舌上生疮，吐出在外寸余，上结成黄靥，不能饮食，此心热也。方用冰片一分，入在蚌口内，立化为水，乃以鹅翎敷扫舌上，立刻收入。

舌缩不语

舌缩入喉咙，不能言语，乃寒气结于胸腹之故，方用附子、人参、白术、肉桂、干姜治之。

喉中石榴

洪玉友治一人喉中生一核，微痒不痛，用蛇床子烧烟，吸喉中立愈，此非实火，乃虚风也。又治一人喉中如悬一石榴，微微作痛，细考《医贯》得一方，用土牛膝根直而独条者，洗净入好醋三五匙，同研汁，就鼻孔适入二三点，丝断珠破而愈。《医贯》云：此证非咽痛，乃鼻中生一红丝，丝悬一黑泡垂挂咽门，以致饮食不入也。

喉中瘿瘤外现五色

咽喉大肿，又非瘿瘤，忽痛忽不痛，外现五色之纹，中按至半空半实，此乃痰结，非瘤也。方用海藻、法半、生芥子、贝母、南星、人参、茯苓、昆布、附子、桔梗、甘草，水煎服。

此方乃消上焦之痰，又有海藻、昆布以去其瘿瘤之外象，消其五色之奇纹，故兼可治瘿瘤。

四肢怪病

欠伸两手不下

欠伸两手不能下，将病人抱住缚在树上，把木棒打去病人，自然把两手遮隔而两手自下矣。下后用当归、川芎、红花、生地、桃仁、甘草、大黄、丹皮，水煎服，二贴全愈。〔批〕一室女亦两手伸而不下，百计罔效。一医天开妙想，令其母带入密室，脱却衣裤，医猝推开其门，其女惊羞，忽然两手下而顾羞矣。

掌中忽然高起

人掌中忽然高起一寸，不痛不痒，此阳明之火郁也。方用附子一个煎汤，以手渍之，至凉而止，如是十日，必然作痛，再渍必痒，又溃而高者平矣。

指甲脱下

人手指甲脱下，不痛不痒，此肾经大虚，宜用六味汤加柴胡、白芍、骨碎补治之。

手指足指堕落

手足脱下，或手指、脚指堕落，方用苡仁、茯苓、肉桂、白术、车前子，水煎服。

手上蛇形

手之皮上现蛇形一条，痛不可忍，此蛇乘人之睡，作交感于人身，服汤药不效，以刀刺之，出血如墨汁。外用白芷为末，掺之少愈。明日又刺血如前，又以白芷末掺之，二次化去其形。先刺头，后刺尾，不可乱也。

指缝生虫

指缝血流不止，有虫如蜉蝣之小钻出，少顷即能飞去，此乃风湿生虫，故有羽翼能飞。方用茯苓、黄芪、当归、白芍、甘草、人参、柴胡、荆芥、熟地、川芎、白术、苡仁，水煎服。

手足忽长

有人手足忽长倒生肉刺，如锥痛不可忍，名曰肉锥，但食葵菜即愈。

四肢如石击之作声

寒热不止数日，四肢坚如石，击之如钟磬声，日渐瘦弱，用吴萸、木香等分煎汤，饮之即愈。以上俱李楼方。

脚下生指

脚板下忽生二指，痛不可忍，乃湿热之气结成。方用硼砂一分末，葱一两，冰片三分，人参一钱，为末，以刀轻刺出血，随出随掺，以血尽为度，再用人参、白术、生甘草、牛膝、萆薢、苡仁、法半、芥子，水煎服，四剂全愈。

脚板色红如火

脚板中色红如火，不可落地，此因立而行房，火聚不散。方用熟地、枣皮、五味、麦冬、元参、沙参、丹皮、甘菊、牛膝、石斛、茯苓、泽泻、车前仁、萆薢，水煎服十剂。

脚肚肉块

人脚肚上忽长一大块肉，似瘤非瘤，似肉非肉，按之痛欲死，此乃脾经湿气结成，而中又带火不消。法宜补脾气而分消其湿，方用白术、茯苓、苡仁、芡实、泽泻、肉桂、车前、人参、牛膝、萆薢、白矾、陈皮、芥子、半夏，水煎服二剂后，用蚯蚓粪一两炒过，水银一钱，冰片五分，硼砂一分，黄柏五钱炒，儿茶三钱，麝香五分，各为细末，研至不见星为度，醋调成膏，敷患处，一日即消。

大腿坚硬如石疼苦异常

大腿肿痛，坚硬如石，疼苦异常，欲以绳系足高悬梁上，其疼乃止。放下，疼即如砍腿中，大响一声，前肿即移，大臀之下，肿如巴斗，不可着席。将布兜之悬挂，其疼乃轻，此祟凭之也。

〔批〕方用甘草一两，白芍三两，水煎服。盖甘草专泻毒热，白芍平肝木以止痛也。

肝胆[1]心脏怪病

肝叶倒转

病伤筋力，肝叶倒转，视各物倒置，人又无病，诸药罔效，必须将其人倒悬之，一人执木棍，劈[2]头打去，不必十分用力，然不可先与之言，使激动其怒气，肝叶开张而后击之，彼必婉转相避者，数次则肝叶自顺矣。

胆怯不敢见人

此少阳胆经虚也，而所以胆经之虚者，肝木之衰也。法当补肾水以生肝木，方用熟地、枣皮、白芍、当归、柴胡、茯神、芥子、生枣仁、熟桂。

心孔昏塞

心孔昏塞，多忘善误，丁酉日，自至市买远志，着巾角中还，为末[3]服之，勿令人知。

一治善忘，用猪马牛鸡心，干之为末，酒调服。

心 瘥

痰饮所致，俗名饮瘥；有胃口热，食易消故瘥，《素问》谓之食瘥，亦类消中之状。痰气，宜小半夏茯苓汤见痰加枳实一钱。胃中热，二陈汤同上加黄连一钱，或五苓散见痰门去桂，加辰砂少许。亦有病瘥，呷姜汤数口，或进干姜汤而愈，此膈上停寒，中有伏饮，见辛热即消也。

肝 着

其人常欲踏其胸上，先未苦时，但欲饮热。《金匮》云：肝中

---

① 肝胆：原作"胆肝"，据底本目录乙转。
② 劈：原作"擘"，据《石室秘录·射集·倒治法》改。
③ 末：原脱，据《证治准绳·杂病·神志门》补。

寒者，两臂不举，舌本躁，喜太息，胸中痛不得转侧，食则吐而出汗也，宜旋覆花汤见后。

肝着方

旋覆花汤《金匮》　治肝着。

旋覆花三两　葱十四茎　新绛少许。《本草》无此名。按《说文》：绛，大赤也。《左都赋》注：绛，草也，可以染。陶弘[1]景曰：染绛，茜草也。《本草》云：味酸入肝，而咸走厥阴，血分之药，专于行血活血，恐即是茜草染之者。

水煎服。〔批〕旋覆花主治留饮结气，葱能通上下阳气。

蔡氏曰：《准绳》云方未考，然《金匮》妇人门有是方。未知是否。今按其方，半产漏下，脉弦而大，亦属肝病，似与上证相宜，姑录于此，用者再斟酌之。

腰脐肠胃怪病

腰间长肉

腰间忽长一条肉，痕如带围至脐间，不痛不痒，此乃肾经与带脉不和，又过于行房，乃得此病。法宜峻补肾水而兼补带脉，方用熟地、枣皮、杜仲、山药、白术、故子、白果肉、当归、白芍、车前各为末，蜜丸。

脐口长出

脐口忽长出二寸，似蛇尾状，不痛不痒，此乃任带之脉痰气壅滞结成。法宜硼砂一分，白芷、雄黄各一钱，冰、麝各一分，儿茶二钱，共为末。将其尾刺出血，必然昏晕欲死，急以药点之，立刻化为黑水。后用白芷三钱，煎汤服之则愈。不效听之，不可再服。

---

① 弘：原作"宏"形近而讹，据文义改。陶弘景，南北朝梁代人，著名医药家，道教思想家。著有《本草经集注》、《陶隐居本草》等。

截肠病

大肠头出寸余，痛苦，干则自落，旋又复出，名为截肠。若肠尽，即不治。初觉时，用器盛麻油坐浸之，日饮火麻子汁即愈。

肠胃中痒

人觉肠胃中痒，如置身无地者，此火郁结不散也。法当表散，方用柴胡、白芍、甘草、炒栀子、花粉，水煎服即愈。

产后肠中痒

肠中痒不可忍者，以针线袋安所卧褥下，勿令人知。或取箭杆及簌，亦安所卧褥下，勿令妇知。

产后肠出

产后肠出，久为风吹，干不能收，以磨刀水少许，火上温过，以润盘肠，仍煎好磁石汤一杯，与产母饮之自收。

丹溪用香油五斤煎热盛盆，俟温，坐油盆中约一食时，以皂角末入鼻中，嚏作立止。

子肠脱出，磨刀水涂之立上。

交肠病

妇人因生产，阴阳易位，前阴出粪，名曰交肠。取旧幞头烧灰酒服，仍间服五苓散分利之。如无幞头，凡旧漆纱帽，皆可代之。取漆能行败血之义也。

《石室秘录》云：用车前子三两，煎汤三碗，一气服完即愈。

月水从谷道出

妇人月水从谷道出，不可作肠风下血。治用荆芥一握，麻油点灯心一把，以灯焰熏荆芥，烟聚以火焚之成灰，不拘多少，用酒调下即止。

产后肉线

妇人产后水道中出肉线一条，长三四尺，触之痛绝。先服失笑散见临产门数剂，次以连皮姜三斤研烂，入清油二斤，煎油干为度。用绢兜起肉线，屈曲于水道边，以前姜熏之，冷即熨之，一日夜缩其大半，二日即尽入，再服失笑散、芎归汤见调经门调理之。如肉线断，则不可治矣。

癥瘕痞积怪病<small>蛟龙龟鳖</small>

血瘕肉癥

血瘕肉癥，月水不通，脐下坚如杯，时发热往来，下痢羸瘦。用干漆一斤烧研，生地二十斤取汁，和煎至可为丸，丸如梧子大，每三丸，空心酒下。

鳖癥

腹内有癥结如鳖之形状，有食鳖触冷不消生癥者，有食诸杂物得冷不消变化而作者，白马尿一升五合，温服，瘥。

鳖瘕

《直指》云：嗜酒人，血郁于酒，为酒鳖。多气人，血郁于气，为气鳖。虚劳人，败血杂痰，为血鳖。如虫之行，上侵入咽，下蚀入肛，或附胁背，或附肠腹，须急治之。用生硫黄末、老酒调，时时服之。《轨范》云：此味人多畏之，不敢轻服，其实性甚和缓，目睹有人服数斤，全无所苦，惟肌肤色黄而已。又方，用芜荑炒，兼缓胃理气益血之药，乃可杀之。

鱼癥

有人胃气虚弱，食生鱼鲙，因为冷气所搏，不能消化，结成鱼癥，揣之有形状如鱼也。马鞭草捣汁饮之，姜叶汁饮之亦消。又可服药吐之初食在心，胸间不化，吐复不出，速下除之，久之则成癥病。宜橘皮一两，大黄、朴硝各二两煎，顿服或加苏梗。

蛇癥

人有食蛇不消，腹内因有蛇癥，亦有蛇之精液误入饮食内，食之其状常苦，饥而食则不下喉，食至胸前即吐出，其病在腹，揣摸亦有蛇状，为蛇癥。赤足蜈蚣一条，炙干研末，酒调服。面光发热如火炙者，蒜汁一盏饮之，吐出如蛇即愈。

又方，白马尾切细，酒服。初服五分，次服三分，更服二分，不可以顿服，顿服则杀人。

虱瘕

人有多虱，而性好啮之，所啮既多，脏腑虚弱，不能消之，变化生瘕。患者见虱必啮之，不能禁止，时从下部出，亦能毙，人喜食血。用极旧梳木煅灰服，或用故箆子一枚，故梳子一枚，各破为两分，一分烧灰，一分水煎调服。

米瘕

人有好哑米，转久弥嗜哑之。若不得米，则胸中清水出，米不消化，遂生瘕结。其人常思米，不能饮食，久则毙腹，内有人声，鸡屎一升，白米五合，捣碎煎，顿服。如赢瘦至死，用葱白，手揾两虎口之多，切之；乌梅三十枚掰碎，水渍一宿，使得极浓。清晨啖葱白，随饮乌梅汁，尽顷之。心腹烦，欲吐吐之，疗之三晨，当吐出米，瘕差。

发瘕

有因饮食内误吞头发，随食成瘕，胸喉间如有虫上下来去者是也。用油一升，以香泽煎之，大镙鐒〔批〕镙鐒，铜器也贮之，安病人头边，以口鼻临油上，勿令得饮，及傅之鼻口，令有香气，当叫唤取饮，不得与之，必疲极眠睡。其发当从口出油中，以人专守视之，并石灰一裹，见瘕出，以灰粉手捉瘕抽出，须臾抽尽，即是发也。此以所喜诱之之法。

发瘕

人患腰痛牵心，每至辄气欲绝，此发瘕也。以油投之即吐，出如发梢，引之长三尺，头成蛇能动，挂久滴血，惟一发耳。

发瘕饮油

夏子益奇疾方，用雄黄五钱，研水调服，虫自出。一人腹烦满弥二岁，此误食发而然，饵雄黄，少顷吐一蛇，无目，烧之有发气。

又方，用猪脂二升，酒三升，水煮三沸，温服。

酒　瘕

人有饮酒多而食谷少，积久渐瘦，遂常思酒，不得则吐，多睡不能食，是胃中有虫使之然，名为酒瘕也。

狐　瘕

因月水来时，或悲或惊，或逢疾风暴雨，被湿所致。狐瘕精神恍惚，令人月水不通，胸胁腰背痛，引阴中小便难，嗜食欲呕，如有孕状，其瘕手足成形者，杀人未成者，可治。用新鼠一枚，新絮裹之，黄泥固住，穿地坎，足没鼠形，置其中，桑柴烧其上，一日夜取出，去絮土，研为末，入桂心末二钱半，每酒服方寸匕，不过二日，当自下。

蛟龙痞块

有人至中途，热困且渴，遂饮涧水，后觉腹中坚痞如石，用雄黄、硝石煮，食之立吐一物，长数寸，大如指，视之鳞皆具，立愈。

积久成鳖

小儿腹内有形，摇头掉尾，大者如杯，小者如钱，上侵入喉，下蚀入肛，用生硫黄研极细末，每日老酒调服一钱，空心下，久服自化。硫黄须色如初出鹅雏者方可用，带青带赤带黑者，皆不堪用。此物最平稳，多服无碍。

龟病腹痛

龟病腹痛，其硬如砖，用自死白僵蚕同马尿服之，其物自软而出。

腹中生鳖

《祖台之志怪》云：昔有人与一奴皆患心腹痛病，奴死剖之，得一鳖尚活，以诸药投口中不死。有人乘白马观之，马尿坠鳖而鳖缩，遂以灌之，既化成水，其主服马溺而愈。《石室秘录》云：腹中生鳖，乃饮食积聚之故，宜用白芷一味为丸，再加马尿一碗，童便半合，饮之立消。

虫蛇怪病 水蛭虱附

手指节断绿毛虫出

人有手十指节断坏，惟有筋连住，无节之肉，虫出如灯心，长数寸，遍身绿毛卷之，名曰血余，以茯苓、胡连煎汤饮之，愈。

筋肉化虫

人有虫于蟹，走于皮下作声，如小儿啼，为筋肉所化也。用雄黄、雷丸各一两为末，掺猪肉上炙熟，吃尽自安。

酒虫心痛

一人嗜酒，每夜必置数升于床隅，一夕忘设，至夜半大渴，求之不得，忿闷呼噪，俄顷吐出肉块如肝而黄，上于蜂窠，犹微动，取酒沃之，唧唧有声，此酒病根也。亟投诸火，后遂不饮。

胸中有虫

人心中闷甚，面赤不能饮食，此有虫在胸中，必得之食鲤也。方用半夏、瓜蒂、甘草、黄连、陈皮、人参吐之，吐虫三升，皆赤头而尾如鱼，必断酒色，后乃不发。

脐中出虫

有人脐中如铁石，水出旋变作虫，行绕身匝，痒难忍，拨扫不尽，用苍术浓煎汤浴之，仍以苍术末入麝香少许，水调服。夏子益方。

粪门生虫

粪门生虫，奇痒万状。方用蛇床子三钱，甘草一钱，楝树根三钱，共为细末，炼在蜜内，捏作挺子一条，插入粪门，内听其自化，痒即止而自愈。

大肠虫出

大肠虫出不断，断之复生，行坐不得，用鹤虱末水调半两，服之自愈。怪证奇方。

泄虫丈余

《客座新闻》云：一人患腹胀，夏成诊之曰：饮食如常，非水肿蛊胀，乃湿热生虫之象也。以石榴、椿树东引根皮、槟榔各五分，空心服，腹大痛泄，虫长丈余，遂愈。

痨　虫

用肥鳗二斤，白薇一两，小茴二钱，甘草一钱，榧子肉十个，苡仁五钱，砂锅内同煮烂，五味和之，饱食尽不可留，半日不可食饭饮水，痨虫尽死。

又方，用醋炙鳖甲、茯苓、山药、熟地、白薇、沙参、骨皮、人参、枣皮、芥子，用鳗鱼一斤，煮熟捣烂，各研末，米饭为丸。

瘵　虫

有病瘵者，相染已死，数人乃以病者钉之棺中，弃于流水，永绝传染。渔人异之，开视，见一女子尚活，取置渔舍，多食鳗鲡，病遂愈，后以为妻。《圣惠方》云：鳗鲡淡炙食，治诸虫，心痛。

应声虫

有人每言语，腹中有声相应，久渐声大，一道士曰：此应声虫也。但读《本草》取不应者治之，读至雷丸，其虫不应，服之而愈。

板蓝汁一盏，分三次服之，亦可愈。

《石室秘录》云：乃脏中毒气有祟以凭之也，用甘草、白矾等分，饮下自愈。

浑身虱出

其人嗜卧，浑身虱出，约至五升，随至血肉俱坏，每宿渐多，痛痒不可言状，惟吃水卧床，昼夜号哭，舌尖出血不止，身齿俱黑，肉动鼻开，但饮盐醋汤，十数日即安。

背脊虱出

背脊开裂一缝，出虱千余，此乃肾中有风，得阳气吹之，不觉破裂而虱现。方用熟地、枣皮、杜仲、白术、防己、豨莶草，煎服二剂，即愈。

又方，用蓖麻三粒研如膏，以红枣三枚，捣成为丸，火烧熏衣上，则虱死而缝合。

水蛭入腹

水蛭入腹，势须滋生，常日遇食时，则聚丹田间吮咂精血，饱则散处四肢，苟惟知杀之而不能扫尽，故无益也。早旦忍饥，勿啖一物，枵腹以诱之，将午取黄土一块，温酒一升，投土搅其内，此虫喜酒，又久不得土味，乘机毕集，投药多少，随证久暂进之，能空洗令无余也。药用田中干泥一小块，小死鱼三四个去鳞皮，巴豆十粒去壳膜，同研烂，将猪脂熔化，搅匀和丸绿豆大，以田中冷水下十丸，蛭皆泻出，后以四物加黄芪煎服调理。

又多服浓茶，多食冬蜜，即化为水。有人蛭升至鼻，鼻孔血不止，只用田泥泡水一碗，放鼻孔前，蛭多乘泥而下，此吾乡林弼臣身常试验之。出《方便集》。

腹中生蛇

腹中生蛇，乃毒气化成。方用雄黄一两，白芷五钱，甘草二两，为末，端午日，修合粽子，米和丸，饭前食之，食后必作痛，极力饮之，切不可饮水。人腹中生蛇，身必干涸如柴，似有鳞甲，以白芷一味为丸，每日米饮送下五钱，自愈。

胃痛吐蛇

胃脘不时作痛，遇饥更甚，尤畏大寒，日日作楚，宜以大蒜三两，捣汁灌之，忽吐蛇一条长三尺而愈，蛇畏蒜故也。

粪门拖蛇

粪门内拖出一条，似蛇非蛇，或进或出，便粪之时，又安然无碍，此乃大肠湿热之极，生此于直肠之间，乃肉也。方用当归、白芍、枳壳、槟榔、莱菔子、地榆、大黄，水煎服。服后用木耳煎汤频洗之，外用冰片点。

荣血怪病

血　壅

有人遍身肉出如锥，既痒且痛，不能饮食，名曰血壅。不速治，必溃脓血，以赤皮葱烧灰淋洗，饮香豉汁数杯自安。

脉　溢

有人毛窍节孔血出不止，皮胀如鼓，须臾目鼻口唇被气胀合，此名脉溢，用生姜自然汁和水各半盏，服之即愈。

九窍出血

用荆芥穗煎酒服。

又方，用乱发、败棕、陈莲蓬，并烧灰等分，每三钱，木香汤下。

七孔流血

肾虚热者，用六味地黄汤加麦冬、五味、骨碎补治之。

足上毛孔出血

有忽然足上毛孔内标血如一丝者，流而不止即死。急以米醋三升煮滚，以两足浸之即止，后以人参、当归煎汤，以穿山甲一片，火炙为末，调服即不再发。凡皮毛中出血者，俱以此方救之。

脐中出血

用六味汤加骨碎补，饮之即止。

肌　衄

有血从毛孔中出，谓之肌衄。盖肝藏血，心之液为汗，肝心俱伤于邪，则汗血。《三因》曰：无病者，汗出污衣，甚如赭染，名曰血汗，亦曰红汗，由大喜伤心，喜则气散，血随气行也。宜黄芪建中汤见劳损门兼服妙香散见遗精，以金银器入小麦、麦门冬，煎汤调下。衄蔑，亦血汗也。经曰：少阴所至为衄蔑。河间曰：胆受热血妄行也，宜定命散见后。《圣济方》用郁李仁去皮、研一钱，以鹅梨捣汁调下。

又方，用人中白不拘多少，刮在新瓦上，火逼干，研极细末，每二钱，入麝香少许，温酒调下。外用男胎发灰罨之，未效，以郁金末水调，鹅翎扫之立止。

腘 衄

《九灵山房集》云：湖心寺僧偶搔腘中疥，忽出血汨如泉涌〔批〕膝内曰腘，血从委中穴出，乃血暴溢也，竟日不止，邀吕元膺往视时，已困极无气可语，及持其脉，惟尺脉如蛛丝，他部皆无，即告之曰：夫脉血气之先也，今血妄溢，故荣血暴衰，然两尺尚可按，惟当益荣以泻其阴火，乃作四神汤见后加荆芥、防风，不间晨夜并进，明日脉渐出，更用十全大补汤见虚劳一剂而愈，瘙痒成疮，有窍出血不止，多年尿桶箍篾烧灰，傅之即止。

血衄方

四神汤 治血从委中出，名曰腘血。

当归　川芎　赤芍　干姜炮

水煎服。

定命散 河间云：胆受热，血妄行为衄蔑。

朱砂　寒水石　麝香减半

等分，共为末。每五分，新汲水调下。

脉益汤 治毛孔出血，一名血汗，又名肌衄。心主血，此心虚有火，故有此证。

人参　黄芪　当归　茯神　麦冬　石莲肉　朱砂　生地

姜汁冲服。

疮疡怪病

灸疮飞蝶

此因艾火灸伤，疮痂退落，疮内鲜肉片飞如蝶状，腾空而去，痛不可言，是血肉俱热怪证也。用大黄、朴硝各半两，为末，水调下，取利为度。

生疮五色如樱桃

有人头顶生疮，五色如樱桃状，破则自顶分裂，连皮剥脱至足，名曰肉人。常饮牛乳自消。

燎泡如棠梨

浑身燎泡如棠梨状，每个出水有石一片，如指甲，其泡复生，抽尽肌肉，即不可治。用京三棱、莪术各五两，为末，分二服，酒调连进愈。

蛇串疮

有人食乌梢蛇浑身变黑，渐生鳞甲，见者惊缩，郑奠一令日服晚蚕砂五钱，尽一二斗，久之乃退。

蛇 体

皮肤如蛇皮鳞甲之状，由气痞涩，亦曰胎垢，又曰蛇体。用白僵蚕去嘴为末，煎汤浴之。一方加蛇蜕。《石室秘录》方：用雷丸、大黄、白矾、铁衣、雄黄研末，枣肉为丸，酒送下三钱。

白 疕

此证俗名蛇虱，生于皮肤，形如疹疥，色白而痒，搔起白皮，由风邪客于皮肤，血燥不能荣养所致。初服防风通圣散见火病，次服搜风顺气丸见秘结，外以猪脂、苦杏仁等分共捣，绢包擦之，俱效。

鳝 浊

有人脚肚生一疮，久遂成漏，百药不愈，自度必死。一村人见之曰：此鳝浊也。以石灰温泡熏洗，觉痒即是也。洗不数次，果愈。

蚁漏

有妇人项下忽肿一块，渐延至头，偶刺破，出水一碗，疮久不合。有道人曰：此蚁漏也，缘饭中误食蚁得之。用穿山甲烧存性为末，敷之立愈。

人面疮

《石室秘录》云：用雷丸研末三钱，加入轻粉、茯苓末各一钱，调匀，敷上即消。盖雷丸最能去毒逐邪，加入轻粉，深入骨髓，茯苓去其水湿。

心窝生疮能作人声

人心窝外忽然生疮，如碗大，变成数口，能作人声叫喊，此乃忧郁不舒而祟凭之也。方用生甘草三两，人参五钱，白矾三钱，茯神三钱，银花三两，水煎服即安，再二剂全愈。

疰腮

宋仁宗患疰腮，道士赞能取赤小豆四十九粒咒之，杂他药敷之而愈。中贵任承亮亲见后，任自患恶疮，傅永授以药立愈，问之，赤小豆也，亮始悟道士咒之伪也。后过预章，见医治胁疽甚捷，任曰：莫非赤小豆耶。医惊拜曰：用此活三十余口，愿勿复言。

赘肉赘疣诸疮凸出

亦曰：努肉诸疮中，努肉如蛇出数寸者，用硫黄细研，于肉上薄涂之，即缩疮。凸〔批〕凸，豚入声，出貌。通俗文：肉凸曰瘤。凹，音泡，低下也。土洼曰凹土，高曰凸，古象形字出寸许，如小豆或大如梅，取花脚蜘蛛丝缠其根，则渐干而自脱落。

赘疣〔批〕疣，音由。赘疣，结肉也，以蜘蛛网丝缠之自落。诸凸出，乌梅肉捣烂作饼，贴肉上立尽。

疣 目

亦曰瘊子，人手足背及指间忽生如豆，或如筋结，或五个，或十个，相连而生，拔之则丝长三四寸许，皆由风邪搏于肌肉而变生也。以苦菜折之，有白汁出，常点自落。活螳螂放于疣上，令食啖肉，平为度。乌鸡胆汁，日三涂之，妙。牛口中涎，数涂自落。杏仁烧研涂之，蜘蛛丝缠亦落。

恶肉毒疮

一女年十四，腕软处生物如黄豆大，半在肉中，红紫色，痛甚，诸药不效。以水银四两，白纸二张，揉熟蘸水银擦之，三日自落而愈。李楼方。

脐腹二阴湿疮

《衍义》云：一妇患脐腹二阴遍生湿疮，热痒而痛，出黄汗，二便涩。用鳗鲡、松脂、黄丹之类涂之，热痛愈甚。其妇嗜酒，喜食鱼虾发风之物，乃用马齿苋四两捣烂，入青黛一两和涂，热痛皆去，仍服八正散而愈。此中下焦蓄蕴风热毒气，若不出，当作肠风内痔，妇不能禁酒物，果仍发痔。

牛皮风①癣

牛皮风癣，用生驴皮一块，以朴硝腌过，烧灰油调搽之，名一扫光。李楼方。

头疮生蛆

头疮生蛆，头皮内时有蛆出，以刀切破，挤丝瓜叶汁涂之，其蛆尽出。小山怪证。

痘烂生蛆

痘烂生蛆，嫩柳叶铺席上卧之，蛆尽出而愈。李楼方。

脚上生蛆

脚上生蛆，用鸡蛋打散，熬成薄饼，候少温，不宜太热，贴

---

① 风：原脱，据底本目录补。

之痒甚，二三次其蛆尽除。

小儿怪病

闻雷即昏

一小儿七岁，闻雷即昏倒，不知人事，此气怯也。用人参、当归、麦冬各二两，五味子五钱，浓煎成膏。每服三匙，白汤化下，以后闻雷则自若矣。

食桃成痞

用树上自干桃三两，烧灰水服，取吐即愈。或用干桃为末，空心酒服。

夜　啼

《圣惠方》以明镜挂床脚上自止。

一方，用朽棺木烧明照之。

又方，用小儿初穿毛衫放瓶内即止。

客忤夜啼

《方便集》云：用本家厨下拨火棍削平，焦处向上，用朱砂书云：拨火杖拨火杖，天上五雷公差来作神将，捉住夜啼鬼打杀不肯放，急急如律令。书毕勿令人知，安立床前脚下，男左女右。

心火发搐

小儿心火发搐，初则昏睡，醒则大笑，旋作猫声而发搐者，盖火生于寅而猫类虎也，宜导赤散见幼科惊搐。

夜后狂语

小儿狂语，夜后便发，用竹沥夜服二合即愈。

牙齿不生

小儿牙齿多年不生，用黑豆三十粒，牛粪火内烧令烟尽，研入麝香少许，先以针挑破出血，用少许揩之，忌见风食、酸咸之物，自生。

肚皮青黑

小儿卒然肚皮青黑，乃血气失养，风寒乘之，危恶之候。以大青末纳口中，酒送下。

卒 死

小儿卒死，不解何病，急以狗粪一丸，绞汁灌之即活。

又方，用葱白纳入下部及两鼻孔中，气通能嚏，即活。

魃 病

儿将周岁，母腹有孕，儿饮其乳，谓之魃乳；或母患别病，儿饮其乳，亦类母病。盖母之气血若调，乳则长养；精神血气病，乳则反为病根。母既妊娠，精华不荫，衡任之脉不能上行，气则壅而为热，血则郁而为毒，小儿神气未全，易于感动。其候寒热时作，微微下利，毛发鬅鬙，意殊不悦，甚则面色萎黄，腹胀青筋，泻青多吐，日渐尪羸，竟成疳证，宜龙胆汤见后。

魃病方

龙胆汤 治小儿魃病。

胆草　钩藤钩　柴胡　桔梗　赤芍　川芎　人参　白茯苓一钱
炙草五分

水煎服。外以夜明砂不拘多少，红纱作一小囊系儿胸前。

祟病鬼疰

鬼 压

华陀危病方云：鬼压病，由初到客舍旅馆及久空冷之室，睡中觉有鬼压，但其人呃呃作声。即便叫唤。如不醒，宜牛黄、雄黄各一钱，朱砂五分，共为末，先挑一钱烧床下，次挑一钱用酒灌之。如无此药，即取东向桃柳枝各七寸，煎汤灌之。或用灶心土研末，每二钱，井水调灌之，更挑半指甲吹鼻。又用艾灸人中穴，次灸两足大拇指离指甲一韭叶许，各七壮，自愈。

澹一堂云：一男子被鬼压，身有青痕作痛，余遵古方，用金银花二三两煎汤与服，立效。又一客忤卒死，用去节麻黄三两去皮尖，杏仁七十粒，甘草一两，以水二碗煎取一碗，服之即愈。

卒中五尸

卒中五尸，其状腹痛胀急不得已，气息上冲心胸，旁攻胁肋，或块磊涌起，或牵腰脊，此乃身中尸鬼接引为害。取屋上四角茅入铜器内，以三尺帛覆脐上，着铜器于帛上，烧茅令热，随痛追逐，蹤下痒即瘥也。

卒中鬼气

卒中忤恶鬼气，卒倒不知人，四肢逆冷，口鼻清血出，或胸胁腹内绞痛，如见鬼之状，不可摩按，或吐血衄血，并用久汗垢衫烧灰，百沸汤或酒服二钱，男用女衫，女用男衫。《石室秘录》治中鬼不省人事，用人参、白术、茯苓、法半、南星、芥子、生附子，以生姜捣汁，水酒各半煎服，外用皂角末吹鼻中，效。

鬼卒击死

《暌军志》夏侯宏捉得一小鬼，问所持何物？曰：杀人以此矛戟中心腹者，无不辄死。宏曰：治此有方否？鬼曰：白乌骨鸡，用其血涂心下即瘥。

男子梦与鬼交

男子梦与鬼交，心神恍惚，用鹿角刮屑三指撮，日二服，酒下。

《本草》云：鹿角能逐恶血恶气也。

狐魅迷人

狐魅猫妖迷人，用鹿角屑擂末，以水调服寸许，病人即实吐情由。

一方，用桐油搽其下身隐处，或以本人裤包头，则妖自笑而去，永不再犯。

西湖遇鬼

《夷坚志》云：有士人游西湖，遇一女子明艳动人，重币求之不得。又五年重寻旧游，怅然空返，忽遇女子于途，士欣然并行，过旅馆逗留，半岁将议偕逝。女曰：向日君去，使妾忆念甚苦，感疾而亡，今非人也。但君浸阴气深，当暴泄，宜服平胃散，以补安精血。士惊慨曰：药味皆平，何得取效？女曰：中有苍术除邪气，乃为上品也。

鬼魅相感

《大全良方》云：妇人梦与鬼交，由脏腑虚，神不守，故鬼气得为病也。其状不欲对人，或时悲泣，脉息乍大乍小，乍有乍无，或脉息迟伏，或如鸟啄，皆鬼邪之脉。又脉来绵绵，不知度数，而颜色不变，亦其候也。夫鬼本无形，感而遂通，因心念不正，感召其鬼，附邪气而入，体与相接，所以时见于梦。治法则朱砂、雄黄、麝香、鬼箭羽、虎头骨，辟邪之属是也。或迹其鬼所在，令法师入其中毁之，其病即安。俗谓夜梦鬼交，宜温胆汤去竹茹，加人参、远志、莲肉、枣仁、茯苓各五钱，吞玉华白丹、固阳丸，方见遗精。

薛氏云：多由七情亏损、心血虚、神无所护而然，宜用安神定志等药，使正气伸而神自安。若脉来乍大乍小，乍长乍短，宜灸鬼哭穴〔批〕各鬼哭穴，以患人两手拇指相并，用线扎紧，当合缝处半肉半甲间，灼艾七壮。若果是邪祟，病人即乞求免灸我，自去矣。

《金鉴》用归脾汤见血门调辰砂、琥珀末服。

秦承祖云：灸鬼哭穴以病者两手大拇指相并，用细绳缚定，以火炷艾骑缝灸之甲及两指角肉，四处一齐着火，一处不着，即无效，灸七壮神验。

邪物交通

女人与邪物交通，独言独笑，悲思恍怫者，用雄黄一两、松脂二两熔化，以虎爪搅之，丸如弹子大，夜烧丸于笼中，令女人坐其上，以被蒙之，露头在外，不过三剂自断。仍以雄黄、人参、防风、五味等分为末，每旦用井水调服，方寸匙。

中邪见鬼

《石室秘录》云：中邪遇鬼，阳气衰也。方宜人参、当归、茯苓、白术、菖蒲、法半、芥子、丹参、皂角刺、山羊血、附子煎服山羊血、皂角刺，开关之圣药也。如或心虚而有祟凭之者，宜用白术、苍术、附子、法半、南星、大戟、山慈菇各为细末，加入麝香少许，做成饼子。每用一饼，姜汤化服，必吐顽痰而愈。

腹中鬼哭

妇人腹中鬼哭，用黄连煎浓汁，常呷之。

鬼　胎

程钟龄曰：凡人脏腑安和，血气充实，精神健旺，荣卫调畅，则妖魅之气安得而乘之？惟夫体质虚衰，精神惑乱，以致邪气交侵，经闭，腹大如怀子之状，其面色青黄不泽，脉细涩或乍大乍小，两手如出两人，或寒热往来，此乃肝脾膹郁之气，非胎也。宜用雄黄丸见后攻之，而以各经见证之药补助元气。大法：肝经郁火，佐以逍遥散见郁病；脾经郁结，佐以归脾汤见血门；脾虚挟痰，佐以六君子汤见脾胃。此证乃元气不足，病气有余，或经事愆期，失于调补所致，不可浪行攻击而忘根本，要则鬼胎行而元气无伤矣。复有梦与鬼交者，亦由气血空虚，神志惑乱，宜用安神定志丸见不寐主之。

《石室秘录》云：宜用红花、大黄、雷丸水煎服，下血而愈。

《金鉴》云：鬼胎因其人思想不遂，情志相感，自身气血凝结而成。古云实有鬼神交接，其说似属无据。

痰饮不孕梦与鬼交治案 张子和

一妇年三十四岁，梦与鬼神交，惊怕异常，及见神堂、阴司、舟楫、桥梁，如此十五年，竟无妊娠，黄瘦，发热引饮，中满足肿，委命于天。一日苦请戴人，戴人曰：阳火盛于上，阴水盛于下，见鬼神者阴之灵，神堂者阴之所，舟楫、桥梁水之用，两寸脉皆沉而伏，知胸中有实痰也。凡三涌三泄三汗，不旬日而无梦，一月而有娠。

祟凭治案

李士材云：章仲舆令嫒在阁时，昏晕不知人，用苏合香丸见中风灌醒后，狂言妄语，喃喃不休。余诊其左脉七至，大而无伦，右脉三至，微而难见，正所谓两手如出两人，此祟凭之脉也。以线带系足二大拇指①，艾炷灸两介甲至七壮，鬼即哀辞求去，后服调气平胃散见腹痛加桃仁，数日而祟绝。

祟病治案本《寓意草》

喻嘉言曰：杨季登次女病多汗，食减肌削。诊时手间筋掣肉颤，身倦气怯。余曰：此大惊大虚之候，宜从温补。遂于补剂中多加茯神、枣仁，投十余剂，全不对病。余为徘徊治法，因自讦曰：非外感，非内伤，非杂证也。虚汗振掉不宁，能受补药，而病无增减，且闺中处子，素无家难，其神情渐似丧败之余，此曷故耶？忽而悟曰：此必邪祟之病也。何为其父不言，往诊见其面色，时赤时黄。余曰：此证确有邪祟附人脏腑，吾有神药，可以驱之。季登才曰：此女每晚睡去，口流白沫，战栗而绝，以姜汤满灌，至良久方苏，挑灯侍寝防之，亦不有止。因见所用安神药甚当，兼恐婿家传闻，故不敢明告也。余曰：何不早言？吾一剂可愈。乃以犀角、羚角、龙齿、虎威骨、牡蛎粉、鹿角霜、人参、黄芪等药合末，令以羊肉半斤，煎取浓汁三盏，尽调其末，一次服之，果得安寝，竟不再发，相传以为神异。余盖以祟附于身，与人之神气交，特亦逼处不安，无隙可出，故用诸多灵物之遗形，引以羊肉之膻，俾邪祟转附骨角，移从大便而出，仿上古遗精变气祝繇遗事，而充其义耳。

痰病见鬼治案

李士材云：文学朱某遍体如虫螫，口舌糜烂，朝起必见二鬼，

---

① 拇指：原作"指拇"，据文义乙转。

执盘食以献，求治于余。余诊其寸脉，乍大乍小，意其鬼祟为之，细察两关，弦滑且大，遂断定为痰饮。投以滚痰丸_{见痰}三钱，虽微有所下，而病证仍旧，更以小胃丹_{见痰}二钱与之，复下痰积及水十余碗，遍体之痛减半，至明早鬼亦不见，更以人参三钱，白术二钱，煎汤服小胃丹三钱，大泻十余行，约有二十余碗，其病若失，乃以六君子为丸，服四剂而痊。

淹牒病治案

喻嘉言云：吾乡熊仲纾先生幼男去疾，髫龄患一奇证，食饮如常，但脉细神呆，气夺色夭。仲翁曰：此何病也？余曰：病名淹牒。《左传》所谓近女室晦，即是此病。彼因近女，又遭室晦，故不可为；令郎受室晦之邪而未近女，是可为也。即用前方〔批〕此即上杨季登之女祟病案内方少加牛黄丸，服旬日而安，今壬午去疾，已举孝廉矣。本《寓意草》。

祟病方 鬼疟

八毒赤丸 治鬼疰，脉乍大乍小，乍短乍长，或梦鬼击，寒热不能食。

雄黄 矾石 朱砂 附子泡 藜芦 巴豆 牡丹皮各一两 蜈蚣一条

共末，蜜丸小豆大。每服五七丸，冷水下。

此药为杀鬼杖，宜静室中洁诚修合，服之神效。矾石攻冷积病最良。

人参散 治心脏风邪，见鬼妄语，闷乱恍惚。

人参 赤苓 鬼箭羽 石菖蒲 犀角各七钱半 龙齿

每四钱，煎服。或加茯苓、远志肉、赤小豆。有热，加黄连、羚羊角，人参易沙参。热痰，加牛黄、天竺黄。

茯神散《大全》 治妇人与鬼交通。

茯神两半 人参 石菖蒲 茯苓一两 红小豆五钱

每三钱煎。〔批〕一方无茯苓。

杀鬼雄黄散 治与鬼交通。

雄黄　雌黄　丹砂各一两①，研细　羚羊角屑　芜荑　虎头骨　石菖蒲　鬼臼箭　白头翁　苍术　马悬蹄　猪粪　桃奴各五钱

用羊脂蜜蜡和捣，为丸如弹子大。每用一丸，当患人前烧之。

归神汤　治妇人梦交盗汗，心神恍惚，四肢乏力，饮食减少。

人参　白术　白苓　归身五钱　枣仁　陈皮八分　圆眼肉七枚　甘草　羚角末　琥珀末，各五分

水煎前药，入羚角、琥珀末和匀，食前服。

斩鬼丹　治鬼胎。

吴茱　川乌　秦艽　柴胡　僵蚕　巴戟　巴豆不去油　芫花醋煮，各二两

共为末，炼蜜丸，蜜酒送下，即出恶物而愈。一方有川芎，无川乌。

雄黄丸《心悟》　治鬼胎。

明雄黄　鬼臼去毛　丹砂细研，水飞，各五钱　元胡索七钱　川芎七钱　半夏一两，姜汁炒　麝香二钱

为末，蜜丸桐子大。每三十丸，空心温酒下。

鬼疟方

古方辟邪雄朱丸，内俱有信砒，岂宜轻用？惟《太平广记》载一神咒，对病人念之多验，默念亦可。

咒曰：勃疟勃疟，四山之神，使我来缚，六丁使者，五道将军，收尔精气，摄尔神魂，速去速去，免逢此人。

禳　法

神仙碧霞丹　治一切疟。

巴豆去皮油，另研，按东方　肉桂去粗皮，另研，按南方　雄黄去砂石，细研，按中央　白矾另研细，按西方　青黛水飞过，按北方

等分。五月一日修治，用纸裹，以盘盛，按上方位排定，勿

---

① 各一两：原作"各两"，据《证治准绳·女科·杂证门下》补。

令猫犬、妇人见之，安顿静神，前端午日午时，用五家粽尖和药令匀，丸如梧子大。令患人以帛裹一丸，男左女右塞鼻中，未发前一日安之，约发过时方去。

斩鬼丹

黄丹一两　独头蒜七枚

作丸，如绿豆大。疟未发，五更时用长流水煎桃枝，令病者向东吞下一丸，宜端午日合丸。忌鸡、犬、妇人知。

邪疟方

小儿邪疟，其发无时，日期不定，乍早乍晚，或有或无。以麝香五厘，好京墨同研，书"去邪辟魔"四字于额上，效。

鬼疟寒热方

用树上自干桃子二十一枚为末，滴水丸梧子大，朱砂衣。每一丸，早晨面向东，井华水下。

截疟方

于五月五日取花蜘蛛晒干，缝囊盛之，临期男左女右系臂上，勿令人知。

治鬼魅压人法

降香末，一钱　皂角末，一钱　朱砂　雄黄研　麝香研，各三分
艾叶五钱，揉烂

将药末揉入艾中，草纸裹为长筒点，放床底则不压。兼祛百怪邪恶之气。

急救门

救缢死

凡自缢高悬者，徐徐抱住解绳，不得断绝上下，安被放倒，微微捻正喉咙，以手掩其口鼻，勿令透气。一人以脚踏其两肩，以手挽其顶发，常令弦急，勿令缓纵；一人以手摩抚其胸臆，屈伸其手足，若已僵直，渐渐强屈之；一人以脚裹衣，抵其粪门，勿令泄气，又以竹管吹其两耳，候气从口出，呼吸眼闭，仍引按

不住。须臾以小姜汤或清粥灌，令喉润、渐渐能动乃止。此法自旦至暮，虽已冷可活；自暮至旦，阴气盛为难。救心下微温者，虽一日以上，亦可活，百发百中。

一法，以半夏末吹鼻中。〔批〕《心悟》用半夏为末，水丸如黄豆大，每用一丸纳鼻中，男左女右，名半仙丸。又法，用好肉桂二三钱，煎汤灌之。

一治自缢，气已脱极重者，只灸涌泉穴，男左女右，脚灸三壮即活。

一法，男用雄鸡，女用雌鸡，刺鸡冠血滴入口鼻中即活，不可将茶水灌。

辟除缢鬼法本《医诗》

其法于自缢之人尚在悬挂未解之时，即于所悬身下暗为记明，于方行解下时，或即用铁器，或即用大石镇压之，然后于所镇四面，深为挖取，将所镇土中层层拨视，或三五寸，或尺许，或二三尺，于中定有如鸡骨及如各屑之物在内李东壁云：有物如麸炭，取而或弃或焚，则辟除，将来不至有再缢之事，及时即挖，则得之浅而易，迟则深而难，然亦不出八九尺外也。虽云：幻妄无稽，实为屡试屡验见《虞初新志》所载，王明德记缢鬼。

救溺死

凡溺死者，先以刀幹①开溺者口，横放箸一支，令其牙衔之，使可出水。又令一健夫屈溺人两足着肩上，以背相贴，倒驼之而行，令其出水。仍先取燥土或壁土置地上，将溺者仰卧其上，更以土覆之，止露口眼，自然水气吸入土中，其人即苏。仍急用竹管各于耳口鼻脐粪门内更迭吹之，令上下相通。又用半夏末搐其鼻，又用皂角末绵裹塞粪门，须臾出水即活。

《集解》云：溺死急倒提出，用水牛一头，令横卧，以腹合牛

---

① 幹：疑作"幹"，撬开。

背上，牵牛徐行，令吐出腹中之水，以老姜擦牙即活。口噤者抉开，横一箸于牙间，使水得出。如无牛，以锅覆地，将溺人脐对锅脐，俯卧以手托其头，水出即活。或俯卧凳上，脚后稍高，蘸盐擦脐中，待其水自流出。或用皂角末绵裹纳下部，水出即活。切忌火烘，逼寒入内，不救。

一法，用艾灸脐中。〔批〕《心悟》云：用半仙丸纳鼻中，或用搐鼻散吹之，仍以生姜自然汁灌之，但鼻孔无血出者，皆可救也。

救冻死

凡冻死及冬月落水微有气者，脱去湿衣，随解活人热衣包暖，用米炒热囊盛熨身上，冷即换之，或炒灶灰亦可，候身温暖目开气回后，以温酒或姜汤、粥饭灌之。若先将火灸，必死。一用雄黄、焰硝各等分为末，点两眼角。

《方便集》云：冬月溺水或冻死，但胸前微温及微知恸哭，皆可救。倘或微笑，当急打之使哭，并急掩其口鼻。若笑不止，则寒入心肾，便难救矣。切不可骤近火，近火则大笑不止。

救压死墙壁压

凡压死及跌坠死，心头温者，即扶坐起，将手提其发，用半夏末吹入鼻中，少苏，以生姜汁同麻油搅匀灌之，次取散血药服，如无药，以小便灌之。一取向东桃柳枝各七寸，煎汤灌下。

一法，凡溺、缢、压死，急取韭菜捣汁灌鼻中，得皂角末、麝香同灌更捷。

《心悟》云：广三七二三钱，煎酒灌之，青木香煎酒亦佳。

救热死

凡人夏月暑天道途卒倒，不省人事，或稍省而不能运动者，急扶阴凉干处，掬道上热土放脐间，拨开作窍，令人溺尿其中热汤亦好，后用姜蒜嚼烂，以滚水和童便送下。切不可用凉水喷淋，及灌凉水，入腹即死。外用布蘸滚汤，摩心腹脐下，或用布巾蘸热汤覆脐上，暖即渐醒。

一法，急以刀器于地上掘开一穴，入水捣之，即取烂浆以灌之，死者即活。〔批〕《方便集》云：凡救五绝法，俱半夏为末，冷水作丸，如豆大，纳鼻中即愈，温者一日可治。

涎潮昏倒

凡人涎潮于心，卒然昏倒，不省人事，当即扶入暖室中，扶策正坐，当面作好醋，炭熏之，令醋气冲入口鼻中，良久，其涎潮聚于心者，自收归旧。轻者即醒，重者即省人事。惟不可吃一滴汤水。如入汤水，其涎永系心络不去，必成废人。

又人卒中昏倒，牙关紧闭，涎潮壅塞，急以大指掐人中，候醒，或用半夏末，或皂角、细辛、菖蒲为末，吹入鼻中取嚏。如口噤不开，以白盐梅蘸僵蚕擦之，待其少醒，然后可用药。

睡 死

景嵩崖曰：睡死者，乃神气虚，风痰盛，浊气闭塞而然。急用细辛、牙皂研末吹鼻，或雄黄末吹之，引出膈上风痰后，以苏合香丸见中风灌之，身动则生，身不动而色陷者死。

尸 疰

此挟外邪鬼魅之气流注身体，令人寒热，或腹痛胀满喘急，或垒块涌起，腰脊沉重，精神错杂，恒觉昏谬。每节气改变，辄至大恶，积年累月，顿滞至死，死后复易传人，乃至灭门。用忍冬藤叶数斛，煮浓汁，取汁煎服，日三次。

尸 厥

凡人淹淹死去，脉动无气，气闭不通，名曰尸厥。须用肉桂屑放舌下，或剔取本人左角发方寸，烧灰为末，和热酒灌之立愈，并以竹管吹其两耳更妙。

暴死惊死

《方便集》云：暴死未绝，用炭烧红泼醋，熏鼻闻之即活。或捣韭菜汁灌鼻中亦好。惊吓死者，惟以醇酒灌之。

中　恶

凡中恶压死者，不得近前呼叫，但唾其面，如不醒，即咬脚跟及大拇指甲际，略移动卧处，徐徐唤之，原有灯则存。若原无灯，切不可用灯照其面，只在远远处点灯照之，待其小苏，用皂角末吹鼻，得嚏乃愈。

李士材曰：中恶之证，凡登冢入庙，吊死问丧，飞尸鬼击，卒厥客忤，手足逆冷，肌肤粟起，头面青黑，精神不守，或错言妄语，牙闭口噤，昏晕不知人，宜苏合香丸见中风灌之。候少苏，服调气平胃散见腹痛。

景嵩崖曰：中恶之证，蓦然倒地，四肢厥冷，两拳握固，口鼻出血，倘不知救，死在须臾。其证与尸厥相类，但腹中不鸣，心腹渐暖有别。初中倒地时，切勿移动，只令亲人围绕，击鼓烧火，或烧麝香、安息香、苏合香、沉水①之类，直候其醒，方可移归。随用犀角五钱，麝香、朱砂各二钱半，共为细末，井水调下二钱。如无前药，用雄黄一钱，取桃柳枝或桃叶煎汤调下。张景岳曰：中恶者，中恶毒之气也。如老柩腐尸，淫祠古树，冷庙枯井，败屋阴沟，皆有恶毒之气。人偶触之，从鼻而入，肺先受毒，闭其清道，填塞胸中，忽然而倒，四肢厥冷，两手握拳，上气喘急者是也，宜返魂汤见后。复有中恶毒之物者，自口而入，则肠胃受之，故心腹刺痛、腹皮多黑、闷乱欲死，宜雄黄解毒汤见咽喉。

妊娠中恶

妊娠中恶，用男子贴体久染汗之衣，烧灰存性，百沸汤调服。

急救门方中恶、缢死、压死、尸疰

外台走马汤《金匮》　治中恶心痛，腹胀，大便不通。

巴豆二枚，去皮心，熬　杏仁三枚

二味以绵缠令碎，热汤二合，捻取白汁，饮之自通。通治飞

---

① 沉水：即"沉香"。

尸、鬼击病，老小量用。

霹雳散 治中恶卒死，并一切卒暴之气。

猪牙皂三分　细辛五分　川芎五分　白芷五分　踯躅花半分　雄黄二钱　麝香半分

共为细末。每用少许，以灯心三寸长，蘸药点鼻孔内，以得嚏为验。

返魂汤 治中恶卒死，宜此主之。

麻黄　杏仁　炙草

葱白三寸，水煎，分数次服。

此即仲景之麻黄汤也，因其毒气闭塞肺窍，以此通之。

搐鼻通天散《心悟》　治缢死、压死、中恶等证。

牙皂角去皮弦，一两　细辛去叶　半夏三钱

为细末。每用一二分吹鼻中，得嚏即醒。

朱砂丸 治卒时中恶垂死。

朱砂研　附子泡　明雄黄各一两　麝香一分，另研　巴豆二十粒，去油

上研匀，炼蜜和捣为丸，麻子大。每服三丸，粥饮下，不利再服，以利为度。

桃奴汤 治尸疰。

桃奴　当归　人参　干姜　川芎　炙草　桂心各三两　鬼箭羽犀角屑，各一两　麝香五分

每四钱，煎。腹胀，加大黄一两。

解毒门

砒霜毒

用绿豆浆或捣汁灌之，或甘草汤，或夏枯草汁，或生鸡蛋五六个和匀，总以吐尽为度。

又方，白矾五钱或加大黄一两为末，新汲水化下，吐出便愈。此二条，仍要再饮绿豆汤，以尽去其毒。

一方，刺活羊血热服，或急饮人尿及宿粪水，或捣乌桕树根汁服，或蓝汁冷服，或小蓟根捣汁灌之。

一方，用绿豆、寒水石等分为末，蓝根汁调服三钱。

断肠草毒

《方便集》云：用生羊血或桐油灌下，令吐出即愈。

又方，用生鸡卵二三个灌之，或用韭菜汁灌亦愈。

盐卤毒

《方便集》云：纵饮生豆腐浆水即解，或抹桌布水，或肥皂水，皆能令吐，切不可用热水。

河豚毒

用橄榄、槐花煎汤服。

又方，白矾末用沸汤调灌立解。仓卒无药，香油多灌，毒尽出，妙。

又方，橄榄汁、芦根汁、胡麻油、大豆汁、粪水、白茅根捣汁，冷饮皆可解。

诸鱼毒

用橄榄汁最佳。若无鲜者，用干者并核磨水，立效。或橘皮，或芦根汁，或大豆汁，或鸡苏，浓煮汁饮皆可解。

鳖　毒

其毒盐水、靛青水皆可解。鳖与苋菜同食，腹生小鳖，以白马尿消之。

蟹毒鳝鱼毒

蟹毒，紫苏汁可解，或冬瓜汁，或煮蒜汁，皆可。

食柿与蟹同食，即受毒，木香磨汁，泡水吞之，可解鳝鱼毒，食蟹即解。

鳝鳖虾蟆毒

此三物毒令人大小便秘，脐下痛有致死者，用豆豉一大合，新汲水煎浓，温服之。

饮馔中毒

用黑豆、甘草煮汁，恣饮无虞，中砒霜亦解。《金匮》方用甘草荠苨汤服。

菌　毒

其状如蕈，地生者为菌，木生者为蕈，生槐树者良，野田中者有毒杀人。中其毒者，必笑不止，以苦茗、白矾，新汲水吞之，或以地浆水、粪汁解之，紫金锭见痈疽主治亦佳。

蕈毒蘑菇川椒毒

凡菇毒及诸药闭口有毒者，通宜金银花煎汤服，即解。用椒毒，以井花水，或地浆水，或食蒜，或鸡毛烧灰，泡水解之。

烧酒毒

用锅盖上气水滴，贮半盏，灌之即醒。

一方，用茅根汁饮一升。

烧酒醉死，用热豆腐切片，遍身贴之，豆腐冷即易之，苏醒乃止。

瓜　毒

食瓜多则腹胀，盐汤或白鲞鱼煎，解之。

六畜毒

伏龙肝、黄柏、赤小豆、东壁土、白扁豆皆可解。如以头垢一钱泡水服，亦好。

猪马牛羊犬肉毒

用杏仁研汁服，猪屎绞汁、韭菜汁、朴硝煎汁，猪骨灰，水调服，饮大黄豆汤亦解。

马肉毒，芦根汁，杏仁嚼吞，甘草汤，美酒，皆可解。

牛肉毒，猪油化汤服，甘草汤，猪牙灰煎汤服。

羊肉毒，甘草煎汤服。

犬肉毒，杏仁研调水，韭菜汁泡水，大黄、芒硝煎水，猪骨灰泡水，皆可解。

生疔牛马肉毒独肝牛毒

泽兰根，擂，泡水；猪牙烧灰，泡水；生菖蒲，擂，泡水；甘草汤。皆可解。

独肝牛毒，人乳服之。

药箭肉毒

盐汤，大黄豆煎汤服。

诸肉不消

用本畜骨灰水服，或食本肉汁、本兽脑，饮生韭汁，芫荽煎汁服，皆消。

鸡子毒

醇酒或煮秫米饮之秫米，即芦粟。

豆腐毒

萝卜煎汤解之。

误食蛇蛊毒

饮食得之，咽中如有物，吐不出，咽不下，心中闷热，马兜铃煎汤服之即吐。又服麝香一钱，蛊毒即吐。

硫黄毒

气闷热，羊血服一合，效。一方用乌梅肉焙一两，沙糖五钱，浆水一大盏，煎呷。

中铅毒

久贮锡壶，久之多有铅毒，以陈壁土搅水澄清，入甘草煎汤，灌之即醒。

巴豆毒

一名江子仁，食冷饭自愈。黄连煎汤服。大黑豆煮汁服。

百草毒

甘草煎汤解之。一方加绿豆。

桐油毒

食柿饼自愈。

乌头附子川乌草乌毒 芫花野菌

大枣煎汤服，可解呕吐不止。以香油灌下，立愈。

一方，用防风煎汤饮之，亦解芫花野菌毒。

杏仁半夏毒

多食杏仁，每至迷乱将死，用杏树根切碎，煎汤服。

生姜汁泡水，能解半夏之毒。

白果毒

将木香滚水磨汁，入麝香少许，服之即解；或将白果壳捣烂煎服。

铅粉毒

用胆矾二分研烂，入井水一小杯，搅匀服；或以麻油调蜂蜜，如①饴糖与服。

水银藜芦毒

水银毒，以炭末煎汁解之。藜芦毒，煮葱汁解之。

阿芙蓉毒 即鸦片烟

多致不省人事，好醋温热，入沙糖，灌一二碗，探吐之。

煤炭毒

南人至北地多发煤毒，以绿豆粉洗面自无。又有一种臭煤，中其毒便晕倒，速以盐菜卤灌之，立活。此经屡验。

沙虱射工毒

沙虱、射工、毒蛇、溪毒所伤，口噤眼黑，手足强直，毒攻

---

① 如：疑作"加"。

腹内成块。用苍耳嫩苗一握捣汁，和酒温灌之，渣涂患处。

中射工、溪毒，以马齿苋一升水煎服，以渣敷之。

生疮者，以射干、升麻各二两煎服，渣敷疮上。

中沙虱毒

沙虱在水中，人澡浴则着身，钻入皮里，初起皮上正赤，如小豆黍粟，摸之痛如刺，三日后寒热发疮，入骨则杀人。即以茅叶刮去，用苦菜叶捣汁涂之。

中蛊毒

中蛊脏腑败坏，下血如鸡肝、如烂肉，其血唾水沉，心腹绞痛是也。马兰根末，水服方寸匙。

又方，用蚯蚓十四枚，苦酒三升渍之，服其汁，猬毛烧灰为末，水服方寸匙。

一方，用苦瓠〔批〕苦瓠，即苦葫芦一枚，水煮服吐之。

白蘘荷叶，密安病人席下，勿令人知觉，自呼蛊主姓名。

蛊毒，两广最多，闽之古田、尤溪、永安、沙县诸邑亦有之。明雷州推官巽严公得奇方：蛊毒在上，则服升麻吐之；在腹，则服郁金下之，或合升麻、郁金服之，不吐则下矣。

一方，用桑木心水煎服。

又方，用石榴根皮煎浓汁，服即吐活蛊，无不愈者。

预防中蛊法

炙甘草一寸，嚼汁咽之，然后饮食。若中蛊，即吐出，以甘草三两，姜四两，水六碗，煎至二碗，日三服，可预防也。

试中毒法

但觉腹中不快，即以生黄豆试之，入口不闻腥气，此真中毒也。急以升麻煎汤，连饮使吐，或以手探吐之，自愈。

消解百毒

用桑白汁一合服之，须臾吐利自出；荠苨根捣末服。

卒中恶毒，一法用猪尾血饮之即解。

中恶中毒治法

《石室秘录》云：中恶中毒，其证肚腹胀大、气满而喘，身如燥裂，痛不可忍，大便闭结，小便黄赤，甚则阴头胀大、疼痛欲死，急宜消毒方。用银花二两、白矾五钱、白芷二钱、甘草二钱煎服，神效。

中砒霜毒治法

凡中砒霜者，五脏欲裂，腹必大痛，舌必伸出，眼必流血。方宜大黄二两，甘草五钱，白矾一两，当归三两，煎汤数碗饮之。立时大泻则生，否则死矣。

莱菔制面毒治案

昔有人梦红裳女子引入宫殿，小姑歌云：五灵楼阁绕玲珑，天府由来是此中，惆怅闷怀言不尽，一丸莱菔火吾宫。一道士云：此犯大麦毒也，女子心神，小姑脾神。《医经》云：莱菔制面毒，遂以药并莱菔治之，果愈腐酱见莱菔则难收。

莱菔解烟毒治案

《得效方》云：昔有人避难入石洞中，贼烧烟熏之，口含莱菔一块，烟不能毒，嚼汁擂水，饮之亦可。

勿药元诠

人之有生，备五官百骸之躯，具圣知中和之德，所系非细也。不加保摄，恣其戕伤，使中道而夭徒①，负天地之赋畀，乖父母之生成，不祥孰大焉？故《内经》曰：圣人不治已病治未病。夫病已成而后药之，譬犹渴而穿井，斗而铸具，不亦晚乎？兹取养生家言浅近易行者，聊录数则，以听信士之修持。又将饮食起居之禁忌，撮其大要，以为纵恣者之防范，使人之谨疾而却病，不犹胜于修药而求医也乎！

《内经·上古天真论》曰：上古之人，法于阴阳，和于术数保

---

① 徒：《医方集解·勿药元诠》作"横"。

生之法，食饮有节，起居有时，不妄作劳，故能形与神俱，而终尽其天年，度百岁乃去。今时之人不然也，以酒为浆，以色为常，醉以入房，以欲竭其精，以耗损其真，不知持满恐惧之意，不时御神，务快于心，逆于生乐，起居无节，故半百而衰也。夫上古圣人之教下也。虚邪贼风，避之有时；恬淡虚无，真气从之；精神内守，病安从来。

调息　调息一法，贯彻三教，大之可以入道，小用亦可养生。故迦文垂教，以视鼻端，曰：数出入息，为止观初门。庄子《南华经》曰：至人之息以踵。《大易·随卦》曰：君子以向晦入宴息。王龙溪曰：古之至人，有息无睡，故曰向晦入宴息。宴息之法，当向晦时，耳无闻，目无见，四体无动，心无思虑，如种火相，似先天元神元气停育相抱，真意绵绵《老子》曰：绵绵若存，开阖自然，与虚空同体，故能与虚空同寿也。世人终日营扰，精神困惫，夜间靠此一睡，始够一日之用，一点灵光尽为后天浊气所掩，是谓阳陷于阴也。

调息之法，不拘时候，随便而坐，平直其身，纵任其体，不倍①不曲，解衣缓带腰带不宽则上下气不流通，务令调息，口中舌搅数遍，微微呵出浊气，不得有声，鼻中微微纳之，或三五遍，或一二遍，有津咽下，叩齿数通，舌抵上腭，唇齿相着，两目垂帘，令胧胧然，渐次调息，不喘不粗，或数息出，或数息入，从一至十，从十至百，摄心在数，勿令散乱。如心息相依，杂念不生，则止勿数，任其自然，坐久愈妙。若欲起身，须徐徐舒放手足，勿得遽起。能勤行之，静中光景，种种奇特，真可明心悟道，不但养身全生而已。调息有四相：呼吸有声者，风也，守风则散；虽无声而鼻中涩滞者，喘也，守喘则结；不声不滞，而往来有形者，气也，守气则劳②；不声不滞，出入绵绵，若存若亡，神

---

①　倍：《医方集解·勿药元诠》作"倚"。
②　不声不滞……守气则劳：原脱，据《医方集解·勿药元诠·调息》改。

气相依，是息相也。息调则心定，真气往来，自能夺天地之造化，息息归根，命之蒂也。

苏子瞻《养生颂》曰：已饥方食，未饱先止，散步逍遥，务令腹空，当腹空时，即便入室，不拘昼夜，坐卧自便，唯在摄身，便①如木偶，常自念言，我令此身，若少动摇，入毫发许，便随地狱，如商君法，如孙武令，事在必行，有死无犯。又用佛语及老聃语，视鼻端，曰②数出入息，绵绵若存，用之诚心，数至数百，此心寂然，此身兀然，与虚空等，不烦禁制，自然不动，数至数千。或不能数，则有一法，强名曰随，与息俱出，复与俱入，随之不已，一旦自往，不出不入，忽觉此息，从毛窍中，八万四千，云蒸雨散，无始以来，诸病自除，诸障自灭，自然明悟定能生慧，譬如盲人忽然有眼，此时何用求人指路。是故老人言尽于此。

小周天　先要正念，身心澄定，面东跏坐，平坐亦可，但前膝不可低，肾子不可着物，呼吸和平，用三昧印掐无名指，右掌加左掌上按于脐下，叩齿三十六通，以集身神，赤龙搅海，内外三十六遍赤龙，舌也。内外，齿内外也，双目随舌转运，舌抵上腭，静心数息，三百六十周天毕，待神水满，漱津数遍，用四字诀撮抵闭吸也，撮提谷道，舌抵上腭，目闭上视，鼻吸莫呼，从任脉撮过谷道到尾闾，以意运送，徐徐上夹脊中关，渐渐速些，闭目上视，鼻吸莫呼，撞过玉枕颈后骨，将目往前一忍，直转崑崙头顶，倒下鹊桥舌也，分津送下重楼，入离宫心也而至气海坎宫丹田也，略定一定，复用前法。连用三次，口中之津，分三次咽下，所谓天河水逆流也。静坐片时，将手左右擦丹田一百单八下，连脐抱住，放手时将衣被围住脐轮，勿令风入古云：养得丹田暖暖热，此是神仙真妙诀。次将大指背擦热，拭目十四遍去心火，擦鼻三十六遍润肺，擦耳十四遍补肾，擦面十四遍健脾。双手掩耳鸣天鼓，徐徐将手往上，即朝天揖。如此者三，徐徐呵出浊气四五口，收清气，

---

① 便：《医方集解·勿药元诠·调息》作"使"。
② 曰：《医方集解·勿药元诠·调息》作"自"。

双手抱肩，移筋换骨数遍，擦玉枕关二十四下，擦腰眼一百八十下，擦足心各一百单八下。

《道经》六字诀：呵、呼、呬、嘘、吹、嘻。每日自子至巳为六阳时，面东静坐，不必闭窗，亦勿令风入，叩齿三十六通，舌搅口中，候水满时，漱炼数遍，分三口咽咽咽下，以意送至丹田，微微噀口念呵字，呵出心中浊气，念时不得有声，反损心气。即闭口，鼻吸清气以补心，吸时亦不得闻吸声，但呵出令短，吸入令长。如此六次，再念呼字六遍以治脾，再念呬字六遍以治肺，再念嘘字六遍以治肝，再念嘻字六遍以治三焦客热，再念吹字六遍以治肾，并如前法，谓之三十六小周天也。诗曰：春嘘明目木扶肝，夏至呵心火自开①。秋呬定收金气润，冬吹惟要坎中安。三焦嘻却除烦热，四季长呼脾化飧。切忌出声闻口耳，其功尤胜保神丹。

《一秤金诀》曰：一吸便提，气气归脐；一提便咽，水火相见。不拘行住坐卧，舌搅华池，抵上腭，候津生时，漱而咽下，咽咽有声人一身之水皆咸，惟舌下华池之水甘淡。又曰：咽下咽咽响，百脉自调匀，随于鼻中吸清气一口，以意目力，同津送至脐下丹田，略存一存，谓之一吸。随将下部轻轻如忍便状，以意目力，从尾闾提起上夹脊双关，透玉枕，入泥丸脑顶，谓之一呼。周而复始，久行精神强旺，百病不生。

《金丹秘诀》曰：一擦一兜，左右换手，九九之功，真阳不走，戌亥二时，阴旺阳衰之候。一手兜外肾，一手擦脐下，左右换手，各八十一，半月精固，久而弥佳。

李东垣曰：夜半收心，静坐片时，此生发周身元气之大要也。

积神生气，积气生精，此自无而之有也；炼精化气，炼气化神，炼神还②虚，此自有而之无也。

发宜多梳，面宜多擦，目宜常运，耳宜常弹闭耳弹脑，名鸣天

---

① 开：《医方集解·勿药元诠·道经六字诀》作“闲”。
② 还：《医方集解·勿药元诠·精气神》作“远”。

鼓，舌宜抵腭，齿宜数叩，津宜数咽，浊宜常呵，背宜常暖，胸宜常护，腹宜常摩，谷道宜常撮，肢节宜常摇，足心宜常擦，皮肤宜常干沐浴即擦摩也，大小便宜闭口勿言。

诸伤 久视伤血，久卧伤气，久坐伤肉，久立伤骨，久行伤筋，暴喜伤阳，暴怒伤肝，穷思伤脾，极忧伤心，过悲伤肺，多恐伤肾，喜惊伤胆，多食伤胃，醉饱入房，伤精竭力，劳作伤中。春伤于风，夏为飧泄；夏伤于暑，秋为痎疟；秋伤于湿，冬必咳嗽；冬伤于寒，春必病温。夜寝语言，大损元气，故圣人戒之。

风寒伤 沐浴临风，则病脑风痛风。饮酒向风，则病酒风漏风。劳汗暑汗当风，则病中风暑风。夜露乘风，则病寒热。卧起受风，则病痹厥。衣凉冒①冷，则寒外侵。饮冷飧②寒，则寒内伤。人惟知有外伤寒，而不知有内伤寒，讹作阴证，非也。皆因多食冷物，不慎房劳为然也。周扬俊曰：房劳未尝不病阳证，头痛发热是也，但不可轻用凉药耳。若以曾犯房劳，便用温药，杀人多矣。［昂按］诸书从未有发明及此者，世医皆罕知之，周子此论，可谓有功于世矣。早起露首跣足③，则病身热头痛。纳凉阴室，则病身热恶寒。多食凉水瓜果，则病泄痢腹痛。夏走炎途，贪凉食冷，则病疟痢。

湿伤 坐卧湿地，则病痹厥疠风。冲风冒雨，则病身重身痛。长着汗衣，则病麻木发黄。勉强涉水，则病脚气挛痹。饥饿澡浴，则病骨节烦痛。汗出见湿，则病痤痱痤，疿④也，音坐，平声。

饮食伤 经曰：饮食自倍，肠胃乃伤；膏粱之变，足能也生大疔。膏粱之疾，消瘅痿厥，饱食太甚，筋脉横解，肠澼为痔，饮食失节，损伤肠胃，始病热中，末传寒中。怒后勿食，食后勿怒，醉后勿饮冷引入肾经，则有腰脚疰痛之病，饱食勿便卧。饮酒过度，则脏腑受伤，肺因之而痰嗽，脾因之而倦怠，胃因之而呕吐，心

---

① 冒：原作"胃"，据《医方集解·勿药元诠·诸伤》改。
② 飧：原作"食"，据《医方集解·勿药元诠·诸伤》改。
③ 跣（xiǎn 显）足：光着脚。
④ 疿：原作"疽"，据《医方集解·勿药元诠·诸伤》改。

因之而昏狂，肝因之而善怒，胆因之而忘惧，肾因之而燥①精，膀胱因之而溺赤，二肠因之而泄泻。甚则劳嗽失血，消渴黄疸，痔漏痈疽，为害无穷。咸味能泻肾水，损真阴，辛辣大热之味皆损元气，不可多食。

色欲伤 男子二八而天癸至，女人二七而天癸至，交合太早，斲丧天元，乃夭之由。男子八八而天癸绝，女人七七而天癸绝，精血不生，入房不禁，是自促其寿算。人身之血，百骸贯通，及欲事作，损一身之血，至于命门，化精以泄。人之受胎，皆禀此命火以有生，故《庄子》曰：火传也，不知其尽也。夫精者，神倚之如鱼得水。神必依物，方有附丽，故关尹子曰：精，无人也；神，无我也。《楞严②经》曰：火性无我，寄于诸缘。气依之如雾覆渊，不知节啬，则百脉枯槁，交接无度，必损肾元。外虽不泄，精已离宫，定有真精数点随阳之痿而溢出，如火之有烟焰，岂能复返于薪哉？

养生法 以养心为主。故心不病则神不病，神不病则人不病。

养生之法，须要摆脱一切，毋以妄想戕真心，毋以客气伤元气。

每日胸中一团太和元气，病从何生！

养心 又在凝神，神凝则气聚，气聚则形全。若日逐劳攘忧烦，神不守舍，则易于衰老。

收视返听，凝神于太虚，无一毫杂想，少焉神入气中，气与神合，则真息自定，神明自来，不过片晌间耳。

人生以心为根，以肾为蒂，天地相去八万四千里，人之心肾相去八寸四分，中有一脉，以通元息之浮沉，息总百脉，一呼则百脉皆开，一吸则百脉皆阖，天地化工流行，亦不出呼吸二字。人之呼吸常在于人身正中处，则血气自固，元气自壮，七情不炽，百病不治自消矣。

---

① 燥：《医方集解·勿药元诠·诸伤》作"烁"。

② 严：原作"容"，据《医方集解·勿药元诠·诸伤》改。